Maritime Emergency Medical Technology

海上应急医学技术

王振国　主编

华中科技大学出版社
http://press.hust.edu.cn
中国·武汉

图书在版编目（CIP）数据

海上应急医学技术 / 王振国主编. —武汉：华中科技大学出版社，2023.8
ISBN 978-7-5680-9046-9

Ⅰ.①海… Ⅱ.①王… Ⅲ.① 航海医学－急救医疗 Ⅳ.① R83

中国版本图书馆CIP数据核字（2022）第239374号

海上应急医学技术

王振国　主编

HAISHANG YINGJI YIXUE JISHU

出版发行：华中科技大学出版社（中国·武汉）	电话：（027）81321913	
地　　址：武汉市东湖新技术开发区华工科技园	邮编：430223	

策划编辑：贺　晴	美术编辑：杨　旸
责任编辑：贺　晴	责任监印：朱　玢

印　　刷：武汉精一佳印刷有限公司
开　　本：787 mm×1092 mm　1/16
印　　张：21.25
字　　数：517千字
版　　次：2023年8月第1版 第1次印刷
定　　价：168.00 元

投稿邮箱：heq@hustp.com
本书若有印装质量问题，请向出版社营销中心调换
全国免费服务热线：400-6679-118 竭诚为您服务

编 委 会

目　　录

第 1 章

海上卫生应急保障概述

第一节　海上卫生常用术语规范

一、海上卫生保障常用术语

【海上卫生保障】maritime health service

是运用医学科学技术等卫生资源为海上人员健康服务的专业组织及其所进行的工作。基本任务是保护海上人员生命安全，增强海上人员体质。主要内容包括组织实施伤病员医疗转送，卫生防疫，对核、化学、生物武器伤害的卫生防护，海上人员医疗保健，药材供应与管理，以及航海医学的研究等。

【舰艇出航前卫生保障】medical support for ships before cruise

根据出航任务、卫生保障准备工作内容和时限要求，应统筹安排，分工协作，做好舰艇出海前的各项卫生保障准备。

①制订卫生保障计划。按上级有关指示，结合任务、性质、海域特点、时间、季节、预计可能出现的问题和卫生减员，制定卫生保障计划和各种情况的处理预案，呈报上级批准后实施。

②做好舰员健康鉴定。分析舰员健康状况，必要时进行重点体格检查，凡患有传染病或不宜出海的舰员，建议离舰或送院治疗，严禁传染病患者和带菌者上舰。对可以短期治愈又不影响出海计划的患者，应加紧治疗，病愈后酌情随舰出海。体检工作由卫生部门组织，由医疗所实施。

③做好卫生防疫工作。了解舰艇将要到达或途中停靠的基地、港口和区域的流行病信息，并采取相应预防措施；根据备航等级，按舰艇条令和部署，对全舰人员进行卫生教育，提出航行中卫生防疫要求，监督全舰卫生整顿和个人卫生整顿；对装载出航的食品和淡水进行卫生学监督与检查；长航舰艇还应进行熏舱、灭鼠、灭蟑螂、清洗水柜、检测水质、消毒水柜和淡水，以及拆洗、更换、消毒或日晒被装，对出国访问的舰艇舰员还应进行预防接种，并办理预防接种黄皮书。

④做好伤病员救护治疗准备。健全救护组织，酌情组织演练和技术训练；检查药品器材贮备情况，及时申领补充；长航舰艇医生应进行专科及急救训练；协助有关部门检查"三防"器材、救生器材、空调设备、制淡水设备的状况。

【舰艇航行中的卫生保障】medical support for ships during cruise

根据卫生保障计划和实际情况采取措施，继续做好卫生防疫工作，完成本级救护治疗任务。

①开展卫生防疫工作。结合海上环境特点督促舰员执行各项卫生制度，指导舰员搞好舱室卫生和个人卫生；保证饮食营养和给水卫生，严格检查食品卫生，做好海上补给淡水的卫生监督，必要时进行消毒；做好各种作业卫生监督，及时处理意外伤害，协助各部门督促、指导舰员在工作和生活中严格执行有关规定，谨慎操作，防止事故；根据海上气候情况，建议有关领导采取积极措施，预防中暑、感冒和冻伤，对晕船严重者给予对症处理；长航舰艇应对食品进行检查，对舱室等公共场所进行消毒，组织体育锻炼，补充维生素等。

②积极救护治疗伤病员。首先，做好门诊医疗工作。坚持开设门诊和巡诊，了解舰员健康状况，及早发现病员，及时治疗；发现传染病或可疑传染病者，应及时报告舰首长．同时进行隔离、治疗，并采取防治措施，防止蔓延。锚泊待机时，医生到各舱室巡诊。其次，妥善处置海上发生急症的伤病员。当发生外科急症时，应尽力采取保守疗法，严密观察病情；必要时，进行手术治疗。一旦发生意外事故且本舰处置困难时，须及时报告舰首长，请求海上支援，或将伤病员转送至卫生船舶或就近港口。

③组织急救训练。结合全舰人员情况，组织急救技术训练和全舰急救的演练。

④做好登记。认真填写《舰艇卫生工作日记》，做好各种登记、观察记录，积累资料，为总结卫生保障经验提供依据。

【舰艇返航后的卫生保障】medical support for ships after cruise

返航后要积极采取措施恢复舰员体力，认真总结本次出海卫生保障经验。

①检疫。舰艇在海上如有传染病流行，建议锚泊或单独停靠，并请上级卫生机关派人协助实施防疫措施，对传染病患者应用专车直接送往医院进行隔离治疗，对其住舱及用品做消毒处理。

②伤病员医疗转送。除留治的轻伤病员外，随舰返航的其他伤病员应及时转送。

③卫生整顿。协助组织全舰清洁扫除和个人卫生整顿。

④体格检查。长航后舰员应全面体检，受检人员和受检项目应尽量和出海前相同，以了解舰员长航后的健康状况。

⑤恢复舰员体力。建议改善饮食，加强营养；进行体育锻炼，安排休息和视情疗养。

⑥补给药材。清查药材消耗情况，按标准及时请领补充。

⑦卫生保障总结。根据海上卫生保障计划和实施情况，结合《舰艇卫生工作日记》等登记、统计资料，及时总结经验，向舰长和上级卫生机关汇报。应重点总结航行卫生保障情况，分析舰员疾病和航行前后健康状况变化，研究原因，提出今后改进意见。舰艇卫生管理机构在实施出海三阶段卫生保障时，应明确三个阶段卫生保障的目标和任务，密切注意各阶段工作之间的有机联系，做好各项工作。

【善后处置卫生保障】deal with the aftermath of medical support

对受伤人员、获救人员和死亡人员进行妥善处置。

①伤员处置。受伤人员由本船医务人员救治，或由就近医疗卫生部门负责救治。

②获救人员的处置。由当地事务办公室民政部门或获救人员所在单位负责获救人员的安置；台港澳地区人员或外籍人员，由当地政府台港澳事务办公室或外事办公室负责安置；外籍人员由公安部门或外交部门负责遣返。

③死亡人员的处置。舰员遗体由海上编队妥善处置；地方人员死亡后，由当地民政部门或死亡人员所在单位负责处置；台港澳地区死亡人员或外籍死亡人员，由当地政府台港澳事务办公室或外事办公室负责处置。

【海难救助卫生保障】health service support for marine salvage

亦称海上救助。对在海上处于危险中的船舶、财产和人员进行援救的行动。通常分为强制救助、协议救助和义务救助。

①在卫生管理及医务人员指挥下，采用自救、互救和急救，完成对伤员的紧急生命救治。

②初步复苏，稳定伤情，初步进行手术治疗，以防伤员迅速死亡或肢体及其他部位功能丧失，并做好转送准备。

③迅速联系地面医院，转移伤病员。

【国际救援行动】international rescue operation

有关国家向他国派出军队、警察等，以消除或减轻该国的自然和人为灾害，以及对其他诸如疾病、饥饿或贫穷等所造成的后果所进行的救援行动。主要分为海啸救援行动、地震救援行动和海上联合搜救等。

【水上救生保障】water lifesaving support

船艇分队为预防事故、援救水上失事的船艇、飞机及其人员而进行的保障。主要包括：制订水上救援方案，组织水上救援作业，组织船艇防救器材维修供应，检查、指导船

艇防救工作，清除航道、港湾的沉船和危险物等。

【水上救助】water rescue

对水上失事的船艇、飞机、直升机及人员和物资进行的救援。

【船舶修理卫生保障】medical service for ship repair

船舶维修保养过程中卫生部门所做的卫生工作。分为三个阶段：①准备阶段，拟订修舰医学保障计划，做好住区卫生整顿，协助行政部门修订安全措施，提出修理或改装卫生设施项目，做好现场救治准备；②修理阶段，深入修理现场进行医学防护，检查安全制度和操作规程执行情况，做好除锈、涂漆的防护工作，及时诊治伤病员；③修理结束后阶段，对水柜、厨房、住舱等进行彻底的卫生整顿，对船员个人卫生进行整顿；检查了解卫生医疗舱室、船员住舱、厕所等是否符合要求，检查通风、照明、给水系统的改装情况，不符合卫生要求时应提出重修或补修的意见；记录与卫生有关的修理项目，以备查考；进行专题总结上报。

【舰船编队卫生保障】medical service in formation of ship

在舰船编队航行中卫生部门所做的卫生工作。在编队指挥员领导下，由编队卫生主任组织建制内和加强的卫生力量实施。主要任务有：制定编队航行卫生保障计划，准备药品器材，航行中做好卫生防疫和伤病员的医疗转送工作。根据编队规模，确定不同救治任务：编队救护所通常执行早期治疗任务，若编队有医院船，可完成专科救治任务。

【出海三阶段卫生保障】medical service for the three-stage sea-going navigation

卫生部门根据舰艇卫生人员海上工作特点，在舰艇出海前、在海上和返航后三个阶段内所开展的维护舰员健康、预防疾病、救治伤病员的措施。包括：①出海前，根据出海任务做好卫生保障准备工作，如制定卫生保障计划，对舰船员进行出海前的体检，申请补充药材等；②在海上，按卫生保障计划和实际情况采取措施，做好卫生防疫工作，完成本级舰艇医疗救护任务；③返航后，采取措施恢复舰员体力和总结本次航行卫生保障经验。在近海临时航行任务中用快艇及直升飞机进行伤员救援时，应做好前接、转送和现场救治等工作。

【单舰船卫生保障】medical support for individual ship

亦称"单舰船医学保障"。单舰（艇、船）执行任务过程中，卫生人员对舰员进行防病、治病、救伤，维护舰员健康的活动。主要开展卫生防疫、医疗保健、伤病员医疗转送、卫生防护等工作。

【国际海上避碰规则】international regulation for preventing collisions at sea (COLREGS)

是为了保证海上航行安全而制订的国际海上交通规则。在于预防和避免船舶间的碰撞，并提供处理海上碰撞事故的法律依据。主要内容包括：规定各种船只不同条件下的号灯、号型和灯光信号；确立避碰行动准则。1889年在美国华盛顿举行的国际海运会议，审议并修改了沿海地区国家的避碰规则，提交各国政府参照执行。中国清政府派员参加了会议。1896年宣布该规则适用于机动船。后经历次修正，海运各国均参照执行。中华人民共和国于1975年6月1日和1980年1月5日宣布接受《1960年国际海上避碰规则》及《1972年国际海上避碰规则》。

【舰艇卫生学】ship hygienics

研究舰艇环境因素对舰员健康和工作能力的影响，寻求有效的预防和防护措施的学科。是航海医学的组成部分，卫生学的一个分支。包括环境卫生（海洋气候、空气、给水卫生等）、营养与食品卫生（舰员营养素需要量、合理膳食、远航食品等）、劳动卫生（舰艇舱室空气、高温、噪声、振动、磁场、微波、舰艇颠簸等）三个方面。在现场调查和实验研究的基础上，制定卫生标准，采取有效措施以保护和增进舰员健康。

【舰艇人体工程学】ship ergonomics

亦称"舰艇工效学"，研究舰艇装备、环境和舰员的相互作用，创造工作环境，使船员劳动效率达到最佳效果的学科，是人体工效学的分支。主要研究舰艇的结构、机器和设备。主要研究武器弹药和舰艇高温、噪声、磁场、小剂量离辐射等环境因素对舰员劳动效率和技能产生的单独或综合的影响，以及舰员对外环境刺激的适应能力。由于它研究舰员的素质与舰艇机器装备和环境系统的交叉作用，故须运用生理学、心理学等学科的知识，合理分配舰员和机器承担的操作职能，使之相互适应，从而能为舰员创造安全、方便、高效、舒适的工作环境。

二、海上救援组织常用术语

【海上机动医疗队】maritime mobile medical team

由医学专业的各类技术人员组成，作为执

行海上救治任务的加强和支援力量。通常由海上维权、执法力量在预定方案的基础上抽调部分医务人员组成，一般是根据任务性质及规模编设医疗队人员，每队人员可视任务作适当调整。配有相应的医疗装备，在海区执法、维权的卫生船舶、岛屿上或靠近主要任务方向的码头地域展开，负责伤员的早期治疗任务。在具有专科医疗力量和条件许可时，可对部分伤员实施早期专科治疗。

【海上应急医疗队】maritime emergency medical team

海上卫生部门执行紧急救援任务的机动力量。主要从卫生部门、各医院、卫生及防疫机构、医学院校和研究机构等单位中抽调医学专业技术人员组成。组织精干、装备轻便、机动能力强，可以独立或配合其他救援机构开展工作。

【海上机动手术队】maritime mobile surgical team

担负海上卫生保障手术治疗支援任务的机动卫生分队。按性质，可分为综合性手术队和专科手术队，前者由外科系统医务人员组成，后者由某一专科医务人员组成，如骨科手术队、胸科手术队、颅脑外科手术队等。

【舰艇医务舱室】ship medical compartment

舰艇上供卫生部门实施医疗救治的舱室的统称。在大型舰船（包括勤务船）设医疗区或形成医疗甲板层，含诊疗室、手术室、抢救室、化验室、X 光室、药库、病房等；卫生船舶是该类船舶舱室的主体。

【舰艇医务室】ship infirmary

舰艇医生平时对乘员实施医疗卫生工作的机构和场所。通常位于船中部，有良好的光照，

有水电和空调设备，噪声和震动较小。医疗辅助设施有诊断床兼手术床、手术灯、诊断桌、药品器械柜、候诊椅、洗手池等。国内外已制订各类舰艇医务舱室布置及列编医疗设备的标准。

【舰艇编队卫生主任】chief medical officer of ship organization

负责全编队卫生保障组织指挥的卫生干部。通常由上级机关指派，或指定指挥舰艇的卫生主任担任。主要任务是：①对编队内卫生人员实施工作指导；②计划和组织编队的卫生保障，协调各舰船卫生力量，指导保障预案的实施，检查卫生人员的工作情况，总结编队卫生保障的经验和教训；③在编队指挥员领导下，根据编队构成和任务，确定分级救治的任务，组织建制内和较强的卫生力量实施卫生保障。

【舰艇医务主任】ship medical officer

舰艇上的卫生专业技术医生，隶属于舰艇副艇长领导。由经过系统的普通医学和航海医学训练，具有一定的航海知识系统的海医、医学理论素养，熟练掌握本舰艇救治范围技能者担任。组织实施全舰艇的卫生防疫、急救训练、医疗保健、健康教育等工作。

【舰艇巡诊】ship medical visit

舰艇卫生人员对舰艇人员的巡回诊视。基本做法是：舰艇卫生人员携带简便诊疗器材和药品深入舱室，观察、及时发现、诊疗患者和开展卫生监督。平时在就寝前到各住舱巡视，及时给有疾病先兆者诊疗，了解病员服药情况和病症变化情况；在航行或检修时，深入机舱，结合特殊作业环境，宣传卫生防疫知识，实施劳动卫生监督，并对疾病先兆者给予预防性诊治。

【舰艇卫生工作日志】medical log of ship medical officer

舰艇医生记载舰艇卫生工作和舰员健康状况的舰艇船文书。作为衡量舰艇卫生工作质量的重要依据和舰艇卫生工作重要档案。主要记载：每日卫生工作情况，年、月工作计划和实施情况，舰艇员发病、住院及一般身体状况，舰艇卫生防疫、急救训练、航行卫生保障、卫生工作总结、药材登记等项内容。

【近海医疗】offshore medical service

舰船不穿过大洋，在邻近海域内航行时卫生部门对伤病员进行的诊治工作。

【海上通信会诊】consultation by marine communication

舰船之间借助通信工具进行诊疗技术咨询的一种方式。通常采用灯光、手旗、信号旗和形体器材、无线电、通信卫星等手段实施会诊，分明语（明码）和暗语（密码）等方式。《国际信号规则》中载有各国通用的请求医疗支援用语。一般将编制舰船通信会诊简语译成数码，由无线电发出。接收者收码后，应及时给予回复，具有迅速准确的特点。

三、舰艇上常用卫生术语

【舰艇环境】ship environment

水面舰艇和潜艇上与舰艇人员生活、劳动密切相关的外界诸因素。其特点：①海上气象因素复杂多变，湿度高、风力大、日光辐射强；②舰艇机动性大，短时间可行经不同海域，使季节差、时差错乱；③舰艇装载受限，航行期间淡水、新鲜食物携带量受限；④舰艇舱室狭窄，密闭或通风不良，空气污染大，微生物和

化学有害物质含量高；⑤舰艇上机器、仪表、设备复杂，产生的不良物理因素较多，如高温、噪声、震动、微波和小剂量电离辐射等。针对上述特点，舰艇设置了相应的防护设备，制定了卫生措施，使不良环境对舰员的影响降低到最低程度。

【舰艇舱室微小气候】microclimate in ship cabin

舰艇舱室小范围内空气温度、湿度、气流速度和热辐射等物理性状组成的综合环境条件。特点：①气温变化剧烈，温差大，昼夜和舱室内外温差可达 10 ~ 20 ℃，舱室内不同部位和不同舱室间温差可达 4 ~ 10 ℃；②湿度高，舱室一般相对湿度 60% ~ 90%。③气流不均匀，舱室内风速 0.1 ~ 0.2 m/s，靠近升降口、舱口或机械通风处风速可达 5 ~ 10 m/s；④存在一定的热辐射强度，多变的气象因素综合作用于舰员，影响体温调节，引起不适感、感冒或中暑。

【舰艇舱室空气污染】air pollution in ship cabin

舰艇舱室空气中混入直接或间接危害舰员健康物质的现象。造成污染的条件：舰艇舱室既是生活、休息的场所，又是劳动场所；舱室密闭或通风不良。污染物的来源：舰员生活活动和代谢产物（如二氧化碳、氨、粪臭素等），动力机燃料燃烧、武器弹药发射的废气（如氮氧化物、氰化氢、二氧化硫），燃料、涂料蒸发或分解产物（如苯、甲醛、三丁基氟化物），舰艇机器、设备、仪表运转产物（如锑化氢、臭氧）和泄漏物（如氟利昂），食品烹调、过热分解产物（如丙烯醛、二氧化碳）等。污染物按性质可分为物理性（悬浮微粒、气溶胶、空气离子）、化学性（气体、蒸气）和生物性（细

菌、病毒）。在非传染病流行期间对舰员危害最大的是化学性污染。

【舰艇空气有害化学污染物】hazardous chemical air pollutant in ship cabin

混入舰艇舱室空气中危害舰员健康的化学物质。已定性测出潜艇密闭舱室空气中有 300 余种组分，其中常见的有苯、二甲苯、甲醛、碳氢化物、一氧化碳、二氧化碳、二氧化硫、氮氧化物、硫化氢、甲烷、乙醛、砷化氢、锑化氢、硫酸蒸气、氢、汞、臭氧、氟利昂、氯、氯化氢、氟化氢、光气、丙烯醛等。在通风不良的水面舰艇舱室中上述污染物亦可能存在。如不采取控制污染的措施，各种污染组分都有可能达到危害健康的浓度。控制措施：①舰艇备有气体分析仪，可及时测定主要污染物的含量；②舰艇设有通风净化装置和有害物质清除装置，可将空气中有害成分控制在容许浓度范围内。

【舰艇通风】ship ventilation

舰艇舱室内外或潜艇各舱室间空气交换的方法。可使舱室空气的理化性质适合舰员生活和劳动及满足机器设备运转的需要。按动力分为：①自然通风，即空气从舷窗、升降口等自然出入，但量很小；②机械通风，有三种形式，送入式，将清洁或处理后的空气送入舱内，多用于住舱和工作舱；排出式，将舱内高温、高湿或含有害物质的空气直接排出舱外，多用于厨房、厕所、蓄电池舱和弹药库等；混合式，空气送入、排出同时进行，多用于医务室、手术室和潜艇舱室。高温舱室除全面通风外，还设有局部送风的空气淋浴装置。

【舰艇振动】ship vibration

舰艇结构和装备周期性地往复运动。由舰艇主辅机、通风机、螺旋桨转动及海水浪涌等综合作用引起。多数以共振形式作用于舰员，引起全身振动或局部振动。舰艇振动一般在 $0.82 \sim 33.33$ Hz。舱室加速度以机舱最高：一般舰艇机舱为 $0.4 \sim 1.4$ m/s^2，快艇机舱为 $1.5 \sim 29.0$ m/s^2。舰员因全身振动产生的不舒适、工作效率降低及晕船较为普遍，而因局部振动引起的振动病则不多见。

【舰艇磁场】ship magnetic field

舰艇上远高于地球磁场强度 0.05 mT 的磁场环境。舰艇强磁场主要来自扫雷舰艇的电磁扫雷具和核潜艇的核动力反应堆。研制中的磁动力船的超导电磁推进器也将给舰船带来磁场污染。磁场对机体的生物效应取决于磁场类型、强度、作用时间和方向。强磁场大于 10 mT 对神经系统、内分泌、心血管系统都能产生影响，可引起头昏、胸闷、记忆力减退、失眠、乏力、食欲不振等症状。预防措施：建船时加强磁场设备屏蔽、降低泄漏；制订舰艇磁场标准（国际推荐长期全身暴露容许限值为 $8 \sim 20$ mT）；对舰员定期体检，加强劳动防护。

【舰艇照明】ship illumination

舰艇上可见光的采用和设置。舰艇舱室自然照明较少，仅少量自然光从舷窗、天窗、升降口等处射入，故水线以下舱室和潜艇水下航行时均靠人工照明。按用途分为内部照明（舱室内：正常、值班、应急）、外部照明（甲板、通道）、手提照明（检修时用）、彩灯照明（节日用）。舰用光源有白炽灯、荧光灯和荧光涂料。

【修舰卫生】hygiene of ship repair

舰艇检修期间对舰员实施的卫生学保障的工作。检修期间舰员要参加拆卸、安装机械、搬运武器弹药等危险品，进行除锈、脱漆、涂漆等工作，因而可能引起机械性外伤、眼异物伤、涂料（苯、沥青等成分）中毒、电击伤、电光性角膜炎、结膜炎等疾病。其中以前三种较为多见。预防措施：加强组织管理，合理安排作息制度，建立安全组织，进行安全教育和指导；除漆、涂漆时戴手套、涂防护油膏、戴防护眼罩；作业舱室保持良好的机械通风，以控制空气中有害物质浓度；下舱作业人员须系安全绳，舱口设专人联系，一旦舰员发生中毒先兆，立即停止作业，回到甲板上休息。

【舰艇给水系统】water supply system of ship

舰艇供应生活饮用水的设备。大、中型舰艇设有饮用水、洗涤水和海水三个系统。分设系统的目的是使舰艇上有限的淡水能够合理使用。饮用水系统的水一般来自符合国家标准的自来水，有专用的水柜和管路，水管通往厨房、配膳室、医务室。在安装海水淡化设备的舰艇上，淡化海水与饮用水系统相连。洗涤水平时自成系统，有专用的水柜和管路，水管通往盥洗室，水质要求同饮用水；航行期间当淡水不足时可与海水系统连接。海水系统由管道联通海水，随用随取，供消防、冲洗厕所、甲板和冷却机器用，取水点远离港口和航道线；在水媒传染病流行和放射性物质、化学毒剂、生物战剂污染的港湾和海区禁止取水。小型舰艇只分淡水（饮用水、洗涤水）和海水两个系统，两个系统互不连接。

【舰艇给水卫生标准】water supply hygienic standard of ship

为保证舰员淡水供应量和饮用安全制定的水质水量标准。水质标准须遵守中华人民共和国《生活饮用水卫生标准》（GB 5749—2006）。

【远航给水卫生】water supply hygiene for oceangoing voyage

舰艇长期航行（30个昼夜以上）前、中、后期供水的卫生学要求和措施。目的是保证舰员饮用水的质与量。航行前，清洗水舱（柜）和输水管道，将水舱（柜）、预备水柜、淡水箱及压载舱等装满或更换符合国家饮用水水质标准的淡水，供水港口须确保无水媒传染病流行；确保携带的消毒剂质量合格；确认海水消毒、淡化或矿化装置的效能良好。航行中，定期（1至2周）检查和消毒水舱（柜）水，要求水中总余氯不小于0.5 mg/L；计划节约淡水用量，保证舰员每人每日生理需要量2～2.5 L，高温舱室作业者不低于3 L。如用淡水船或其他途径补水时，水质须经检查合格。返航后，对供水设备、机器、管道进行清洗、保养和维修。

【海水淡化】seawater desalination

亦称"海水脱盐"。用海水制造淡水，将水中溶解盐的浓度降到生活饮用水的容许浓度小于1000 mg/L或工业用水的容许浓度小于10 mg/L的过程。其方法主要有蒸馏法、电渗析法、反渗透法。目前在城市和舰船上以蒸馏法的应用最为广泛；反渗透法很有发展前景；电渗析法多用于咸水（含盐量1000～5000 mg/L）脱盐。其他还有冰冻法、离子交换法等。

【海上补给】sea supply

在海上对舰船实施物资的补充和供给。目的是提高舰船在海上的活动能力。按空间途径分：①垂直补给，由直升机实施；②水面补给，又分航行补给和锚泊补给，航行补给再分纵向补给和横向补给。按补给物资性质，分为液货补给和干货补给。利用索道传送干货装置，可以补给医药器材和传送人员。

【舰艇远航食品】rations for long voyage of ship

舰艇出海 30 个昼夜以上或航程超过规定海区时，供舰艇人员食用的配套食品。食品类别包括粮食、禽兽肉、鱼贝、蔬菜、干菜、水果等，总热能 20.2 ～ 20.6 MJ，供 1 人 1 天食用。特点：营养素含量丰富、种类齐全、比例适中。蛋白质热能占总热能的 12% ～ 15.4%，主副食搭配合理，可接受性好；加工方便，消耗能源和淡水少，耐储藏；用蒸煮袋、自加热功能、复合薄膜包装，自重轻、体积小，便于运输携带。

四、通用卫生保障常用术语

【卫生管理】administration of health

对卫生工作实施的组织、计划、指导、协调和控制的活动。旨在提高卫生保障系统效能。主要内容有：医疗保健管理、卫生防疫管理、药材供应管理、卫生专业训练管理、医学科研管理、兽医管理、医疗转送管理、卫生防护管理、医院管理、医疗分队管理和医学救援管理等。

【卫生目标】health service objective

卫生活动想要达到的目的和标准。是卫生管理目的与预期成果有机统一的反映。按时间分，有长期（10 年以上）、中期（5 年左右）和短期（2 年以内）目标；按内容分，有卫生工作目标（如卫生防疫、医疗保健、药材管理、卫生专业训练目标等）和卫生建设目标（如卫生技术、卫生装备建设目标等）。

【卫生预测】health service forecasting

利用所掌握的知识与手段，预先推知和判断某个卫生问题的未来或未知状况的活动。按性质分，有定量、定性和综合预测；按时间分，

有短期（旬度、月度、年度）、中期（1 ～ 5 年）、长期（5 年以上）预测等。预测程序是：确定预测目标，收集、分析资料，找出事物前期变化的规律，选择预测方法，进行预测及分析评价，修正预测值。常用预测方法有滑动平均和加权滑动平均预测法、趋势直线预测法、趋势季节模型预测法、直观判断预测法等。

【卫生决策】health service decision

卫生领导或机关为了达到特定的卫生目的，借助一定的科学手段和方法，从两个以上可行方案中，选择最优方案或将其综合成最优方案，并付诸实施的过程。按范围可分为卫生总体决策、部门决策和业务决策；按决策目标性质，分为常规性（程序性）决策和非常规性（非程序性）决策。主要方法有：①计量决策法，建立在数学基础上的决策方法，主要适用于常规性决策；②主观决策法，主要依靠人的主观智能进行决策，适用于因素较多、条件复杂的综合性决策，常用的有专家调查法、头脑风暴法等。

【卫生计划】health service planning

对卫生建设与各项业务工作所做的统筹安排，以及对未来发展和各方面工作的设计。是卫生管理中最基本的环节，是实施卫生组织管理与协调控制的依据。按工作性质，可分为卫生工作、卫生保障、卫生训练、医学科研、药材供应、卫生防疫和医疗保健等；按业务范围，可分为全面计划和单项计划；按时间，可分为长期（远景规划）、中期（近期规划）和短期（月度、季度、年度）计划等。

【卫生控制】health service control

为保证实现卫生目标，防止和纠正卫生计划执行过程中的偏差所进行的管理活动，是卫

生管理过程的重要环节。内容有管理方向控制、质量控制、工作效率控制和经济效益控制等。其基本过程如下：①制定标准，这是卫生控制的起点，对卫生控制起规范作用，能体现和表明某些管理活动要达到的程度和标准，作为考查、测定卫生系统工作达到的水平或偏离的程度；②衡量效果，用远见的目光，按照标准评价、计量卫生工作成效；③纠正偏差，这是卫生控制的核心和关键，要综合分析，找出产生偏差的原因，拟定新的控制措施。在卫生控制活动中，制定标准、衡量效果、纠正偏差三个步骤互相衔接，循环往复，不断发挥作用控制着卫生系统的正常运行，使卫生工作逐渐趋向管理目标，直至卫生计划的完成。

【卫生训练】 health service training

对卫生人员和医学院校学员传授有关卫生理论和工作方法的活动。包括专门进行卫生组织指挥的训练活动及各种业务的训练。前者是使受训人员学习卫生管理学的理论知识，掌握必要的技能，丰富和完善卫生领导的知识结构，提高卫生管理和指挥的能力。可采用理论讲课、课堂讨论、图上作业、沙盘作业、现场作业、实践演练、电子计算机模拟，以及函授与自学辅导等适合于训练对象与课题要求的各种训练方法。

【卫生演习】 health service manoeuvre

在想定情景下，按事态发展进程所进行的卫生组织与工作的演练，是卫生训练的高级形式，也是提高医疗分队、机关、医院及院校学员素质的重要手段。通过模拟救治伤病员和实验动物，演练不同急救现场样式或特殊条件下的卫生保障，以检验卫生理论，探讨卫生组织指挥和卫生保障规律，提高卫生组织指挥水平和各项保障能力。一般分为：①训练性（示范

性）演练，演练规范性的组织指挥方法和医疗转送工作，以正规地训练学员及医疗分队，并供学习者观摩；②试验性（研究性）演练，为探讨和研究新的卫生保障方法而进行；③考核性（检验性）演练，为检验卫生训练效果或卫生工作落实情况而进行。

【卫生力量】 medical resources

亦称"卫生资源"，是实施卫生保障的人力、物力、财力的统称。包括卫生技术人员、卫生行政人员、服务保障人员、药品器材、卫生运输工具和专用卫生经费等。

【卫生运力】 medical transportation ability

卫生保障中运送伤病员的能力。包括人员和运输工具的能力及协同能力。人员主要指驾驶员和担架员；运输工具包括担架、卫生汽车、装甲救护车、卫生列车、卫生飞机和卫生运输船等，通常以各种运输工具的数量来表示。

【卫生运力预计】 estimation of medical transportation

亦称"伤病员运输力量预计"，是对完成伤病员转送所需运力的预先估算。通常距离单位为千米（km）；时间单位为小时（h）。要求完成任务时间必须大于运输工具往返一次所需的时间。

【卫生保障总结】 summary of medical support

对卫生保障情况的汇总、研究，并作出结论的活动。内容包括：①卫生减员情况，即对卫生减员种类、数量做统计分析，计算各种指标，探讨减员规律；②各级救治机构的工作数量与质量，确定评价指标和评价方法，做出横向和纵向比较，得出正确结论；③伤病员转送情况，研究转送快慢及对救治工作的影响；④

药材供应与使用情况，包括药材储备数量、补给数量和时间、损失和浪费情况及管理措施等；⑤卫生力量部署及使用情况，指卫生部署形式，卫生机构配置地点，卫生预备力量建立与使用；⑥采取主要措施确保良好的卫生防疫和卫生防护情况；⑦兽医保障情况、减损、医疗与转送，动物性食品的检验等。总结的方法：①典型调查，如个人访谈、召开座谈会或填写调查表；②全面收集资料，汇总、计算并作统计学处理；③整理卫生保障案例，按学科、专题总结交流；④写总结报告或出版书籍。

【伤情】wound condition

伤员负伤部位的伤型及其引发局部或全身并发症的情况。不同的伤情，所需的医疗救护处置不同，当休克、大出血、昏迷、窒息和内脏损伤时，应优先处置。伤情统计分析，有助于救治技术的研究与改进。

【伤势】severity of wound

依据伤后所需治疗时间长短和愈后是否留有残疾所区分的轻重程度。判定要点为：①根据机体组织受损伤状况；②对伤者生命、生活能力的影响程度；③治愈后有无残疾及其程度。通常分为轻伤、中等伤和重伤三类。伤势判定有利于掌握救治重点，确定救治范围、伤员留治期限、转送方式和次序，安排转送运输工具，筹措医疗床位。统计分析伤势规律，可用于卫生预测。

【轻伤员】lightly wounded

预计伤后 30 天内可治愈者。判定要点为：①局部性软组织伤或范围不大的Ⅱ度烧伤；②无明显全身症状的毒剂伤或放射性复合伤；③愈后不影响生活能力，不留有残疾。

【中等伤员】moderately wounded

预计伤后 30 ～ 60 天内能治愈的伤员。判定要点为：①广泛软组织伤、上肢开放性骨折伤、一般性腹腔脏器伤或中等面积Ⅱ度烧伤；②中度毒剂伤或放射性复合伤；③伤者无直接生命危险，丧失生活自理能力；④愈后可能有轻度残疾。

【重伤员】severely wounded

预计伤后需 2 个月以上治疗时间的伤员。判定要点为：①严重挤压伤、重要体腔脏器伤、大面积烧伤、重度毒剂伤或放射性复合伤；②伤者有直接生命危险或发生严重并发症，完全丧失生活自理能力；③不论治疗时间长短，治愈后难免形成残疾或各种后遗症。

【伤部】location of injury

伤员的负伤部位。通常按解剖、生理的关系划分。如颅脑、面颈、胸背、腰腹、骨盆、脊柱、上肢、下肢、多部位等。

【伤病员】patient

伤员与病员的合称。

【紧急救治】emergency medical care

为挽救伤员生命，防止伤情恶化所采取的应急救护措施。其范围包括：①纠正不正确的包扎、固定，必要时应更换敷料或改用夹板；②对上止血带的伤员和其他出血伤员，采用加压包扎、钳夹或结扎方法止血；③对休克伤员和可能发生休克的伤员，采取积极防治措施，有条件时输液、输血；④对有窒息危险的伤员，清理呼吸道，保持呼吸道通畅，必要时将气管切开；⑤对开放性气胸者做包扎封闭，对张力性气胸者做胸腔穿刺排气，或放置单向引流管；⑥对有严重循环障碍的肢体挤压伤伤员，做筋膜切开减压术；⑦对尿潴留的伤员，做留置导尿或耻骨上膀胱穿刺排尿；⑧对仅有少量皮肉相连的肢体离断伤伤员，做伤部截肢术；断肢完整的伤员，应包扎转送，以备再植；⑨对有烧伤创面的伤员，用药物喷洒或冲洗，磷烧伤时要取出磷块；⑩有条件时可进行清创术；⑪继续口服或注射抗感染药物；⑫未接受过破伤风类毒素的留治伤员，尚未建立主动免疫，可注射破伤风抗毒血清，帮助其建立被动免疫。

【早期治疗】early treatment

在明确诊断的基础上对伤员在伤后 24 小时内实施的救治措施。其范围包括：①及时进行紧急手术，如开放性气胸缝合，气管切开，较大血管的修补、吻合或结扎，开颅减压，清除血肿等；②对腹部伤员进行剖腹探查，对损伤的脏器进行修补、吻合或造瘘等手术；③进行清创术；④对休克、烧伤和化学毒剂伤，进行输液、输血等综合治疗；⑤对爆震伤、挤压伤、复合伤要及早确诊，及早治疗；⑥继续应用抗感染药物。

【伤员转送能力】transportation ability of the wounded

救治机构完成伤员医疗转送的能力。主要影响因素有：本级的救治种类、人员编制、能够展开的手术台数、卫生运力、药品器材数量、床位数量、替换被服和白袍衣数量、卫生帐篷和担架数量等。

【检伤分类】classification of the wounded and sick

简称"分类"，指救护人员根据伤病情需要与医疗转送条件，将伤病员区分为不同处置类型的活动。当伤病员数量大、伤病种类复杂、伤病情轻重不同而救治机构力量有限、救治时间紧迫时，必须区分轻重缓急，确定救治和转送的先后及主次顺序，从而保证每个伤病员都能得到及时合理的救治和转送。应优先保证抢救重伤员。检伤分类就是要尽快把重伤员从一批伤亡人群中筛查出来，争取宝贵的时机在第一时间拯救，从而避免重伤员因得不到及时救治而死亡。轻伤员身体重要部位和脏器未受损伤，没有生命危险，可以在现场轮候，等待稍后的延期医疗处理。

【检伤分类标志】wounded marker of sorting

显示伤病员分类结果的标志物，是传递分类信息（包括伤病情况和伤病员去处）的载体。其可避免分类本身及救治转送工作环节中的重复、遗漏，把分类结果准确、有效地传递到各级救治机构和各组室。现国际上通用美军国际简明检伤分类标准，标志分为红、黄、绿、黑四种颜色，分别为第一、二、三优先救治和死亡分类。

【检伤分类卡】wounded card of sorting

救治机构内部用于表示伤病员分类结果的分类标志。检伤分类卡可以用不同材料制成，包括简易布条、硬塑料牌（面积至少 10 cm×6 cm）、硬纸板（过胶）、硬纸卡（可书写）等，理想的检伤分类卡要求色彩醒目，整张卡片的版面均用同一种纯颜色显著标示；最好用硬纸卡制成，可用笔填写；卡片上必须记载伤员的重要资料，如姓名、性别、年龄、家庭住址、供职单位、联系电话、联系人、负责检伤分类的医生签名等。使用时，按分类结果将相应的分类牌挂在伤病员胸前，目的是便于工作人员迅速识别和及时处理，提高工作效率，防止工作秩序混乱。检伤分类卡片如下。

红色：需要马上救治的伤员，请注意这些伤员不是以具体的受伤部位和伤情来划分的，而是以呼吸循环不稳定或神志不清为标志。这些患者需要优先给予照顾。如果及时治疗就可能有生存机会。

黄色：呼吸循环稳定、神志清楚，有重大创伤，但仍然可以短暂等候而不会危及生命或导致机体残疾。

绿色：可以自主行动的没有严重创伤的人，这些人甚至可以作为帮助救援人员进行急救的人力资源。

黑色：心脏没有跳动且没有呼吸、确认死亡的，这些伤员在资源匮乏的时候需要被放弃救治，否则其占用医疗资源会造成红色伤员的大批死亡。只有医疗资源十分充足时才应对此类患者进行心肺复苏。

实施检伤分类要按照以下步骤进行。

第一步：行动检查。①行动自如（能走）的伤病员为轻伤患者，标绿标；②不能行走的患者，检查第二步。

第二步：呼吸检查。①无呼吸者，标黑标；②呼吸频率大于 30 次 / 分或小于 6 次 / 分，为危重患者，标红标；③每分钟呼吸 6～30 次者，检查第三步。

第三步：循环检查。①桡动脉搏动不存在，或甲床毛细血管充盈时间大于 2 秒者，或脉搏大于 120 次 / 分，为危重患者，标红标；②甲床毛细血管充盈时间小于 2 秒者，或脉搏小于 120 次 / 分者，检查第四步。

第四步：清醒程度。①不能回答问题或执行指令者，标红标；②能够正确回答问题和执行指令者，标黄标或绿标。

初步评估时 5～10 秒 / 人，不能超过 30 秒。立即治疗时，在转向下一位患者前，只校正气道梗阻，或控制严重的出血，不做心肺复苏。伤员分类是一个动态的过程，需要不断地再次分类评估。

【伤病员转送】evacuation of the wounded and sick

根据国际灾难现场救助优先排序设立伤员救治区域，伤员在检伤分类区进行标注，转送至相应的区域。将这些区域分为重伤员救治区、轻伤员治疗区、临时尸体存放区、救护车停放区和救护车出发区等，然后再组织转送。转送就是将伤病员从前方向后方转送到各级救治机构的活动。医疗转送工作的组成部分，包括前接和后转各种基本形式。

基本要求是迅速、安全。迅速转送伤病员的措施如下。①卫生领导机构掌握充足的运力，尽量使用快速的运输工具，必要时采取越级转送的方式。②消除延迟转送的各种因素。上级应及时派出运输工具，各级救治机构须提前做好转送准备。③组织好转换不同运输工具的衔接工作。安全转送的措施如下。①严格掌握转送指征，做好转送前的救治处理。昏迷、窒息和其他在转送途中有危险的伤病员及处于急性期的传染病员，不宜立即转送。伤员术后留治观察期满才能转送。休克伤员原则上禁止转送，必须转送时，途中要继续采取抗休克措施，并尽可能使用快速运输工具。②选择合适的运输工具，保持适当的体位。重伤员一般采用担架、救护车或直升机以卧位转送。用汽车或颠簸的船舶等运输重伤员特别是骨折伤员时，要把伤员安置在底层，并固定担架，以预防机械性外伤。③做好转送准备和途中护理。可根据伤员情况采取补充包扎、强心、止痛、输血、输液等措施；大面积的软组织伤、骨折和血管伤要进行输送固定；血管伤要严格止血；颌面伤、颅脑伤、呼吸器官伤，要做预防性气管切开或牵舌固定。大批伤员或危重伤员转送，要指派转送人员，在途中进行必要的急救和护理。途中要设伤病员饮食、休息、急救和护理的场所。做好伤病员防寒防暑工作。

【转送方式】mode of evacuation

伤病员从前向后转送的形式。分为"前接"与"后转"两种。

【六项抢救技术】six techniques of first aid

现场抢救伤员的六项基本技术，包括现场止血、创伤包扎、固定、搬运、通气和基础生命支持。现场止血通常采用指压止血法、创面加压止血法、器械（材）止血法和简便器材止血法。创伤包扎技术是现场救护常用的技术之一，其目的是止血、保护伤口、防止感染、扶托或固定伤肢。现场骨折临时固定技术简称"固定"，是指对骨折、关节伤、肢体挤压伤和大块软组织伤用夹板固定，或用三角巾、健肢和简便器材临时固定，防止损伤神经、血管和重要器官，减轻负伤人员痛苦。搬运是利用人力或借助简易器材将负伤人员转移的方法。其目的是迅速安全地将负伤人员搬至安全区域，以防止其再次受伤，并得到及时救治。搬运方法主要分为徒手搬运法、担架搬运法、简便器材搬运法及特殊伤员搬运法等。搬运时，应根据现场环境和伤情灵活地选择搬运方法。根据实施的难易程度和具体需求，通气技术分为无创气道通气、声门上气道通气和外科气道通气3个等级，在现场通气的目的是保证良好通气和氧合。基础生命支持，主要指心肺复苏技术，包括胸外心脏按压和人工呼吸。

【自救互救】self aid-mutual aid

受伤人员自己和其他受伤人员相互进行的救护活动的统称。伤员对自己实施止血、包扎等急救为自救。由其他负伤人员帮助实施止血、包扎、固定、注射抗毒剂等急救是互救。自救互救是受伤急救的起点，对降低死亡率具有重要意义。自救互救的成败，关乎负伤人员的生死，影响与专业救治的衔接，决定现场救治的

整体效果，具有比专业救治更高的时效性，不能被专业救治所替代。基本步骤如下。

（1）自救：①负伤后做好自身防护；②迅速判断伤情；③快速完成自救；④必要时呼唤互救。有自救能力的负伤人员应尽量避免因等待卫生人员而错失急救时机。

（2）互救：①通过观察或收到信号发现负伤人员；②根据情况，快速接近负伤人员，做好安全防卫；③迅速搬运负伤人员，尽快脱离危险地域；④在相对安全状态下快速急救负伤人员。

【热习服】heat acclimatization

人体重复、持续暴露于热环境所产生的生理适应性变化。与未习服者相比，热习服者对热环境的耐受性增强，核心温度与安静心率增加较少，不适反应减轻，运动能力改善。热习服的确切机制尚不完全清楚，已知与下列因素有关：汗腺分泌能力增强，出汗率增加；肾上腺皮质分泌醛固酮增多，改善钠潴留；代谢率降低。热习服建立后，如中断接触热环境，适应能力可逐渐消退，即脱习服。

【热习服锻炼】training for acclimatization to heat

在炎热环境下，合理安排适当强度的劳动或训练，以加速热习服的一种主要方法。可增强心血管系统功能的稳定性；提高汗腺分泌功能，降低代谢，改善体温调节功能。有特异性（如自然热气候或人工热环境的锻炼）和非特异性（如缺氧或非热区的体育锻炼）两类。前者是热的直接作用，热习服形成比较完全；后者是热的间接作用，热习服形成不完全。其基本原则是循序渐进，锻炼强度由小到大；足够的锻炼强度，包括热强度、劳动度和持续时间，在机体可耐受的生理限度内。只有保证足够锻

炼强度才能获得完全的热习服；反复锻炼可巩固提高。

【冷习服锻炼】training for acclimatization to cold

在冷环境下，合理安排适当强度劳动或训练，以加速冷习服的一种方法。主要有体育锻炼、冷水锻炼、增加室外活动时间及综合性耐寒锻炼等多种方法。可改善全身代谢，提高心血管、神经和内分泌等系统功能，使机体在低温条件下能迅速动员和有效利用体内能量，增加产热，减少散热，使体温不致迅速下降。血管反应和神经系统功能的改善，使人体末梢部位血流旺盛，有利于防止组织冻结，减轻冷痛感和提高工作效率。寒冷适应建立后如中断接触寒冷，适应能力可逐渐消退，故应不间断地经常进行冷习服锻炼。

第二节　救援通信信息装置与海上求救信号

一、应急救援通信装备

通信，指人与人或人与自然之间通过某种行为或媒介进行的信息交流与传递，广义上指需要信息的双方或多方在不违背各自意愿的情况下无论采用何种方法，使用何种媒质，将信息从某方准确安全地传送到另方。

通信技术是在人类实践过程中随着社会生产力的发展对传递信息的要求不断提升，促使人类文明不断进步的实用技术。在古代，人类通过驿站、飞鸽传书、烽火报警、符号、身体语言、眼神、触碰等方式进行信息传递。随着现代电磁技术的飞速发展，通信技术也得到了快速提升。如今利用"电"来传递消息的通信方法称为电信，这种通信技术具有迅速、准确、可靠等特点，且几乎不受时间、地点、空间和距离的限制，在通信技术的催化下，相继出现了固定电话、无线电、移动电话、互联网和视频电话等各种通信方式。通信技术拉近了人与人之间的距离，提高了经济效率，深刻地改变了人类的生活方式和社交形式。

应急救援通信，是指在自然的或人为的突发性紧急事件的救援过程中，综合利用各种通信资源，保障救援、紧急救助和必要通信所需的通信手段和方法，是一种暂时性的、为应对人为性或自然性紧急情况而提供的特殊通信机制。

（一）应急通信的特点

1. 应急通信的灵活性

及时的通信保障是实施救援、有效指挥和提高应急处理能力的先决条件，同时需要使用应急通信的地点多数没有可用的网络，而且多数情况下地形复杂多变，这就需要在较短时间内建立灵活易用的通信网络。

2. 应急通信的安全性

一般突发性紧急事件都与人民的生命财产和国家的安全稳定密切相关。因此在选用应急通信设备的时候要尽量使用通信信号稳定、负载容量大、安全性能好的设备，以保证各级应急响应系统通信畅通。

3. 应急通信的不确定性

首先，应急通信的时间、地点不确定。这就要求必须有技术上的措施，可以建立临时的通信网络来实现应急通信。其次，应急通信的容量需求不确定。紧急事件发生期间，即使通信网络完好，局部出现的大通信流量也会造成网络拥塞或瘫痪。如"9·11"事件发生后，纽约移动电话的拨打量平均增加了400%。

（二）通信设备分类

随着现代通信技术的飞速发展，现实生活中可见到种类繁多的应急通信设备，根据不同分类标准，可进行如下分类。

1. 按传输媒质分类

（1）有线通信：是指以传输媒质为导线、电缆、光缆、波导、纳米材料等形式的通信设备，其特点是媒质能看得见、摸得着，如明线通信、电缆通信、光缆通信、光纤光缆通信。有线通信设备的最大优势就是抗干扰性强，稳定性高，具备一定的保密性，传输速率快，带宽能够无限大。但有线通信受环境影响较大，扩展性较弱，有衰减，施工难度大，移动性差，费用高。常用有线通信设备有：电脑、电话、PCM（脉冲编码调制）、光端机等。

（2）无线通信：是指不需要实体介质的通信，即通过无线传输的形式来实现信息交流，其特点是媒质看不见、摸不着，如微波通信、短波通信、移动通信、卫星通信、散射通信。无线通信设备的最大优点就是不受线的限制，具有一定的移动性，可以在移动状态下通过无线连接进行通信，施工难度低，成本低。另外，无线通信有较强的适应性和扩展性。当无线信号建立起来后，可以同时接入多台设备，不需要进行布线工作。而且，维护较为方便，只需要对信号源和接收设备进行维修，不需要全线维修。但无线通信设备信号不稳定，当多台设备同时接入时，会出现频道拥挤现象。另外，保密性能不好，面临黑客等安全威胁；信号有延迟，速度没有有线通信快。无线通信方便和不受地域限制的特点，使该技术得到了迅猛的发展。常用无线通信设备有卫星、无线电台、无线电视、无线局域网、移动电话及终端等。

2. 按信道中传输的信号分类

（1）模拟信号：凡信号的某一参量（如连续波的振幅、频率、相位，脉冲波的振幅、宽度、位置等）可以取无数个数值，直接与消息相对应的通信设备。

（2）数字信号：凡信号的某一参量只能取有限的数值，并且常常不直接与消息相对应的通信设备。

3. 按工作频段分类

（1）长波通信（long-wave communication）：使用波长长于 1000 米（频率 30 ～ 300 kHz）的电磁波进行传输，穿透能力极强，但噪声很大，适用于远距离水下通信、防电离层骚扰的备用通信和地下通信等。

（2）中波通信（medium-wave communication）：使用波长为 100 ～ 1000 米（频率 300 ～ 3000 kHz）的电磁波进行传输。中波通信是利用较早的波段之一，其传播特性随时间发生变化，白天稳定性强；夜间传播距离远，但信号易衰减。因此会出现夜间收到的中波电台比白天多的现象。

（3）短波通信（short-wave communication）：使用波长为 10 ～ 50 米（频率 3 ～ 30 MHz）的电磁波进行传输。电波须经电离层反射到达接收设备，因此通信距离较远，是远程通信的主要手段。由于电离层的高度和密度容易受昼夜、季节、气候等因素的影响，短波通信的稳定性较差，噪声较大。但短波是唯一不受网络枢纽和有源中继器制约的远程通信手段，因此不受任何外界环境的制约，而且短波通信设备简单，安装容易，具有机动灵活的特点，是突发事件应急救援通信中必备的通信装备。

（4）超短波通信（ultra short-wave communication）：使用波长为 1 ～ 10 米（频率 30 ～ 300 MHz）的电磁波进行通信，用于视距传输。当距离较远时，需要利用中继站进行接力通信。超短波通信装备由终端站和中继站组成，主要特点包括：①设备全固态化，多地采用集成电路；②采用太阳能电池等新能源；③抗干扰性能强。

（5）微波通信（microwave communication）：使用波长为 0.1 ～ 1 米（频率 0.3 ～ 3 GHz）的电磁波进行通信。微波通信不需要固体介质，用于当两点间直线距离内无障碍时。一般说来，每隔 50 千米左右，就需要设置中继站，将电波放大转发和延伸。利用微波进行通信具有容量大、质量好的优势，有良好的抗灾性能（如在水灾、风灾及地震等自然灾害中不受影响），但其在空中传播，易受干扰。

4. 按调制方式分类

（1）基带传输设备：是指信号没有经过调制而直接送到信道中去传输的通信设备。

（2）频带传输设备：是指信号经调制后

再被送到信道中传输，接收端有相应解调措施的通信设备。

5. 按通信双方的分工及数据传输方向分类

对于点对点之间的通信，按消息传送的方向，通信方式可分为单工通信设备、半双工通信设备及全双工通信设备三种。

（1）单工通信设备：指消息只能单方向进行传输的一种通信设备，单工通信的例子很多，如广播、遥控、无线寻呼等。这种设备的信号（消息）从广播发射台、遥控器和无线寻呼中心分别传到收音机、遥控对象和BP机上。

（2）半双工通信设备：指通信双方都能收发消息，但不能同时收和发的一种通信设备，如对讲机、收发报机等。

（3）全双工通信设备：指通信双方可同时进行双向传输消息的一种通信设备。在这种方式下，双方都可同时进行收发消息。很明显，全双工通信的信道必须是双向信道。生活中全双工通信的例子非常多，如普通电话、手机等。

（三）通信发展简史

1. 古代通信

利用自然界的基本规律和人的基础感官（视觉、听觉等）可达性建立通信系统，是人类基于需求的最原始的通信方式。

广为人知的"烽火传讯""信鸽传书""击鼓传声""风筝传讯""孔明灯""旗语"及随之发展依托于文字的"驿站信件"都是古代传讯的方式。信件在较长的历史时期内，是人们传递信息的主要方式。而这种通信方式，随着人类科技的发展，有的消散在历史的潮流中，有的依然在被使用。1661年英国亨利·比绍普创制和使用了有日期的邮戳。1840年5月6日，英国发行了世界上第一枚邮票——"黑便士邮票"。

2. 近现代通信

以电磁技术的出现为起点，电磁通信和数字时代开始了。19世纪中期以后，随着电报、电话的发明和电磁波的发现，人类通信领域产生了根本性的巨大变革。从此，人类的信息传递可以脱离常规的视听觉方式，用电信号作为新的载体，它带来了一系列技术革新，开启了人类通信的新时代。利用电磁技术，来实现通信目的，是近代通信起始的标志，代表性事件如下。

1835年，美国人塞缪尔·莫尔斯（Samuel Morse）成功地研制出电磁式（有线）电报机。1844年5月24日，莫尔斯在华盛顿国会大厦联邦最高法院会议厅用"莫尔斯电码"发出了人类历史上的第一份电报，从而实现了长途电报通信。1843年，美国物理学家亚历山大·贝恩（Alexander Bain）根据钟摆原理发明了传真机（图1-1）。1875年，苏格兰青年亚历山大·贝尔（A. G. Bell）发明了电话机。1878年，贝尔在相距300千米的波士顿和纽约之间进行了首次长途电话实验，并获得了成功，后来就成立了著名的贝尔电话公司。1878年，美国在纽约开通了世界上最早的磁石式电话总机（也称交换机），预示着磁石电话和人工电话交换机的诞生。1880年，供电式电话机诞生，通过二线

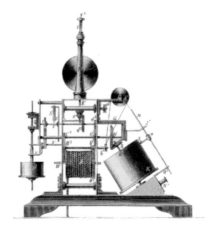

图1-1 第一台传真机

制模拟用户线与本地交换机接通。1885 年，发明步进式交换机。1892 年美国人阿尔蒙·史端乔（Almon B. Strowger）发明了自动交换机，这是一台步进式 IPM 电话交换机。1901 年，意大利工程师马可尼发明了火花发报机，成功发射穿越大西洋的长波无线电信号。1906 年，美国物理学家费森登成功地研究出无线电广播。

电报和电话开启了近代通信历史，但是最初都是在小范围内应用，更大规模、更快速度的应用是在第一次世界大战之后。1922 年，16 岁的美国中学生菲罗·法恩斯沃斯设计出了第一幅电视传真原理图。1924 年，第一条短波通信线路在瑙恩和布宜诺斯艾利斯之间建立。1933 年，法国人克拉维尔建立了英法之间的第一条商用微波无线电线路，推动了无线电技术的进一步发展。1928 年，美国西屋电器公司的兹沃尔金发明了光电显像管，并同工程师范瓦斯合作，实现了电子扫描方式的电视发送和传输。1930 年，超短波通信被发明。1931 年，利用超短波跨越英吉利海峡的通话获得成功。1934 年，英国和意大利开始利用超短波频段进行多路（6 ～ 7 路）通信。1940 年，德国首先应用超短波中继通信。中国于 1946 年开始用超短波中继电路，开通 4 路电话。1946 年，美国宾夕法尼亚大学的埃克特和莫希里研制出世界上第一台电子计算机 ENIAC，二进制的广泛应用激发了更高级别的通信机制——"数字通信"的发展，加速了通信技术的发展和应用。1947 年，发明了大容量微波接力通信。1956 年，发明欧美长途海底电话电缆传输系统。1957 年，发明电话线数据传输。1959 年，美国的基尔比和诺伊斯发明了集成电路（图 1-2），这标志着微电子技术诞生。

20 世纪 50 年代以后，元件、光纤、收音机、电视机、计算机、广播电视、数字通信业都有

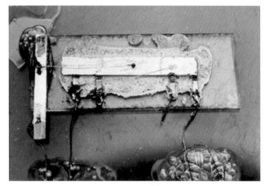

图 1-2　第一块集成电路

了极大发展。1962 年，地球同步卫星发射成功。1964 年，美国 Tand 公司的 Baran 提出无连接操作寻址技术，目的是在战争残存的通信网中，尽可能可靠地传递数据报。1967 年大规模集成电路诞生，在一块米粒般大小的硅晶片上可以集成 1000 多个晶体管的线路。1969 年，美军建立阿帕网（ARPANET），目的是预防遭受攻击时通信中断。1972 年，发明了光纤，电信网络开始进入数字化发展时期。1973 年，美国摩托罗拉公司的马丁·库帕博士发明了第一台便携式蜂窝电话（图 1-3），也就是我们所说的"大哥大"。一直到 1985 年，才诞生第一台现代意义上的、真正可以移动的电话，即"肩

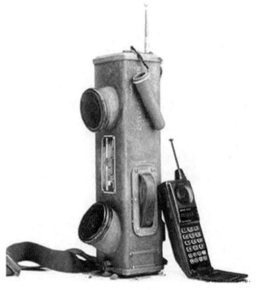

图 1-3　第一台蜂窝移动电话

背电话"。1977年，美国和日本科学家制成了超大规模集成电路，在30平方毫米的硅晶片上集成了13万个晶体管。1979年，发明了局域网。改革开放后，中国开始奋力追赶世界通信发展步伐，并逐渐拉近差距。

3. 当代通信

移动通信和互联网通信时代的特征是，在全球范围内，形成以数字传输、程控电话交换通信为主，其他通信为辅的综合电信通信系统；电话网向移动方向延伸，并日益与计算机、电视等技术融合。

1982年，发明了第二代蜂窝移动通信系统。1983年，TCP/IP协议成为阿帕网的唯一正式协议。20世纪80年代末，多媒体技术的兴起使计算机具备了综合处理文字、声音、图像、影视等各种形式信息的能力。1988年，"欧洲电信标准协会"（ETSI）成立。1989年，核子研究组织（CERN）发明万维网（WWW）。20世纪90年代，爆发的互联网技术风暴更是彻底改变了人们的工作方式和生活习惯。1992年，GSM被选为欧洲900 MHz系统的商标——"全球移动通信系统"。2000年，提出了第三代多媒体蜂窝移动通信系统标准，其中包括欧洲的WCDMA、美国的CDMA2000和中国的TD-SCDMA。

现在已处于当代通信时代，只要打开电脑、手机、掌上电脑、车载GPS，很容易就能实现彼此之间的联系，人们生活更加便利。

（四）应急通信装备应用

自然灾害和突发事件发生时，当地的自然和社会环境会受到不同程度的破坏，导致该地区通信系统瘫痪，其主要原因是通信传输媒质遭到损毁。为保障救援任务顺利进行，应尽快排查原有通信设施的可利用程度，对其加以合理使用。若原有设施已损毁，且无法及时修复时，或公众通信系统拥塞瘫痪时，应科学选择应急通信装备，建立功能强大且独立于公众网络之外的应急专用通信系统。

在应对地震、飓风等自然灾害时，需要部署以应急通信车为主体，与卫星、微波传输相结合，高速率、高带宽、支持高速移动的城市机动应急指挥网络，作为城市应急通信专网的有效补充；在应对诸如反恐等重大突发公共安全事件时，通常需要创造不对称的通信环境，在切断恐怖分子通信的同时，维稳人员和救援保障人员仍可以通过专网进行调度指挥，并通过无线宽带网络将现场视频图像传回指挥中心，以及时掌握信息。

综上所述，应急救援通信信息装备的应用，离不开有效的应急通信系统。要建立完善的应急救援通信系统，必须满足以下几个基本要求。

1. 小型化

应急救援通信系统不必具备保障大众日常通信的能力，在特殊情况下（诸如在发生地震、洪水、雪灾等破坏性自然灾害，或恐怖袭击、工业危害等人为事件时，基础设施部分或全部受损）为开展救援活动所临时搭建的信息平台。

2. 快速布设

不管是基于公网的应急通信系统，还是专用应急通信系统，都应该具有可快速布设的特点。破坏性灾害发生时，留给救援人员的反应时间很短，此时应急通信系统的布设时间会显得至关重要；在局部人为事件上，如化工厂爆炸、小范围恐怖事件等，公众网络可发挥一定的通信作用，但由于通信量激增，会导致局部通信不畅，为方便救援工作，应在指定区域迅速布设救援通信系统。

3. 高效节能

由于某些应急救援现场电力供应不足，因此，应急通信系统应尽可能地节省电源，以保证系统长时间、稳定地工作。从基站设备到移动终端均应该严格满足节能要求。鉴于通信对电力有很强的依赖性，在应急指挥车上应适当增加小型的发电油机、太阳能蓄电设备及备用电池等设备，尤其是要加强小型卫星电话储备的向下延伸力度。

4. 移动性强

应急救援通信系统基础结构由可携带的、可重新部署的或完全机动的设施组成。在搭建前需要在不同地形条件下进行实测以取得确切数据。承载设施包括车辆（陆地）、直升机 / 无人机（空中）、飞艇（平流层）、车载卫星 VSAT 系统，可根据覆盖范围选择一种或几种，从而使救援人员可以根据实际情况从容应对各种应急场合。

5. 简单易操作

应急救援通信系统要求设备简单、易操作、易维护，能够快速地建立、部署、组网。操作界面友好、直观，硬件系统连接端口越少越好。所有接口标准化、模块化，能兼容现有的各种通信系统。

救援任务种类繁多，特点各异，因此，要根据不同任务特点选择通信装备。

（1）当发生交通运输事故、环境污染等事故灾难时，既要充分利用民用通信设施，又要选择性搭建应急救援通信设施。此类事件，会出现局部地区通信网络拥塞或阻断，应急通信可以有效保证参与救援用户进行正常通信活动。

（2）当发生恐怖袭击等社会安全事件时，一方面要利用应急手段保证重要通信和指挥通信；另一方面，要防止恐怖分子或其他非法分子利用通信网络进行恐怖活动或其他危害社会安全的活动。

（3）当发生水旱、地震、森林草原火灾等自然灾害时，局部通信设施损坏和通信量加大，会导致局部通信不畅。此类事件，对应急

救援通信的需求主要有两个方面：一方面，应急救援通信要保障救援人员正常通信，即实现基指、前指和救援者之间的通信畅通；另一方面，需要及时向公众发布灾害预警信息，便于公众配合救援活动（图 1-4）。

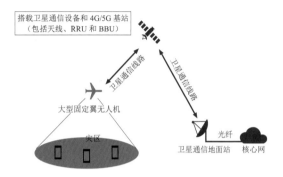

图 1-4　现代救援通信、信息装置的应用

二、现代救援通信、信息装置

（一）现代通信装置

1. 信息处理装备

信息处理装备（information processing equipment），是指进行信息采集、存储、检索、加工、变换和传输的装备。

2. 海事卫星通信系统

海事卫星通信系统（system of maritime satellite communications），最早是美国为满足海军通信的需要，于 1976 年先后向大西洋、太平洋和印度洋上空发射了三颗海事通信卫星，建立了世界上第一个海事卫星通信系统。

3. 国际海事卫星电话

国际海事卫星电话（international maritime satellite telephone service），指通过国际海事卫星接通的船与岸、船与船之间的电话业务。海

事卫星电话用于船舶与船舶之间、船舶与陆地之间的通信，可进行通话、数据传输和传真。海事卫星电话的业务种类有遇险电话、叫号电话和叫人电话。

4. 国际海事卫星组织

国际海事卫星组织（international maritime satellite organization），是一个提供全球范围卫星移动通信的政府间合作机构，即国际移动卫星组织，人们习惯称它为海事卫星。

5. 对讲机

对讲机（two way radio），它是一种双向移动通信工具，在不需要任何网络支持的情况下，就可以通话，没有话费产生，适用于相对固定且频繁通话的场合。

6. 防爆对讲机

防爆对讲机（explosion-proof intercom），是指可以工作在爆炸性气体环境的对讲机。与民用对讲机不同，防爆对讲机并非指自身能抵抗爆炸的对讲机，而是指可以在爆炸性气体环境下工作的对讲机。

7. 声通信

声通信（sound communication），声通信是人类社会最早的通信方式之一，并被运用于各个领域，早期卫勤指挥主要采用此种方式，如船医疗通信使用的汽笛、雾钟、雾笛。

8. 光通信

光通信（optical communication），光通信是传输文字、图像、景物及一切形象化信息的工具之一。它包括火光、灯光、编码、旗语通信。其中信号旗、手旗和灯光是传统工具，现代的激光光波传送信息是最先进的通信手段。

9. 电通信

电通信（electrical communication），可以分为有线通信和无线通信，电通信信息传输距离远，速度快捷，准确率高。

10. 卫星通信

卫星通信（satellite communication），实质是利用卫星为载体或中转站来传播信息，是目前最受关注的通信设备，也是最先进的通信设备。

（二）侦察设备与信息系统

1. 侦察装备

卫生侦察设备（medical service surveillance equipment），侦察是获取信息的基本手段，侦察是指挥的重要内容和前提条件，主要是侦察地域的地形、地貌、气象、环境、流行病学、卫生资源等情况，为卫生工作保障服务。侦察装备按空间分为地面、水下、水上、空中、太空侦察装备，如无线电侦察装备、雷达、机载探测信息系统（有人/无人驾驶侦察机、直升机、预警机）、天基探测信息系统。

2. 卫生资源分配管理设备

卫生资源分配管理装备（health resource allocation management equipment），包括人力资源分配与管理、保障机构部署与管理、卫材供应与管理，其目的是提高计划工作的效率和卫生工作人员与管理器材的使用效率。如MEDIOS。

3. 卫生保障决策支持系统装备

卫生保障决策支持系统装备（medical service decision support systems and equipment），它包括减员预计系统、受伤生患者员治疗转送模拟系统、保障能力评估系统、救护质量评价支持系统、现场治疗专家系统等子系统。主要作用是利用此类系统装备进行数值计算，预测减员数量，进行医疗后方案的优选、信息处理，制定保障计划，评估保障能力与医疗转送质量，进行医疗专家咨询指导等。

4. 远程医学装备

远程医学装备（telemedicine equipment），是综合应用医学技术、微电子技术和信息技术等形成的信息化卫生装备，可跨越时空开展形式多样、交互式、可视化的远距离医学咨询、诊断、治疗及医学教育等，并可为受伤生患者员提供远程、实时、快速、高水平的医疗服务。凡用于实现上述目的的卫生装备均称为远程医学装备。

5. 远程会诊

远程会诊（teleconsultation），就是利用电子邮件、网站、信件、电话、传真等现代化通信工具，为患者完成病历分析、病情诊断，进一步确定治疗方案的治疗方式。它是极其方便、诊断极其可靠的新型就诊方式，它与邮购的紧密配合，有力地带动了传统治疗方式的改革和进步，为医疗走向区域扩大化、服务国际化提供了坚实的基础和有利的条件，也为规范医疗市场、评价医疗质量标准、完善医疗服务体系、交流医疗服务经验提供了新的准则和工具。

6. 远程会诊卫星

远程会诊卫星（teleconsultation satellite），用于远程会诊，为远程会诊提供卫星通信的装置。

7. 远程临床通信系统

远程临床通信系统 RCCS，美军三大远程系统之一，可以把现场受伤人员的医学图像传输给后方的专家，请后方专家作出诊断，待专家提出治疗方案后再将其传输给前方医生。

8. 医学诊断成像技术支持系统

医学诊断成像技术支持系统，用于提供高质量的医学图像，并可供异地多个医疗机构同时使用。

9. 无线电视会诊系统

无线电视会诊系统，美军三大远程系统之一，可为远程医学会诊提供技术支持。

10. 远程会诊车

远程会诊车，具有卫星通信、信息处理及存储、信息采集及表达等功能的一种新型机动卫生技术车辆。

11. 手提式超声系统

手提式超声系统（portable ultrasound system），是一个手提式的由软件控制的全数字化结构的超声系统，用于获取并显示高分辨率实时的二维、彩色能量多普勒（CPD）、PowerMap（方向性彩色能量多普勒 DPCD）、组织谐波显像（THI）、高清晰谐波（ERH）、M 型和多普勒（包括 PW 和 CW）等超声图像。该系统的便携性，保证了该系统在急诊手术及临床手术中具有重要的实时诊断作用。

三、海上求救信号

（一）求救设备

1. 海上救生信号

海上救生信号（sea rescue signal），为舰船或飞机在海上失事时求救而规定的联络方法。可分别或同时使用下列几种：①每隔 1 分钟鸣枪或施放其他爆炸物；②连续鸣号；③间隔发射红色信号弹或火箭；④燃火；⑤施放橙色浓烟；⑥用国际信号"NC"；⑦在一面方旗的上方或下方挂一个黑圆球；⑧两臂反复上下挥动；⑨间歇性地向空中发出短白光；⑩用红色闪光信号；⑪用无线电信号"SOS"；⑫在无线电通话内喊话"Mayday"或"Help me"等其他救生信号。

2. 求救无线电频率

求救无线电频率（radio frequency for emergency rescue），遇险舰船所使用的特定无线电频率。全球性国际遇险呼叫频率为：① 500 kHz 无线电报；② 2182 kHz 无线电话；③ 156.2 MHz 无线电话；④ 8364 kHz 救生电台。

3. 救生电台

救生电台（survival radio station），专门

用于医疗救护的无线电装置。通常作为舰船上的备用电台，只有在遇难需紧急救援时使用。具有水密性能好、轻便、能自浮等特点，可自动发射海上遇难国际求救信号 SOS，也可用手键发报。

（二）野外执勤时遇有险情如何求救

在野外，生存环境非常恶劣，各种灾难会不期而至。对野外执勤（生存者）人员来说，及时了解自己所面临的困境，通知别人，求得救援，是非常重要的。遇险求救时，要通过各种方式与别人取得联系。发出的信号要足以引起人们的注意。

1. 识别和应用求救信号

（1）火焰信号

根据自身的情况和周围的环境条件，发出不同的求救信号。一般情况下，重复三次的行动都象征寻求援助。

点燃三堆火是国际通行的求救信号，将火堆摆成三角形，每堆之间的间隔相等最为理想，这样安排也方便点燃。如果燃料稀缺或者自己伤势严重，或者由于饥饿、过度虚弱，凑不够三堆火，那么因陋就简，点燃一堆火也行（图1-5）。

不可能让所有的信号火种整天燃烧，但应随时准备妥当，使燃料保持干燥，一旦有任何飞机路过，就尽快点燃求助。火堆的燃料要易

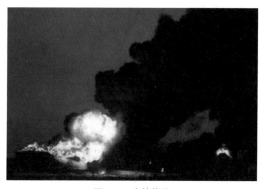

图1-5 火焰信号

于燃烧，点燃后要能快速燃烧，因为有些机会转瞬即逝。白桦树皮就是十分理想的燃料。也可以利用汽油，但不可将汽油倾倒于火堆上。可用一些布料做成灯芯带，在汽油中浸泡，然后放在燃料堆上，将汽油罐移至安全地点后再点燃。点燃之后如果火势即将熄灭，在添加汽油时要确保添加在没有火花或余烬的燃料中。

（2）烟火信号

烟火作为联络信号是非常有效的。为保证其可靠程度，遇险时可根据自身的情况，白天可在火堆上放些苔藓、青嫩树枝、橡皮等使之产生浓烟；晚上可放些干柴，使火烧旺、升高。

（3）烟雾信号

在白天，烟雾是良好的定位器，所以火堆上要添加散发烟雾的材料。浓烟升空后与周围环境形成强烈对比，易受人注意。在夜间或深绿色的丛林中亮色浓烟十分醒目。添加绿草、树叶、苔藓和蕨类植物都会产生浓烟。其实任何潮湿的东西都会产生烟雾，潮湿的草席、坐垫可熏烧很长时间，同时也可避免飞虫逼近伤人。黑色烟雾在雪地或沙漠中最醒目，橡胶和汽油可产生黑烟。如果受到气候条件限制，烟雾只能沿地表飘动，可以加大火势，这样暖气流上升势头更猛，会携带烟雾到相当高的高度。

（4）地对空信号

下面所列字母是国际通用的紧急求救信号，地对空代码如表1-1所示，可以帮你记住其中的主要信号。单根木棒"1"，是最为重要的，制作也最简单。其尺寸是每个信号长10米、宽3米，每两个信号间隔3米。

如果在雪地中，可以直接用脚踩出这些信号，直到下一次下雪它们都能被保存。一旦获得了联系，对由飞机发出的信号可用字母A（表示肯定）或N（表示否定）传达自己的回答，或者使用莫尔斯电码或身体语言。

当搜索飞机较近时，可用提示信号表达遇

表1-1 地对空代码

信号	释义
I	伤势严重，需要立即转移患者，也可表明需要医生
II	需要药品
F	需要食物与饮水
N	否定的
A	肯定的。使用"Y"也表示同样意思
LL	一切都好
X	不能行动
→	按这一线路运动
↑	表示前进方向
K	不理解
II	需要罗盘和底图
□	认为此处可安全着陆
△	需要无线电/信号灯/电池
⌐	飞机损坏严重

险者的意思。

（5）旗语信号

将一面旗子或一块色泽亮艳的布料系在木棒上，持棒运动时，在左侧长划，右侧短划，加大动作的幅度，做"8"字形运动。如果双方距离较近，就不必做"8"字形运动。做一个简单的划线动作就可以，在左侧长划一次，在右侧短划一次，前者应比后者用时稍长。

（6）声音信号

如果隔得较近，可大声呼喊，三声短三声长，再三声短，间隔1分钟之后再重复。

（7）反光信号

利用阳光和一个反射镜即可射出信号光。任何明亮的材料都可加以利用，如罐头盒盖、玻璃、一片金属铂片，有镜子当然更加理想。持续的反射将规律性地产生一条长线和一个圆

点，这是莫尔斯代码的一种。即使你不懂莫尔斯代码，随意反照，也可能引人注目。无论如何，至少应掌握SOS代码。即使距离相当遥远也能使人察觉到一条反射光线信号，甚至你并不知晓欲联络目标的位置，所以值得多多试探，而这只是举手之劳。注意环视天空，如果有飞机靠近，就快速反射出信号光。这种光线或许会使营救人员目眩，所以一旦确定自己已被发现，应立刻停止反射光线。

2. 如何使用信号求救

如需救援，可采取多种方式。

①点燃火堆。连续点燃三堆火，中间距离最好相等，白天可燃烟，在火上放些青草等产生浓烟的物品，每分钟加6次，夜晚可燃旺火。

②声音求救。在不是很远的距离内发出求救信号。可大声呼喊，也可借助其他物品发出声响，如用斧子、木棍敲打树木。

③利用反光镜。利用回光反射信号，是有效的办法。可利用的能反光的物品有金属信号镜、罐头皮、玻璃片、眼镜、回光仪等。

④在地面上作标志。在比较开阔的地面，如草地、海滩、雪地上可以制作地面标志。如把青草割成一定的标志，或在雪地上踩出一定的标志；也可用树枝、海草等拼成一定的标志，与空中取得联络。还可以使用国际民航统一规定的地空联络符号所示。

记住这几个单词：SOS（求救）（图1-6）、

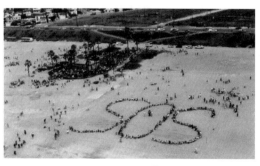

图1-6 SOS求救信号

SEND（送出）、DOCTOR（医生）、HELP（帮助）、INJURY（受伤）、TRAPPED（被困）、LOST（迷失）、WATER（水）。

（5）留下信息 当离开危险地时，要留下一些信号物，以备让求救人员发现。地面信号物能使营救者了解你的位置或者过去的位置，方向指示标有助于他们寻找你的行动路径。一路上要不断留下指示标，这样做不仅可以让救援人员追寻而至，还可以在自己希望返回时不致迷路。如果迷失了方向，找不到想走的路线，它就可以成为一个向导。

方向指示器包括：①将岩石或碎石片摆成箭形；②将棍棒支撑在树杈间，顶部指着行动的方向；③在卷草中的中上部系上结，使其顶端弯曲指示行动方向；④在地上放置一根分叉的树枝，用分叉点指向行动方向；⑤用小石块垒成一个大石堆，在边上再放一个小石块指向行动方向；⑥用一个深刻于树干的箭头形凹槽表示行动方向；⑦两根交叉的木棒或石头意味着此路不通；⑧用三块岩石、木棒或灌木丛传达的信号；含义明显，表示危险或紧急。

（三）求救电话

全世界并没有统一的求救电话，求救电话是分区域的。比如欧盟的统一求救电话号码是112。

注意：112在许多地区并不适用（网络可能会提示"本号码是空号"）。

（1）国内紧急求救电话

我国使用的官方求救电话为：匪警110，医疗急救120，火警119，交通事故122。

香港地区紧急求救电话：999。

澳门地区紧急求救电话：000。

（2）紧急救助电话

外国人救助，全球免付800-0885-0885（24小时接听）。

海上遇险求救电话：12395。

美国和加拿大的紧急求助电话：911。

说明：在紧急情况下拨打中国求助电话112的唯一功能是进行紧急求助电话号码的查询。手机在没有解锁的情况下即可拨打112，拨打后会收到语音提示：匪警请拨110，火警请拨119，急救中心请拨120，交通故障请拨122，市话障碍请在112前加拨长途区号。

四、装备信息管理与应用

装备信息管理是实施系统工程管理的重要手段，通过装备信息的数字化、网络化和集成化，实现信息共享，可以有效地促进新型装备的研制，提高在役装备的保障水平和战斗力，在装备全寿命过程中发挥着重要的作用。

信息是指事物运动状态和状态变化方式的自我表述或具体描述。随着科学技术的发展，信息已经成为现代管理的基本要素。信息、物质和能量被称为科技体系和现代社会的三大要素或三大资源，是进行管理的重要手段。信息是发展生产力的关键因素，是社会发展的重要战略资源。信息是由信息源、内容、载体、传输和接收者等要素构成。信息具有事实性、时效性、不完全性、等级性、变换性、价值性和传递性等特征。

按国际标准化组织（ISO）的定义，信息是对人有用的、能够影响人的行为的数据。数据是对事实、概念或指令的一种特殊表达形式，它可以用人工或自动化装置进行通信、翻译或处理。信息是用数据来表示的，而数据是为反映客观事物所记录下来的符号，如数字、文字、图片、声音、影像等。信息与数据既有联系，又有区别。

信息的概念包括：信息是处理加工后的数

据；信息是有一定意义的、有用的数据；信息是对决策有价值的并能影响人的行为的数据。

信息的价值在于它能对现时或未来在规定的时间和地点所采取的行为进行决策，并能对行为的效果进行预测和评价。此外，信息的价值还在于它能向其他资源转化，即通过信息的使用使之转化成能源、物资。

信息的价值大小是有伸缩性的，并与时间紧密相关。信息的价值往往随时间的推移而降低，特别是具有安全隐患或重大后果的质量问题的信息，如果处理不及时，可能造成重大损失。但信息的价值并不只是随时间的推移而降低，它也可能随时间的流逝而增加。例如对某产品市场销售的预测信息，一旦超过预测时间便失去其价值。但当积累较多的预测信息之后，很可能找出产品销售的变化规律，使以后的预测更为准确，这便是信息积累的价值。

与物资和能源不同，信息资源可以共享，即同一条信息能以同样的价值为多个用户所分享。信息共享性也增加了处理信息安全保密问题的复杂性。

信息管理是对人类社会信息活动的各种相关因素进行科学的计划、组织、协调和控制，实现信息资源的充分开发、合理配置与有效利用的过程。信息管理不单单是对信息的管理，还包括对涉及信息活动的各种要素，如信息、技术、人员、组织进行合理组织和有效控制。在信息管理中信息被当作一种资源，信息管理则包括信息资源的管理和信息活动的管理。在信息社会，人们对信息管理的概念赋予了时代特征。简单来说，信息管理是指人类为了有效地开发和利用信息资源，以现代信息技术为手段，对信息资源进行计划、组织、领导和控制的社会活动。

信息管理对信息的基本要求是及时、准确。及时就是信息管理系统要灵敏、迅速地发现和提供管理活动所需要的信息。这里包括两个方面：一方面要及时地发现和收集信息；另一方面要及时地传递信息。信息只有被传输到需要者的手中才能发挥作用，并且具有强烈的时效性。因此，要以最迅速、最有效的手段将有用信息提供给有关部门和人员，使其成为决策、指挥和控制的依据。只有准确的信息，才能使决策者做出正确的判断。失真或错误的信息，不但不能对管理工作起到指导作用，相反还会导致管理工作的失误。

（一）信息系统

信息工作需要用一套信息系统来完成。信息系统是指信息在其中流通的系统，也就是输入、处理并最终输出信息的系统。信息系统也可被定义为生产并向系统使用者提供有用信息，以便其作出决策的由若干硬件、软件及相关人员有机结合而成的人 - 机系统。

以系统科学为指导，以计算机技术和现代信息技术为手段的信息系统是当今信息系统的主要形式，它又被称为计算机信息系统。组成计算机信息系统的硬件设备包括主机、存储设备、输入和输出设备、网络设备等。组成信息系统的软件包括用于管理计算机本身的操作系统、用于管理信息的数据库管理系统、用于网络通信的网络通信系统，还有用于信息处理和决策的应用系统、图形软件等。

（二）信息流程

信息流程是指信息的流动过程，亦即以信息载体为媒介所形成的信息流程。它由信息收集、加工、存储、反馈与交换等基本环节组成。信息流程是一个不断循环的闭环流动过程。

1. 信息收集

信息收集是信息工作循环的起点，收集信息的质量决定着信息工作最终输出即决策依据或建议的正确性。装备信息的来源与装备的论证、研制、制造、使用、维修、保障和报废处理等有关。

信息收集的要求如下。

（1）准确可靠，收集的原始数据必须反映装备的客观实际，准确可靠的原始数据是求得正确结论的前提。信息失真，不但无用，还会导致错误的决策。对信息的描述要清晰明确，避免模棱两可。信息或数据的准确要以有关的标准或准则为依据。

（2）全面系统，为了保证信息的全面、系统，需要按照对信息的需求有计划地进行收集，做到不缺项。收集装备的信息要能够满足装备的论证、研制、制造、试验、使用、保障等过程管理工作的需要。

（3）连续及时，对信息的收集和整理要有专人负责，不能有中断和遗漏，还要保证信息收集、传递和反馈的及时性。因为信息的价值往往随时间的推移而降低，及时收集信息才能充分发挥其应有的作用，体现其实际价值。为此要完善信息收集和传递的具体制度和方法。

2. 信息加工

收集到的第一手信息材料，虽然真实直观，但可能分散零乱。这些信息往往不能直接进行反馈、交换，更不能作为与装备有关的决策的依据。需要按照一定的程序、方法及规定的权限对收集的信息"去粗取精、去伪存真"，进行加工处理，即对信息进行筛选、分类、排序、计算、分析和评价。

3. 信息存储

信息经加工处理后，无论是否立即向外传输，都要分类存储起来，以便随时查询和检索，保证信息的可追溯性，为装备的论证、研制、制造、使用、保障、报废决策提供依据。这有利于在更广泛的范围内利用信息和对信息资源

进行再开发。

信息的存储有多种方式，如使用文件、图片、档案、微缩胶片、计算机和音像设备等，目前信息存储已普遍以使用计算机数据库的方式进行。

4. 信息输出

信息输出包括信息反馈、交换和上报。

信息反馈是把决策的实施结果所产生的信息传送回来，用以修正决策目标和控制、调节受控系统活动过程的方法。信息的输出与反馈是一个不断循环的闭环控制过程。在闭环控制过程中，信息反馈是从受控系统向决策者传送信息，它也是一种信息收集。

信息交换就是指有关单位、部门或各类信息组织之间相互提供彼此所需信息的过程。信息交换是获取信息的重要来源，是交换双方互通有无，实现信息资源共享，避免重复收集、重复试验、节约经费、争取时间、经济而有效地获取信息的重要手段。与装备有关的各种信息组织都应当按规定程序或合同要求进行信息交换或反馈。从装备信息交换的途径来说，基本有两类：一类是从装备研制生产单位、部门向装备使用单位、部门提供研制、生产信息；另一类是从装备使用单位、部门向研制生产单位、部门提供使用中的信息。各单位、部门都应积极支持并参与信息交换工作，还应制订必要的制度，以使信息交换工作得以顺利进行。

5. 装备信息分类和编码

装备信息分类和编码并不是信息流程中的一个步骤，但它是整个信息流程各步骤的基础，建立系统、完整的装备信息分类和代码体系，是及时、准确、完整收集和提交装备信息的基础，也是分析处理和交换信息的前提。如果没有科学、统一的编码，以计算机为核心的信息管理系统就无法接收、处理和传输装备信息。所以，在整个信息流程运作之前必须进行信息

分类和编码，按有关的标准和规范实施。

（三）装备信息管理及CALS

装备信息管理是综合运用网络通信技术、集成产品数据库技术、产品数据管理技术和信息安全保密技术等信息技术，在装备的用户和承制单位之间采用规定的信息交换标准、规范和协议，将装备的论证、研制、制造、使用、保障和退役处理等阶段的有关信息数字化，并开发信息系统，建立开放式的集成数据环境（integrated data environment，IDE）进行电子数据交换（electronic data interchange，EDI）的沟通，实现装备全寿命周期各阶段、各单位的信息共享。通过信息共享，在研制、制造阶段，缩短周期、降低费用、改善性能、提高质量；在使用、保障阶段，提高保障水平，尽快形成和持续保持装备力量。

现代装备是多种技术高度集成的结果，是新技术、新工艺、新材料的结晶，其性能日益提高，寿命周期费用增大，研制周期增长。现代高新技术的生命周期不断缩短，使装备更新换代速度加快。因此，如何缩短研制周期，跟上现代科学技术迅速发展的步伐，是武器装备管理面临的一个新问题。此外，装备还涉及与之配套的诸多保障要素，需要综合考虑论证、设计、研制、使用、保障等阶段的有关问题，克服旧管理模式中研制与保障脱节的弊端，以免出现装备部署使用之后难以形成应有的长期保障能力的问题。随着信息技术的发展，在装备信息管理方面出现了一种新的管理模式，即 CALS（continuous acquisition and life-cycle support）。CALS 是美军为满足新时期装备采办管理和使用保障管理的客观需要而采取的一项新的战略性管理措施，也是一种组织现代化生产的模式。

CALS 是采用先进标准和先进技术建立的一种开放式的集成化数据环境，将过去各个信息"孤岛"连成四通八达的信息网，在订购方、承制方及转承制方之间便捷地交换、共享各类装备及后勤保障装备的采办、研制、制造、使用、保障、培训等方面的有关信息，以此达到提高研制质量、缩短研制周期、节省费用、及早形成并持续保持保障能力的目的。而且，通过计算机网络把有关的多个数据库连接起来，构成一个虚拟的大型数据库，有关单位、部门共享集成数据库，向有不同需求的用户提供多种数据服务；进而可使具有不同优势、功能的企业建立跨国家、跨洲的虚拟企业体，实现优势互补、资源整合，保证不同地点的部门能在同一环境下协同工作，以此达到优质、高效采办之目的。

1. CALS 与装备的采办和管理

①实现采办过程无纸化。传统的各类装备采办工作是建立在纸张和人工劳动的基础上的，在 CALS 战略实施前，即使是实现了办公自动化的部门，为了数据交换，也要把数据打印到纸面上交付。招标书以纸面的形式分发给各投标方，投标方对纸面形式的投标文件需要层层评审、修改和审批；合同书也以纸面形式签订和保存。大量文件需要靠人工保管和维护，这种形式费钱耗时，查阅不便，易出差错，可能造成事故。而 CALS 能够彻底改变现行的运作模式，所有的采办文件、数据均可采用数字化形式编制、审批、修改、储存和发放，通过计算机网络传递，而订单、发货单、调运单等商务数据可采用电子数据交换。CALS 减少了劳动量，增加了信息的准确性和及时性，加快了采办速度，提高了管理效率，实现了采办过程无纸化。

②虚拟采办。CALS 战略所建立的集成数据环境为虚拟采办提供了良好的信息集成数据环境。采办的虚拟化便于有效利用各种资源，

简化管理。技术上的含义是指综合利用计算机技术、信息技术、人工智能技术等创造一种采办的集成数据环境，使用仿真技术构建"虚拟样机"（virtual prototyping，VP）。利用虚拟样机，可以在各种技术条件下对新技术、新概念、新方案进行反复演示验证，从而选择出最佳的方案和最好的技术途径；这样可以确保装备设计的可行性和首次制造的正确性，从而降低研制费用，缩短研制周期；可以进行虚拟试验，缩短试验周期，减少试验费用；可以精确地模拟所要使用的生产设施和生产过程，提高可生产性，降低生产成本，缩短生产时间；也能使装备研制部门及早和用户通过模拟仿真等手段加强合作，使装备的使用、维修更加符合用户的需求，这将比现行的实际样机试验省时省力，有效节约采办费用。

③ CALS 与先进的设计、制造技术。工业部门采用了多种先进的设计、制造技术，如计算机辅助设计（CAD）、计算机辅助工艺规划（CAPP）、计算机辅助制造（CAM）、计算机辅助工程（CAE）、计算机集成制造系统（CIMS）等，这些对装备的设计、制造和管理均产生了积极的作用。它们都侧重于某一个企业或某一局部范围内的信息共享，而 CALS 则是面向整个装备采办领域，涉及论证、设计、制造及使用、维修和保障的各个方面的各种信息技术在某一行业或跨行业乃至全世界的广域集成和信息共享，支持装备全寿命过程的各项技术与管理活动。

④ CALS 与装备的使用和保障。CALS 战略在装备的使用和保障方面主要体现在快速故障检测与诊断，迅速可视运输器材备件、远程故障诊断等方面。目前应用的有交互式电子技术手册（IETM）、集成维修信息系统（IMIS）和承包商集成技术信息服务（CITIS）等，其中首推交互式电子技术手册。IETM 是由自动编辑系统编制的具有交互功能和互操作功能，能在网上传递、在电子屏幕上向用户展示的电子技术手册。

推动 CALS 战略的一个直接原因是技术资料无纸化，将纸面的技术手册数字化，即用电子技术手册代替纸面的技术手册。不过不兼容的电子数据格式仍然会造成频繁的数据转换，低效率的数据共享；而 IETM 不仅作为一种电子技术手册，实现了技术手册的数字化，而且具有交互功能；实现了技术手册的智能化，并最终实现了数据的网络集成化。

IETM 是 CALS 战略的重要组成部分，它包含了与装备的使用、维修、保障和训练相关的各种信息数据，并以文字、表格、图像、图纸、声音、视频、动画等多种形式表现，可为用户智能化地提供信息，使装备的使用和维修人员在任何需要的时间、场所和地点获得有力的信息支持，从而改进维修工作和备件供应，增强保障能力。据统计，使用 IETM 可以使生产效率提高 70%，失误率减少 50%，查询时间节省 50%，复制费用减少 70%，重量是原来的 1/148，体积是原来的 1/53。目前 IETM 可以在台式电脑、笔记本电脑、穿戴式计算机、嵌入式计算机甚至掌上电脑上使用，也可以在网络上以 Web 形式实现。

（四）信息管理技术

1. 信息网络技术

网络技术是信息管理的基础，计算机网络是用通信介质分布在不同地理位置的计算机和其他网络设备连接起来，实现信息互通和资源共享的系统。计算机网络根据网络应用范围和应用方式，可分为局域网、广域网和城域网。

在高速发展的信息时代，伴随着有线网络的广泛应用，以快捷高效、组网灵活为优势的无线网络技术也在飞速发展，无线网络将成为

21世纪网络向纵深方向发展的一个主要标志。与有线网络相比无线网络具有以下优点。

①受环境影响小，安装便捷。无线网络最大的优势就是免去或减少了网络布线的工作量，不受环境限制，一般只要安装一个或多个接入点（access point，AP）设备，即可建立覆盖整个区域的局域网络。

②移动性强，兼容性强。摆脱了线缆的束缚，无线网络具有移动性强的特性。只要在AP覆盖的范围内，配有无线网卡的终端设备即可自由移动，同时保持网络连接不断。无线网络可独立组成局域网，也可作为有线网络的延伸，与现有的有线网络资源无缝地结合在一起，提高工作效率。

③可扩充性强，多种终端接入。无线网络有多种配置方式，能够根据需要灵活选择。只需要相应增加AP的数量即可，可随时扩充，打破了有线网络组网结构的局限性。无线网络可以支持多种类型的终端设备的接入，并且配有各种接口类型的无线网卡，使各类移动终端设备接入无线网络。

无线网络利用了无线多址信道的有效方法来支持计算机之间的通信，并为通信的移动化、个性化和多媒体应用提供了可能。无线网络是对有线联网方式的一种补充和扩展。

2. 远程医疗技术

远程医疗从广义上讲是通过计算机技术、通信技术与多媒体技术，与医疗技术相结合，提供医学信息和服务。它包括远程诊断、远程会诊咨询及护理、远程教育、远程医疗信息服务等所有医学活动。从狭义上讲，它是指远程影像学、远程诊断及会诊、远程护理等医疗活动。

3. 自动识别技术

自动识别技术（automatic identification technology）是以计算机技术和通信技术的发展为基础的综合性科学技术，是信息数据自动识别、自动输入计算机的重要方法和手段。

①条码技术。条码是由一组按一定编码规则排列的条、空符号，用以表示一定的字符、数字及符号组成的信息。一维条码由纵向黑条和白条组成，黑白相间，而且条纹的粗细也不同，通常条纹下还会有英文字母或阿拉伯数字。一维条码在使用过程中仅作为物资识别信息，通过数据库管理系统建立条码与物资的对应关系。

随着自动识别技术的发展，用条形码符号表示更多信息的需求与日俱增，传统的一维条形码渐渐表现出它的局限性。首先一维条码只能作为标识，必须通过链接数据库，才能传递相应的信息，因此在没有数据库或不便联网的地方，一维条形码的使用受到限制。其次，一维条码容量低，不能传递汉字和图像信息，不能对物品进行描述，而二维条码较好地解决了上述问题。

②二维码技术，又称二维条码。二维条码是用某种特定的几何图形按一定规律在平面（二维方向）上分布的黑白相间的图形记录数据符号信息。二维条码具有信息密度高、信息容量大、编码范围广、容错能力强、译码可靠性高和保密性、防伪性好等特点。在现代商业活动中，它的应用十分广泛，如产品防伪溯源、广告推送、网站链接、数据下载、商品交易、定位导航、电子凭证、车辆管理、信息传递、名片交流、WiFi共享等。

③射频技术。无线射频识别技术，即射频识别（radio frequency identification，RFID）。常分为感应式电子晶片或近接卡、感应卡、非接触卡、电子标签、电子条码等。RFID技术被公认为21世纪最具潜力的技术之一，它的发展和应用推广将是自动识别行业的一场技术革命。

RFID技术是一种非接触的自动识别技术，其基本原理是利用射频信号和空间耦合（电感或电磁耦合）或雷达反射的传输特性，实现对被识别物体的自动识别。RFID系统至少包含电子标签和阅读器两部分。电子标签是射频识别系统的数据载体，电子标签由标签天线和标签专用芯片组成。RFID阅读器通过天线与RFID电子标签进行无线通信，可以实现对标签识别码和内存数据的读出或写入操作。

应用RFID技术，识别工作无须人工干预。作为条码的无线版本，RFID技术具有条形码所不具备的防水、防磁、耐高温、使用寿命长、读取距离大、标签上数据可以加密、存储数据容量更大、存储信息更改自如等优点。可使用带有RFID识读器的便携式两手持式数据采集器采集RFID标签上的数据。手持式阅读器可以在读取数据的同时，通过无线电波数据传输方式实时地向主计算机系统传输数据，也可以暂时将数据存储在阅读器中，再成批地向主计算机系统传输。

4. 空间信息技术

①地理信息系统。地理信息系统（geographic information system，GIS）是在计算机硬件、软件系统的支持下，以地理空间数据库为基础，采集、存储、管理、分析和描述整个或部分地球表面与空间和地理分布有关的数据，为地理研究和地理决策服务的空间信息系统。GIS的应用系统由硬件、软件、地理数据、系统的组织管理者和模型五个主要部分构成。其中软件系统包括已完成空间数据的输入、存储、转换、输出及其用户接口功能的地理信息系统软件和根据专题分析模型编制的特定应用任务的工具或实用软件程序。地理空间数据是地理信息系统的重要组成部分，是系统分析加工的对象，是地理信息系统表达现实世界的经过抽象概括的实质性内容。它一般包括空间位置坐标数据，地理实体之间空间拓扑关系及相应于空间位置的属性数据三个方面内容。

GIS系统能完成空间数据输入管理，在地理信息系统中输入各种数据源，并将其转换成计算机所要求的数字格式进行存储。它能对空间数据库进行管理。GIS数据库除常规属性数据外，还有大量图形数据，还要描述属性数据和图形数据之间空间位置分布及拓扑关系，所以要采用一些特殊的技术和方法来解决通常数据库无法管理的空间数据问题。它能进行空间数据处理和分析，其功能的强弱直接影响地理信息系统应用范围，这是体现地理信息系统功能强弱的关键部分。它能进行空间输出数据管理，可以输出地图、表格、文字、图像等；输出介质可以是纸、光盘、磁盘、显示终端等。

由于地理信息系统应用范围越来越广，常规系统提供的处理和分析功能很难满足所有用户的要求。GIS系统可作为开发平台，为用户提供二次开发手段，扩充地理信息系统功能，适时提供多种空间的和动态的地理相关信息，支持空间规划、管理和决策。

②全球定位系统。全球定位系统（global positioning system，GPS）是利用卫星星座（通信卫星）、地面控制部分和信号接收机对象进行动态定位的系统。GPS系统由GPS卫星（空间部分）、地面支撑系统（地面监控部分）和GPS接收机（用户设备部分）三大部分组成。GPS的空间部分由多颗工作卫星组成，提供了在时间上连续的全球导航能力。GPS卫星产生两组电码，一组为P码，一组为C/A码。P码因频率较高，不易受干扰，定位精度高。C/A码是人为采取措施而刻意降低精度，之后再开放给民间使用。地面监控部分由一个主控站、全球监测站和地面控制站组成。监测站均配装有精密的铯钟和能

够连续探测到所有可见卫星的接收机。监测站将取得的卫星 GPS 观测数据传送到主控站。主控站从各监测站收集跟踪数据，计算出卫星的轨道和时钟参数，然后将结果送到地面控制站。地面控制站在每颗卫星运行至上空时，把这些导航数据及主控站指令注入卫星。用户设备部分即 GPS 信号接收机，其主要功能是能够捕获到按一定卫星截止高度角所选择的待测卫星，并跟踪这些卫星的运行。当接收机捕获到跟踪的卫星信号后，就可测量出接收天线至卫星的伪距离和距离的变化率，解调出卫星轨道参数等数据。根据这些数据，接收机中的微处理计算机就可按定位解算方法进行定位计算，计算出用户所在地理位置的经纬度、高度、速度、时间等信息。

第三节　海洋地理信息与气象水文

一、海洋地理常识

【海洋】

海洋作为地球上最大的一个地理单元，以它的广博和富饶影响和滋养着一代又一代地球人。在对海洋不断探索、研究的同时，海洋的资源和利用价值逐步被人们认识和重视，随之而来的海洋权益之争也愈演愈烈。21世纪以来，随着人口、资源和环境问题的不断加剧，人类更加青睐和倚重海洋。沿海各国纷纷调整和制订新的海洋战略和政策，一个以权益为核心，以资源和环境为载体的全球范围的"蓝色圈地"运动正在深入广泛地展开。

中华民族是世界上最早研究认识和开发利用海洋的民族之一。1949年尤其是改革开放以来，中国高度重视海洋，中国海洋事业不断发展繁荣。

【海岸和海岸线】

我国海岸线漫长，来自海上的突发事件和各类危险因素依然存在，必须加强海岸防御体系的建设。

中国的海岸被划分为三种类型，即平原海岸、山地海岸和生物海岸。

平原海岸又称沙岸，中国杭州湾以北，除辽东半岛和山东半岛外，绝大部分属平原海岸。平原海岸便于登陆，陆上亦无险要地形可利用。因此，在平原海岸地带应加强抗登陆作战准备。

山地海岸又称岩岸，中国杭州湾以南，除局部港湾和河口三角地区属平原海岸外，绝大部分属山地海岸，辽东半岛和山东半岛也属山地海岸。山地海岸多天然良港，同时不便登陆，

海岸地形又很险要，有利于海岸防御。

生物海岸是由生物作用形成的特殊海岸，一种是珊瑚海岸，另一种是红树林海岸，分布在热带和亚热带的浅海处。珊瑚海岸以台湾东南沿岸、海南岛沿岸和雷州半岛沿岸分布较广。这种海岸无障碍作用。红树林海岸从福建的福鼎以南至海南岛，在沿海的许多淤泥浅滩上，形成一片片的灌木丛林。

【海洋科学】

在太阳系的行星中，地球处于"得天独厚"的位置。地球的大小和质量、地球与太阳的距离、地球的绕日运行轨道，以及自转周期等因素相互作用和良好配合，使得地球表面大部分区域的平均温度适中（约15 ℃），它的表面同时存在三种状态（液态、固态和气态）的水，而且地球上的水绝大部分是以液态海水的形式汇聚于海洋之中，形成一个全球规模的含盐水体——世界大洋。地球是太阳系中唯一拥有海洋的星球。因此，我们的地球又被称为"水的行星"。

【海洋学】

海洋学，是研究和利用海洋自然规律，为海上行动提供科学依据和实施海洋保障的科学，是在海洋科学和军事科学基础上发展起来的研究领域。

【海湾】

海湾，通常以湾口附近两个对应海角的连线或以选定的等深线为海湾最外部的边界，某些海湾口部窄小，湾内水面宽广，风浪小，是

第 1 章　海上卫生应急保障概述

舰船的良好驻泊地。

【海峡】

海峡，两块陆地之间连接两个海或洋的狭窄水道。分为天然海峡和人工海峡。多为海上交通咽喉，可缩短航程和扼控舰船航行，在经济上具有重要地位。

【岬角】

岬角，亦称地角，是陆地伸向海、河、湖上的角状突出部。通常位于半岛前端。

【岛屿和群岛】

中国是世界上岛屿众多的国家。

岛屿可分为大陆岛和海洋岛两大类。大陆岛原来就是大陆的组成部分，后来因为地壳下沉或海面上升，才与大陆分开，形成岛屿。大陆岛的最大特点是距大陆近，因此它对国防有着重大意义。台湾岛和海南岛，面积都在 3 万平方千米以上，是中国东南海疆的"双目"。长山、庙岛、舟山、万山四大群岛，屹立在海防线上，是坚强的海上屏障。此外，还有许多星罗棋布的小岛，它们是海防线上的安全卫士。

海洋岛远离大陆，中国南海的东沙、西沙、中沙和南沙群岛，均属珊瑚岛群。南海诸岛是中国的南部领土，它对巩固海防和维护海洋权益具有重要意义。

【半岛】

半岛，是伸入海洋或湖泊中的三面临水的陆地。易攻难守，需要进行重点防范。

【礁】

礁，是隐现于海洋水面的岩石或珊瑚礁。有明礁、干出礁、适淹礁、暗礁等。露出大潮高潮面的为明礁；在大潮高潮面和深度基准面之间，时淹时露的为干出礁；在深度基准面时正好被海水淹没的为适淹礁；在深度基准面以下的为暗礁。

二、海上定位及导航相关常识

进入 21 世纪，海上定位将更多地融入信息化元素。无论是地理位置还是地图系统导航，实现体系增能、整体释能，并呈现出前后方一体等特征。

【地理图】

中国古代称"地利"。兵书《军志》有云："失地之利，士卒迷惑，三军困败。饥饱劳逸，地利为宝"。清朝施永图编撰有《武备地利》一书。中国历史上与地利类似的用语还有"地势""形胜"，如《史记·高祖记》有："秦，形胜之国也，带河阻山，地势便利，其以下兵于诸侯，譬犹居高屋之上建瓴水也"。

【海洋地理信息】

随着我国海洋强国战略的实施，海洋经济快速发展，"一带一路"建设持续推进，对海洋地理空间信息的需求愈加迫切，海洋地理信息测绘的作用愈发重要。海洋地理信息测绘的主要任务是获取海洋空间地理数据，设计和编制海图，建立海洋地理信息系统，以反映海洋及其毗邻的陆地各种地理要素的空间分布、相互关系及其变化规律。该项工作的开展，可为地球形状确定、板块运动、地震监测分析和预报等科学性任务，以及海上交通运输、海洋权益维护、海洋经济开发、海洋工程建设、海洋环境保护等海洋工程性任务和海洋性任务提供信息保障与服务。

【移动式综合地理空间情报系统】

主要包括快速应答系统、地理空间情报生成系统和可展开式卫星通信接收系统等。能够更加快捷地和陆地、空天系统进行联络沟通。

【基础特征数据库】

通常分为航空、水文、地形及数字地图。主要来源于1：25万联合作战图、1：5万和1：10万地形线划图。

【海图】

根据航海和开发海洋需要，以海洋为主要对象而测绘或编制的地图。分为普通海图和专用海图两类。普通海图详细表示海岸性质、岛屿、海底地貌、底质、海洋水文等海区的地理要素和沿岸显著目标、助航设备、航行障碍物、地磁偏差等航海要素。专用海图根据专门的用途突出表示某些海洋要素。

早在2002年，我国就完成了全部海域的基本测量，部分重点海域完成了多轮复测。出版范围覆盖了全部中国海区和世界大部分海区，航海图书已发行到世界100多个国家和地区。

【航海图】

供舰船航行使用的各种地图的统称。图中着重表示与航海有关的海岸、干出滩、海底地貌、港区建筑物、助航设备、航行障碍物及海洋水文等要素，同时适当表示毗邻陆地的居民点、道路网、水系及地貌等要素。

【航空图】

专供航空使用的地图，叫航空图。它着重表示与航空有关的地形要素与航空要素，可供研究航空区域、确定航线、判定飞机位置、飞行方向及实施空中指挥。按表示内容与用途的不同，航空图分为普通航空图和专用航空图。普通航空图是飞行的基本用图，其比例尺大小与飞机性能匹配，显示内容以地形图为基础并加绘航空要素。专用航空图是为了满足飞行的某些特殊需要而编制的航空图。主要有以航线为中心，按一定宽度所编制的带状航空图，称为航线图；以机场、大城市或地区为中心，以担任防空机种的最大航程为半径所编制的区域图，称为空域图；以机场为中心编制的供飞机安全起降使用的，称为穿云图。

【交通图】

用于标示交通的陆上、水上和空中交通网络及其运输能力的地图。突出显示交通枢纽及交通线路附近的地形特征、道路状况、附属设施，交通线路分布状况及通达各地区的距离等。是准备和实施物资运输的重要地图。

【边界地图】

表明两个或几个国家边界的地图。如果附有边界条约，边界地图是有拘束力的，它是解释边界条约的证据之一。但是，以边界地图与边界条约的文本规定为准。

【海洋国土】

海洋国土，又称蓝色国土，是一个沿海国家的内水、领海和管辖海域的形象统称。包括内海、领海、毗连区、专属经济区、大陆架和历史性管辖海域等。按照《联合国海洋法公约》的规定，我国管辖的海洋国土面积约为300万平方千米。

【专属经济区】

主权国家在邻接其领海的外部海域设立的

经济管辖区。其外部界线至领海基线不应超过 200 海里。是国家自然资源区的组成部分，国家对其行使有关国际海洋法规定的经济主权和管辖权。

【毗连区】

沿海国在毗连其领海以外一定范围内，为行使必要管制权而划定的区域。其外部界限从领海基线量起不得超过 24 海里（约 44.4 千米）。沿海国在毗连区内可对本国和外国公民及船只行使海关、缉私、卫生和移民等事项的管制权。

三、气象水文保障常识

海洋气象保障工作要素多，风、雨、雷、电、烟、雾、垂直能见度、外层空间离子、近岸流、拍岸浪、潮汐等都要考虑；服务的对象复杂，时间跨度大，要求提供几小时的超短时预报、2 ～ 3 天的短期预报、10 天的中期预报、30 天的月预报甚至更长时间的预报；空间范围广，从水面、水下到岸上、空中，直至外层空间。

首先，垂直能见度的好坏极大地影响新型探测设备与航空、航天探测设备的应用，如预警飞机和卫星等，外层空间离子也是制约因子之一。

其次，在现代海上环境下，谁掌握的信息多、快，谁就更有优势。因此，海洋气象预报部门应抓紧自动化通信系统的建设，迅速、准确、及时地传输实况资料及数值预报产品资料，建立、健全海洋气象数据库，及时准确地向有关人员提供有关气象信息。

最后，海洋气象保障工作与现代海上行动之间的关系越来越密切，海洋气象保障工作应从过去被动的服务转为主动参与决策，即建立海洋气象预报保障决策支持系统，并对备选方案进行气象学评价，帮助指挥员迅速决策。

综上所述，熟悉海上气象保障相关机制意义重大，本章节将针对气象水文保障常识进行简要介绍。

【海洋水文学】

研究海洋水文环境的变化规律及其对海上各种活动的影响，以及实施海洋水文保障的理论、技术与方法的学科。海洋水文学主要由海洋水文观测、海洋水文信息处理、海洋水文预报、区域海洋水文基本特征和海洋水文保障等分支组成。其任务是研究海洋水文理论的形成与发展；揭示与海上行动有关的海洋水文环境基本特征和一般规律；研究海洋水文环境对海上活动的影响；探讨海洋水文保障理论和组织实施的基本原则，以及在执法维权、抢险救灾等任务中的海洋水文保障方法与要求等；为海洋水文技术装备发展规划、目标和技术体制提供理论依据。

【设备气候极值】

供设备设计使用的气候要素的极端值，是设备设计标准之一。分为工作极值和承受极值。工作极值是在一定的风险率下保证设备正常工作的气候要素极值。承受极值是按一定风险概率保证设备能够承受（不发生不可逆损坏）的气候要素极值。

【水文情报】

保障活动所需的水文方面的情报。主要包括水文测验报告、水文预报、各种水文通报，以及说明水文状况的其他报告和资料等。

【水文资料处理】

对水文资料进行数据整编、核审、分析、存储等过程的统称。以此为基础，能够使水文保障更加形象化、具体化、细致化。

【水文资料分析】

对水文资料进行分析与研究，探索水文变化规律的工作过程。对所得数据进行进一步加工和分析，能够加强对海上作业环境的了解和判断，因地制宜，提升效率。

【陆地水文预报】

对某一水体在未来一定时段内的水文状况做出的预测报告。内容包括对洪水、枯水、冰情、台风暴潮和沙量的预报等。按水体和范围，分为河道、流域、区域、河口和水库等的水文预报。按时效，分为短期（数小时至数天）、中长期（数天至一年）和超长期（一年以上）的水文预报。

【逆温层】

在正常情况下，距地面越高，气温越低，但有时在某一层空气中出现气温随高度的增加而升高的现象，有这种现象的大气层就叫作逆温层。逆温层空气十分稳定，不易发生垂直扰动，并能阻挡下层空气的上升运动，不易产生对流。对流层中出现逆温层时，其底部常聚集水汽、杂质，能见度较差。对航空器飞行和核生化武器的使用与防护等影响较大。

【电离层】

距地面 60～500 千米或 1000 千米高度的呈电离状态的大气层。由太阳的紫外线辐射和射线辐射等对空气分子或原子的电离作用而形成。具有折射、反射无线电波的特性，对无线电通信具有重要的影响和作用。

【海洋气象要素】

构成和反映海洋大气状态和现象的基本要素。主要包括气压、气温、湿度、风、能见度

等物理量，云、降水、雷暴、冰雹、海雾等天气现象，表层水温、海浪、海流、海冰等水文要素，日照、辐射、蒸发等物理现象及有关物理量的导出量等。

【天气】

一定地区某一时刻或短时段内大气的综合状态。通常用气温、气压、湿度、风向、风速，以及发生在大气中的云、雾、降水、雷电等现象来描述。有时也用阴、晴、冷、热、干、湿等来表示。

【天气形势】

天气系统的空间分布及其所显示的大气运动状况。分为气压形势、环流形势、地面形势和高空形势等。

【风与风的观测】

风：空气相对于地球表面的水平运动，用风向和风速（或风级）表示。

风的观测：注意当时云的外形特征、结构、色泽及高度和各种常见的天气现象，参照云图综合判断。

注意事项：应尽量选择在能看见全部天空和水天线的位置上进行观测。如果阳光较强，须戴墨镜；夜间观测应避开较强灯光。

数据记录：云量指遮蔽天空视野的成数。总云量是指天空被所有的云遮蔽的总成数。低云量是指天空被低云所遮蔽的成数。云状分高、中、低云三族，同族云量多的记在前面，填写云的国际简写符号；最低云底高度以米为单位记录。

【风向】

风的来向。一般用 16 个方位或 0°～360° 表示。飞机航行中用的风向，指风的去向，与

气象观测的风向相差 180º。

【风速】

空气水平运动的速度。单位为米 / 秒、千米 / 时、海里 / 时等。

【风力】

用风级表示的风的强度。气象上常用的蒲福风力等级是根据风对地面物体或海面的影响程度而划分的。详见表 1-2、表 1-3。

【雾】

大量微小水滴（或冰晶）悬浮于近地面空气中，致使水平能见度小于 1000 米的天气现象。雾常呈乳白色，垂直厚度一般为 100 ～ 200 米，有时可达数百米。

【霾】

大量极细微的尘粒、烟粒、盐粒等均匀地

表 1-2　海面风力等级表

风力等级	名称	波高 / m		风速范围 / (m/s)
		一般	最高	
0	无风	—	—	0.0 ～ 0.2
1	软风	0.1	0.1	0.3 ～ 1.5
2	轻风	0.2	0.3	1.6 ～ 3.3
3	微风	0.6	1.0	3.4 ～ 5.4
4	和风	1.0	1.5	5.5 ～ 7.9
5	劲风	2.0	2.5	8.0 ～ 10.7
6	强风	3.0	4.0	10.8 ～ 13.8
7	疾风	4.0	5.5	13.9 ～ 17.1
8	大风	5.5	7.5	17.2 ～ 20.7
9	烈风	7.0	10.0	20.8 ～ 24.4
10	狂风	9.0	12.5	24.5 ～ 28.4
11	暴风	11.5	16.0	28.5 ～ 32.5
12	飓风	14.0	—	> 32.6

表 1-3　海面风力特征表

风力等级	海面特征
0	海面平静
1	微波如鱼鳞状、无浪花
2	小波、波长短，波形显著，波峰光亮但不破裂
3	小波加大，波峰开始破裂，光亮，偶见白浪花
4	出现小浪，波长变长，白浪成群出现
5	出现中浪，长波形成显著，形成许多白浪，偶见飞沫
6	轻度大浪开始形成，波峰上到处有较大白沫，时有飞沫
7	轻度大浪，碎浪成白沫，沿风向呈条状分布
8	出现中度大浪，波长较长，白沫沿风向呈明显的条带状分布
9	形成狂浪，白沫沿风向呈浓密条带状分布，波峰开始翻滚，飞沫影响水平能见度
10	出现狂涛，波峰长而翻卷，白沫呈片状出现，海面颠簸加剧，有震动感，能见度受影响
11	出现异常狂涛，海面完全被白沫片覆盖，波浪到处破成泡沫，水平能见度受损害
12	海面充满了白色浪花和飞沫，完全变白，水平能见度严重受影响

浮游在空中，致使水平能见度小于 1000 米的天气现象。出现时天空呈乳白色，空气比较干燥，垂直能见度较差。

【海面能见度】

在海面上，正常目力所能见到的最大水平距离，称为海面能见度，以千米（km）或海里（n mile）为单位表示。雾是影响海面能见度的主要因子，其他如沙尘暴、烟、雨、雪和低云等也能使能见度降低。

（1）海面能见度等级术语

等级：0 ～ 9 共 10 个等级。

术语：

能见度低劣（BAD）（0 ～ 2 级）

能见度不良（POOR）（3 ～ 4 级）

能见度中等（MODERATE）（5 ～ 6 级）

能见度良好（GOOD）（7 级）

能见度很好（VERY GOOD）（8 级）

能见度极好（EXCELLENT）（9 级）

（2）海面能见度观测注意事项

观测方法：根据水天线的清晰程度，参照"海面有效能见度参照表"（表 1-4）判断。在陆地上根据看得到的最远的目标物的距离判断。

夜间观测：应先在黑暗处停留至少 5 分钟，待眼睛适应后再进行观测。

注意事项：应选择在船上较高、视野开阔的地方（夜间应站在不受灯光影响处）。

数据记录：取一位小数，不足 0.1 的记为 0.0，单位为千米。夜间无法观测时，记为"—"。

表 1-4　海面有效能见度参照表

海天交界线清晰度	海面有效能见度 / km	
	眼高出海面 ≤ 7 m	眼高出海面 > 7 m
十分清楚	> 50.0	> 50.0
清楚	20.0 ～ 50.0	20.0 ～ 50.0
勉强可以看清	10.0 ～ 20.0	10.0 ～ 20.0
隐约可辨	4.0 ～ 10.0	< 10.0
完全看不清	< 4.0	—

【降水量】

一定时段内的液态或固态（经融化后）降水未经蒸发、渗透、流失，在水平面上积聚的深度。计量单位为 mm。单位时间内的降水量称为降水强度，通常以 mm/h/ 时表示。

【急流】

大气急流的简称。大气中出现的宽度窄、风力弱的气流带。高空急流出现在对流层顶附近和平流层中部，低空急流出现在对流层下部。急流区有很强的风速切变和湍流扰动，对飞行活动影响很大，会对飞行器空中探测产生影响。

【气旋】

亦称低气压或低压。北半球水平气流呈逆时针（南半球呈顺时针）旋转的大气涡旋。在天气图上表现为由闭合等压线包围的低气压区，其中心附近的气压低于四周。受气旋控制的地区，易形成云和降水，或大风、沙暴等天气。

【热带气旋】

发生在热带海洋上的气旋。是热带低压、热带风暴、强热带风暴、台风（飓风）的统称。其中心附近的平均最大风力小于 8 级的称为热带低压，8 ～ 9 级的称为热带风暴，10 ～ 11 级的称为强热带风暴，12 级及其以上的称为台风（飓风）。

【海陆风】

近海地区由海陆分布形成的昼夜间风向发生显著变化的风。白天陆地增热较海面快，气压相对较低，下层风从海面吹向大陆，称为海风；夜间陆地冷却较海面快，气压相对较高，风从陆地吹向海面，称为陆风。海风与陆风合称海陆风。通常在晴朗而稳定的天气条件下出现。

【飑线】

由雷暴单体或雷暴群组成的狭窄的强对流天气带。一种发生突然、持续时间较短的中度天气系统。飑线过境时，风向突变，风速急增，气压涌升，气温骤降，常伴有雷暴、阵雨，有时还伴有冰雹或龙卷风。

【寒潮】

源于极地或副极地，向中、低纬度地区侵袭的强冷空气活动。中国气象部门规定，冷空气入侵后，地面气温在 24 小时内下降 10 ℃以上，且当日的最低气温在 5 ℃以下，陆上 3 ～ 4

个大区伴有 5 ～ 7 级大风，渤海、黄海、东海先后有 6 ～ 8 级大风时，称为寒潮或强寒潮。

【天气警报】

以紧急通告的形式发布的天气预报。内容包括：将要发生的危险天气、灾害性天气等重要天气的性质、强度、出现和持续时间及影响地区等。通常向处置指挥部门和有关单位发布。

【危险天气通报】

气象台（站）按规定格式和要求及时编发的危险天气发生或解除的天气实况报告。内容包括危险天气发生或解除的时间、种类、强度、所在方向和去向等。

【海洋水文气象预报】

亦称海洋环境预报，对一定海域未来一定时段内的海洋水文和天气状况所做的预报。预报内容包括：海浪、海洋潮汐、潮流、风暴潮、水温、盐度、跃层、海冰、海流、气温、气压、风、雾、能见度、台风、海雾和其他天气现象。

【水色】

由海水的光学性质及海中悬浮微粒的颜色所决定的海水颜色。测定时，将直径 30 cm 的白色圆盘垂直放入水中，直到刚刚看不见为止。然后，将白色圆盘提到透明度值一半的位置，将此时透明度圆盘上方所呈现的海水颜色与标准水色计的颜色进行比较，判断出该海域的水色。

【裂流】

海浪由外海向海岸传播至波浪破碎带破碎时产生的由岸边流向深水方向的海流。

【径流】

由降水形成的、沿着流域的不同途径流入河流、湖泊或海洋的水流，是水文循环的重要环节，是判断河流水文情势变化的重要因素。分为地面径流、表层（壤中）径流和地下径流。

【海色】

海洋观测现场水体对光线反射所呈现的海水颜色。它与当时的天空状况和海面状况有关。

【海况】

风力作用下的海面外貌特征。根据视野内的海面状况、波浪的波峰形状和破碎程度及浪花飞沫出现的多少等，将海况划分为 10 级。有时亦泛指海水的成分、温度、盐度、密度，以及海流和波浪等情况。

【风浪】

在风的直接作用下产生的水面波动。风浪的生成和成长的机制是海浪研究中最基本的问题。风浪的特征是：周期短、波峰尖、波长短、波峰线短、波面不规则、易破碎。

（1）影响风浪成长的三要素

①风速：空气相对于地球某一固定地点的运动速率。

②风时：近似一致的风速和风向连续作用于风区的时间。

③风区：风速、风向近似一致的风作用的海域范围。沿风吹的方向，从风区上沿到下沿的距离，称为风区长度或风程。

（2）风速、风时、风区与风浪成长的关系——风浪的三种状态

①过渡状态：风区内各点波浪要素随风吹刮时间增加而增长（尤指波高）。因此在过渡状态，风时长短决定风浪的成长，风时越长，波高越大。

②定常状态：随风时的不断延长，风区内离风区上沿较近的点上的浪高不再增长，这些点上的浪即进入定常状态。离风区上沿越近，波浪进入定常状态的时间越早，波高也越低。因此，处于定常状态的风浪的波高取决于该点离风区上沿的远近，即该点的风程长短。

③充分成长状态：风区风时无限时，风浪成长到一定程度后停止发展。风区、风时无限情况下，风速越大，处于充分成长状态的风浪波高越大，因此充分成长的风浪波高取决于风速。对于给定的风速，风浪要达到充分成长状态，风时需要不低于某一值，风区长度也不能低于某一值，这就是对应于该风速的最小风时和最小风区。因此海面上的浪要达到充分成长状态，风速、风时、风区是决定性的三要素。

【涌浪】

亦称涌。风浪离开风区或风停止、转向后，因惯性作用继续向前传播的波浪。其外形较规则，波面平滑，波长较长，波速较快。在气象、水文保障中，将海上涌浪分为无涌、小涌、中涌、大涌和巨涌 5 级。

【近岸浪】

波浪传至浅水区域后，由于水深变浅、地形等影响，传播方向、波形发生改变，变形后的浪称为近岸浪。

【海浪的观测】

观测项目：风浪高、涌浪向和涌浪波高。

观测方法：风浪、涌浪分别观测，各挑选较远处 3～5 个显著大波，取这些波高的平均值，分别作为风浪、涌浪的波高值。观测涌浪向时，用罗经上的方位仪。

注意事项：观测点应选择在视野开阔处，当船体发生倾斜时，波高要进行倾角订正。

【海洋潮汐】

海水受月球和太阳等天体的引潮力作用而产生的周期性涨落现象。通常潮位上升至最高点时称高潮，下降至最低点时称低潮。高、低潮位之间的高度差称潮差。潮汐完成一次升降运动所需的时间称潮汐周期，一般为 12 小时 25 分，有的海区是 24 小时 50 分。按涨落周期，分为半日潮、全日潮和混合潮。

【太阴日】

月球相继两次经过上中天或下中天所经历的时间间隔。一个太阴日等于 24 小时 50 分。

【半日潮】

在一个太阴日内出现两次高潮和两次低潮，相邻的高潮或低潮的潮高大体相等的潮汐。

【全日潮】

在每半个月中有连续 7 天以上的天数在一个太阴日内出现一次高潮和一次低潮，少数几天潮差较小，且呈现出半日潮现象的潮汐。

【混合潮】

不正规半日潮和不正规全日潮的统称。不正规半日潮是指在一个太阴日内有两次高潮和两次低潮，但两次高潮或低潮的潮高不等，涨潮时和落潮时也不等的潮汐。不正规全日潮是指在半个月内大多数时间出现不正规半日潮，少数几天在一个太阴日内出现一次高潮和一次低潮的潮汐。

【大潮】

当月球、太阳和地球的相对位置大致在同一直线上，月球与太阳的引潮力方向几乎相同时，产生的潮差最大的潮汐。大潮一般出现在阴历朔（初一）和望（十五）之后 1～2 天。

【小潮】

当月球、太阳和地球的相对位置大致成直角，月球与太阳的引潮力接近正交时产生的潮差最小的潮汐。小潮一般出现在阴历上弦（初七、八）和下弦（廿二、廿三）后 1～2 天。

【赤潮】

由于海水富营养化，某些浮游生物暴发性繁殖和高度密集而引起海水变色的一种有害生态现象。多发生在近海海域。

【涨潮】

在一个潮周期内，水位从低潮位向高潮位上升的过程。

【落潮】

在一个潮周期内，水位从高潮位向低潮位降落的过程。

【潮汐表】

专门编制的有关海区未来一定时期内（通常为 1 年）的潮汐预报资料。内容包括逐日高潮和低潮的潮时和潮高，以及附近海区的潮流情况等。

【潮流】

海水受月球和太阳等天体的引潮力作用产生的水平方向的周期性流动现象。潮流的周期通常与潮汐一致，分为半日潮流、全日潮流和混合潮流。其流动形式，一般在广阔海区表现为旋转潮流，在海峡、水道、狭窄港湾表现为往复潮流。

【海流】

亦称洋流。由海面风力、海水中压强梯度力和地转偏向力等引起的海水沿一定方向有规律的大规模流动。按成因，分为风生流、梯度流和补偿流；按流经海域的水温差，分为寒流和暖流。海流对海洋的物理、化学、生物和地质特征，及其附近的天气、气候的形成和变化等有重要影响。

【涡流】

一种封闭的、尺度较大的海水环形流动的涡旋。

【寒流】

水温低于所流经海区水温的海流。

【暖流】

水温高于所流经海区水温的海流。

【波流效应】

流速 2～3 kn，风速 10～15 m/s 时，波浪流动方向与海流运动方向相反或接近相反时，波高增加最大，增幅达 20%～30%。

波浪运动方向与海流运动方向相同时，波高降低，波长增加。

【水、气温差】

在风速相同的条件下，气温低于水温时，波高将增大。气温比水温每低 1 ℃，波高平均以 5% 的比率增高。

【潮汐预报】

根据潮汐推算结果对某海区未来一段时间内潮汐状况进行的预报。

【海啸预报】

对海啸强度、来临时刻和持续时间及影响的海域所做的预报。

【海洋水文气象浮标】

设置在海上的海洋水文气象要素自动遥测装置，由岸站和浮标两部分组成。按定位方式，分为锚泊浮标和漂流浮标。主要测量气温、气压、空气湿度、风向、风速、降水，表层海水的温度、盐度、海水透明度，以及波高、波周期、表层流等。能在任何海区和恶劣环境下长期连续工作。

【海洋混响】

由海面、海底和海水介质对入射波反向散射产生的物理现象。通常指声源在水中停止发射后，海洋中大量散射体对入射信号产生散射而在接收点上接收到的所有散射波的总和。根据海洋中产生混响的散射体的不同类别，海洋混响可分为体积混响、海面混响和海底混响。体积混响是由存在于海水本身或体积之中的散射体，如海水中的泥沙粒子、海洋生物、海水本身的不均匀性和鱼群等所引起的混响。海面混响是由海面的不平整性和波浪形成的气泡层的声散射所形成的混响。海底混响是由海底及其附近的散射体形成的混响。海面混响和海底混响，因其散射体分布在二维边界上，故又统称为界面混响。

【船舶海洋水文气象观测】

气象项目：海面有效能见度、云、天气现象、风、气压、空气温度和湿度。

水文项目：海浪、表层海水温度、表层海水盐度、海发光和铅直海水温度等。

第四节　海上应急救援装备词语解释

一、救援卫生装备词语

【应急救援】emergency rescue

一般是指针对突发、具有破坏力的紧急事件采取预防、预备、响应和恢复的活动与计划。

【救援医学】rescue medicine

救援医学区别于单纯的急救医学,是以"大急救"(即救援)为中心,以急救医学、灾难医学、临床急诊学、危重症监护学为基础,融入通信、运输、建筑、消防、生物医学工程等多学科,扩展形成的一门综合性学科。

【急救医学】emergency medicine

急救医学是一门多专业的综合科学。是处理和研究各种急性病变和急性创伤的一门新专业,也就是指在短时间内,对威胁人类生命安全的意外灾伤和疾病,所采取的一种紧急救护措施的科学。它不处理伤病的全过程,而是把重点放在处理伤病急救阶段。其内容主要是:心、肺、脑的复苏,循环功能引起的休克、急性创伤、多器官功能的衰竭、急性中毒应急处理等。此外,急救医学还要研究现场抢救、运输、通信等方面的问题。所以急救医学包括:院前处理(急救中心)、医院急诊室、危重患者监护病房(ICU)三个部分。因此,急救设备是急救医学的重要组成部分。

【应急救援装备】emergency rescue equipment

为完成应急救援任务所需的一切装备,包括个人防护类的,比如空气呼吸器;破拆类的,比如斧头、切割锯;逃生疏散类的,比如缓降器;输转类的,比如化学品输转车;起吊类的,比如吊车、抢险救援车;侦测类的,比如生命探测仪、毒气探测器、红外热像仪;医疗救护类的,比如担架;通信类的,比如卫星电话;保障类的,比如应急食品;照明类的,比如照明灯和照明车。

【日常应急救援装备】daily emergency rescue equipment

日常应急救援装备是指在日常生产、工作、生活状态正常的情况下,仍然运行的应急通信、视频监控、气体检测装备。

【卫生装备工程】medical equipment engineering

应用现代医学和工程技术,研究医学装备及保障效能的理论与实践的学科。应用基础技术研究与装备开发研究,构成自身学科体系和实践领域。理论上,研究卫生装备及装备体系构成原理、性质、特点及创新发展规律;实践上,研究结构合理、性能先进、运行可靠的新装备;方法上,探讨装备系统结构、功能、试验、运行的优化与评价。基本内容包括:①研究卫生装备与工程技术,开发伤病防治新装备;②卫生装备综合论证与系统评估,从整体上实现最优设计、最佳效益;③卫生装备人 - 机工程学研究,装备适应性和人体舒适性设计;④卫生装备经济学、管理学研究;⑤卫生装备信息、标准化技术研究。

【卫生装备系统工程】system engineering of medical equipment

研究大规模卫生装备系统规划、设计、研究及管理的理论与实践的一门工程技术。是人-机医材环境相互联系、相互依存、完成特定卫生保障功能的诸要素的集合。人是系统中有特殊意义的要素。运用系统理论研究卫生装备诸多复杂要素进行系统组建、分析、控制、管理等。用模型、模拟试验、仿真等技术方法，研究系统结构、参数、特性、功能及评价，使系统运行和设计最优化。其技术基础理论有系统学、运筹学、控制论、计算科学、生物医学、卫生勤务学、工程设计等。是卫生装备学科体系的理论构成，以及卫生装备现代化建设的工程实践，具有广阔的研究和应用前景。

【急救医疗装备】first aid medical equipment

亦称"院前急救装备"。抢救伤病员生命及为后续治疗采取必要措施时所需的医疗卫生器材用品。主要包括伤病员搬运，创伤包扎、止血、止痛，骨折固定，通气吸氧，以及防止休克与感染时所需的医疗器械与装备。

【卫生机动力量卫生装备】medical equipment of manoeuvre medical unit

野外或意外灾害条件下能迅速独立展开或配合其他机构进行卫生工作的单位所用的成套的机动医疗器材。主要包括配套的手术器械与附属器材、治疗和诊断用便携式仪器与设备，以及专用卫生技术车辆等。一般要求功能配套，展开、撤收迅速，携运方便，便于完成救护和转送、卫生防疫和卫生防护等任务。

【个人卫生装备】individual medical equipment

用于自救、互救的卫生装备。主要是急救包。特点是重量轻、体积小、携带和使用方便。

【医疗箱】medical chest

救治伤病员用的成套药材与包装运行箱具。通常根据卫生编组或按某种医疗使用功能将所需药材综合装配在专门设计的包装箱（囊、盒）内，展开即能进行正常工作。收拢即为包装的运行箱具，适合野外使用。如急救、手术、绷带交换、检验、药剂等医疗箱。

【医疗箱标志】medical chest mark

按规定标准在医疗箱体上喷涂的表明其特征的记号，由白底红"十"字组成。1864年，《日内瓦国际红十字会公约》规定，各国伤病员救护有受保护和使用白底红"十"字标志的特权。1952年中华人民共和国政府对其予以承认，采用的红"十"字由五个红色正方形组成，白底为圆形，直径略大于3个正方形边长之和，红"十"字居中，其大小可根据实际需要按比例放大或缩小。标志要求清晰、醒目、不脱落、不褪色，一般应标在医疗箱的正面。

【专科医疗箱】specialized medical chest

供防治专科疾病而设计配备的箱子。分为内科、外科、防疫、防护等医疗箱，以及专供卫生机动力量使用的颅脑、胸、骨、泌尿、烧伤等医疗箱。箱型结构及配套数量根据不同的救治单位的编制、体系而定。药品、器材，装备的规格、品种、数量，以完成本科（室）规定的专科医疗任务而配备组装。具有装备配套、适应性好、保障能力强等特点。可以为专科医院组配使用，也可供单独执行某一专科医疗任务所用。

【内科医疗箱】medical chest for internal medical

为野外条件下用药物诊治伤病员而设计配备的一种专科医疗箱。包括内科急救箱、服药箱、抗休克箱、治疗箱、换药箱、药品箱、敷料箱、液体箱、护理箱、病例箱等。箱型结构及配套数量根据各级医疗单位的编制、救治范围而定。装有急救休克、输氧、输液、输血、更换敷料、医疗护理所需的药品和器材。具有功能配套、药材品种齐全，运输使用方便和机动性能好等特点。

【运血箱】blood transportation container

供短途运送或临时储存血液制品的供血箱。箱体结构为上开盖式，有塑料内、外壁，中间为以聚氨酯泡沫塑料填充的保温层，由压紧式密封盖和指示温度计组成，箱内尺寸和外形尺寸有多种规格，储血量也不尽相同，在环境温度为 32 ℃时，箱内保持 2 ～ 10 ℃温度的时间达 50 小时，－ 25 ℃时可保持 24 小时。冷源采用冰块或化学制冷剂，热源采用热水或化学产热剂，具有冷热源取材方便，箱体隔热性能好，机动性强，便于携运等特点。

【药品防冻箱】drug antifreeze chest

亦称"药液保温箱"，供寒区卫生单位在冬季携运途中为输注药品保温的箱子，箱体结构一般为上开式盖，外形尺寸多为 600 mm×330 mm×380 mm。四周内外壁间填充 50 ～ 60 mm 厚的保温隔热发泡塑料。内设与箱口结合的斜切密封盖。其按性能可分为两类：①保温式，不加任何热源，在外界温度为 -35 ℃时使药液保持 10 小时左右不冻；②加热式，可根据热源不同延长防冻时间，主要热源有热水、炭炉、化学产热袋等，若在箱内设有水循环管路，可用乙醇或固体燃料加热，使药液不冻时间按需延长。其特点是箱体隔热密封好，运输方便，机动性强。

【舰艇医疗箱】ship medical chest

供舰艇医疗保健、现场救治的医疗箱。结构形式和装备箱数量因舰队级别不同而异，特点是箱形设计密封性好，既能固定，也可拆卸搬运。

【补给性医疗箱】supply medical chest

亦称"供应性医疗箱"，用于补充供应消耗性药材、敷料的建制性医疗箱。箱体为上开盖木质长方形结构，箱内壁铺贴防潮纸，并附一同体积药材的塑料袋，外形尺寸一般 为 470 mm×300 mm×200 mm，箱总重 15 ～ 25 kg。可根据卫生任务需要组成内容物，也可按实际需要以单品种装箱。

【急需运行医疗箱】transportable medical chest for emergency use

供各级卫生机构开展医疗救治、卫生防疫和卫生防护，又便于运输的建制性医疗箱，由通用医疗箱和补给医疗箱组合而成。各医疗箱结构不同，但外形尺寸基本一致，一般为 600 mm×325 mm×375 mm，组合箱总重为 20 ～ 35 kg。箱内配装规定的药材、基本医疗装备及必要的卫生用品，展开时可组成储药架、医疗橱及医疗台。其特点是药材装备功能配套，展收方便，扭动灵活。

【急需携行医疗箱】carrying medical chest for emergency use

供各级卫生单位在运输受阻的紧急情况下，开展医疗救治的便携式建制性医疗箱，一般由若干箱囊组成。大小基本一致，外形尺寸一般 为 350 mm×217 mm×210 mm，每件重 5 ～ 7 kg，箱内分别配装各级医疗单位抢救治疗伤病员所需一定份数的药材和必要的基本医疗装备。具有功能配套，机动性强等特点，既能车运、马驮，又适合人背。

【医疗器械修理箱】chest for repairing medical apparatus and instruments

供检查修理基本医疗器械的便携式箱。箱形结构一般为上开盖式，箱中设计有卡格及工具袋，并分别固定。箱内配装有钢丝钳、尖嘴钳、弯嘴钳、胡桃钳、电工钳、活扳手、梅花扳手、套筒扳手、钉旋凿、电工刀、整形锉、什锦锤、钢卷尺、卡尺、千分尺、验电笔、万用电表、电烙铁等器械和电工检查修理用的器具材料及附件。具有内容物排列有序、暴露充分、展收方便等特点，适合机动使用。

【卫生包】medical bag

供医务人员救治伤病员的便携式半软件包。内装急救和治疗常见病、多发病的药品、器械、材料，包括消炎、止血、止痛、镇静、治感冒、止咳、净水消毒的药品；止血带、急救包、绷带卷；剪刀、体温计、手电筒、注射器、血压计和听诊器等。具有轻便适用、取拿方便、展收迅速和便于携带等特点。

【急救包】first-aid bag

亦称"裹伤包"，包扎伤口用的无菌包扎包，主要包括包扎三角巾急救包、绷带急救包、四头带急救包、炸伤急救包和空勤急救包。一般由敷料垫、绷带和防潮密封外包皮，经裁剪、缝制加工、压缩灭菌而成。敷料垫起吸湿和保护伤口作用，绷带起支持固定作用，外包皮能使包内敷料 5 年内处于无菌状态，供包扎创伤用，以达到止血，止痛，防止伤口污染等目的。

【四头带急救包】first-aid case of four tailed bandage

用于包扎头、胸、腹和膝关节的压缩灭菌的裹伤包。基本要求是包装密封，压缩均匀，灭菌彻底，标志明显，内容物清洁平整，无杂物，不脆化，不糟烂。

【绷带急救包】first-aid case of bandage

用于包扎躯干和四肢伤口、压缩灭菌的裹伤包。基本要求是包装密封，压缩均匀，灭菌彻底，标志明显，内容物清洁平整，无杂物，不脆化，不糟烂。

【炸伤急救包】first-aid case of blast wound

用于包扎头、躯干和四肢大面积炸伤、多处伤、肢体离断处及压缩灭菌的裹伤包，主要由药布裁制的绷带和一块敷料垫组成。绷带一端轧有固定胶布。其规格一般为：绷带 100 mm×4000 mm，敷料垫为 250 mm×300 mm。敷料垫的接触层为镀铝薄型无纺布，覆盖层为波形无纺布，吸收层为脱脂棉，隔离层为厚型无纺布。其特点是包扎面积大，不易粘连伤口，有促进伤口愈合的功能。要求是包装密封，压缩均匀，灭菌彻底，标志明显，内容物清洁无杂物，不脆化，不糟烂。

【空勤急救包】first-aid case of aircrew

供遇险飞行人员急救用的药品器材包。内含飞行员的全套救生药品。

【复苏器材/装备】resuscitation equipment

用于心搏骤停、呼吸停止、意识丧失时的器材与装备的总称。

【循环复苏装备】cyclical resuscitation equipment

指心外按摩器、除颤仪、起搏器、输血输液器、头部降温器、抗休克裤等。

【呼吸复苏装备】respiratory resuscitation equipment

指口咽通气管、呼吸器、供氧器、吸引器等。

【通用复苏装备】general resuscitation equipment

用于一般环境地域的复苏装备，对周围环境和使用条件无特殊要求。

【专用复苏装备】special resuscitation equipment

用于特殊环境地域的复苏装备，对周围环境和使用条件有特殊要求。

【除颤仪】defibrillator

除颤仪一般由除颤充电、除颤放电、电源及其控制电路组成。

【除颤监护仪】defibrillation monitor

指带监护（心电、血氧等）功能的除颤仪。除颤监护仪的一般由除颤监护仪主要由低压电源（AC/DC 变换器、电池）、监视器、能量储存转换、除颤、记录等五大单元组成。

【止血器材】hemostatic equipment

各类止血带的总称。

【止血带】tourniquet

指临时制止肢体外伤大出血的急救器材。

【弹性止血带】elastic tourniquet

包括织物类止血带和橡胶类止血带，主要由一条弹性织物带或橡胶带构成，带上配有起固定和解脱作用的锁扣和卡口。

【充气式止血带】pneumatic tourniquet

包括手动充气和自动充气两种类型，一般由充气囊、尼龙搭扣及充气、检压和报警灯自动控制装置构成。

【烧灼型止血带】cautery tourniquet

利用高频电凝、激光、超声波和微波对组织进行烧灼，使伤口形成极薄的干膜，达到止血目的。

【卡式止血带】fastening tourniquet

卡式止血带是一种新型的机械法加压止血带。由涤纶织带、活动锁紧开关、插入式锁卡和止血时间标志栓组成。能快速有效止血，又能减轻对远端肢体的损伤，适用于伤员的自救互救。

【包扎器材 / 装备】binding equipment

指包裹、固定、保护伤口或患处的卫生材料与器具。

【三角巾】triangular binder

是一种便捷好用的包扎材料，同时还可作为固定夹板、敷料和代替止血带使用，而且还适合对肩部、胸部、腹股沟部和臀部等不易包扎的部位进行固定。使用三角巾的目的是保护伤口，减少感染，压迫止血，固定骨折，减少疼痛。

【绷带】bandage

包扎伤处或患处的纱布带。

【骨折固定器材 / 装备】fracture fixation equipment

用于骨折固定，以减轻疼痛、减少休克，避免骨折端移动引起的血管、神经损伤的一系列器材与装备的总称。

【石膏绷带】plaster bandage

石膏绷带是由上过浆的纱布绷带，加上熟石膏粉制成，经水浸泡后可在短时间内硬化定型，有很强的塑形能力，稳定性好。

【医用高分子绷带】medical polymer bandage

石膏绷带的换代产品。与石膏绷带相比其优势明显。现在逐渐成为各大医院的首选。根据制造材料不同可分为聚酯绷带（聚酯纤维绷带）和玻纤绷带（玻璃纤维绷带）两种。

【折叠夹板】folding splint

由一个中间肢板和两个可旋转的肢板构成，适合对多部位骨折伤员实施紧急救治的可折叠的塑料急救夹板。

【卷式夹板】roll splint

也叫铝塑夹板或万能夹板。由 XLPE（交联聚乙烯发泡塑料）包裹铝板而成的软式夹板，可直接塑形，附体性好，感觉舒适，尤其适用于四肢、颈部等部位的外固定。

【脊柱固定夹板】spinal fixation splint

由担架板、头部固定器（头垫和系带）、固定系带和弹性吊带组成，适用于颈椎和脊柱骨折伤员的固定及快速转送。

【搬运器材/装备】handling equipment

用作伤病员卫生运输工具的基本器材。

【专用担架】special stretcher

用于特殊环境地域中的运输工具及符合某种伤情需要的担架。

【拉具】puller

在积雪、泥泞、沼泽等地区搬运伤病员的工具，如拉船、滑板等。

【换乘工具】transfer tool

用于伤病员换乘的运输工具，如救生筏、吊网、伤病员吊篮、高架索等。

【担架】stretcher / litter

指运送患者、伤员的简易用具，架子中间绷着帆布或绳子。

【三防转送担架】three-prevention evacuation stretcher

用于核生化条件下伤病员搬运的担架，通过担架与相应带有核生化过滤装置的密封舱相互连接，防止伤病员在搬运过程中受到污染。

【升降担架】lifting stretcher

为救护车内装备的担架，符合病情需要，便于患者与伤员躺卧。担架自身重量较重，搬运时费力。

【铲式担架】spade type stretcher

铲式担架由左右两片铝合金板组成。搬运伤员时，先将伤员放置在平卧位，固定颈部，然后分别将担架的左右两片从伤员侧面插入背部，扣合后再搬运。

【负压充气垫式固定担架】negative pressure air cushion type fixing stretcher

负压充气垫式固定担架是搬运多发骨折及脊柱损伤伤员的最好工具。充气垫可以适当地固定伤员的全身。使用时先将垫充气铺平，再将伤员放在垫内，抽出袋内空气后，气垫即可变硬，同时伤员也被牢牢固定在其中，并可在搬运途中始终保持稳定。

【篮式担架】basket stretcher

篮式担架也叫船型担架，市面上常见的多为两种：铝合金型和合成树脂型。它的造型与其名称相似，像一艘"小船"。搬运被困人员时，被困人员被置于担架内，担架在四周"突起"边缘配合正面的扁带将被困人员"封闭"在担架内部。这样不会因担架的位移（如翻转、摇晃）而使被困人员脱离担架。但在其安全性的背后，也存在一些隐患。如果被困人员过胖，且捆绑在其正面的扁带过紧，加之操作时间过长，则容易引发被困人员胸闷、窒息。如果处置不当，会造成被困人员死于篮式担架内，北美消防界有时将其称为"铁棺材"（早期篮式担架多为铝合金材质）。

【卷式担架】roll type stretcher

也叫"多功能担架"，它与篮式担架在使用上相似，但它的重量更轻（8～12 kg），且可以被卷缩在滚筒或背包中携带。它的原料是特种合成树脂，有抗腐蚀性，一般是橘黄色。我国市场上的卷式担架多为江苏、浙江等地仿日、韩的同类产品。如果救援人员操作不当，会导致被困人员丧生于卷式担架内部，北美消防界有时将其称为"裹尸布"（早期卷式担架多由高强度帆布制成）。

【医用材料工程】medical material engineering

运用金属、非金属、有机高分子等工程学科和医学原理与方法，研究应用于医学的各种人工合成材料及天然材料的工程学科。主要内容包括：筛检适合医学，特别是紧急救护医疗应用材料的品种及其改性、处理与复合；制备新材料和改进医用材料的生物相容性、血液相容性、物理机械性能、耐生物老化等的基本原理与有效措施；不断完善、评价鉴定生物医学材料的方法，统一制造和使用标准。

【医用金属材料】biomedical metal material

应用于医学领域中的一类特殊物质。多用于制成各种手术器械，亦可用于人体牙科和骨科疾病的治疗。基本要求：对人体有良好的适应性，优良的机械性能，耐腐蚀性，化学性质稳定与良好的生物相容性，长期使用不致畸、不致癌、不致突变。常用的有：①贵重金属，如用于牙科的金或合金；②可植入体内的电极材料，多用铂和铂铱合金；③各种不同型号的高质量的不锈钢、优质碳素钢、钴基合金、钛和钛合金及镍钛记忆合金等。

【医用合成高分子材料】synthetic high polymer material for medical use

由人工合成，用于人体活组织或生物流体直接接触部位的特殊材料。绝大部分用于人工器官、人工器官代用品或支持装置，可在体内或体外应用。基本要求是无毒、不致畸、不致癌、不致突变，生物相容性好，耐生物老化性能好，有一定的物理机械性能，可消毒、灭菌、价廉、易得。其品种很多，最常用的有硅橡胶、聚氨酯、聚乙烯、聚丙烯、聚氯乙烯、聚丙烯酸酯等。

【医用天然高分子材料】natural high polymer biomedical materials

用于人体活组织或生物流体直接接触部位的天然高分子材料。多用作术后缝合材料、人工皮肤等。基本要求是无毒、不致畸、不致癌、不致突变，生物相容性好，有一定的物理机械性能，可消毒、灭菌、价廉、易得。常用的有胶原纤维、羊肠线、明胶纤维、壳聚糖等。

【医用黏合剂】medical adhesion agent

在医疗上以生物体（主要是人体）活组织为黏接对象的制剂。按黏合的时间，分暂时性和永久性两类，前者要求组织代谢吸收好、后者要求具有良好的抗生物老化性能；按用途不同，分软组织用与硬组织用两类，前者如氰基丙烯酸酯类、明胶类、血浆类、有机硅类、聚甲基丙烯酸羟乙酯类等，后者如聚氨酯类、环氧树脂类、甲基丙烯酸酯类、聚羧酸类等。医用黏合剂必须具有良好的生物适应性，无毒、不致畸、不致癌、不致突变，使用安全，在室温下能快速固化，黏合力强等特点。

【医用耦合剂】coupling agent for medical use

使用声像仪器检测时，在探头与人体表面涂抹的一种药剂。旨在于消除人体与探头之间的气体积存，使图像清晰。基本要求：黏度适当，便于操作；能润滑探头而不损伤探头，即不会使探头产生溶胀、变形等现象；不会使患者皮肤产生过敏等不良反应。常用的有聚环氧乙烷、聚环氧丙烷、聚丙烯酸、聚乙烯吡咯烷酮、纤维素衍生物等的水凝胶。

【医用水处理工程】medical water treatment engineering

运用物理、化学、化工机械与药学制剂学原理与方法，研究制备医用纯水技术途径、工艺流程与设备的工程学科。主要研究纯水技术途径与工艺流程，设备的卫生适用要求与技术可行性分析，设备的设计与制造工艺，装置配套与运行方式，设备环境适应性及经济性评估等。研究方法包括调查论证、计算模拟、工程设计、样机试制、实验、试用验证等。

【医用氧制备工程】medical oxygen preparing engineering

运用物理、化学、机械工程及卫生学的原理与方法，研究医用氧制备的工程学科。主要研究制氧技术途径，设备的卫生适用要求与技术可行性分析，设备设计与制造工艺，设备环境适应性及经济性评估等。研究方法包括调查论证、计算模拟、工程设计、样机试制、实验、试用验证。

【野外急救车】field emergency ambulance

供抢救伤病员生命的卫生技术车辆。通常用一吨越野汽车底盘组装，车内装备有担架、急救呼吸机、吸引机、输液给氧器具、监护装置、急救药材、手术器械等，还有照明、采暖、通风降温、空气净化等设施。急救范围：包扎、止血、骨折固定、通气、气胸封闭、穿刺引流、抗休克、抗感染、输液输氧（有的可以输血）、监护转送等。具有车身小巧灵活，环境适应性强，人体舒适性好等特点。

【微生物检验车】microbiological laboratory vehicle

对病原微生物进行医学微生物学检验和鉴定的卫生技术车辆。常由越野汽车或其他高通过性能汽车底盘组装而成，一般为厢式车型。车内分驾驶室兼准备室、洗涤消毒间、检验室三部分。检验室装备有生物检验安全操作柜、低温箱、培养箱及成套微量快速检验试验试剂和器具。洗涤消毒间装备有洗涤用具和消毒设备。车内设有供暖、通风、降温设备和水电供应系统，主要用于传染病流行区、自然疫源地病原微生物的检验与鉴定，食物、饮水、空气等卫生学检验。具有机动性好、设备功能齐全、操作安全可靠等特点，可快速现场检验。

【运血车】blood transporter

亦称"流动血库"。供运输、储存血液及血液制品的卫生技术车辆。一般为厢式车型。储血室（库）具有制冷、加热、自动恒温控制，报警控制及辅助设施。在血液输注过程中，储血室温度控制在 4～6 ℃。为保持血液运输中的完好状态，除其本身要有较好的平稳性外，还要有血液容器隔震装置。车厢有良好的隔热密封性。此外，装备有采血器皿与设备，必要时可用于城乡流动采血。

【医用制氧车】vehicle for preparation of medical oxygen

制备和提供医用氧气的卫生技术车辆，通常为厢式车型，有良好的越野机动性能。根据制氧技术途径和工艺流程分为两种。①深冷空气分离法制氧车，有三车一组、两车一组或一车一组。主要设备有空气压缩机、分馏器、回热式制冷剂、氧气压缩机、充氧台及控制系统。②分子筛变压吸附法制氧车，有变压吸附常压解吸和变压吸附真空解吸两种流程。主要设备有空气压缩机、制氧机、真空泵、氧气压缩机、充氧台及自动控制系统等。氧纯度可达 93% 以上。制氧车属高压、易燃、易爆设备，使用时要严格遵守操作规程，注意安全管理。

【高压氧舱车】vehicle with hyperbaric oxygen chamber

亦称"高压氧治疗室"。供伤病员做高压氧治疗的卫生技术车辆。由越野车或高通过性能汽车底盘组装而成，车厢分隔成驾驶室、氧疗室、氧气设备间三部分。车上装备有制氧、输氧、供氧设备及装置、高压氧舱、操舱控制台、检测装备、水、暖、电、空调等设施。治疗环境较好。其功能是将伤病员置于高压氧舱中，吸高压氧，提高血液和组织含氧量，抑制厌氧

菌生长和繁殖。氧舱车属高压设备，工作时应注意严格遵守操作规程。

【消毒杀虫车】disinfection and disinsectization vehicle

供疫源地消毒、灭菌、杀灭医学昆虫的卫生技术车辆。由越野汽车底盘组装而成。整车分为驾驶室兼电气控制操作间和主设备工作间两部分。装备有发电机组、多用途喷枪、喷刷、气溶胶喷雾器和超低容量喷雾器等设备。可在行驶中或停驻中进行喷洒、喷雾及喷刷等多种消毒、杀虫作业。

【洗消车】decontamination vehicle

用于对武器、技术装备、地面和工事等实施洗涤和消毒，或在野外条件下作为洗消场所对人员进行全身洗消等的一类卫生技术车辆。

【喷洒消毒车】spraying decontation vehicle

以喷洒方式灭杀传播媒介上的病原微生物或消除毒剂污染的卫生技术车辆。一般由越野车底盘组装而成。车上装备有水泵、装料桶、专用喷洒装置、传动及控制系统、测量显示仪表及附件等。利用车上设备调制洗消液或灭菌液，由离心泵抽吸装料桶内的洗消液或灭菌液，进行洗消作业。使用前后喷管，可对地面和道路消毒；使用喷枪和喷刷，可对技术装备消毒灭菌、消除感染，可装备在卫生防疫部门。

【淋浴车】bathing vehicle

常由越野汽车底盘组装而成的特种厢式车型。分脱衣间、淋浴间、穿衣间及动力间。淋浴专用设备主要有热水锅炉、水泵、发电机组、淋浴设施、暖风机、管路系统及相应的控制设施与辅助装置。作业时，将车辆展开，由水泵抽吸冷水后将其注入锅炉，加热后通过管路将

水送入淋浴喷头，供人员洗消，在寒区使用时要启动暖风机，使车内温度保持在 20 ℃以上。

【医疗器械修理车】vehicle for repairing medical apparatus and instruments

诊断和维修医疗器械、仪器、设备等的专用车辆。由越野汽车底盘组装而成。通常为开式或闭式的厢式车型。装备有小型车床，钻床，砂轮机，钣、钳、焊等维修器械器具，检测仪表，校准器材，以及可供选用的易损零配件和维修用材料。

【医用超滤制水设备】equipment of ultrafiltration for preparing medical water

采用超滤法制取医用水的装置。常用的超滤动态膜有醋酸纤维素超滤膜、聚砜超滤膜和聚偏氯乙烯超滤膜等。医用超滤制水设备一般由动力、膜组件、管道及监测系统组成。特点是不能单独使用，故须与离子交换纯水器、反渗透纯水器或蒸馏水器等能除去水中离子的装置配合使用。

【医用电渗析制水设备】equipment of electrodialysis for preparing medical water

采用电渗析法制取医用水的装置。在外电场的作用下，利用阴阳离子交换膜对溶液中阴阳离子的选择透过性，而使溶质和溶剂分离。通常分间歇式和连续式两类，现多采用连续式处理流程。为提高水的纯度，还可采用多级一次脱盐或将若干电渗析器串联的方法。其设备主要分为电渗析器和辅助设备两部分。电渗析器由离子交换膜、隔板、电极、夹板和整流器组成。

【医用反渗透制水设备】equipment of reverse osmosis for preparing medical water

采用反渗透法制取医用水的装置。用一种半透膜把两种不同浓度的溶液隔开，在浓溶液一侧施加超过渗透压的压力时，浓溶液中的溶剂就会透过半透膜向另一侧溶液扩散，而微粒、细菌和大部分溶质则被截留。其设备由动力、膜组件和管道及监测系统组成。反渗透组件分为卷式和中空纤维式两类。

【制水配液设备】equipment for preparing injection water and infusion fluids

制取注射用水及配制成输注液的装置和器具。制水设备主要包括蒸馏水器、反渗透纯水器和离子交换纯水器等。《中华人民共和国药典》规定：必须用蒸馏水器制取注射用水器。配液设备包括配制、过滤、分装和灭菌装置。

【制剂器材】equipment for pharmacy

各级医疗机构药局调制各种药剂设备、装置和器具的统称。有供制备输注液体、片、丸、胶囊、散、软膏、霜、口服液体、外用液体等各种制剂的器材，如蒸馏水器、压片机、软膏机、胶囊灌装机，以及称量用的衡器、取量用的量具、盛装药剂的容器等。

【医用分子筛制氧设备】equipment for preparing medical oxygen with molecular sieve

采用分子筛吸附法从空气中制取医用氧气的装置。利用分子对氧和氮的亲和力的差别，将氧从空气中分离出来，一般由无油润滑空气压缩机等组成。

【医用制冷设备】refrigeration equipment for medical use

医学上使用的冷冻、冷藏、制冰及低温技

术的机械和装置。在制冷机中主要利用低沸点液体（即制冷剂，如氨、氟利昂等）蒸发时吸收热量的原理获得低温（低于环境温度）。有压缩式、吸收式、蒸汽喷射式三种主要类型的制冷机及半导体制冷设备。包括各级医疗机构装备的冰箱、血库、运血箱、制冰机、低温治疗机、尸体存放设备等。供保存血液、生物制品、菌种、忌热药品及治疗等使用。

【消毒灭菌设备】disinfection and sterilization equipment

利用物理和化学方法杀灭微生物的成套设施和装置。物理法消毒灭菌设施包括压力蒸汽灭菌器、干热灭菌器、煮沸消毒器、紫外线灯和超声洗手器等。适合各级医疗机构对金属器械、敷料、药液、仪器及医用橡胶、塑料、玻璃制品消毒灭菌使用。随着电子技术和计算机技术的发展和应用，消毒灭菌设备已向着自动化、智能化方向发展。

【压力蒸汽灭菌器】pressure steam sterilizer

俗称"高压蒸汽消毒器"。利用压力蒸汽的高温作用，破坏微生物体内的蛋白质，达到灭菌目的的消毒灭菌设备。按结构分为：①手提式压力蒸汽灭菌器，由器体、器盖、消毒筒、螺栓、安全阀和压力表等部件构成，体积小、自重轻、携带方便，可用木材或柴油等多种燃料作热源，适合野外条件下使用；②卧式或立式压力蒸汽灭菌器，有方形和圆形之分，一般由外壳、夹层、消毒室、压力表和安全阀等部分组成，体积和质量较大，可用蒸汽、煤油和电作热源，适合医院平时使用。压力蒸汽灭菌器适用于金属器械、敷料、药液和搪瓷、玻璃制品的灭菌。操作时应注意观察压力表和安全阀，以确保安全，并定期检查灭菌效果。

【环氧乙烷灭菌器】ethylene oxide sterilizer

利用环氧乙烷的理化性能，破坏微生物体内的蛋白质，达到杀灭微生物目的的消毒灭菌设备。供金属器械、敷料、精密仪器及不耐高温的物品灭菌使用。按结构形式分为：①袋式环氧乙烷灭菌器，由储存罐、灭菌袋、线绳等组成，具有体积小、自重轻和携带使用方便等特点，适合野外和潮湿地区使用；②柜式环氧乙烷灭菌器，由储液罐、灭菌室、真空系统和控制系统组成，具有体积和自重较大的特点，适合车载和医院平时使用。操作时，应避开火种和防止药液泄漏，以防发生爆炸和伤人事故。

【手术照明器材】operation illuminating appliance

供手术照明的专用装置或器具，一般由电光源（灯泡）、灯具、支撑结构等组成。电光源大多采用低压白炽无影灯泡或铝钨灯泡；反光镜有铝反光镜和冷光反光镜两大系列；支撑结构分为立柱和顶棚式两种；电源一般采用交流电，手术灯采用交流、直流或交直流转换供电。平时常用的有单孔、多孔及深部手术灯；野外条件下常用的有单孔、小型多孔手术灯、锌-空气电池灯、小型铝钨灯和移动式多功能无影手术灯；有时也用马灯、汽灯、手电筒等。

【轻便手术灯】portable operating lamp

亦称"移动式手术灯"或"便携式手术灯"。灾害应急急救时，运输或携带至现场供手术照明使用的灯具。多采用简单高效的光源，便于拆装、运输的组合式灯具。使用市电或自备直流电源工作。

【轻便手术台】portable operating table

可用来进行外科手术治疗，便于拆卸、携带的医用设备。台面由背板、座板和脚板三段组成，背板能上升，脚板可下降。结构简单，使用方便，适用于野外诊察及外科手术。

【卫生防疫装备】sanitary and anti-epidemic equipment

用于预防、扑灭传染病，消除生物战剂及其媒介的专用器材设备，主要有采样器、检水检毒箱、检验车、喷雾器、消毒杀虫车、防疫服，以及防疫队用的成套防疫箱，供侦察、采样、检验、消毒、杀虫和灭鼠时使用。

【医用车辆工程】medical vehicle engineering

运用汽车工程、机械工程、人机工程学、自动控制技术、医学及卫生事业管理学等学科原理与方法，研究设计具有医学保障功能技术车辆的工程学科。主要研究车辆卫生适用要求与技术可行性分析、车辆人机功效性、装备环境适应能力、车辆设计与制造工艺及车辆经济性评估等。研究方法包括调查论证、计算模拟、工程设计、样车试制、实验、试用验证等。

【卫生技术车辆】medical technical vehicle

亦称"医用工程技术车辆"。具有确定性的医疗卫生装备专业技术功能的特种车辆的统称。可分为急救诊疗车、卫生侦检车、卫生医疗设备车、医用技术保障及辅助专业车等几大系列。车型通常为厢式，有两轴驱动或三轴驱动，装备有相应卫生专业技术功能的固定式或移动式设备和专用药材器具，通过性强，有独立的专业功能或流程，环境适应性好，人体舒适性优良，医疗设备器械配套等。

【野外手术车】filed surgical vehicle

为伤病员实施外科手术治疗的卫生技术车辆。有轮式和履带式两种。由相应的机动车辆底盘或拖车底盘组装而成。车厢结构一般有固定式和扩展式两种。有两车一组、一车一帐篷一组或单车等配套形式。装备有手术台、无影灯、洗手消毒设备、麻醉机、氧气瓶、吸引器、手术器械及药品敷料等成套设施。另配有供水、供电、通风、取暖、降温等装备。具有机动性强，展开、撤收迅速，工作环境好等特点。

【野外化验车】field laboratory vehicle

供临床检验和临床生化检验的技术卫生车辆。通常由越野汽车底盘组装而成。一般为密封性较好的厢式车型。装备有分光仪、比色仪、尿分析仪、多功能血液分析装置、便携式多通道自动生化分析仪、显微镜、离心机及其他有关的器皿、药品、试剂等，还包括供电、采暖、通风、降温、空气净化等装置。可供血液、尿液、粪便、痰液等一般检验及糖、脂肪、蛋白质和微量元素等生化检验使用。

【医用方舱】medical shelter

为伤病员及医疗设备提供良好救治工作环境，便于实施多种方式的运输和转换的活动工作间。是兼采厢式车与货运集装箱的优点而研制开发的一种移动式医疗舱室或技术保障供应单元。由舱体、内部设施、舱外辅助装置三部分组成。舱体结构为大板式或骨架式。按使用要求，分简易型、基本型、特种型；按展开方式，分固定式、扩展式；按功能方式，分手术、X线、化验、消毒灭菌、药房、制氧、制液等多种。具有机动性、互换性、可维修性、环境适应性、可运输性好、使用有效空间大、工作环境舒适、全寿命费用低、有利于标准化、系统化及通用化和存储供应方便等特点。

【卫生列车】medical train

亦称"轨上医疗单元"或"轨上医院"。能在运送途中对转送伤病员实施救治、护理和保障生活的专用铁道列车。按医学保障要求，分特制和临时改制两类。特制的有病房车、轻重伤员隔离车、手术诊疗车、餐车、勤务人员寝车、库房行李车、办公指挥车、冷藏车、发电车等；各车按卫生原则配套编组，装备相应的医疗器械、护理器具、药材、通信器材；按体制编制医护人员。临时改制的除手术车是特制的专业技术车厢外，其他的则临时调配救护设备、器材、药品及编配相应医务人员。可用于应急性地执行铁路运送救治伤病员的任务。具有转载能力强、速度快、环境舒适性好等特点。

【卫生飞机】medical airplane

运送伤病员并能在机上进行医疗护理的专用飞机。按用途，分为医疗转送型卫生飞机和医疗专用型卫生飞机；按改装情况，分为专用卫生飞机和通用卫生飞机。其舱门应便于担架出入，有可靠的担架及座椅固定系统，有满足夜间航行及治疗需要的照明系统。机上备有各种急救药品、医疗器械、呼吸器、心脏除颤器等医疗护理用品。配有医务人员，对伤病员进行观察、治疗和护理。

【救护直升机】ambulance helicopter

主要用于搜寻、救护与运送伤病员的专用直升机。机上配有各种急救药品、器材、医用小型设备、担架及固定系统、供氧装置、悬吊绞索、机械或电动绞车、悬吊座椅及搜寻装备等。主要用于各种遇险人员的航空营救、意外事故和边远地区伤病员的救护和转送。

【救护船】ambulance boat

具有医疗救护设施的运送伤病员的轻型卫生船舶。有专门设计建造的，也有由其他艇只改装而成的。除配装航海、通信设备外，还装备有必要的医疗急救器材、药品。设有起吊装置和救生器材。干舷低，便于伤病员换乘和落水人员捞救。

【医疗船】hospital ship

收治伤病员的专用船舶。分专门建造型和改造型两种。设有检伤分类区、手术区、抗休克复苏室、重伤治疗区、轻伤治疗区、烧伤病房、隔离病房和医疗保障区等。按国际法规定：医疗船水线以上漆为白色，标有红"十"字，悬挂本国国旗和红"十"旗，工作人员持规定的身份证并佩戴臂章。

【卫生帐篷】medical tent

卫生机构开展救治工作使用的特制设施帐篷。由帆布或刮胶锦纶绸与白细布等材料制成。其结构为中柱式，底部呈长方形或正方形，侧面设有门窗，架设帐篷应选择地势较高的地方。反斜面的地方，底边应用泥土压布，周围挖排水沟。为提高使用性能，还研制有无中柱式和充气式帐篷。

【手术帐篷】operating tent

实施手术用的卫生帐篷，帐篷内层由细白布制成，并设有门斗，防止尘埃进入手术室内。帐篷内易消毒，采光和通风好，有足够的内部空间，有利于手术操作。

【伤病员转送工具】evacuation tools for the wounded and sick

将伤病员从前方或前级救治机构送往后方或后级救治机构治疗的运输工具。可分为三类：①地面转送工具，有各种担架、救护车和卫生列车；②受伤转送工具，有橡皮艇和救护艇；③空中转送工具，有卫生直升机和卫生运输机。

【救护车】ambulance

运送伤病员且能在途中实施紧急救护的专用卫生车辆。多由越野型车底盘组装而成。车厢有凸头、半凸头、平头等多种。按运载能力，分为轻型救护车、中型救护车、大型救护车。车上装备有担架、急救医疗设备、器械与药材。各类型救护车都注重舒适性设计，减震、采暖、降温、通风、空气净化、照明等设备齐全。符合伤病员上下车方便和舒适、安全、可有效急救等要求。

【卫生装备管理】administration of medical equipment

保证卫生装备合理使用和保持良好状态而进行的各项工作，包括组织计划、保管、使用、维修、更新和报废处理等。由专业人员根据装备的使用、储运和保养等规章制度开展工作，确保伤病防治工作的顺利进行。主要要求有按卫生装备技术性能、卫生保障功能和使用注意事项，正确使用装备；严格执行各项规章制度，保证装备处于良好的技术状态；加强有关人员培训，提高业务水平和技术熟练程度；改善管理设施，搞好长远建设。

【卫生装备论证】demonstration of medical equipment

通过推理形式，分析、研究卫生装备的使用价值、整体效能和实施可行性，以及形成相应文件资料的过程。由论题、论据和论证方式组成。

【卫生装备标准化】standardization of medical equipment

对卫生装备及其零部件的生产制造和实验方法等规定统一标准并实施的过程，是保障卫生装备极为重要的技术环节，也是卫生装备现代化的主要标志。目的是简化装备品种、规格，加快研制、生产装备的过程，提高装备质量、可靠性和零部件的互换性，节省人力、物力，降低成本，提高生产能力。

【卫生装备技术标准】technical standard of medical equipment

对卫生装备质量、规格、包装机器检验方法等所做的技术规定，是组织生产、采购、验收、供应和使用技术的依据，也是卫生装备标准化工作的主体。由国家有关部门制定并颁布实施，是国家标准的重要组成部分。

【卫生装备设计定型】finalization of medical equipment design

卫生装备新产品通过技术法规规定的程序，对设计技术给予认定的过程，主要审查新型卫生装备成果的技术指标，考核其可靠性和可维护性。基本条件：①研究工作结束，经应用实验和基本性能实验证明，已达到原定技术指标和使用要求；②定型资料齐全，格式规范，符合科技档案管理要求；③生产装备所需的原材料零部件和元器件在国内均有来源。

【卫生装备生产定型】finalization of medical equipment production

已经设计定型的卫生装备新产品，通过技术法规规定的程序，对生产技术给予认定的过程，主要考核新型卫生装备研究成果的产品质量，鉴定生产条件。基本条件：①经装备定型委员会批准设计定型（两者同时进行，定型者除外）；②生产厂家具备批量生产条件，工装、工艺、检测和计量设备齐全，产品质量稳定，产品性能各项指标不低于设计定型时的要求，经过生产厂上级部门组织的生产条件鉴定；③经卫生机构使用和基本性能试验，证明产品符合使用要求；④技术文件齐全，格式规范，符合科技档案管理要求。

【卫生装备包装】packing of medical equipment

在生产、运输、储存、销售和使用等流通过程中，为保护卫生装备完好而使用的容器、材料及其辅助物。保证卫生装备在投入使用时，能保持技术性能不变，按包装形态，分个体包装、内包装（又称"销售包装"）和外包装（又称"运输包装"）；按用途，分通用包装、专用包装和特殊包装；按内容物，分药品包装、器材包装、仪器包装、设备包装等。主要包装材料有木质、纸质、塑料及金属制品等。卫生装备品种多，规格不一，对包装的要求也各不相同，总的要求是经济、实用、耐用、轻便、美观，向规格化、系列化发展，逐步实现标准化。

【卫生装备试验】experiment of medical equipment

对新研制或改进的卫生装备样品，样机进行的各种性能考核，主要包括设计试验（单项、模拟或模型试验）和现场试验两部分，根据研究任务书的技术要求，检验、评价样品或样机的使用功能、作业能力、基本结构及技术性能等项内容，通常先进行全面、系统的性能试验、环境模拟试验或现场试验，试验结果是鉴定定型的重要依据之一。

【卫生装备检测】checkout for medical equipment

根据技术要求和技术标准规定，对卫生装备进行的检查、测量和试验等工作，包括鉴定定型检测、产品质量检测、在用装备结束状况检测和修理后检测。检测项目根据检测目的、技术要求和技术标准的规定确定，主要有使用

性能、理化性能、可靠性能、机动性能、适应性能、勤务性能（含维修性、安全性和人机效能）、生存性能（含电磁兼容性）及外观、主要供应和材料性能等。卫生装备检测对保证新装备的技术性能和产品质量，保持和恢复在用装备的良好技术状态，提高装备完好率，具有积极意义。

【卫生装备失效率】failure rate of medical equipment

卫生装备失效数量占装备总数的百分率。用于衡量卫生机构编配的装备在伤病防治中使用的可靠程度，是反映装备质量的指标之一，为研究环境适应性和储存保管规律、优化装备系统结构提供参考依据。

【卫生装备完好率】availability rate of medical equipment

在实有卫生装备总数中，完好装备数所占的百分率。实有卫生装备总数指正在使用、维修和封存的卫生装备的数量。完好装备数指技术状况良好，配套齐全和封存寿命能满足要求的卫生装备数量。

【卫生装备效费比】effectiveness-cost proportion of medical equipment

简称"效费比"。在规定条件下，卫生装备能够实现的卫生保障效能与其在寿命期内消耗的总费用之比。效能是对卫生装备的可用性、可信性和国有能力的综合反映。总费用包括研制费、生产费、使用费和技术保障费等。效费比是装备论证的重要内容，也是评价装备的经济性指标。提高效费比，应采取系统工程方法，运用传统工程和新兴科学知识，在装备研制、设计和制造阶段，根据任务的需要、费用和进度，对装备的性能、环境适应性、维修性、安

全性、保障性、生产性和运输性等要求，进行综合分析和权衡，建立数学模型，力求在规定的效能情况下，使费用降至最低，或在给定的费用内，使装备效能达到最高。

【卫生装备维修】maintenance and repair of medical equipment

保持和恢复卫生装备，使其处于良好技术状况的各种作业，包括两方面：①保养，可分为日常保养、定期保养、换季保养、一级技术保养和二级技术保养，其目的是消除故障隐患，减少各种损耗，保障卫生装备能按规定性能参数正常工作；②修理，通常根据损耗特点、损害程度及维修工作量，分为大修、中修、小修。大修主要按技术标准全面恢复装备的技术性能，中修是对装备进行局部的修理和调整，小修主要排除装备的一般故障或用备件更换损坏的零件。

【卫生装备采购】procurement of medical equipment

是指选择购买卫生装备的有关活动。它的基本任务包括编制采购计划（即购置计划）、审价定价、签订合同、验收交付、结算及技术服务等一系列有组织的工作。

【卫生装备管理体制】administration of medical equipment system

是由装备管理组织机构、装备管理运行机制和装备管理法规体系构成的一个大系统，通常涵盖从提出卫生保障需求到装备报废的全过程。

【长期计划】long-term plan

也叫发展远景规划，一般期限为十年或十年以上。主要包括需求分析、指导思想、重点方向、建设目标、结构规模、能力预测、可行性分析和政策措施等。主要用来指导卫生装备中期计划和实施过程中的重大决策，是制定中期计划的依据。

【中期计划】medium-term plan

一般时限为五年，也叫五年计划（或五年规划）。卫生装备中期计划是卫生装备发展远景规划的具体化，在卫生装备发展规划、计划工作中处于核心地位，在计划管理体系中起着承上启下的作用，是编制卫生装备年度计划和卫生装备经费预算的依据，它具有较强的可操作性和可考核性。

【短期计划】short-term plan

卫生装备短期计划是卫生装备五年计划的具体化，依据卫生装备五年计划确定的框架结构和规模，结合本年度任务要求及经费的支撑力度而制定的具体安排和实施方案。卫生装备短期计划是指令性执行计划，各执行部门必须遵照执行。

【卫生装备科研管理】scientific research management of medical equipment

是指运用各种管理手段对卫生装备科研工作进行计划、组织、指挥、协调和控制的活动。

【卫生装备系统目标】goal of medical equipment system

指控制卫生装备系统行为，使之达成系统运行的预测目的或结果。通常具有可预测性、可计量性、可控性、层次性等。按层次，可分为总目标、分目标；按数量，可分为单元目标、多元目标；按过程，可分为阶段目标、终极目标；按系统状态，可分为静态目标、动态目标。设计一个具有特定卫生保障功能的人工系统，首先要确定总目标，再逐层分解，构成目标体系。通过系统控制，对系统中各种可能状态进行选择，使系统运行达到或趋近被选定的目标状态。从系统若干目标出发，给系统建模，寻找最优方案。拟订系统评价准则。系统目标函数与约束条件共同构成优化模型。

【卫生装备系统特征】characteristic of medical equipment system

描述卫生装备系统的特点的征象、标志。表现为：①目的性，设计或改造一个卫生装备系统是为了实现一定的卫生保障目标，有明确的总功能要求；②层次性，系统结构有层次从属关系，要素从属于系统；③集合性，系统是要素的集合，要素有实体要素和概念要素两种形态；④关联性，系统组成部分是相互关联、相互制约的；⑤整体性，系统在空间和时间上是一个整体，整体具有超出部分之和的特性和功能；⑥适应性，系统正常属性是稳定的，但承受外界干扰的能力是有限的；⑦动态性，系统状态是随时间变化的。

【卫生装备系统行为】behavior of medical equipment system

卫生装备系统为实现卫生保障目的而产生特定功能的活动，即在给定时间内系统行为的有关过程的集合。可概括为三种情况：①系统对外界刺激的反作用；②系统对外界作用的响应；③非由外界引起的系统内部自发活动。

【卫生装备系统预测】prognostication of medical equipment system

对设计或改造的卫生装备系统的未来状态所作出的估计。基本任务是为系统规划、分析、设计、综合、考察历史统计资料，获得必要信息，运用科学方法推测和预计未来状态趋势并作出评价。其特点包括：①科学性，弄清系统内部因素的互相关系，找出系统行为规律；②近似性，预测与实际有一定差距，但不失其实际应用价值；③局限性，因系统因素的随机作用和必要的简化所致。采用定性、定量、综合等方法。预测步骤：确定预测目标，收集资料，分析筛检数据，选择预测技术，建立预测模型，利用模型预测，分析预测结果，修正预测值。

【卫生装备决策系统】decision-making of medical equipment system

对卫生装备系统分析的结果进行选择，最后作出裁决的过程。有确定型、不确定型、风险型、竞争型等类型。决策类型不同，决策方法也各异，如不确定型决策方法，有小中取大、大中取小、平均等法则；风险型决策方法，有期望法、效用值法、敏感性分析法等。所遵循的原则是信息原则、系统原则、科学原则、注重实践原则、经济效益原则、反馈原则。

【卫生装备系统评价】evaluation of medical equipment system

对卫生装备系统各方面的利弊得失进行的综合权衡。以对系统的需求、可行性、经济效益等分析为基础，充分利用系统模型，尽可能多地占有资料。其成功的关键是正确、合理地选择评价因素及评价指标，把定性因素和定量因素统一到统一评价的尺度上。内容包括技术、经济和社会评价。分为概略、详细和综合评价等步骤。评价方法有优缺点列举法、功效系数法、加权评分法、交叉影响矩阵法等。因系统目的和系统结构不同，选用的评价因素和评价方法也不尽相同。

【卫生装备系统模型化】modeling of medical equipment system

抽象卫生装备系统的本质，揭示其结构、功能的建模过程，是卫生装备系统尚未建立之前的一种构想，是认识卫生装备属性的有效方法之一，可反映和表达系统要素的组成与相互联系、相互依存的内在关系，是分析、设计、控制、评价系统特性、功能、输入输出响应的重要工具。建模无定式，是科学技术与艺术结合的创造性过程。特性是抽象、准确、简洁、适应。模型种类很多，有描述性模型、模拟模型、实体模型、数学模型等。其中数学模型应用较多。

【卫生装备系统优化】optimization of medical equipment system

卫生装备系统在规定的约束条件下，使目标值取得最优解或次优解或满意解的一种方法。最终目的是使系统的设计最优化、试验最优化和运行最优化。优化的类型，按目标分，有单目标优化和多目标优化；按变量取值方式分，有静态优化和动态优化。其方法有建立优化目标函数与约束条件，构成优化模型，用数学解析法、试探法或仿真法等寻求最优解。

【卫生装备系统需求分析】analysis of needs of medical equipment system

对卫生装备系统的需要程度所进行的研究。在给定的使用范围内，满足规定的卫生保障能力的需求是系统开发和生存的必要条件。基本问题包括：需求内容、需求时机、需求量等。其目的是为卫生装备系统开发提供依据。分析方法通常是建立需求模型，回答需求分析提出的基本问题。

【卫生装备系统经济效益分析】analysis of economic effect of medical equipment system

对设计与改造卫生装备系统的经济合理性所进行的研究。运用装备消费比及效能指数等方法，分析装备系统经济效果的优劣。基本内容包括：①效益成本分析，即分析运行结果的真实价值；②盈亏分析，分析卫生装备系统在规定时间内的成本收益关系，可用线性分析法或非线性分析法；③敏感分析，探明不定因素对卫生装备系统的影响程度，逐个分析可变因素，找出影响程度最大的关键因素，最后综合提出处理措施。

【卫生装备系统可靠性分析】analysis of reliability of medical equipment system

对卫生装备在规定条件下和规定时间内完成规定的卫生保障功能所进行的研究。直接反映系统质量指标的优劣，并关系到系统运行的成败，是判断系统价值的基础之一。主要任务是在可靠性设计构思方案中，分析系统各环节之间的逻辑关系及功能关系，区别典型环节。根据各环节结构模型及相应参数，计算系统的可靠性指标有：①不可修复系统，包括可靠性、平均寿命、失效率等；②可修复系统，包括失效前平均时间、平均无故障工作时间、平均修复时间等。

【卫生装备系统可行性分析】analysis of feasibility of medical equipment system

对卫生装备系统满足一定目标和约束条件时所能产生的可行性所进行的研究。通常系统可行性并不是唯一的，改变系统内部的要素与结构，可产生不同效果，导致不同方案。可行性分析通过拟定系统内部转换机制，产生代替方案，为系统优化提供基础。

【卫生装备人-机效能】man-machine efficiency of medical equipment

卫生装备人 - 机系统所能完成的功能，是评价卫生装备性能的重要指标。在人 - 机系统中，人和卫生装备各自承担规定的功能，两者相互配合，相互制约，实现人 - 机系统的综合效能。提高卫生装备人 - 机效能的措施包括：①研究人的特性，即人的心理、生理特点；②研究人 - 机功能分配；③研究卫生部装备的结构、信息控制，以适合人的操作。

【卫生装备环境适应性】environment adaptation of medical equipment

在外界环境中，执行卫生保障任务的卫生装备维持自身生命的能力。环境是与装备要素相联系的外部要素的集合，两者关系表现为环境对装备的约束和装备对环境的影响，通过物质、能量、信息交换维持装备的生命。由环境与装备构成的系统要素被控制在一定量变过程中，两者相对稳定，表现为适应性。环境对装备的干扰，引起装备性能的波动。当环境变化超过装备承受能力时，就会破坏装备性能，甚至使装备解体。研究卫生装备环境适应性，主要研究装备内部结构及其装备适应性指标，阐明装备对环境的适应能力。英国人文地理及区域地理学家罗士培（Percy Maude Roxby，1880—1947）提出的"适应论"认为：人类社会活动对环境的适应力，包括自然对人类的限制，也包括人类对自然的利用和改造的能力。

【机动卫生装备动力性】dynamic property of mobile medical equipment

机动医疗单位的动力装置在运行中有效做功的能力。一般用比功率表示，即发动机的净功率与该发动机装备最大总质量之比。动力性好的卫生装备，表现为有较高的平均车速，较

强的加速、牵引和爬坡能力。

【机动卫生装备通过性】passaging property of mobile medical equipment

机动医疗单位等机动卫生装备的运行和越障能力。主要取决于机动装备的单位功率、单位压力或浮力、做功装置结构方式。卫生技术车辆的通过性一般用垂直障碍、壕沟、山岭、路沟、涉水及沙地、泥泞地、冰雪地和灌木丛等的通过能力，以及自救和越野综合行驶性能表示。医用船艇的通过性用适航性、耐波性、操纵性，以及抗风能力表示。此外，卫生飞机通过性一般用复杂气象飞行操纵及起飞着陆能力表示。

【机动卫生装备稳定性】stability of mobile medical equipment

机动医疗单位等机动卫生装备在受外力作用时偏离平衡位置而倾斜，当外力消除后能自行恢复至平衡位置的能力。按其倾斜时有无角加速度，可分为静稳定性和动稳定性。其大小主要取决于这些装备品的外形、质心位置及载荷分布。故在设计制造各类机动卫生装备时，应考虑使车辆在转弯、爬坡、制动时不发生横向及纵向倾覆，保持其在运行及操纵过程中具有最佳稳定性。

【卫生装备功能配套】functional complement of medical equipment

按卫生装备在伤病防治工作中的作用和性能，组成符合使用特点和规律的成套装备。包括两方面：①体系配套，根据卫生保障任务和要求，使同类装备互相配合、互相编配。如伤员的运载，由分别用于地面、水上、空中的接送车辆、船只和飞机构成立体保障网。在地面又有分别用于近、中、远距离的担架、救护车、

卫生列车等；②技术配套，根据技术标准和要求，使单件或成套装备完整齐全，如在卫生技术车辆中，内部设备完整，附件、器材、装具等配备齐全。

【航海医疗装备】nautical medical equipment

舰艇卫生部门遂行出海航行卫生保障任务所需的医疗卫生器材设备。包括：①舰艇救护装备，如急救盒、敷料包；②舰艇医务舱基本医疗装备，即按标准配备的治疗、手术、化验、消毒灭菌、药房调剂、卫生防疫所需的器材、仪器与设备；③舰艇伤病员搬运、换乘及转送运输工具，如担架、吊带、吊篮、索道及转送卫生船艇等。

【航空医疗装备】aeromedical equipment

航空卫生部门遂行飞行卫生保障任务所需的医疗卫生器材设备。包括机上空勤急救包、航医包、加压供氧装备、医疗器械、仪器等。

【潜水医疗装备】diving medical equipment

预防和治疗减压病的专用医疗卫生器材设备。主要有加压舱、呼吸器和供氧器材设备等。一般配装担任潜水卫生保障任务的医疗救护所，并与其他通用医疗救护器材结合使用，展开工作。

【卫生装备现代化】modernization of medical equipment

运用现代先进科学技术物化成卫生装备产品的过程和目标。通过研究卫生装备结构、材料、制造工艺，改善其技术性能，提高使用效能。其主要标志是装备配套，技术先进，性能可靠，标准化程度高。

【医疗设备】medical installation

供医学上化验、治疗和技术保障使用的成套设备和装置。按功能可分为：诊断设备、治疗设备和辅助设备。

【机动医疗单位】mobile medical unit

单元化、模块化的机动医疗卫生装备，是救治器材或设备系统组合，功能配套，能组建可快速部署的流动医院的成套医疗卫生装备单元体，有卫生技术车辆、卫生列车、医疗船、卫生飞机、医用方舱、帐篷组合式医疗单元等。有自驱动式、他驱动拖挂式、他驱动运载式等机动方式，使用空间分固定式和扩展式，具有综合性、整体性、单元功能独立性、机动性强，展开撤收迅速，使用空间大，内部工作环境良好，受外界干扰小等特点，可满足实施快速救治的要求。

二、工程救援装备词语

【工程装备】engineer equipment

是用于遂行工程保障的装备。通常包括：工程侦察器材、爆破器材、渡河器材、路面器材、成套工事构件和移动性铁丝障碍器材和工具等。

【工程侦察器材】engineering reconnaissance equipment

包括观察器材、测绘器材、照相和录像器材、工程侦察车等。用以侦察地形和目标。

【爆破器材】blasting equipment

包括炸药、火具、爆破器、导电线、检测仪表等。用以在障碍物中开辟通道和加快工程作业速度等。

【渡河器材】river crossing equipment

包括舟桥器材、固定桥器材、单跨桥器材、轻型渡河器材、门桥器材、两栖渡河车辆等，用以克服江河障碍。

【路面器材】pavement equipment

包括车辙式和整体式的各种路面器材。用于在泥泞、松软地段快速敷设路面。

【地震救援】earthquake relief

主要指迅速搜索与营救由地震造成的建筑物破坏而被压埋人员的行动。

【营救】rescue

帮助人从困难或危险的境地中脱离出来。

【破拆装备】dismantling equipment

指救援人员在混凝土构件或其他障碍物上开凿；或实施清除防盗窗栏杆、倒塌的建筑钢筋、窗户栏等障碍物，以创建营救通道时所应用的救援装备。

【顶升装备】lifting equipment

是指采取垂直、水平或其他方式对可顶起的强度高且重量大的废墟构件进行顶升以创建营救通道的装备。

【支撑装备】support equipment

是指具有一定的加固和支撑危险体结构部件能力的装备。

【伤员寻找器材】searching equipment for the wounded

现场近距离观察、寻找或联络伤员的专用技术装备，有夜视器材、呼救信号器、电子寻找仪等，主要在夜间和能见度不良的情况下，用于搜寻伤员、舰艇和飞机失事人员。

【辐射防护器材】aadiation protection appliance

为避免或减轻辐射对人体的损伤所使用的各种器材的总称，可分为两类：①集体防护器材，包括滤毒通风装置、空气净化装置、铅板等；②个人防护器材，包括铅玻璃、铅橡皮、铅屏风、防毒衣、防毒面具、防毒手套、防毒靴、防毒围裙等，具有防护安全可靠，携带容易，使用方便等特点。

【辐射计】radiation meter

又称放射计，是一种测量核或电磁辐射的辐射通量的装置，这里特指核辐射检测计。

【剂量率仪】ratemeter

一种反映单位时间内平均脉冲速的放射性测量装置。

【沾染程度检查仪】contamination meter

又称"乙丙种射线沾染仪"。由探测器、指示器、变换器和电源等组成。射线通过探测器产生脉冲电流，经放大成形后，由指示器的表头指出沾染程度。用于对人体或物体表面放射性物质沾染程度的探测，以及对水和其他液体中放射性物质的检查。

【主观侦检法】subjective investigation method

主观侦检法是用人的感官侦检毒剂，又称"感官鉴定法"。通过嗅觉、视觉等感官器官来检查毒剂的颜色、气味、状态、刺激性，经过训练的人员可识别出不同毒剂的特有气味。通过观察袭击征候，如爆炸声响、云团、弹坑及弹片等，可判断敌人是否用毒和察觉毒袭迹象。

【物理侦检法】physical reconnaissance method

它是通过测定毒剂的物理参数（如沸点、熔点、密度、蒸气压、折光率）或测定毒剂分子结构的色谱、光谱、质谱、核磁共振波谱等特性的方法来侦检毒剂。

【化学侦检法】chemical reconnaissance method

利用毒剂与化学试剂反应后，生成不同颜色、沉淀、荧光或产生电位变化的方法，可制成各种毒剂侦检器材。

【胆碱酯酶测定盒】cholinesterase detection kit

判断分析胆碱酯酶活力范围的便携式检测盒，盒体为长方形上开盖式，外形尺寸一般为95 mm×76 mm×28 mm，自重200 g盒内盖上设有试纸储存处，盒底上部装有透明平板，下设透光比色处，内装一块不同浓度的六个圆形的标准色板，下部设玻片室、电池室、照明灯泡及按下开关，其测试量可随消耗品携带量而定，具有自重轻、体积小、便于携带、测定方法简单和判定范围准确等特点，用以测定有机磷农药和神经毒剂对机体的毒害程度，便于采取有效防治措施。

【消防装备】fire-fighting equipment

消防队（站）配备的用于处置火灾和灾害事故的车辆及各类侦检、警戒、破拆、堵漏、输转、洗消、照明、排烟、通信、救生、灭火等装备。

【消防头盔】fire helmet

用于保护消防队员自身的头部、面部、颈部免受坠落物的冲击、穿透及热辐射、火焰、电击、侧向挤压等伤害的防护装备。

【消防战斗服】fire-fighting clothing

又称阻燃战斗服，是用于保护消防队员免受火场中高温、蒸汽、热水、热质及其他危险物品伤害的一种装备。

【消防靴】fire boots

有消防胶靴和消防皮靴两种，供消防队员平时训练和灭火战斗穿着，具有防滑、防电击、耐穿刺的作用，用以保护消防队员的足部和小腿部。

【消防手套】fire gloves

使消防员的手、腕部免受高温、摩擦及碰撞伤害的防护手套。由手套本体、袖筒、防水层、隔热层、衬里和外层组成。

【避火隔热服】fire insulation clothing

主要用于消防员在火场中接近火源进行灭火战斗时的特种防护。避火隔热服表面由铝箔制成，并进行轧花处理，因而具有较好的反射辐射热的效果，并有质轻、柔软、耐寒、防水等优点。

【消防防化服】fire-fighting anti-chemical clothes

是消防员在有危险性化学物品和腐蚀性物质的火场和事故现场进行灭火战斗和抢险救援时，为保护自身免遭侵害而穿的防护服装。

【消防车】fire engine

是供灭火、辅助灭火或消防救援的机动消防技术装备，根据需要可设计制造成适宜消防队员乘用、装备各类消防器材或灭火剂的车辆。

【消防通道】fire-fighting passageway

供消防人员和消防装备到达建筑物进口或

建筑物的通道，是消防车顺利、及时到达火场的必要保障。

【灭火器】fire extinguisher

一种消防器具。器内装置可产生灭火气体或泡沫的化学物质，用时喷射在火焰上，可以使火熄灭。灭火器的种类很多，按充装的灭火剂分为：水基型灭火器、干粉灭火器、二氧化碳灭火器、洁净气体灭火器；按驱动灭火器的压力形式分为：贮气瓶式灭火器和贮压式灭火器；按其移动方式可分为：手提式灭火器和推车式灭火器。

【消防栓】fire hydrant

一种固定消防工具。主要作用是控制可燃物、隔绝助燃物、消除着火源。消火栓系统包括：室外消火栓系统、室内消火栓系统、灭火器系统，有的还有自动喷淋系统、水炮系统、气体灭火系统、火探系统和水雾系统等。消防栓主要供消防车从市政给水管网或室外消防给水管网取水进行灭火，也可以直接连接水带、水枪出水灭火。所以，室外消防栓系统也是扑救火灾的重要消防设施之一。

三、海上卫生救援装备词语

【卫生船舶】medical service vessel

又称"卫生舰船"，用于水（海）上救治和转送伤病员的专门船只。是海上卫生保障的重要卫生装备，具有一定数量的床位，配备有必要的医药卫生器材和相应的医务人员。执行海上伤病员救治和转送、海上医学支援、巡回医疗、训练和医学科研等任务。分为医疗船、卫生运输船和卫生救护艇三种。

【海难救助船】marine salvage ship

对海上遇难船舶、飞机和人员实施援救的舰船。由国家捞救部门管理，具有较好的抗风能力和机修设备，配备有专门的拖曳、打捞和潜水设备。

【船舶卫生设施】ship medical facilities

舰船上卫生保健用的固定装备。因舰船种类而异。基本设施有医疗保健室、通风系统、照明系统、排污系统、救生设备、淋浴设施等。所有舰船均有基本卫生设施，以保证船员拥有良好的工作环境。

【舰艇医疗器材】ship medical appliances

舰艇上医疗急救用的装备。主要有急救盒、急救包、船用担架、夹板、止血带、急救注射针、卫生包、手术器械箱、急救加强箱和捞救工具等。

【舰用手术床】operating table on ship

适用于舰船在海上摇晃、颠簸状态下开展手术的专用手术床。为海上医疗队和海上手术组的携行装备，有吸附固定式、牵引固定式、液压固定式、支撑固定式等。应确保床体与船体固定，不移动，不倾覆。

【舰用手术灯】operating lamp on ship

舰船上供手术照明的灯具。大型勤务船的手术室采用无影手术灯，缩短其固定架长度。中小型舰艇的手术室或舰救护所安装冷光单孔手术灯或组合式小型溴钨灯。

【舰用输液架】infusion supporter on ship

舰船上用于固定输液玻璃瓶的支架。根据舰船舱室高度有限的特点，使金属立柱上顶天花板、下抵甲板，并通过立柱中部的螺旋微调，确保输液架在两板之间顶紧固定。架的上部有固定输液瓶的金属瓶夹，能卡牢玻璃瓶；当船体摇晃颠簸时，支架不会倾倒，玻璃瓶与立柱也不会相互碰撞。

【海上手术口罩】sea operating mask

供舰船上手术者佩戴的、能引流晕船呕吐物的特制口罩。以金属或乳胶、塑料为材料制成。分三个部分：罩于嘴部的是成型硬质口罩，戴妥后与嘴唇间留有空隙；口罩下方接管道，让呕吐物顺道而下，管道内装有单向阀；管道下端进入盛呕吐物的小袋，便于更换或倒弃。能防止手术者在手术操作时，因晕船呕吐使呕吐物污染手术台。

【吊篮】hoisting basket

舰船和直升机上用于吊运干货物资或人员（含伤员）的装置。外观如篮子。采用金属或木质框架，也有用玻璃钢或充气橡胶制品做成的，具有坚固性和抗碰撞的性能。伤员吊篮一般载担架伤员 1 名或坐位伤员 2 名，为防落水，吊篮还具有漂浮性；也有用救生筏、橡皮救生艇充当吊篮的。

【舰用担架】shipboard stretcher

在舰艇上搬运受伤人员的专用运输工具。按灵活性，分为固定式和展开式；按形状，分为船型和床型。规格多种多样，典型的如海上救生担架、罗宾逊担架等。通常由铝合金框架、帆布面、扣环和固定带组成。有的一端安装两个橡皮轮或活动把手，供推、拉使用。刚性好，固定牢靠，可抬、吊、推、拉。适合在舰艇上的扶梯、通道、甲板及舱室内搬运，以及舰艇间、换乘直升机和转送伤病员使用。

【罗宾逊担架】Neil Robinson stretcher

又称"帆布担架"。英国海军研制的舰船担架。采用两层帆布夹毛毡制成。内置有纵向竹条，担架面有帽兜、固定躯干和四肢的帆布带。长 1800 mm，重 7 kg，伤员被担架帆布完全包裹，像硬质帆布袋，具有保护作用。担架两端有铁环，可垂直悬挂，担架两侧有帆布把手，可抬运伤员。

【海上救生担架】sea life stretcher

对海上伤员抢险救生用的单人搬运工具。在放置伤员后具有漂浮能力，并可将伤员正浮，即使在倾覆后仍可恢复到原来的准确位置。我国研制有充气漂浮担架，美国有救生浮船。

【防震鞋】shock-proof shoes

舰船人员穿着的一种防止水下冲击波损伤的特制鞋。

【抗冲击头盔】blast-resistant helmet

保护头部免遭冲击伤的特制帽。由高强度、高弹性材料制成，内有防震装置。适合特种工程人员佩戴。

【抗冲击背心】blast-resistant vest

预防冲击波损伤机体胸部的特制服装，用柔软高弹性材料制成。因各种原因造成的冲击波，常导致心肺、肋骨闭合性损伤，穿上该背心可使胸部主要脏器免遭冲击伤和减轻损伤程度。

【船用急救设备】first aid facilities on ship

舰船上装备的大型急救用品。主要有船用急救系统、急救诊疗台、舰船手术室、药品器械柜、麻醉装置、复苏装置、心电监护系统等。一般于紧急情况下启用，平时有专人保养。

【捞救工具】sea-rescue tool

援救、打捞落水人员的器具。分专门工具和简便器材两种。专门工具如吊篮、吊索、捞救网、打捞杆、捞救索、救生圈、救生舱、救生浮标、浮桶等。凡有漂浮能力且可支撑人员的器材，均可作为简便捞救工具。

【涉水衣】operation clothes in water

救生衣的一种。

【救生圈】life buoy

以泡沫塑料、软木、木棉等材料外裹包布制成的圆柱环状水上单人救生器材。用时套在躯干的腋下，其浮力可保证落水者头部露出水面。

【救生筏】life raft

供落水人员乘坐的救生装备。通常用玻璃钢制成，也可用橡胶尼龙布制成气胀式救生筏。后者自重轻、可折叠贮存、占位小、使用方便。亦可抛入水中自动充气成形，并置有胶布帐篷，能避风雨、日晒。

【救生艇】life boat

援救海上遇难人员的小型船只。配置在舰船上，有机动和非机动两种。艇内备有一定量的淡水、救生食品等。可供遇难者使用。

【救生带】life belt

用皮革制成带状，中间系有绳子的捞救落水人员的工具。当救护人员发现落水人员时，将此带抛给落水者，落水者将其扎在腰部，救护人员可将落水者提拉上船。

【电解水制氧装置】oxygen generation unit by water electrolysis

利用水电解供氧的设备。主要用于核潜艇。由电解槽、气液分离器、氢氧分离器、水洗涤器、碱液过滤器等构成。电解液为 20% ~ 25% 的氢氧化钠溶液。海水先经淡化再通入电解槽。在电流作用下，水被分解为氢和氧。氢气经分离后压缩排出艇外。氧气被储存，用于调节舱室氧气浓度，可使舱室氧浓度维持在 19% ~ 23%。

【空气再生药板】air regeneration medication board

供常规潜艇水下航行时调节舱室空气中氧与二氧化碳浓度用的板状化学制品。由碱金属过氧化物（Na_2O_2 或 K_2O_4、KO_3）和石棉纤维压制而成。碱金属过氧化物在潮湿的空气中可吸收二氧化碳，放出氧气。当潜艇舱室二氧化碳浓度超过 0.8% 时，将药板插放到空气再生装置（内设隔板、上下端通气的铁箱）内，能使舱室空气中二氧化碳浓度降至 0.8% 以下，而氧含量升至 19% 以上。药板存放在密封的铁箱内，每箱 25 块，净重 8 kg。600 箱可供 64 名艇员水下航行使用 25 个昼夜。

【氯酸盐氧烛】chlorate candle

用氯酸盐制成的烛状产氧物。主要成分有氯酸钠、铁粉（或镁粉），含氧 40%。氧烛放在金属容器内，顶端用电火花点燃后，氯酸钠在接触剂二氧化锰的催化作用下，通过铁粉的氧化加热作用而分解产氧。氧气混入舱室空气供艇员使用。1 支 12 kg 的氧烛可供 110 人用 1 小时，1 支雪茄烟大小的氧烛可供 1 人用 15 分钟。适于潜艇水下航行时，在其他供氧方法不能使用的情况下应急供氧用。每艘潜艇出航时应携带 500 kg 氧烛备用。

【饮水紫外线消毒】ultraviolet disinfection of water

利用 200 ～ 295 nm（260 ～ 265 nm 为主）波长的紫外线在一定条件下对水中细菌、病毒、芽孢进行杀灭和消毒的方法。当色度、浑浊度低，厚度在 15 cm 以内的水层与紫外线接触数秒至数十秒钟时，即可达到消毒目的。消毒设备由紫外线灯、石英玻璃套管、消毒器简体和电器控制系统组成。紫外线灯有低压汞灯（功率低、安装在水体表面）和高压汞灯（功率高，可安装在水体中）两种。消毒作用快、效果好，水的 pH 值和氨含量不影响消毒效果，消毒后的水无异味，设备操作简便，易于管理。但消毒前对水质的净化程度要求高，消毒后的水无持续杀菌力，设备成本昂贵。

【饮水臭氧消毒】ozone disinfection of water

利用臭氧对饮用水进行消毒的一种方法。臭氧是强氧化剂，也是良好的饮水消毒剂，能氧化分解微生物体内的有效细胞功能单元，如酶、氢的载体等，达到杀灭致病体的目的。臭氧消毒装置包括臭氧发生器、电气设备、空气处理设备等。消毒作用强，反应快，使用方便。消毒作用不受水中氨氮和 pH 值的影响。当在水中加入臭氧 0.5 ～ 2 mg/L、接触 15 分钟后，剩余臭氧为 0.4 mg/L 时，可杀灭细菌；加入 2 ～ 5 mg/L 时，可杀灭芽孢、病毒、水生生物。除消毒作用外，臭氧还能氧化水中杂质，使水脱色，除去异臭、异味及铁、锰、酚等。但臭氧性质不稳定，无法储存，须临用前制备；基本建设成本高，耗电量较大。

【低压蒸馏海水淡化装置】low pressure distilling desalting equipment

一种低压蒸馏海水的淡化设备。是水面舰艇和常规潜艇的装备。日产淡水量 1 ～ 30 t。

根据低压沸腾的原理，利用机械冷却水的废热将海水变为淡水。装置的主体由蒸发器、汽水分离器和冷凝器三部分组成。机器冷却水（水温 55 ～ 85 ℃）的循环管道从蒸发器通过。抽气器从蒸发器抽气，使气压低至 7 ～ 12 kPa。海水进入蒸发器，接触机器冷却水的循环管道壁，在低压下蒸发，蒸汽经汽水分离器除去海水滴，输入冷凝器冷凝成淡水，并将浓缩的海水排出舷外。制得的淡水含盐量 ≤ 80 mg/L。

【压汽式蒸馏淡化装置】vapour compression distilling desalting equipment

一种海水蒸馏淡化的设备。包括海水预热器、冷凝器、蒸发器、电动罗茨式增压机、浸水电加热器、水泵等。海水受热汽化产生的二次蒸汽通过压缩机的绝热压缩，提高了压力、温度及焓，然后再送回蒸发器的夹套，冷凝成淡水。冷凝时释出的热能为待淡化的海水预热用，浓缩的盐水经冷却后排出艇外。该装置日产淡水量 5 t。优点是热功效率高，但锅垢处理较难。

【太阳能蒸馏器】solar distiller

利用太阳辐射能制造淡水的装置。将海水或苦咸水置于具有透明盖的密闭室或容器内，经太阳照射蒸发水分。水蒸气在盖的内表面冷凝，水滴流到排水沟内，积聚成淡水。从 20 世纪中期起，中国先后在甘肃苦咸水地区和南海西沙岛屿建立了多种形式（无支架平板玻璃顶棚式、多级闪蒸式等）的太阳能蒸馏器。

【电渗析淡化装置】electro-dialysis desalting apparatus

在电场作用下，利用阴阳离子交换膜对海水中阴阳离子的选择透过性以制取淡水的装置。主要部件由离子交换膜（主要应用聚乙烯异相膜）、隔板、电极组成，配备电源、水泵等。
装置中阴阳离子膜相间排列，隔成多个区间。
在外加直流电场作用下，各区间海水中的阴离
子只能通过阴膜，阳离子只能通过阳膜，从而
使一个区间的水变淡，其相邻区间的海水变浓，
达到海水中水与溶质分离而制得淡水的目的。

【反渗透淡化装置】reverse osmosis desalting apparatus

加压于海水的一侧，迫使海水中的水分子
逆向渗透通过半透膜（称为"反渗透膜"）制
取淡水的装置。核心部件是反渗透膜。膜的性
能要求具有高选择透过性、抗压、耐温、耐水
解、耐生物、耐酶和耐辐射。目前应用的有醋
酸纤维素膜、聚砜和聚砜酰胺膜。主要有螺旋
卷式、空心纤维式，还有板框式、管式、棒式
等。加压范围：淡化海水时为 5.6 ～ 10.5 MPa、
淡化苦咸水时为 2.8 ～ 5.6 MPa。具有体积小、
能耗低，除脱盐外还能去除水中化学制剂和放
射性沾染物，操作维修方便等优点。反渗透的
研究发展迅速，各国已制成多种形式的装置，
供岛屿、舰艇救生筏和干旱地区人员制取生活
饮用水使用，产水含盐量为 300 ～ 500 mg/L。

第 2 章

海上创伤救治与防护

第一节　创伤急救技术

在急救现场，处于生死之际的伤病员，如果耽误几分钟，可能就会错过最佳抢救时机，丧失生命。在这"救命的黄金时刻"，对现场基本急救技术的学习与普及具有重要的现实意义。医学急救技术主要包括通气、止血、包扎、固定和转送这五项基本技术。遇到特殊灾害和伤情时，急救技术还包括止痛、抗休克、抗感染，以及对核辐射和化学毒剂的初步洗消和解毒等内容。

一、通气

发生外伤时，可因颌面部、颈部或气道的直接损伤而使气道难以维持通畅，发生窒息。气道完全阻塞时，伤员不能讲话、呼吸、咳嗽，常常不由自主地用拇指和食指抓压颈部，表现为典型的"V"字形手势，呈吸气性哮喘样，继而呼吸困难（图2-1），有明显的"三凹"体征（图2-2），面色、口唇青紫，甚至丧失意识，死亡。

确保呼吸道通畅是急救中不容忽视的重中之重。救护人员应熟悉气道的解剖结构，并掌握保持气道通畅的技术，包括清除呼吸道异物、矫正舌后坠、用"抬头举颏法"开放气道、经口/鼻咽插管、环甲膜穿刺、气管切开、气管插管、开放性气胸密封包扎、张力性气胸穿刺排气和胸腔闭式引流。

手指掏出法：当血块等异物阻塞气道时，可先使伤员的头仰起，偏向一侧，施救者一手用拇指、食指拉出舌头，另一手用食指伸入口咽部，将异物抠出（图2-3）。

抬头举颏法：用于开放气道，伤员取仰卧位，抢救者将一手食指和中指放在被抢救者的颏部，向上用力，将其抬起；同时，用另一只手的小鱼际肌下压被抢救者前额，使被抢救者的头充分后仰，使下颌角与耳垂连线时与身体水平面垂直（图2-4）。

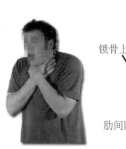

图 2-1　窒息

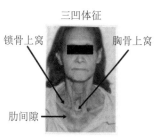

图 2-2　三凹体征

（三凹体征　锁骨上窝　胸骨上窝　肋间隙）

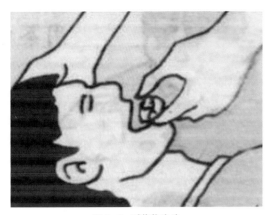

图 2-3 手指掏出法

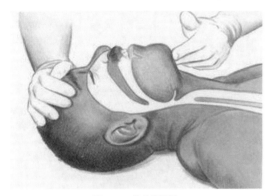

图 2-4 抬头举颏法

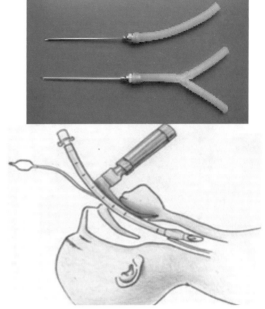

图 2-5 穿刺针、穿刺部位、环甲膜穿刺、环甲膜穿刺术

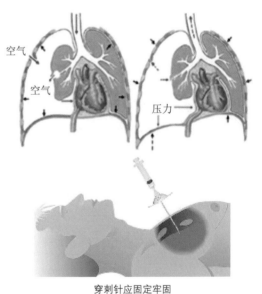

穿刺针应固定牢固

图 2-6 张力性气胸穿刺排气

气管插管：由于技术不易掌握，气管内如果有血液则很难进行气管插管，且需要喉镜等专业用具，因此难以被非专业人士广泛采用。

张力性气胸：是继致命性出血之后可预防的第二位死亡原因，约占全部创伤死亡的 5%。出现进行性呼吸困难并有明确或疑似躯干创伤的伤员，可判断为张力性气胸。需要指出的是，并非所有伤员的伤道入口都在胸背，少数可能在腹部、肩部甚至颈部。对张力性气胸采取的救命措施是立即使用便携式胸膜腔穿刺针穿刺减压（图 2-5、图 2-6）。

张力性气胸发生的原因，是吸气时空气从裂口进入胸膜腔内，而呼气时活瓣关闭，胸膜腔内空气不能排出，致腔内压力不断升高，压力压迫肺使之逐渐萎陷，并将纵隔推向健侧，挤压健侧肺，于是造成呼吸和循环功能的严重障碍。

口 / 鼻咽通气道：为声门上气道通气法。在创伤急救现场，伤员失去意识后，舌根后坠导致呼吸道阻塞，急救人员应在 90 秒内迅速清除呼吸道异物、矫正舌根后坠，通过口 / 鼻咽通气道确保呼吸道的畅通。

鼻咽通气道耐受性好，这种通气法适合清醒或半清醒的伤员，对于伴有呼吸道不畅需长时间保留人工气道及下颌很紧、牙关紧闭的伤员，鼻咽通气道通气法应成为首选（图 2-7）。

对于鼻骨骨折出血、怀疑颅底骨折的伤员，鼻咽通气道的置入容易出现错位，可采用口咽通气道通气法。口咽通气道是一个带特定弧度的塑料管，其原理是确保舌根与咽后壁分隔开，从而保障伤员的口咽气道通畅，使用时，选择合适大小的口咽通气道，将口咽通气道弯曲部朝上，插入口腔，当前端接近口咽部后壁时，将之旋转 180° 成正位，最后向下推送到位（图 2-8）。

二、止血

致命性出血是造成创伤死亡的第一位原因，约占可预防性创伤死因的 85%，因此，止血是创伤救治的重中之重。为了及时、有效止血，救护人员应熟练掌握人体动脉的分布（图 2-9）。对于显而易见的外出血，根据出血量、出血部位、当时所处的环境、条件，大多就地采用指压、加压包扎、纱布填塞、止血带、止血钳等方法止血。对开放伤或闭合伤的内出血则应采取手术止血，采用开胸或剖腹探查等手段控制出血，具体方法有血管结扎、血管修补缝合、血管吻合及脏器切除等，一般须转送至具有医疗条件的救护机构进行治疗。

在院前现场救治环境中，伤员救护最常用的止血方法（图 2-10）有以下几种。

（1）压迫止血：用干净纱布用力直接按压出血处，并保持足够压力于伤口上。同时可将受伤部位尽量提高，直至高过心脏水平。若伤口有异物，例如扎入身体的小刀、玻璃片等，

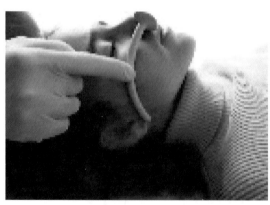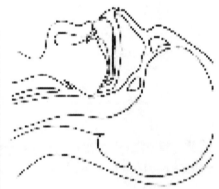

图 2-7　鼻咽通气道通气法

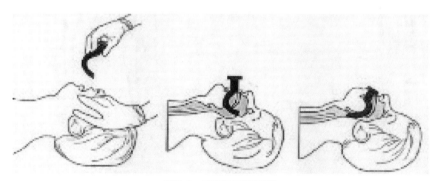

图 2-8　口咽通气道通气法

可以采取间接按压法，须保留异物，在伤口边缘将异物固定，然后用绷带或三角巾加压包扎。

（2）指压止血法：适用于头部、四肢的出血，应找准动脉压迫点，利用大拇指将伤口的供血动脉压向骨骼，力度要适中，以伤口不出血为准。可同时抬高肢体，压迫 10～15 分钟，一般用于短时急救止血。特点是止血快速、效果好、持续时间短。

（3）止血带止血：适用于四肢大血管破裂出血或经其他方法急救止血无效者。止血带是用于四肢大出血的首选救命器材（图 2-11），并且禁止用电线、铁丝、绳子等来替代。止血带的优点是肢体受力均衡，伤员痛苦较小，止血力度可调且持久。止血带使用要点及注意事项如下。

①适用于四肢严重出血或肢体离断伤员。绝不要捆扎头部、颈部或躯干部。

②止血带扎在伤口的近心端，靠近伤口以上 5～10 cm 处，避开关节。

③使用止血带的伤员必须有显著标志，伤口包扎时，不可遮盖止血带。

④记录止血带开始使用的时间，书写格式应为"DDTTTT"，24 小时制。例如 7 日下午 3 点 06 分，应写为"071506"。

⑤止血带使用时间不宜超过 2 小时，若 2 小时之内无法到达救治机构，应尝试解除止血带，改为加压包扎；若松解止血带后伤口仍明显出血，则应继续扎紧止血带，且不应再松解；尽快将伤员送至医疗机构。

⑥止血带松紧合适，不是越紧越好，以止

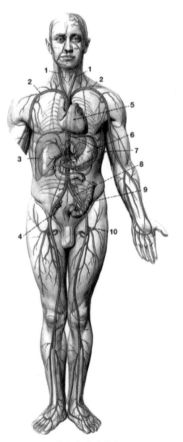

a. 人体全身动脉分布图

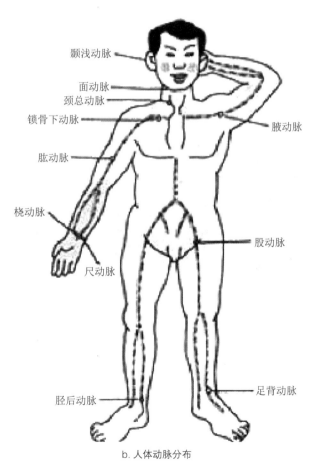

b. 人体动脉分布

图 2-9　人体动脉的分布

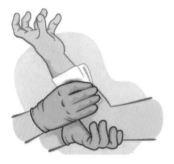
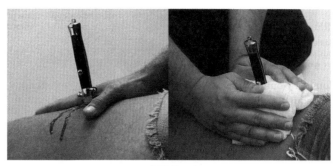

a. 直接按压法   b. 间接按压法

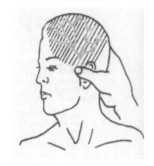
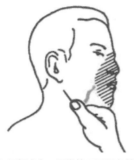
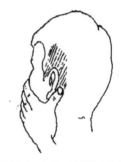

c. 头顶部出血：拇指压迫耳屏上方 1.5 厘米处的颞浅动脉

d. 面部出血：拇指按压下颌角前下方切迹处的面动脉

e. 耳后出血：拇指压迫受伤耳郭与乳突之间凹陷处的耳后动脉

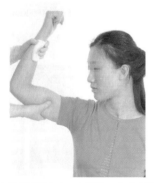
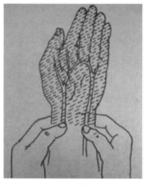
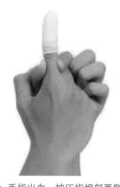

f. 前臂及手出血：拇指按压上臂中段内侧的肱动脉

g. 腕及手出血：同时按压腕部表面两侧的桡、尺二动脉

h. 手指出血：按压指根部两侧的指动脉

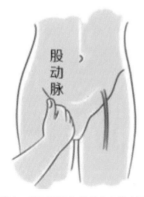
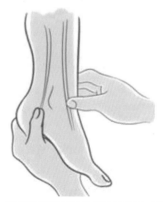

i. 下肢大出血：按压腹股沟韧带中点偏内下方的股动脉

j. 足部出血：用两手拇指分别压迫足部背动脉和内踝与跟腱之间的胫后动脉

图 2-10 伤员救护最常用的止血法

血后远端不再大量出血为准。

⑦止血带不应直接扎在皮肤上，可用平整的衣服、毛巾等棉织品作衬垫。

（4）填塞止血：用于鼻腔、颈部、腋窝、腹股沟、阴道出血及非贯通伤、贯通伤、较深的伤口、组织缺损等的止血。用无菌或洁净的布类填塞伤口，填满、塞紧后再加压包扎。对于肢体特殊部位（腋窝、腹股沟）和肢体以外部位（头、颈、躯干）的出血，建议采用创伤止血敷料填塞伤口，如壳聚糖止血海绵、压缩曲线纱布等（图2-12）。

（5）止血卡钳：对于下肢近端离断和腹股沟损伤大出血，建议使用止血卡钳（图2-13），通过压力盘压迫腹股沟韧带后的髂外动脉或腹股沟韧带下的股动脉，或者通过压力盘直接压迫腹股沟韧带下的外伤出血点。

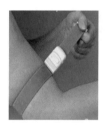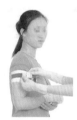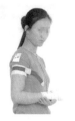

卡式止血带 | 上肢止血时扎在上臂上1/3段 | 做好明显标记，记录用止血带的时间

a. 卡式止血带止血法

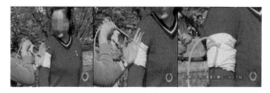

b. 橡皮带止血法

图2-11 止血带止血

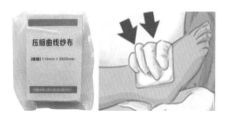

图2-12 填塞止血法

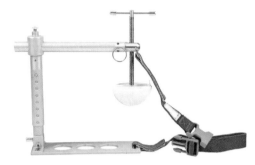

图2-13 止血卡钳止血法

（6）止血敷料：对于肢体特殊部位（腋窝、腹股沟）和肢体以外部位（头、颈、躯干）的出血，建议采用止血敷料填塞伤口。止血敷料含有高岭土成分，可激活内源性凝血途径，具有来源广泛、价格低廉、止血效果好、副作用小等优点。

（7）氨甲环酸：止血带和止血敷料只能解决外出血，对内出血不起作用，而液体复苏又可能带来血液稀释、血凝块溶解破碎和再出血弊端。内出血时，建议使用氨甲环酸。需要注意的是，伤后1小时内应用氨甲环酸的效果最佳，3小时内应用效果尚好，但如果超过3小时应用，则有害无益。

三、包扎

包扎的目的是压迫止血、保护伤口、减少污染、减轻疼痛、固定敷料和夹板。包扎要求做到快（暴露伤口速度要快）、准（包扎部位与方法要准）、轻（包扎动作要轻）、牢（包扎要牢靠）。常用的材料是绷带、三角巾和多头带。包扎松紧度要适宜，既要防止物料的脱落和移位，又要避免影响血液循环。另外包扎时应注意保持肢体的功能位置，并尽量做到无菌操作。用三角巾包扎操作简单，几乎适用于全身各个部位。

（1）对开放、暴露的伤口，要尽可能先用无菌敷料覆盖伤口，再进行包扎；

（2）一手拿纱布头，一手拿纱布卷，使纱布卷在上，先固定绷带，后自下而上、从内向外进行包扎，使纱布上下端各超过敷料 3 cm；

（3）包扎松紧要适宜，过松容易滑脱，过紧则压迫神经和血管，影响肢体功能；

（4）如果是四肢包扎，要露出手指或足趾的末端，以便观察肢端血液循环情况；

（5）患肢包扎须在功能位检查远端指（趾）的活动能力。

具体的包扎方法如下（图 2-14）。

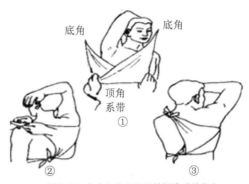

k. 侧胸部三角巾包扎（用于单侧胸壁外伤）

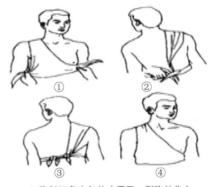

l. 胸部三角巾包扎（用于一侧胸外伤）

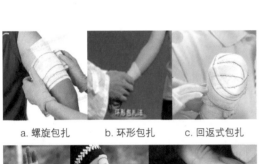

a. 螺旋包扎　　b. 环形包扎　　c. 回返式包扎

d. 8 字包扎　　e. 人字形包扎　　f. 检查末梢血液循环

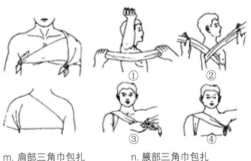

m. 肩部三角巾包扎　　　n. 腋部三角巾包扎

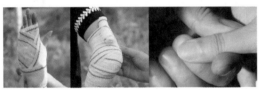

g. 三角巾帽式包扎

o. 腹部包扎（用于腹部及会阴部外伤）

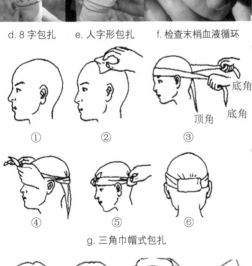

h. 双眼三角巾包扎　　i. 头部三角巾包扎　　j. 颈部三角巾包扎

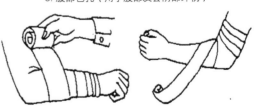

p. 前臂绷带螺旋形包扎　　q. 肘关节绷带 8 字包扎

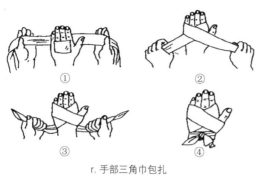

r. 手部三角巾包扎

图 2-14 包扎方法

四、固定

骨关节损伤时必须给予固定制动，以减轻疼痛，避免骨折断端损伤血管、神经等，并可防止休克，更有利于伤员的安全转送。

注意事项：

（1）开放性骨折，应该先止血，再包扎，最后固定，顺序不可颠倒；

（2）开放性骨折时，不冲洗（易使伤口感染，引发骨髓炎及再次出血）、不复位（盲目还纳易造成二次损伤，或使污染的骨折端回缩造成深部感染）、不上药（以免增加处理难度）。

（3）夹板固定时要超过骨折处的上下两个关节；

（4）夹板不可与皮肤直接接触，尤其是夹板两端与骨突出部位，一定要用棉花或纱布铺垫；

（5）固定牢固可靠，松紧适宜，指 / 趾端露出，以便观察末梢血液循环情况，如果指（趾）尖苍白、发凉、发麻或发紫，说明固定太紧，要松开重新调整固定；

（6）固定伤肢后，如有可能应将伤肢抬高；

（7）绑扎顺序：先固定骨折的近心端，再固定骨折的远心端，然后从上到下依次固定关节处，最后用 8 字固定。

固定方法如图 2-15 所示。

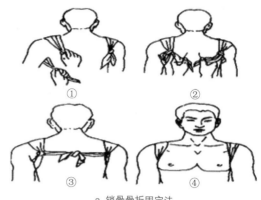

a. 锁骨骨折固定法

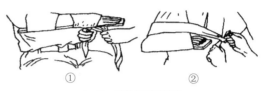

b. 尺、桡骨骨折固定法

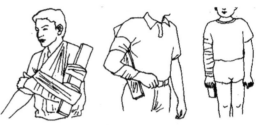

c. 肱骨骨折固定法　　　　d. 肘关节骨折固定法

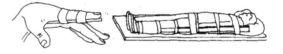

e. 手指骨折固定法　　　　f. 股骨骨折固定法

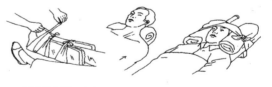

g. 胫腓骨骨折固定法　　　　h. 颈椎骨折固定法

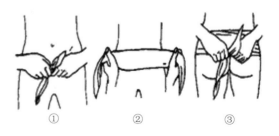

i. 胸腰椎骨折固定法

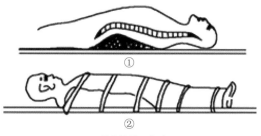

j. 骨盆骨折固定法

图 2-15　固定方法

五、转送

伤员经现场救治后必须尽快转送。转送的目的是使伤员脱离危险区，防止损伤加重，尽快使伤员获得专业治疗，最大限度地拯救生命，减少伤残。转送是紧急救护过程中的重要环节，单个伤员在现场处置完毕后即可尽快转送。对于批量伤员，必须由业务熟练、技术过硬的人员针对所有伤员进行初次评估及快速分类挂牌，合理组织分配救治力量，使全体伤员尤其是重伤员得到及时、有效的救治。分类原则：呼吸、心跳已经停止和即将停止，无救治希望者，可在身体显著部位挂以黑牌，暂不转送；呼吸循环不稳定，随时有生命危险者，挂红牌，表示需要紧急转送；生命体征平稳，但伤情较重者挂黄牌，表示优先转送；一般轻伤挂绿牌，表示暂缓转送（图 2-16）。

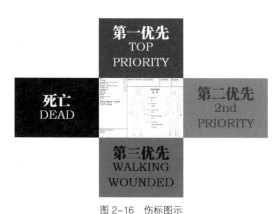

图 2-16　伤标图示

注意事项：必须在对伤员进行检查伤口、包扎、止血、固定等救治后再进行搬运和转运；颈部要固定好，避免轴位转动；尽量减少不必要搬动，以免损伤加重和出血增加；保持呼吸道通畅，防寒保暖。

六、创伤止痛

为减轻或消除受伤人员的疼痛刺激而采取的急救措施。创伤疼痛除了给伤员带来精神上的折磨外，甚至会诱发和加重休克。对诊断明确、疼痛剧烈的伤员应肌内或皮下注射止痛药，如哌替啶或吗啡，或选用其他止痛药物。诊断不明者慎用止痛药，疼痛剧烈者可少量应用，但必须注明药名、剂量及应用时间。

颅脑伤和胸部伤伤员慎用止痛药，以免抑制呼吸。骨折的固定、伤口的包扎、止血、稳妥而正确的搬运方法都有减轻疼痛的功效。适量的镇静药、及时防暑降温、防冻保暖、必要的安慰和鼓励等也能起到良好的止痛作用。

七、抗休克

大量失血可导致失血性休克，后者也是伤员死亡的首要原因。抗休克基本措施有：止血，清除气道阻塞与防止窒息，建立静脉通道与液体复苏。

为满足快速补液需要，要求采用较粗的 18 号穿刺针建立静脉通道；倘若无法建立静脉通道（如全身烧伤，静脉塌陷，穿刺困难），也可在胫骨近端、胸骨柄等位置建立经骨输液通道。

液体复苏是抗休克的主要措施，通过快速输注液体扩容，维持伤员血容量和血压，为后续救治争取时机。在紧急救治阶段，首选羟乙基淀粉平衡液，快速输入 500 mL。如果 30 分钟后伤员仍然处于休克状态，可重复补液，但总量不能超过 1000 mL。

在转送救护阶段，由于急救条件相对改善，对液体复苏提出较高要求。液体复苏的总体目标是使休克伤员的收缩压维持在 $80 \sim 90$ mmHg。对创伤性脑损伤伤员补液应采取谨慎态度，在液体复苏与再灌注损伤之间寻求一个平衡点。

第二节　创伤急救中的常用概念

一、创伤

创伤是指外界某些物理性（如机械力、高温、电流等）、化学性（如酸、碱、毒剂等）或生物性（如虫、蛇、犬的螫咬等）致伤因素作用于人体而导致的体表和（或）内脏结构完整性破坏的现象，有时也指机械力作用于人体所造成的结构完整性破坏的现象。

二、外伤

创伤的同义词。常指体表完整性破坏的开放性创伤，如刺伤、切割伤、火器伤，不包括闭合性创伤。

三、刺伤

由刺刀、钢针、竹片等有锐利尖端的物体戳入人体内而引起的损伤。伤口较小，污染较轻，但伤道较深，严重者可刺破内脏或大血管，危及生命。刺伤伤道较浅时仅作伤口清洗和包扎。伤道较深、损伤组织较多时须作清创，并须预防厌氧性感染。有脏器破裂或大出血时须尽快手术。

四、多发伤

多发伤是指在同一致伤因素作用下，人体同时或相继有两个以上的解剖部位或器官受到创伤，且其中至少有一处是可能危及生命的严重创伤，或并发创伤性休克。常伴有大出血、休克和严重的生理功能紊乱而危及生命，诊断时必须作全面检查以免漏诊。治疗上，首先是保全生命，其次是保全肢体。凡有危及生命的损伤应优先手术，多处创伤均有优先手术指征时，可同时进行多组手术。

五、多系统伤

多个重要生命系统（如神经、呼吸、循环、消化、泌尿、内分泌等）同时发生的损伤。严重创伤，特别是多发伤，常表现为多系统伤，例如，严重肺损伤合并大血管伤、四肢骨折合并周围神经损伤、颅脑伤伴有腹部脏器伤等。

六、合并伤

有两处以上损伤时，除主要较重的损伤外，其他部位出现的较轻的损伤，如严重颅脑伤合并肋骨骨折，肋骨骨折即为合并伤；肝破裂合并脾脏被膜下血肿，脾脏被膜下血肿即为合并伤。

七、机械性损伤

是各种暴力或机械力作用于人体所引起的损伤。多见于平时，包括房倒屋塌的压砸伤，汽车船舶碰撞的车、船祸伤，高处跌落的摔伤或坠落伤，拳击、棍棒等坚硬物打击人体所致的损伤等。是外界能量转移至人体的结果。钝性机械力常引起闭合性损伤。

八、挫伤

因钝性暴力作用而引起的软组织闭合性损

伤。当钝器作用于体表的面积较大时，其力的强度不足以造成皮肤破裂，却能使其下的皮下组织、肌肉和小血管损伤，表现为伤部肿胀、疼痛和皮下淤血，严重者可发生肌纤维撕裂和深部血肿。如果致伤暴力为螺旋方向，则会引起捻挫伤，其损伤程度更甚。治疗多采取热敷、消炎、止痛等保守疗法。

九、撕裂伤

因暴力的牵拉和扭转作用而产生的组织撕破或裂开性损伤。可分为：①闭合性撕裂伤，见于体内动力失衡时产生的韧带撕裂；②开放性撕裂伤，见于人体某部位被运行的车辆、机器、奔马等动力牵拉时发生的体表撕破。由斜行牵张力形成的撕裂伤，其伤口呈瓣状或片状；由平行牵张力形成的伤口呈线状；由多方向牵张力形成的伤口呈星状。伤口内常有丝状物，为抗裂强度较大的胶原纤维。开放性撕裂伤伤口常有严重污染。治疗包括清洗伤口、修剪失活组织、清创后缝合伤口；如有感染，须作延期缝合；如皮肤缺损较多，须作皮肤移植术。

十、挫裂伤

既有挫伤又有组织碎裂的损伤，常见脑挫裂伤。脑挫裂时局部脑组织有碎裂，表面达蛛网膜层，深部可至白质，常伴有蛛网膜下腔出血和脑组织水肿。临床表现为昏迷，持续数小时或数十天以上，并可能有神经系统阳性体征、颅骨骨折和生命体征的变化。如果有明显的颅内压增高、较大的血肿形成或碎裂的组织较多，则须及时作钻孔或开颅手术。脑挫裂伤属于重型伤，死亡率较高。

十一、震荡伤

钝性暴力作用于人体后产生的生理功能障碍和轻度的器质性损伤。常见有脑震荡、视网膜震荡、迷路震荡和脊髓震荡等。

十二、内脏伤

不同致伤因素所致的体腔内脏器损伤。通常指胸腹腔和盆腔脏器所发生的损伤，特别是钝器或强压力波引起的闭合性脏器损伤。诊断与治疗方法因损伤脏器不同而异。

十三、挤压伤

人体肌肉丰富的肢体受到重物长时间（一般在 1～6 小时）挤压所导致的一种以肌肉为主的软组织创伤。受挤压的肌肉缺血坏死，有的因肌肉坏死后逐渐被结缔组织代替而发生挛缩。在受到严重挤压的伤员中，除局部病变外，还可发生挤压综合征，即以肌红蛋白尿和高血钾为特征的急性肾功能衰竭及休克的病症。挤压伤和挤压综合征是一种创伤的两种不同程度的伤情。

十四、创伤性水肿

伤道周围组织，尤其是直接挫伤区和震荡区发生显著的组织肿胀和水肿的病理现象。发生原因主要有：①血管受直接挫伤或因震荡作用而发生损伤；②组织变性坏死产物如组胺、多肽等的作用使血管通透性增高；③静脉血栓形成使静脉回流受阻；④局部发生血肿、水肿后压迫静脉和淋巴管，加重回流障碍。深层原因是：①酸性代谢产物积聚使组织产生酸中毒；②组织成分崩解使局部组织内的分子浓度增加；③细胞缺氧时 ATP 生成不足，钠泵作用减弱，细胞内因 Na^+ 积聚而渗透压增高，水被吸入细胞内而发生细胞水肿。细胞器破坏释出的酶类，也与细胞肿胀、溶解有关。创伤性水肿可引起组织内压增高，使组织缺氧，如脑部发生创伤性水肿后果更为严重。

第三节　常见创伤部位救护原则

现场急救原则是先救命，后治伤。创伤现场检查身体时按照呼吸循环、伤口、头颈、胸、腹、脊柱脊髓、骨盆、四肢的顺序。外伤处置前应首先明确：有无呼吸心跳停止、有无窒息、有无休克、有无昏迷、有无脊柱损伤。呼吸心搏骤停者，如现场情况允许，应立即进行心肺复苏，迅速判定有无头、胸、腹致命伤，保持呼吸道通畅并吸氧，维持循环稳定，输液抗休克。

一、颅脑伤

（1）头皮软组织出血、撕脱伤：一般出血采用三角巾或黏性弹力绷带加压包扎；喷射状出血做缝合结扎；静脉窦出血用吸收性明胶海绵或贴肌肉片，指压（至少10分钟）止血包扎；弹片撕脱伤的皮瓣要复位。

（2）开放性颅脑伤：颅脑膨出时以油纱布覆盖，用纱布或其他支撑物围在膨出部位的周围，再用碗或代用品覆盖保护，稳固包扎，以防滑脱和脑组织受压；检查伤部时，严禁探查伤道或取出异物，以防发生难以控制的颅内出血及继发感染。

（3）伤员处于昏迷或半昏迷状态：应保持呼吸道通畅，严防窒息，头偏向一侧，置入口 / 鼻咽通气管，预防舌后坠并保证气道通畅、便于吸痰。应迅速评估伤员反应程度，安排转送。

（4）脑爆震伤：主要是脑血管损伤，从而导致体液大量渗透到脑间质。表现为头痛、头晕、嗜睡，但生命体征平稳。救护应予吸氧、脱水、镇静处理，以防出现意识模糊甚至昏迷。

（5）颅底骨折合并严重出血：战伤颅底骨折常表现为口、鼻、外耳道出血，可合并不同程度的脑挫伤、颅内血肿。急救原则为保持呼吸道通畅，保持有效循环、止血。大量的出血可经鼻咽进入气管引起窒息，故应采用头高位，置入口 / 鼻咽通气道，吸除气道内血块，保持呼吸通畅；压迫患侧颈内动脉，应推注巴曲酶等止血药物，用膨胀海绵填塞前后鼻孔延缓出血。

（6）转送：给伤员挂伤牌，迅速转送伤员至高一级救护所。

二、颌面、颈部伤

颌面、颈部是人体的暴露部位，易遭受损害，导致呼吸道梗阻，引起窒息，其中颈部伤的致命危险是脊髓横断和血管伤大出血。疑有颈椎损伤者应予以颈托固定，合并胸腰椎损伤者应用平板或铲式担架搬运，避免脊柱出现任何扭曲。

（1）伤后都应进行紧急处置并迅速转送：移位组织复位后立即加压包扎，可起到止血、骨端暂时复位、维持呼吸道通畅、减少组织水肿、防止唾液及呕吐物误吸等作用。

（2）窒息因素：下颌骨颏部骨折可致舌后缩、窒息，必须将舌牵出固定；上颌骨骨折可用两头绷带吊起，作颅颌固定；鼻咽腔后血肿和水肿引起窒息者，可行紧急气管造口术或环甲膜切开术；口腔中如有血块、碎骨片或异物存留堵塞，应及时清除。

（3）颈部大血管出血：立即用手指用力压迫伤侧颈动脉破口，用止血栓或止血粉填塞，不要轻易结扎颌面部的血管；下颌或上颌部伤，先用纱布填塞止血，然后可做补充包扎，但必须保持呼吸道通畅，注意包扎及出血情况。

（4）眼球损伤：不论单侧还是双侧，一律包扎双眼。眼球壁裂伤，可无压力清洗，用 0.5% ～ 1% 丁卡因止痛，取出眼睑、结膜及眼球表面的异物，涂抗生素眼膏。对眼球穿通伤，滴抗生素眼药水，包扎双眼（图 2-17）。眼部化学伤，应用大量清水或等渗盐水冲洗，不要包扎。出血可用纱布条或 2% 麻黄素纱布条经鼻前、后孔填塞。眼内容物脱出时不还纳，可无压力包扎保护。

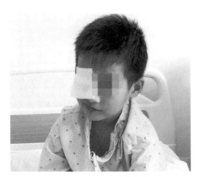

图 2-17　眼部受伤包扎

三、胸部伤

胸部创伤的特点是多为开放性伤，易发生感染，为现场救护带来极大困难，同时死亡率高。早期救护原则为：保持呼吸道通畅和胸壁完整；恢复呼吸、循环功能；解除血气胸和心包积血的压迫；防止胸腔内感染。

（1）胸部软组织伤和单纯肋骨骨折：在一线医院经清创后可用厚而大的急救包或不透气的敷料紧密包扎、固定；多根肋骨骨折时，因胸壁软化，影响呼吸功能，救护中应侧重观察有无呼吸功能障碍。

（2）开放性气胸：病情凶险，有呼吸困难、发绀、面色苍白、休克。可使伤员取半卧位并向伤侧倾斜，用保鲜膜、干净的塑料袋（布）或清洁敷料压于伤口之上，三边封口，向上一边留一开口。用胶布将敷料固定好，再用三角巾折成宽带绕胸固定于健侧打结，注意保持呼吸道通畅（图 2-18、图 2-19）。

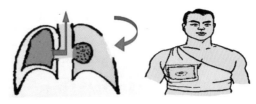

图 2-18　开放性气胸　　　图 2-19　胸部包扎

（3）张力性气胸、血气胸、心包积血引起的呼吸困难：应在伤侧锁骨中线第二或第三肋间做单向引流或闭式引流，也可做胸腔穿刺、心包穿刺，抽吸胸腔、心包积血，根据伤员反应（头昏、心慌、出冷汗等）控制排血量。观察侧重点为注意伤侧呼吸音，有无呼吸异常，穿刺处有无血肿、引流管有无异常等等。胸外伤合并张力性气胸者应紧急胸穿减压。用无菌纱布或敷料包扎伤口，对开放性气胸或胸壁塌陷致反常呼吸者，须用大块棉垫填塞伤口，并予以固定。

（4）胸部爆震伤：胸部肺血流丰富，含气较多，是冲击波作用的"靶器官"。此类伤员应严密观察生命指征，持续吸氧，备好正压通气设备，50% ～ 70% 酒精，以及解痉、强心、脱水、利尿等急救药品。

四、腹部伤

早期救护原则为优先处置内出血和腹腔内脏损伤人员。腹部受伤人员，因其死亡率与伤后至确定性手术时间有密切关系，故应优先考虑空运转送。伤后 24 小时内获得正确治疗者，90% 以上可望治愈。

（1）一般原则：除少数为单纯腹壁伤外，绝大多数为腹腔穿透伤，可致多脏器损伤，造成出血性休克、感染等严重并发症。对腹部实质性脏器损伤者，应经一线医院行紧急手术修补或切除后空运。侧重观察伤员术后生命体征变化，有无明显腹胀（防止空运中因中度以上胀气而导致缺氧），观察胃肠引流液的颜色、液量和气味，如为鲜红色，可能是胃肠伤口裂开或结扎血管的线头脱落；如有特殊气味，可能是腹腔严重感染，须立即处理。观察伤员意识、出血量、胃肠减压管是否通畅、有无并发症等。

（2）腹部内脏脱出：仰卧屈膝，防止内脏继续脱出。已脱出内脏禁止回纳腹腔，可用湿润的无菌敷料覆盖，以大小合适的碗扣住外露的内脏；无碗时，可用皮带卷成圈或利用棉织品卷成圈，围在脱出的肠管周围，然后用三角巾包扎法包扎固定。注意无菌操作，包扎松紧程度适宜，注意保暖，以防肠管过度胀气（图2-20）。

（3）开放性腹部伤：在一线医院可用吗啡或哌替啶止痛，用庆大霉素或阿米卡星和甲硝唑等抗感染，采用输血、输液等综合措施恢复血容量。

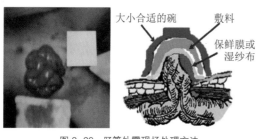

图2-20　肠管外露现场处理方法

（标注）大小合适的碗　敷料　保鲜膜或湿纱布

表、戒指之类的配饰取下，否则肿大后可能造成肢体坏死。

①烧伤创面在一线医院均行早期清创术：面颈部创面用无菌湿纱布覆盖，四肢和躯干烧伤均予包扎。条件允许时，在清理烧伤创面后用半透气微小气层合成材料覆盖创面。烧伤面积大于15%者，应静脉补液。烧伤面积大于30%、浅Ⅱ度以上的伤员，转送前应充分补充胶体液（以706代血浆为宜），以减少渗出。侧重观察有无合并伤。

②吸入性损伤或面颈部重度烧伤合并呼吸困难者：尽早行气管内插管或气管切开术，给氧，补充血容量，清除口、鼻及呼吸道内分泌物，维持水、电解质及酸碱平衡。给氧应采用面罩吸氧，氧流量以4～5 L/min为宜。无休克症状者，适当口服烧伤饮料或含盐饮料。休克或胃肠道功能紊乱，应快速输注平衡盐，以纠正休克。

（2）磷化学性烧伤：见于白磷弹烧伤。先用大量清水冲洗，禁湿敷。如四肢磷烧伤，可以将四肢浸于水中，用镊子清除磷颗粒，或用0.5%硫酸铜冲洗创面后，清除外附黑色磷化铜颗粒。烧伤面积较大者，改用0.5%～1%硝酸银，然后用1%碳酸氢钠湿敷，以中和残留磷形成的磷酸。

五、烧伤

（1）非化学性烧伤：切勿强力撕脱燃烧的衣裤，应迅速熄灭火焰脱离火场。用冷水冲淋热液浸渍的衣裤后，将衣裤剪开取下，但切勿强力撕脱，以免引起二次损伤。切勿将大面积深度烧伤的肢体浸入冷水中，以免体温和血压急剧降低而造成休克。可以使用透气湿润的无菌绷带、洁净的湿布或湿毛巾覆盖烧伤创面。切忌在创面上涂抹有颜色的药物，如红汞、甲紫等。如果是手烧伤，降温的同时一定要把手

六、休克、心肺复苏

休克早期救护原则为及时对伤部止血、包扎、制动；镇静、止痛、保暖、保持呼吸道通畅；平卧，适当抬高下肢，但不宜采用"头低脚高位"；及早补液，昏迷或消化道损伤者应静脉输液。心肺复苏救治原则为，当心搏、呼吸骤停时，应立即同步行心肺复苏，纠正酸中毒，防治脑功能损害和其他并发症。

（1）伤员发生心跳、呼吸骤停时：应及

早气管插管或气管造口，保持呼吸道通畅；给氧，输液并给予适量碱性药和血管活性药物（肾上腺素 1～2 mg 静脉推注，多巴胺 20 mg 静脉推注，若无效，每隔 5 分钟可重复使用初次剂量）。室颤时，条件允许可电击除颤，恢复窦性心律。休克纠正或心肺复苏成功后，应严密监测生命体征变化，持续给氧，观察神志及末梢循环情况。

（2）补液：口服含盐、糖的热饮料，但不宜过多。有消化道伤或昏迷不能口服时，应立即大量、快速输注平衡盐溶液或等渗盐水 1000～1500 mL，予 706 代血浆或中分子右旋糖酐 500 mL，有条件时输全血 400～600 mL，观察生命体征、神志意识、静脉通道输液反应。

七、四肢伤

包括四肢软组织和骨关节伤，其特点是出血不易控制，易并发出血性休克或感染，易遗留严重后遗症。四肢软组织、骨、关节损伤严重者应加压包扎、止血，一旦伤部敷料松脱或被渗液浸透应及时补充包扎。对上止血带的伤员应优先处置，定期松解，避免组织坏死。用夹板或石膏托固定及包扎时松紧要合适，保证肢端血液循环良好。及时给予抗感染治疗，静滴广谱抗生素。

八、化学武器伤

神经性毒剂主要有沙林（GB）、塔崩（GA）、梭曼（GD）和维埃克斯（VX），症状为瞳孔缩小、视力模糊、胸闷、流涎、无力、肌颤、呼吸困难、惊厥、昏迷等。救护者必须穿戴防护服，方可进入现场进行救治。

（1）神经毒剂中毒时：首先立即撤离染毒区，肌注急救针。无神经毒剂急救针时，可肌注阿托品 3～5 mg 和氯解磷定 600 mg。无法注射时，可口腔滴入阿托品 3～5 mg。

（2）伤口染毒时：立即扎止血带，用洗消剂或清水充分洗消，防止毒剂扩散，然后包扎伤口，肌注急救针后放开止血带。如果误食毒剂，应催吐，肌注急救针，吞服医用活性炭悬液和泻药；皮肤染毒，用粉剂消毒剂或 25% 酒精消毒；染有路易氏剂时，用 5% 二巯丙醇软膏涂擦；眼、鼻和口腔黏膜染毒时，用大量清水冲洗漱口；染有芥子气时，迅速用 2% 碳酸液冲洗；眼染毒，可用 3% 二巯丙醇软膏涂于结膜囊内，轻揉 0.5 分钟后用清水冲洗；被服装备染毒，除上述措施外可剪去染毒部分，脱掉外衣。

九、异物插入

弹片等异物插入颅内、胸部、腹部等处时，会破坏体内血管，血管破裂后会造成大出血，但有异物堵住，能暂时减缓血流速度，所以切勿轻易拔出。如果异物过长，可以截掉一部分。插入的异物要与身体一并包扎，用绷带或三角巾固定牢固，运送过程中避免震动、挤压、碰撞，防止插入物脱出或继续渗入而导致大出血或者内脏进一步受伤（图 2-21）。刺入性异物过长者应设法锯断。

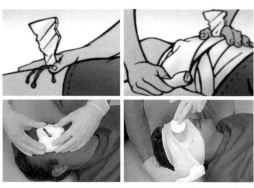

图 2-21　异物插入的处理

十、其他伤

（1）骨盆骨折：可用三角巾或多头带做环形加压包扎、止血、固定。有活动性出血，用血管钳钳夹结扎止血。伴膀胱、尿道伤，有尿潴留时，先导尿；若尿管置入失败，应避免反复试插，以免加重损伤和形成假道，立即改做耻骨上膀胱穿刺术或膀胱造口术排尿。侧重观察包扎有无松动、有无渗血渗液，引流管是否通畅，是否脱出，尿量多少等。

（2）离断指（肢）体：宜用干净敷料包裹，有条件者可外置冰袋降温。

第四节　特殊环境下创伤的救治

一、海上创伤救治

海上创伤主要指在海上环境中，舰艇人员所受的创伤。海水是一种特殊的致伤因素，具有高渗、高碱、低温、含有大量致病微生物等特点。海上创伤与陆地创伤相比，有其自身特点。

（1）海水浸泡是常见的致伤方式，伤员落水可发生海水误吸、淹溺、低体温等现象。

（2）晕船、休克发生率高。

（3）伤员溺水后不易被发现，容易被漏诊、误诊。

（4）若合并其他致伤因素，则伤情复杂。

初期急救原则包括以下几项。

（1）现场救治应体现快速、准确的原则，尽快使伤员离开海水环境。

（2）伤员救出水后，应确保呼吸道通畅。立即清除口鼻腔内的水或其他异物，将舌头拉出，松解领口和紧裹的内衣、腰带。严重呼吸困难时，可行环甲膜穿刺或气管切开术。不应实施倒水（容易导致胃内容物排出，反而增加误吸风险，有害无益）。

（3）冻僵伤员应复温和保温，用温水浸泡、口服热饮料、输入加温液体、加盖保暖被服，采用保温袋保暖。

（4）被海水浸泡的伤口在伤后 6～12 小时内尽早用生理盐水反复冲洗，由于海水中的致病微生物以革兰氏阴性杆菌为主，因此抗生素可选用喹诺酮类，如莫西沙星等。

二、高温高湿环境下的创伤救治

（1）高温高湿环境下，细菌繁殖快，感染时间会提前且感染严重，建议提前救治，早期口服高效广谱抗生素，伤后 2 小时内彻底清创。

（2）减少使用或不用加压包扎止血方法。

（3）采用伤道喷雾保护剂或宽度不超过 3 cm 的织物止血带。

（4）物理降温，预防因大量体液丢失而造成低血容量休克。

（5）用制式透气吸湿夹板固定伤肢。

三、高原地区创伤救治

（1）高原地区干燥、缺氧，人体耐受性降低，受伤后易导致脱水、休克、脑水肿、肺水肿、多器官功能衰竭，死亡率高于平原地区。

（2）救治中除一般急救原则外，应严密观察，必要时采取防止肺水肿和脑水肿的措施，如强心、利尿、提高血浆胶体渗透压等。

（3）高原地区空气洁净度高，若不具备清创条件，可延迟到 48 小时再清创。

四、高寒地区创伤救治

（1）防寒保暖，给予体表复温、热液体、温水灌肠等。

（2）包扎伤口时，暴露部位越少越好，在夹板等固定器材外必须裹较厚的敷料和棉花。

（3）出血者可对伤口作加压包扎止血，尽量不用止血带，以免影响血液循环，导致冻伤。

（4）输注的液体可加温至 37 ℃。

五、戈壁沙漠创伤救治

（1）戈壁沙漠地区昼夜温差大，风沙大，阳光辐射强，干燥、水源缺乏，容易导致脱水、中暑，伤口容易污染。

（2）急救时应注意补充液体。

（3）清创时伤口应充分冲洗，预防性使用抗生素，如青霉素、头孢类抗生素。

六、山岳丛林地区创伤救治

（1）在山岳丛林地区活动时，体力消耗大，供水困难，出汗多，易脱水。

（2）营救发现和转送均困难，应及时止血、包扎、固定，将伤员搬运到安全地点后再进一步处理。

（3）短时间内产生的大批伤员，应按照先重后轻、先急后缓、先近后远的原则进行抢救和搬运。

（4）若发生地雷炸伤，多见下肢伤，伤口污染严重，气性坏疽发生率高；清创时应尽量彻底，深部伤口用 1 ∶ 500 高锰酸钾或过氧化氢反复冲洗，并放置橡皮引流条。此外，应尽早使用抗生素和破伤风抗毒素。

七、创伤救治的新观点和进展

（1）出血控制：应用止血带控制肢体出血；使用止血敷料控制静脉出血和动静脉复合出血；止血钳夹可控制交接区域（颈部、腋部、腹股沟区）出血。

（2）低体温预防：低体温是指核心体温低于 35 ℃，与病死率升高密切相关。应高度重视对低体温的预防。

（3）暂时性创面封闭材料和理念的发展，如烧伤创面负压封闭。

（4）创伤救治中不需要对骨伤进行确定性处置。骨折临时固定是在急救现场进行骨科损伤控制的核心要领，利用环状外支架固定是非常有效的措施。

（5）损伤控制策略：包括损伤控制外科（DCS）和损伤控制复苏（DCR）。损伤控制外科是指，严重创伤患者首先需要简化的初期手术处置威胁生命的损伤，进行重症医学监护和复苏，待生命体征平稳后再做后续处理，以保证其后确定性外科救治的实施。广义的损伤控制复苏为处理"死亡三联征"（低体温、酸中毒、凝血障碍）的积极早期治疗策略，包含补液复苏、初期手术、ICU复苏、后期确定性手术，其中后三部分是损伤控制外科的内容。损伤控制理论提出了一些建议，例如允许性低血压和限制性补液（非颅脑创伤的患者应严格控制静脉输液量，血压控制在正常稍低水平，即可维持组织器官的灌注），另外推荐将氨甲环酸作为创伤后（3 小时内）的首选止血剂。

八、救护人员应注意的问题

（1）每次在实施急救之前，都要保证自身的安全，检查伤员环境，观察"有没有隐藏的危险"。原因很简单，不能再增加一名伤员。而且"你"倒了，可能就没有其他医护人员进行医疗救助了。

（2）先抢后救，急救的目的并不是治好，而是在第一时间控制伤情。当面对一个伤员的时候，先处理危及生命的危险，后处理非致命性的伤口。例如，如果伤员已经失去意识，呼吸困难，应立即放入鼻咽通气道，然后再处理身上其他的创伤。

（3）当面对多名伤员的时候，要分清创伤的严重程度。应快速准确判断病情，遵照先重后轻的原则，优先去救能救活的。受伤不严重的，延迟治疗不会危及其生命的，可放缓救助。

第 3 章

海上常见疾病防护与药物应用

第一节　常见疾病防治

一、呼吸系统疾病

（一）急性上呼吸道感染

1. 概述

鼻腔、咽或咽喉部急性炎症的总称。

常见病原体为病毒，少数由细菌引起。传染性强，冬春季好发，可通过病毒携带者的飞沫或被污染的手和用具传播，多为散发。

病因：主要由病毒引起。主要包括鼻病毒、流感病毒（甲型、乙型、丙型）、副流感病毒、呼吸道腺病毒、麻疹病毒等。

2. 临床表现

（1）普通感冒俗称"伤风"，以鼻咽部卡他症状为主要临床表现。

（2）以咽喉炎为主要表现的上呼吸道感染。①急性病毒性咽炎：临床表现为咽部发痒和烧灼感。②急性病毒性喉炎：临床表现为声音嘶哑、说话困难、咳嗽伴咽喉疼痛，常有发热。③急性疱疹性咽峡炎：临床表现为明显的咽痛、发热。④急性咽炎、结膜炎：由游泳传播，临床表现为发热、咽痛、畏光、流泪等。⑤急性咽-扁桃体炎：临床表现为明显咽痛、畏寒、发热、

体温可达 39 ℃以上。

3. 治疗原则

（1）对症治疗：头痛、发热、全身肌肉酸痛者可给予解热镇痛药；鼻塞者可用 1% 的麻黄碱滴鼻；频繁喷嚏、流涕者可给予抗过敏药；咽痛者可口含清咽滴丸、雾化治疗。

（2）病因治疗：①抗菌药物治疗，单纯病毒感染无须使用抗菌药物，有白细胞计数升高、咽部脓苔、咳黄痰等细菌感染症状时，可酌情使用青霉素、第一代头孢菌素、大环内酯类或喹诺酮类。极少需要根据病原菌选用敏感的抗菌药物。②抗病毒药物治疗，目前尚无特效抗病毒药物，而且滥用抗病毒药物可造成感冒病毒耐药的后果。因此如果无发热，且免疫功能正常，发病超过两天的患者一般无须用药。

（3）中医中药治疗：可选用具有清热解毒和抗病毒作用的中药，有助于改善症状，缩短病程。

4. 预防措施

（1）锻炼身体，可选择合适的体育活动，如健身操、太极拳、跑步等。养成经常在户外活动的习惯，以增强体质。

（2）患病期间增加休息时间，避免劳累，饮食宜清淡、富有营养。

（3）注意气候变化，避免受寒、淋雨，特别是冷空气侵袭时，要及时保暖，保证充足的睡眠，避免过度劳累。

（4）疾病高发季节少去人群密集的公共场所。可用食醋熏蒸法进行室内消毒，每立方米空间用食醋 5 ~ 10 mL，每日一次。居室里开窗通风，每日 1 ~ 2 次。

（二）急性支气管炎

1. 概述

急性支气管炎是由生物性或非生物性致病因素引起的支气管树黏膜急性炎症，多由上呼吸道病毒感染引起，受凉为主要原因。在流感流行时，本病的发生率更高。支气管如图 3-1 所示。

首先，致病的病原体与上呼吸道感染类似。常见病毒为腺病毒、流感病毒（甲型、乙型）、冠状病毒、鼻病毒等。常见细菌为流感嗜血杆菌、肺炎链球菌等。近年来衣原体和支原体感染明显增加，在病毒感染的基础上继发细菌感染亦较多见。

其次，物理、化学因素如冷空气（高寒地区）、粉尘、刺激性气体或烟雾（如二氧化硫、二氧化氮、氨气、氯气等）的吸入，均可刺激气管、支气管黏膜，引起急性损伤和炎症反应。比如有人在海上溺水发生呛咳，这时候有部分水流到了气管和支气管，甚至肺泡。海水含盐分高，病原微生物多，可能还含有悬浮漂流物，这些因素综合作用于气管和支气管，会导致咳嗽。

常见的吸入致敏原包括：花粉、有机粉尘、真菌孢子、动物毛皮和排泄物；细菌蛋白质，钩虫、蛔虫的幼虫在肺内的移行，这些均可引起气管 - 支气管急性炎症反应。

2. 临床表现

急性支气管炎发病初期常常表现为上呼吸道感染症状，患者通常有鼻塞、流清涕、咽痛和声音嘶哑等表现。而全身症状较为轻微，但可出现低热、畏寒、周身乏力，自觉咽喉部发痒，并有刺激性咳嗽及胸骨后疼痛。早期痰量不多，但痰液不易咳出，2 ~ 3 日后痰液可由黏液性转为黏液脓性。患者受凉、吸入冷空气或刺激性气体可使咳嗽加剧或诱发咳嗽。患者晨起时或夜间咳嗽常较显著。咳嗽也可为阵发性，有时呈持久性。咳嗽剧烈时常常伴有恶心、呕吐及胸部和腹部肌肉疼痛。如伴有支气管痉挛，可有哮鸣和气急。一般而言，急性支气管炎的病程有一定的自限性，全身症状可在 4 ~ 5 天内消退，但咳嗽有时可迁延数周。

3. 治疗原则

（1）对症治疗

对症治疗主要是：止咳祛痰，剧烈干咳患者可适当应用镇咳剂；痰量较多或较黏时，可应用祛痰剂；对有家族史的患者，如查体发现有哮鸣音，可吸入支气管扩张药，如沙丁胺醇（喘乐宁）或特布他林等；伴支气管痉挛时可用氨茶碱或 β_2 受体激动剂；全身不适及以发热为主要症状者应卧床休息，注意保暖，多饮水，服用解热镇痛药。

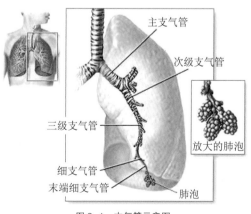

图 3-1 支气管示意图

主支气管

次级支气管

三级支气管

放大的肺泡

细支气管

末端细支气管

肺泡

（2）抗生素治疗

对于未明确病原者，抗生素不宜作为常规药物使用。盲目应用抗生素会导致耐药菌的产生、二重感染等一些严重后果。但如果患者出现发热、脓性痰和重症咳嗽，则为应用抗生素的指征。急性支气管炎的患者，若怀疑合并肺炎衣原体或支原体感染，可选择红霉素、克拉霉素或阿奇霉素。

4. 预防措施

（1）注意个人卫生，加强体育锻炼，以增强体质。

（2）在气候变冷的季节，要注意保暖、避免受凉，因为寒冷一方面可降低支气管的防御功能，另一方面可反射性地引起支气管平滑肌收缩、黏膜血液循环障碍和分泌物排出受阻，发生继发性感染。

（3）预防感冒：要积极预防并及时治疗上呼吸道感染，流感疫苗对预防上呼吸道感染有一定作用。同时应进行耐寒锻炼，如用冷水洗脸，避免刺激性气体对呼吸道的影响，避免冷空气直入气管。

（三）肺炎

1. 概述

肺炎：终末气道、肺泡和肺间质的炎症，可由多种病因引起，如感染、理化因素、免疫损伤等。

病因：以感染最为常见，如细菌、病毒、真菌、寄生虫等，还有理化因素、免疫损伤、过敏及药物等因素。

2. 临床表现

起病急，以寒战、高热（体温达 $39 \sim 40℃$）、咳嗽、咳痰、全身肌肉酸痛为特征，痰少，可带血丝，$24 \sim 48$ 小时后可呈铁锈色痰，主要与肺泡内浆液渗出及红细胞和白细胞渗出有关。患者呈急性病容、鼻翼扇动、面颊绯红、口角和鼻周有单纯疱疹，严重者可有发绀、心动过速、心律不齐，可出现胸膜炎、脓胸、肺脓肿、脑膜炎和关节炎等。

3. 治疗原则

（1）抗感染治疗。

（2）对症支持治疗：祛痰、降温、吸氧、改善营养、加强机体免疫治疗。

（3）预防并处理并发症。

4. 预防措施

（1）预防感冒，如果出现咽痛、鼻塞、咳嗽等上呼吸道感染的症状，要及时治疗，防止细菌侵入肺部而发展成肺炎。

（2）在流感暴发前接种流感疫苗、肺炎疫苗，预防此病的发生发展。

（3）平时注意防寒保暖，遇到气候变化，随时增减衣服。体虚易感者，可常服玉屏风散之类的药物，预防发生外感。

（4）戒烟，避免吸入粉尘和一切有毒或刺激性气体。

（5）进食时，注意力集中，要求患者细嚼慢咽，避免边吃边说，避免食物呛吸入肺。

（6）补充营养，选择高蛋白质、高碳水化合物的低脂肪食物及富含维生素 A、维生素 C 的水果蔬菜，适当多吃鲜鱼、瘦肉、牛羊肉、鸡肉、鸡蛋、胡萝卜、香蕉等。

（7）加强体育锻炼，增强免疫力，增强对气温骤变和寒冷的适应能力，也可多做深呼吸和扩胸运动，以增强肺功能。

（四）哮喘

1. 概述

哮喘又名支气管哮喘，是由多种细胞和细胞组分参与的慢性气道炎症。常伴反复发作的喘息、气促、胸闷和（或）咳嗽等症状，多在夜间和（或）凌晨发生。

病因如下。

（1）遗传因素：血缘关系越近、病情越严重，其亲属患病率越高。

（2）环境因素：空气传播的变应原（螨虫、花粉、宠物、霉菌等）、某些食物（坚果、牛奶、花生、海鲜类等）、药物过敏，如抗生素（青霉素、头孢霉素）和非甾体类抗炎药（阿司匹林）等。

（3）促发因素：大气污染、吸烟、呼吸道感染。

2. 临床表现

发作性咳嗽、胸闷及呼吸困难。部分患者咳痰，如无合并感染，常为白色黏痰。发作时轻者仅有胸部紧迫感，持续数分钟；重者有极度呼吸困难，可持续数周或更长时间。

3. 治疗原则

（1）长期抗感染治疗是基础治疗，首选吸入激素。

（2）应急缓解症状的首选药物是吸入 β_2 受体激动剂。

（3）规律吸入激素后病情控制不理想者，宜加用吸入型长效激动剂，或缓释茶碱，或白三烯调节剂（联合用药）；亦可考虑增加吸入激素量。

（4）重症哮喘患者，经过上述治疗仍长期反复发作时，可考虑做强化治疗。

4. 预防措施

（1）避免诱发因素。识别可能的过敏原和诱发因素，避免接触宠物；避免接触刺激性气体；避免强烈的精神刺激和剧烈运动；外出注意保暖，避免冷空气刺激，预防呼吸道感染。

（2）患者应识别哮喘发作的先兆表现，如鼻痒、喷嚏、流涕、眼痒等。

（3）饮食调养。宜少食多餐，应给予易消化、富含营养、高热量、高维生素的饮食，多摄入新鲜蔬菜和水果，多饮水。禁食可能诱发哮喘的食物，如鱼、虾、奶及蛋类等，少饮浓茶、咖啡，限制晚餐摄入量，尤其是睡前避免进食。

（4）体育锻炼。非急性发作期哮喘患者可根据情况适当进行体育锻炼，提高免疫力，增强体质。

（5）急性发作期间，患者应卧床休息，协助患者选择舒适的半卧位或坐位，以减少疲劳，应注意防止受凉和感冒，以免加重病情。哮喘缓解后，嘱患者继续卧床休息一段时间，恢复体力，防止呼吸道感染。

（五）支气管扩张

1. 概述

急、慢性呼吸道感染和支气管阻塞后，反复发生支气管炎症，致使支气管壁结构破坏，引起的支气管异常性和持久性扩张。主要致病原因是支气管感染、阻塞和牵拉，部分有先天遗传因素。患者常有麻疹、百日咳和支气管肺炎等病史。

2. 临床表现

（1）慢性咳嗽、大量脓痰。咳嗽通常发生于早晨和晚上，其严重程度可用痰量估计：每天少于 10 mL 为轻度，10 ～ 150 mL 为中度，多于 150 mL 为重度。痰液收集静置后出现分层。

（2）反复咯血。50% ～ 70% 的患者有不同程度的咯血，痰中带血，部分患者以反复咯血为唯一症状，称"干性支气管扩张症"。

（3）反复肺部感染。

（4）慢性感染中毒症状，可出现发热、乏力、食欲不振、消瘦、贫血等。当支气管扩张并发代偿性或阻塞性肺气肿时，患者可有呼吸困难、气急或发绀，晚期可出现肺心病及心肺功能衰竭的表现。

3.治疗原则

（1）控制感染，立即使用抗生素。

（2）改善气流受限，应用支气管舒张剂可改善气流受限。

（3）清除气道分泌物，应用祛痰药物、震动、拍背、体位引流和雾化吸入等方法促进气道分泌物的清除。

（4）外科治疗。对内科治疗后反复发作、难以治愈的患者，可选择通过外科手术切除病变组织。

4.预防措施

（1）天冷应注意保暖，避免受凉感冒。

（2）戒烟，避免接触烟雾及刺激性气体。

（3）痰量多时宜采取体位引流（如病变支气管在下叶的采取头低脚高势），每日 2～3 次，每次约 15 分钟。

（4）咯血时应轻轻将血咳出，防止窒息。

（5）抗菌药物应在医师指导下使用，不要自己滥用或长期使用。

（6）急性期应注意休息，缓解期可做呼吸操和适当的全身体育锻炼，以增强机体抵抗力和免疫力。

（7）多食蛋、肉、鱼、奶和新鲜蔬菜、瓜果类食物。

二、消化系统疾病

（一）胃炎

1.概述

胃炎是各种原因引起的胃黏膜炎症，为最常见的消化系统疾病之一。根据病程分急性和慢性两种，慢性比较常见。

（1）急性胃炎病因

①理化因素：浓茶、浓咖啡、辛辣食物、烈酒、过冷或过热食物、粗糙食物等均可损伤胃黏膜，导致胃炎。非甾体类抗炎药如阿司匹林、某些抗生素、肾上腺皮质激素等药物不但可以刺激胃黏膜、造成损伤，还会影响胃黏膜的修复而加重炎症。若吞服了某些强腐蚀剂如硝酸、盐酸、硫酸、氢氧化钾、氢氧化钠等，可导致急性腐蚀性胃炎。

②生物因素：主要是各种致病菌及毒素。进食受到细菌或毒素污染的食物，数小时后即可发生胃炎。

③其他因素：如全身感染、严重创伤、休克、情绪剧烈波动等应激状态均可导致本病。

（2）慢性胃炎病因

①生物因素：慢性胃炎的主要致病菌为幽门螺杆菌，90% 以上的慢性胃炎患者有幽门螺杆菌感染。

②物理因素：如过冷或过热食物、粗糙食物、浓茶、浓咖啡、烈酒等辛辣刺激食物对胃黏膜的长期刺激，造成胃黏膜反复损伤，引起慢性胃炎。

③化学因素：吸烟是慢性胃炎的病因之一，长期服用非甾体类抗炎药如阿司匹林等也可破坏胃黏膜屏障。

③其他因素：如年龄增长、营养不良、免疫疾病等均可导致慢性胃炎的发生。

2.临床表现

（1）急性胃炎

起病较急，临床症状轻重不一。急性胃炎发病急骤，轻者仅有食欲不振、腹痛、恶心、呕吐；严重者可出现呕血、黑便、脱水、电解质及酸碱平衡紊乱，有细菌感染者常伴有全身中毒症状。

最常见的为急性单纯性胃炎，主要表现为上腹痛、腹胀、嗳气、食欲减退、恶心、呕吐等。有沙门菌或金黄色葡萄球菌毒素所致者，多伴有腹泻、发热，甚至脱水、休克。急性糜烂出血性胃炎可有呕血和黑便。急性化脓性胃炎则以全身败血症和急性腹膜炎为主要临床表现。急性腐蚀性胃炎症状最为明显，表现为吞服腐蚀剂后口腔、咽喉、胸骨后和上腹部的剧痛，伴有恶心、呕吐，甚至呕血。

（2）慢性胃炎

慢性胃炎缺乏特异性症状，大多数患者常无明显症状或有不同程度的消化不良症状，如上腹隐痛、食欲减退、餐后饱胀、反酸等。

①上腹痛或不适：疼痛一般为弥漫性上腹部灼痛、隐痛、胀痛等，多无规律，亦可与饮食无关。

②上腹胀和早饱：部分患者会感到腹胀，尤其是餐后有明显的饱胀感。常常由胃内潴留食物、排空延迟、消化不良所致。早饱是指有明显饥饿感，但进食后不久就有饱胀感，进食量明显减少。

③嗳气、反酸、恶心：有嗳气，表明胃内气体增多。气体经食管排出后，上腹饱胀感可暂时缓解。反酸是由胃酸分泌增多所致。

④其他：严重萎缩性胃炎患者可有消瘦、舌炎、腹泻；自身免疫性胃炎患者伴有贫血。

3. 治疗原则

（1）急性胃炎

①一般治疗：卧床休息，去除病因，清淡流质饮食或适当禁食。呕吐、腹泻明显者应及时补充电解质和水。

②对症治疗：给予胃黏膜保护剂和抑酸剂，细菌感染者应给予抗生素。

③特殊处理：急性化脓性胃炎应及早给予大剂量敏感抗生素，病变局部形成脓肿而药物治疗无效时，可行手术治疗。由强酸、强碱所致的腐蚀性胃炎可服牛奶、蛋清或其他液态黏膜保护剂，剧痛时可给予吗啡等镇痛药。

（2）慢性胃炎

①一般治疗：戒烟忌酒；避免使用损害胃黏膜的药物，如阿司匹林、吲哚美辛、红霉素等；

饮食宜规律，避免进食过热、过咸和辛辣食物；积极治疗慢性口、鼻、咽部感染病灶。

②药物治疗：包括保护胃黏膜药、胃肠动力药、抗生素（如检查发现幽门螺杆菌阳性，应根除幽门螺杆菌）、降低胃酸药物及其他对症治疗药物。

4. 预防措施

（1）戒烟戒酒：烟草中有促使胃酸分泌增加的有害成分，会刺激胃黏膜，而过量吸烟则会引起胆汁反流。酒中有促使胃黏膜充血、水肿糜烂的成分，长期过量饮酒会使慢性胃炎发生率增高。

（2）饮食规律化：饮食应该定时定量，不要暴饮暴食。应尽量避免进食过酸、过辣等刺激性食物及生冷不易消化的食物，一般进食少渣、温凉、半流质饮食；饮食时要细嚼慢咽，使食物充分与唾液融合，这样有利于消化和减少对胃部的刺激；如有少量出血，可予牛奶、米汤等流质，以中和胃酸，有利于黏膜的修复。

（3）对损伤胃黏膜疾病的药物要慎用：很多药物对胃黏膜都存在损伤，胃黏膜损伤会引起慢性胃炎或溃疡，所以患者在使用药物时应遵循医嘱来用药。

（4）积极治疗口咽部感染灶，勿将痰液、鼻涕等带菌分泌物吞咽进胃，而导致慢性胃炎。

（5）愉快的精神面貌：过度紧张和抑郁会造成幽门括约肌功能紊乱、胆汁反流，从而发生慢性胃炎。

（二）胃肠功能紊乱

1. 概述

胃肠功能紊乱又称胃肠神经官能症，是消化系统最常见的疾病。本病以胃肠运动功能紊乱为主，多有精神因素的背景，但在病理解剖方面无器质性病变基础，不包括其他系统疾病引起的胃肠功能紊乱。胃肠功能紊乱的治疗重点不在药物，而在于精神调适和改变行为方式等。

本病的发病机制至今尚无统一的认识，精神因素在本病的发生和发展中起着重要作用，如情绪紧张、家庭纠纷、生活与工作上的困难长期得不到解决、意外不幸及过度劳累等，均可干扰高级神经的正常活动，影响自主神经功能，进而引起胃肠功能障碍。暗示和自我暗示是重要的发病因素。饮食失调及经常服用泻药或灌肠等，可构成不良刺激，促进本病的发生和发展。

胃肠功能紊乱常分为如下两类：

①胃神经官能症：神经性呕吐、神经性嗳气、神经性厌食；

②肠神经官能症：又称肠易激综合征，为胃肠道最常见的功能性疾病。以结肠运动障碍、结肠分泌功能障碍、小肠功能障碍为主。

2. 临床表现

胃肠功能紊乱起病多缓慢，临床表现以胃肠道症状为主。胃神经官能症的患者多表现为：反酸、嗳气、厌食、恶心、呕吐、剑突下灼热感、食后饱胀、上腹不适或疼痛，每遇情绪变化则症状加重。肠神经官能症患者常有腹痛、腹胀、肠鸣、腹泻、便秘、左下腹痛时可扪及条索状肿物。腹痛常因进食或冷饮而加重，在排便、排气、灌肠后可减轻。腹痛常伴有腹胀、排便不畅感或排便次数增加，粪便可稀可干。

3. 治疗原则

胃肠功能紊乱的治疗，只有通过精神调适和改变行为等方式，才能从根本上调整胃肠道功能紊乱。传统治疗上常应用饮食疗法、营养支持疗法、镇静安眠、解痉止痛综合治疗方法。对具有明显精神症状的患者，可给予抗焦虑或抗抑郁药，解除其心理障碍。重要的是采用心理治疗，其方法一般是解释、安慰、疏导、分析、认识、积极暗示和情绪转移，让患者真正认识

病情，主动调节情绪，消除思想顾虑，提高疾病治愈信心。

要取得患者的高度信任与配合。必要时可向患者出示有关的辅助检查，使其确信无器质性疾病，并对本病起病原因、疾病性质及良好的预后等有所了解。其次应行各种有效的综合性治疗，包括暗示治疗。

（1）一般治疗

除非患者一般情况很差，否则无须卧床休息，可参加适量的劳动和工作。生活要有规律，参加适当的文娱活动。饮食以少渣、易消化食物为主，避免刺激性饮食和浓烈的调味品。神经性厌食患者须住院治疗，并逐渐培养正常饮食习惯。

（2）药物治疗

调节神经功能，改善睡眠。

①镇静剂，可给予安定、氯丙嗪或谷维素等。

②解痉止痛，如颠茄制剂、阿托品等。

③神经性呕吐，可用维生素 B6；呕吐剧烈者酌情给予氯丙嗪、异丙嗪等。

④肠神经官能症，便秘可给予滑润剂，如液状石蜡和植物黏液性物质。腹泻可用洛哌丁胺。

4. 预防措施

（1）重视心理卫生，解除心理障碍，调整脏器功能。

（2）注意饮食卫生，吃饭时一定要细嚼慢咽，使食物在口腔内得到充分的磨切，并与唾液混合，减轻胃的负担，使食物更易于消化，尽量少吃刺激性食品，更不能饮酒、吸烟。

（3）适当参加体育锻炼，参与娱乐活动，学会幽默可以减少心理上的挫折感，求得内心的安宁，增加愉快生活的体验。

（4）生活起居应有规律，少熬夜，不过分消耗体力、精力，主动适应社会及周围环境，

注意季节气候变化及人际关系等因素对机体的不良影响，避免胃肠功能紊乱的发生或发展。

（三）消化性溃疡

1. 概述

消化性溃疡是一种多发病、常见病，是因酸性胃液及蛋白酶对黏膜的自身消化作用而致病的。酸性胃液接触的任何部位均可发生，因为胃溃疡和十二指肠溃疡最常见，故一般所谓的消化性溃疡是指胃溃疡和十二指肠溃疡。

胃酸分泌过多（十二指肠溃疡）、幽门螺杆菌感染（消化性溃疡）和胃黏膜保护作用减弱（胃溃疡）等因素是引起消化性溃疡的主要因素。胃排空延缓和胆汁反流、胃肠肽的作用、遗传因素、药物因素（某些解热镇痛药，如吲哚美辛、保泰松、阿司匹林等）、环境因素（吸烟及咖啡、浓茶、烈酒、辛辣调料、泡菜等食品，以及偏食、饮食过快、太烫、太冷、暴饮暴食等不良饮食习惯）和精神心理因素（紧张、应激）等，都和消化性溃疡的发生有关。

胃溃疡多发生在胃角和胃窦小弯处。十二指肠溃疡多发生在十二指肠球部，以前壁居多。

2. 临床表现

长期性、节律性、周期性反复发作的上腹部疼痛是其典型临床表现，但少数患者也可无症状，或以溃疡病大出血、穿孔等并发症作为首发症状。

（1）溃疡疼痛

表现为上腹部疼痛，呈烧灼样痛、饥饿痛、钝痛，一般较轻且能耐受，持续性剧痛提示溃疡穿孔。胃溃疡的特点是剑突下正中或偏左疼痛，进食后约半小时至一个半小时感舒适，紧接着疼痛又发作，至胃完全排空时又感舒适，可以简单归纳为"进食—舒适—疼痛—舒适"。十二指肠溃疡的特点是上腹部正中偏右或脐上方疼痛，进食后 1.5 小时至 4 小时无疼痛，然后发生上腹痛，直至下次进食才缓解，称为空腹痛，可以简单归纳为"疼痛—进食—舒适—疼痛"。有时疼痛也可发于晚间睡前或午夜凌晨，并且定时发作，十二指肠球后溃疡疼痛常向背部放射，夜间疼痛更为突出。

溃疡疼痛可因饮食不洁、情绪激动或抑郁、疲劳过度、受凉饮冷、服用对胃有刺激性的药物等因素诱发或加重。如果注意休息，适当进食，服用制酸药物或碱性食物，用手按压、热敷等方法即可减轻或缓解。

（2）伴随症状

常伴有嗳气、反酸、恶心、呕吐、流涎等其他胃肠道症状，还可出现自主神经功能失衡的失眠、多汗等症状，进食少者可有乏力、消瘦、贫血等表现。

3. 治疗原则

（1）一般治疗：身心治疗并重。消化性溃疡属于典型的心身疾病范畴，病程较长且常反复发作，故平时应采取综合措施，身心治疗并重。在精神、生活方面，应保持乐观的情绪，避免精神刺激，合理安排工作生活，劳逸结合，在溃疡活动期可以卧床休息数天。在饮食方面应营养丰富，易消化，具体应做到吃饭时细嚼慢咽，避免吃得过快，定时定量。在发作期宜少吃多餐，症状缓解后即可恢复一日三餐，晚间不吃零食，睡前不进食，戒烟戒酒，不喝浓茶、咖啡、浓肉汤及辛辣酸醋之品等，饮食不宜过饱。

（2）药物治疗：目标是控制症状，促进溃疡愈合，预防复发及避免并发症。目前最常用的药物分为以下几类。

①抑制胃酸分泌药，目前临床上主要有 H_2 受体拮抗剂及质子泵抑制剂（PPI）。PPI 促进溃疡愈合的速度较快、愈合率较高，是治疗十二指肠溃疡的首选用药。常用的 PPI 有奥美拉唑、雷贝拉唑等。

②黏膜保护剂，与抑制胃酸药联用可提高溃疡愈合质量，减少溃疡复发，主要有胶体铋剂、硫糖铝等。

③促胃肠动力药，主要用于出现恶心、呕吐、腹胀等症状的患者，以促进胃肠排空，缓解症状，常用莫沙必利、西沙必利等。

④根除幽门螺杆菌，常用四联或三联抗幽门螺杆菌疗法。

（3）手术治疗：主要用于治疗并发症（穿孔、出血、梗阻）。

4. 预防措施

戒除不良生活习惯，减少烟、酒、辛辣、浓茶、咖啡及某些药物的刺激，对溃疡的愈合及预防复发有重要意义。

（1）一般预防：精神因素在本病的发病过程中起重要作用，所以平时应注意避免精神刺激，性格宜开朗；不宜过度疲劳，合理安排工作、生活，生活起居有规律；不吸烟或少吸烟；加强体育锻炼，如通过慢跑、打太极拳等增强体质，减少本病的发生。

（2）饮食预防：平素饮食宜定时、定量；少吃或不吃对胃有刺激的食物或药物、饮料，如辛辣、油煎食物、腐乳、浓茶、咖啡等；不酗酒，不空腹饮酒，不饮烈性酒。已患本病者更必须注意自己的食谱，宜吃软饭、面条、馒头、稀粥类；适量喝牛奶、吃瘦猪肉、菜叶、菜泥等营养丰富、易消化的食物，加速溃疡愈合。

（3）复发预防：本病临床症状缓解、溃疡愈合后应预防其复发。除注意饮食、精神生活外，继续维持治疗一段时间相当重要。尤其要重视溃疡初次治疗是否真正愈合，其次是对并发症要早发现、早诊断、早治疗。必须定期做复查。

（四）便秘

1. 概述

便秘是指大便次数减少，一般每周少于3次，伴排便困难、粪便量减少、粪便干结。便秘是临床常见的复杂症状，而不是一种疾病。便秘从病因上可分为功能性和器质性两类。

（1）功能性便秘

①进食量少或食物缺乏纤维素或水分不足，对结肠运动的刺激减少。

②工作紧张、生活节奏过快、精神因素等打乱了正常的排便习惯。

③结肠运动功能紊乱，常见于肠易激综合征，部分患者可表现为便秘与腹泻交替。

④腹肌及盆腔肌张力不足，排便推动力不足，难以将粪便排出体外。

⑤滥用泻药，形成药物依赖，造成便秘，结肠冗长。

（2）器质性便秘

①直肠与肛门病变引起肛门括约肌痉挛、排便疼痛造成惧怕排便，如痔疮、肛裂、肛周脓肿和溃疡、直肠炎等。

②局部病变导致排便无力，如大量腹水、膈肌麻痹、肌营养不良等。

③结肠完全或不完全性梗阻，结肠良、恶性肿瘤、先天性巨结肠症及各种原因引起的肠粘连、肠扭转、肠套叠等。

④腹腔或盆腔内肿瘤的压迫（如子宫肌瘤）。

⑤全身性疾病使肠肌松弛、排便无力，如尿毒症、糖尿病、甲状腺功能低下等。

⑥应用吗啡类药、抗胆碱能药、钙通道阻滞剂、神经阻滞药、镇静剂、抗抑郁药等，导致肠肌松弛，引起便秘。

2. 临床表现

便秘的主要表现是排便次数减少和排便困难，许多患者的排便次数每周少于3次，严重者长达 2～4 周才排便一次。有的患者可突出地表现为排便困难，排便时间可长达 30 分钟以上，或每日排便多次，但排出困难，粪便硬结如羊粪状，且数量很少，常有排便不净感。此外，有腹胀、食欲缺乏，以及服用泻药不当引起排便前腹痛等表现。

3. 治疗原则

（1）器质性便秘的治疗：治疗原发病。

（2）非器质性便秘的治疗

①先采用严格的非手术治疗

a. 改善生活方式，使其符合胃肠道通过和排便运动生理。增加膳食纤维摄取及饮水量，养成良好的排便习惯，增加运动。

b. 调整心理状态，有助于建立正常排便反射。

c. 治疗原发病和伴随病，有利于治疗便秘。

d. 尽可能避免药物因素，减少可能由各类药物引起的便秘。

e. 针对导致便秘的病理选用药物治疗，如肠动力药、容积性泻剂、润滑性泻剂、刺激性泻剂及中医中药治疗。但应避免滥用泻剂。

f. 生物反馈治疗，纠正不当、无效的排便动作。

②经过一段时间严格的非手术治疗后收效不大，各种特殊检查显示有明确的病理解剖和确凿的功能性异常部位者，可考虑手术治疗。

4. 预防措施

（1）坚持参加锻炼：鼓励患者参加力所能及的运动，如散步、走路或每日双手按摩腹部肌肉数次，以增强胃肠蠕动能力。对长期卧床患者应勤翻身，并进行环形按摩腹部或热敷。

（2）培养良好的排便习惯：进行健康教育，帮助患者建立正常的排便行为。可练习每天晨起排便一次，即使无便意，也可稍等，以形成条件反射。同时，要营造安静、舒适的环境及选择坐式便器。

（3）合理饮食：应多吃含粗纤维的粮食和蔬菜、瓜果、豆类食物，多饮水，每日至少饮水 1500 mL，尤其是每日晨起或饭前饮一杯温开水，可有效预防便秘。此外，应食用一些具有润肠通便作用的食物，如黑芝麻、蜂蜜、香蕉等。

（4）其他：防止或避免使用引起便秘的药品，不滥用泻药，积极治疗全身性及肛周疾病，调整心理状态，良好的心理状态有助于建立正常排便反射。

※ 缓解便秘的小偏方

（1）早上空腹喝水法

部分便秘是因为体内的水分太少、大肠蠕动变慢。晚间肠胃都在休息状态，早上空腹喝水可以加速肠胃运动，也就容易排便了。

（2）喝优酪乳

优酪乳中的益生菌在肠道中会让其中的纤维素发酵，生成的有机酸会促进肠道蠕动。

（3）早餐喝咖啡

很多女明星都习惯在早上喝黑咖啡来消水肿，这是因为咖啡有利尿作用，而且咖啡豆中的咖啡因也会刺激副交感神经，因而促进肠道的蠕动，让早晨排便变得更加顺畅。

（五）腹泻

1. 概述

腹泻，俗称"拉肚子"，是指排便次数明显增多，粪质稀薄，水分增加，每日排便量超过 200 g，或含未消化食物或脓血、黏液。按病程长短可将腹泻分急性和慢性两类。急性腹泻发病急剧，病程在 2～3 周之内，大多系感染所致。慢性腹泻指病程在两个月以上或间歇期在 2～4 周内的复发性腹泻，病因更为复杂。

（1）急性腹泻

①感染：包括由病毒、细菌或寄生虫引起的肠道感染。

②中毒：食物中毒，如进食未煮熟的扁豆、毒蕈、河豚、重金属及农药中毒等。

③药物：泻药、胆碱能药物、洋地黄类药物等。

④其他疾病：食物、药物过敏，急性坏死性溃疡性结肠炎，结肠炎急性发作等。

（2）慢性腹泻

①肠道感染性疾病：慢性阿米巴痢疾、慢性细菌性疾病、肠结核、血吸虫病等。

②肠道非感染性炎症：炎症性肠病、放射性肠炎、缺血性结肠炎等。

③胃部和肝胆胰疾病：萎缩性胃炎、慢性肝炎、慢性胰腺炎、慢性胆囊炎等。

④精神、心理因素引起的功能性肠病，如肠易激综合征等。

⑤其他疾病：如肿瘤、小肠吸收不良及全身疾病（甲亢、糖尿病）等。

2. 临床表现

（1）急性腹泻

可分为水样泻和痢疾样泻，前者粪便不含血或脓，可不伴有里急后重，腹痛较轻；后者有脓血便，常伴里急后重和腹部绞痛。感染性腹泻常伴有腹痛、恶心、呕吐及发热。腹泻常伴有排便急迫感、肛门不适、失禁等症状。

（2）慢性腹泻

大便次数增多，每日排便在 3 次以上，便稀或不成形，粪便含水量大于 85%，有时伴黏液、脓血，持续两个月以上，或间歇期在 2～4 周内的复发性腹泻。病变位于直肠和（或）乙状结肠的患者多有里急后重，每次排便量少，有时只排出少量气体和黏液，粉色较深，多呈黏冻状，可混有血液，腹部不适位于腹部两侧或下腹。小肠病变引起腹泻的特点是腹部不适

多位于脐周，并于餐后或便前加剧，无里急后重，粪便不成形，可呈液状，色较淡，量较多。慢性胰腺炎和小肠吸收不良者，粪便中可见油滴，多泡沫，含食物残渣，有恶臭。血吸虫病、慢性痢疾、直肠癌、溃疡性结肠炎等病引起的腹泻，粪便常带脓血。肠易激综合征和肠结核常有腹泻和便秘交替现象。

3. 治疗原则

大部分腹泻是由胃肠道急性感染所致，不严重者经休息、对症治疗后一般可自愈，较为严重的患者则需要抗感染治疗、静脉补液等。肠道感染引起的腹泻必须进行抗感染治疗，以针对病原体的抗菌治疗最为理想。

（1）病因治疗

①抗感染治疗，根据不同病因，选用相应的抗生素。

②其他，如乳糖不耐受症不宜用乳制品，成人乳糜泻应禁食麦类制品，慢性胰腺炎可补充多种消化酶，药物相关性腹泻应立即停用有关药物。

（2）对症治疗

①一般治疗：纠正水、电解质、酸碱平衡紊乱和营养失衡。酌情补充液体，补充维生素、氨基酸、脂肪乳剂等营养物质。

②黏膜保护剂，蒙脱石散、硫糖铝等。

③微生态制剂，如双歧杆菌可以调节肠道菌群。

④止泻剂，根据具体情况选用。

4. 预防措施

（1）把好"病从口入"关：注意饮食、水源和食品卫生。注意个人卫生，饭前便后要洗手，生吃瓜果蔬菜要洗烫，水果以削皮吃为好，不喝生水，外出就餐多食蒜和醋；尽量少生食易带致病菌的食物，如螺蛳、贝壳、螃蟹等水产品，食用时要煮透蒸熟；食具要卫生，生熟食分开存放，生熟菜板分开用；注意饮用

水卫生，饮用水煮沸后，可杀灭致病微生物；加强灭蝇灭蚊；对垃圾粪便要进行无害化处理；加强对有毒药品、毒品和农药的管理。

（2）保持良好的心态，合理作息，注意腹部的保暖。饮食要合理，不要暴饮暴食，少吃油腻、油炸及不易消化的食物；少食或不直接食用冷冻食品和饮料，以防损伤阳气，致脾胃寒湿。建议增加益生菌的摄入。

（3）要尽量减少与腹泻患者的接触，特别是不要共用餐饮用具。

（六）痔

1. 概述

俗称痔疮，是一种最常见、最多发的肛肠疾病。分为内痔、外痔、混合痔。

病因：①不良的排便方式与便秘：上厕所时间长、便秘，也会导致痔的发生；②长期吃辛辣刺激的食物，饮酒，吃谷类食物少，粗纤维缺乏，粪便量少质硬；③疾病因素：门脉高压、长期咳嗽，造成腹压增高，导致痔的发生或加重。

2. 临床表现

（1）便血：内痔最主要的症状。早期以经常便鲜血为主。

（2）脱出：早期痔块排便时脱出，便后可自行回位；后期须手托或卧床休息后才可回位。有的痔脱出后用手不能托回肛内，成为嵌顿性内痔，或内痔回纳不全呈持续的半脱出状态。

（3）肛门坠胀：劳累后、久站后或午后加重。

（4）疼痛：单纯内痔无疼痛，如内痔嵌顿或感染、血栓形成、溃疡时可引起比较剧烈的疼痛，并且疼痛难忍，有的还引起排尿困难。

3. 治疗原则

（1）保守治疗：适用于痔初期及无症状的痔。

①多吃粗粮，改变不良排便习惯。

②热水坐浴。

③肛门内注入痔疮膏或者痔疮栓，以润滑肛管、促进炎症吸收，减轻疼痛。

④有些外痔经过局部热敷，外敷消炎药，可缓解疼痛。

⑤嵌顿痔初期，也可采用一般保守治疗，用手轻轻将脱出的痔块推回肛内，阻止其脱出。

（2）**手术治疗**：如保守治疗不见好转，必要时须进行手术治疗。

4. 预防措施

（1）养成良好的排便习惯和卫生习惯

①按摩腹部脐周每日早晚各一次，有利于排便，防止便秘，有利于痔疮的好转。按摩时，取仰卧位，双手在下腹部按顺时针和逆时针方向各按摩 15 次。

②排便的最佳时间为晨起和早饭后，并且避免过久蹲厕，纠正如厕看书、看手机、看报或吸烟等不良习惯。

（2）健康饮食

少吃辛辣刺激的食品，如酒、辣椒、花椒、胡椒、姜、葱、蒜等。少吃不易消化的食物，以免引起便秘，加重痔疮。多吃含纤维素、有润肠通便作用的蔬菜和水果，如菠菜、黄花菜、木耳和苹果、桃、梨、香蕉、瓜类等。若有排便困难，可食用蜂蜜或一些含植物油的食物，如芝麻、核桃仁等。

（3）温水坐浴

每天可以将臀部泡在温水中约 15 分钟，有助于促进肛门部位的血液循环。也可用大黄、黄檗、黄芩、苦参煎水，每日便后或早晚两次，趁热先熏后洗患处，每次 15～20 分钟。还可用艾叶、花椒、槐角或槐花、马齿苋、无花果、侧柏叶等熬水熏洗坐浴；或用棉球或纱布蘸汤敷于患处，每天 2～3 次，每次 20 分钟，可有效缓解痔。

（4）肛门保健操

用力上提并收缩肛门，保持上提及收缩状态到自己的极限，然后慢慢放松肛门，一收一放是一组。每组做 20 ～ 30 次，每天做 3 组。上提收缩要迅速用力，放松要缓慢。

三、循环系统疾病

（一）高血压

1. 概述

高血压是以血压升高（收缩压 ≥ 140 mmHg 和 / 或舒张压 ≥ 90 mmHg）为主要临床表现的综合征。高血压是最常见的慢性病，也是心脑血管病最主要的危险因素。分为原发性高血压和继发性高血压。

引起高血压的可能病因如下。

（1）遗传：大约 60% 的高血压患者有家族史。

（2）精神和环境：长期精神紧张、激动、焦虑，噪声或不良视觉刺激等因素也会引起高血压。

（3）年龄：发病率随着年龄增长而增高，40 岁以上者发病率高。

（4）生活习惯：饮食结构不合理，吸烟也是高血压的危险因素。

（5）药物的影响：避孕药、激素、消炎止痛药等均可影响血压。

（6）其他疾病的影响：肥胖、糖尿病、甲状腺疾病等。

2. 临床表现

早期无症状或症状不明显，常见有头晕、头痛、疲劳、心悸等。血压仅在劳累、精神紧张、情绪波动后升高，并在休息后恢复正常。随着病程延长，血压持续升高，逐渐会出现各种症状，有头痛、头晕、注意力不集中、记忆力减退、心悸、胸闷、乏力等表现。

高血压的症状与血压水平有一定关联，多数症状在紧张或劳累后可加重，清晨活动后血压可迅速升高，出现清晨高血压。当血压突然升高到一定程度时甚至出现剧烈头痛、呕吐眩晕等症状，严重时会神志不清、抽搐，并在短期内发生严重的心、脑、肾等器官的损害和病变，如脑卒中、心梗、肾衰等。

3. 高血压临床分级

见表 3-1。

表 3-1　高血压临床分级

血压分级	收缩压 / mmHg	舒张压 / mmHg
正常血压	< 120	< 80
正常高值	120 ～ 139	80 ～ 89
高血压	≥ 140	≥ 90
1 级高血压（轻度）	140 ～ 159	90 ～ 99
2 级高血压（中度）	160 ～ 179	100 ～ 109
3 级高血压（重度）	≥ 180	≥ 110
单纯收缩期高血压	≥ 140	< 90

4. 治疗原则

（1）非药物治疗

主要是改善生活行为：①减轻并控制体重；②减少钠盐摄入；③补充钙和钾盐；④减少脂肪摄入；⑤增加运动；⑥戒烟、限制饮酒；⑦减轻精神压力，保持心理平衡。

（2）药物治疗

应寻求专科医生的帮助，严格遵医嘱用药。降压药物包括：①利尿药；②β 受体阻滞剂；③钙通道阻滞剂；④血管紧张素转换酶抑制剂；⑤血管紧张素 Ⅱ 受体阻滞剂。根据患者的危险因素、靶器官损害及合并临床疾病的情况，选择单一用药或联合用药。

5. 预防措施

（1）定期测量血压，并注意测量时间，

运动后不要马上测量。

（2）用药指导：按照医嘱严格用药，知晓长期规律用药的重要性，不能擅自突然停药。了解病情，调整心态，以免诱发血压增高。

（3）饮食指导：钠盐每天摄入低于 6 g（一啤酒瓶盖），增加钾盐摄入。少吃高脂肪和高热量的肥肉，有利于血压控制。补充蛋白质，多吃蔬菜，增加粗纤维食物摄入，以保证排便通畅。如果高血压患者在排便时太过用力，容易导致脑出血。

（4）尽量戒烟，不过量饮酒。酒精会使血管压力上升，血流速度加快，容易出现昏迷或者心肌梗死等意外。

（5）运动指导：根据血压水平选择适宜运动方式、强度和频率，劳逸结合。

（6）规律作息，避免劳累和熬夜，保持心情愉悦。

（二）心律失常

1. 概述

心律失常是指心脏冲动的频率、节律、起源部位、传导速度或激动次序的异常。

2. 临床表现

心律失常有心动过速、心动过缓、房室传导阻滞、早搏、心房颤动和心房扑动等。

（1）早搏：多数患者往往会觉得一过性心慌，或者胸口抽了一下，持续时间往往数秒。一般在喝茶或咖啡，紧张、熬夜、劳累后容易出现。

（2）心动过速：每分钟心跳超过 100 次。感到阵发性心慌，突发突止，心动过速时症状明显，心动过速终止后无任何不舒服，持续时间多在几十分钟至几个小时甚至几天。

（3）心动过缓：每分钟心跳不到 60 次，跳动规律。

（4）心房颤动：感觉心脏乱跳，并有乏力、

眩晕或者胸闷、气短等情况，往往会有脉搏比心跳慢的现象。

3. 治疗原则

（1）病因治疗：包括纠正心脏病理改变，调整异常病理生理功能及去除导致心律失常的其他诱因。

（2）药物治疗：缓慢心律失常一般选用增强心肌自律性和（或）加速传导的药物，如异丙肾上腺素、阿托品等。快速心律失常则选用减慢传导和延长不应期的药物，如新斯的明、洋地黄制剂或抗心律失常药物。

（3）非药物治疗：包括机械方法兴奋迷走神经、心脏起搏器、电复律及手术治疗等。也可通过压迫眼球、按摩颈动脉窦、捏鼻用力呼气和屏住气的方法刺激并兴奋迷走神经，从而调节心率。

4. 预防措施

（1）生活要规律：保证充足的睡眠，失眠可诱发心律失常；洗澡水不要太热，洗澡时间不宜过长；养成按时排便习惯，保持大便通畅。

（2）居住环境安静，避免吵闹。注意劳逸结合，根据自身的情况选择合适的体育锻炼；不勉强运动或运动过量，不做剧烈运动，可练气功、打太极拳。

（3）保持体重，因为肥胖会增加心脏负担。饮食要定时定量，并且要易消化、清淡、营养丰富、少食多餐、低盐低脂；禁忌浓茶、咖啡、香烟、烈酒等刺激性食物；有水肿的，应限制饮水量。

（4）避免着凉，预防感冒。注意季节、气候的变化，提前做好防护，做好保暖、通风、降温等措施。

（5）减少不良情绪刺激，避免过喜、过悲，保持正常心态，精神放松。在精神因素中，紧张的情绪尤其易诱发心律失常。所以患者要以

平和的心态去对待，不计较小事。随身备好应急药品，如速效救心丸、硝苯地平等。

（三）下肢静脉曲张

1. 概述

下肢静脉曲张是指下肢浅静脉出现的不规则的膨出和扭曲。从事持久站立工作或久坐少动、体力劳动过多的人易发生。其主要原因是先天性血管壁膜比较薄弱或长时间维持相同姿势很少改变，血液蓄积在下肢，破坏静脉瓣膜而导致静脉压过高，使血管突出皮肤表面的现象（图 3-2）。

2. 临床表现

（1）初期患者感觉酸胀不适、疼痛、易疲劳、乏力。后期受损静脉隆起，扩张迂曲，站立时更明显，严重者小腿下段亦可有轻度水肿。

（2）可并发皮肤的损害，如皮肤瘙痒，甚至出现糜烂、溃疡。

（3）有些会出现血栓性静脉炎，出现局部的红、肿、热、痛，严重影响患者行动。

（4）由于患者抵抗力减弱，容易继发感染。常见的有血栓性浅静脉炎、丹毒、急性蜂窝组织炎、象皮肿等。

3. 治疗原则

下肢静脉曲张的治疗方法有四种，包括压迫治疗法（循序减压静脉曲张袜）、药物疗法、曲张静脉硬化疗法和外科抽除手术四大类。如果症状轻微，不需要太多治疗，就应该注重预防和调整。

4. 预防措施

（1）此病有遗传倾向，有静脉曲张家族史者，一般在 30 岁左右发病，因此在儿童和青少年时期应勤于运动，增强体质，以防治该病。

（2）避免使用过紧的腰带和穿紧身衣物；避免肥胖；平时注意保持良好坐姿，避免久站和久坐。

（3）休息时适当抬高患肢，坐时最好能把腿抬高，小腿最好抬高到与心脏水平的位置，平躺时，在小腿关节处放一个枕头，适当抬高，通过重力促进血液回流。

（4）指导患者适当进行体育锻炼，增强血管壁弹性。长期从事站立工作者，应该经常走动，至少多做踝关节伸屈活动，使腿部肌肉发挥作用，促进下肢静脉血液回流。

（5）坚持使用弹力袜或弹力绷带，利用弹力袜的压力梯度，促进血液回流（图 3-3）。女性患者不宜穿高跟鞋。

（6）多食用富含纤维素的食物，保证排便通畅。还要多吃含维生素 E 的食物，以改善血液循环，减轻腿部沉重感。

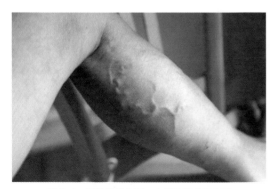

图 3-2　下肢静脉曲张，血管突出皮肤表面

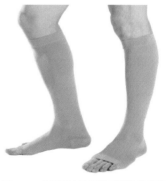

图 3-3　使用弹力袜预防下肢静脉曲张

四、骨骼肌肉系统和结缔组织疾病

（一）关节痛

1. 概述

关节痛是临床常见症状，由关节本身或全身性病变所引起。主要由骨关节炎、类风湿性关节炎、关节外伤等导致关节痛、红肿、炎症、活动受限和功能受限。常见病因如下。

（1）韧带损伤：关节周围韧带损伤，伴有明确的外伤史，可使膝关节疼痛、肿胀、瘀斑、活动受限。

（2）软骨损伤：主要是膝关节半月板损伤。半月板损伤会有明显的膝部撕裂感，随即关节疼痛、活动受限、走路跛行、关节活动时有弹响。

（3）关节滑膜炎：外伤或过度劳损导致关节滑膜受伤，产生大量积液，导致关节疼痛、肿胀、压痛，并有摩擦发涩的声响。

（4）自身免疫系统疾病：红斑狼疮和银屑病，会侵犯关节，使关节出现肿痛。

（5）外伤性关节痛：在意外或事故中，肩、腕、膝、踝等部位的关节在没有发生骨折等情况下出现外伤，从而引起关节疼痛。

（6）骨性关节炎：关节部位的骨质增生和骨刺摩擦周围的组织，引起关节疼痛。

（7）风湿性和类风湿性关节炎：往往是游走性的疼痛，疼痛、肿胀、僵硬多发生在手腕部位，并且关节的敏感与肿胀、疼痛同时发生，常对称性发病。

（8）痛风性关节炎：常见于拇指及第一跖趾关节（脚拇指外侧），多因摄入高嘌呤食物或体内嘌呤代谢障碍。

（9）劳损：关节部位活动量相对较大，导致关节周围的肌肉等软组织出现劳损，进而引起疼痛，常见的有肩周炎、肱骨外上髁炎等。

（10）肿瘤引发的疼痛。

2. 治疗原则

（1）病因治疗：积极治疗原发病，如抗类风湿、降尿酸治疗等。

（2）药物治疗：①非激素性抗炎药物：只能减轻症状，不能控制病情发展。药物有吲哚美辛、布洛芬等；②缓解性药物：此类药物可影响疾病的免疫反应病理过程，如青霉胺、金盐；③其他药物：如肾上腺糖皮质激素、免疫抑制剂等；④对于退行性变引起的关节痛，理疗和服用止痛药等固然能暂时缓解疼痛，但是并不能改变软骨缺失的根本问题，可适量补充氨基葡萄糖类药物。

3. 急救处理

（1）凡外伤所致皮肤破损的关节痛，应先局部消毒，然后迅速包扎、固定外伤。可口服阿司匹林或止痛片止痛。

（2）对关节扭、挫、跌、打、碰伤，凡未破皮仅有红、紫、肿、痛者，可立即上冷敷（用冰袋、冰块或冷水浸湿毛巾等），以防继续出血并能消肿止痛。

（3）在做损伤关节处理时，凡肢体与指、趾部位关节伤损者，应设法将患处肢体抬高，以便其血液回流，减轻肿痛。

4. 预防措施

（1）饮食有节、起居有常，劳逸结合是主要措施。每日膳食必须将多种食物适当搭配，以满足人体对各种营养素的需要。在膳食中应注意多食含钙食物，同时应多一些户外活动，增加阳光照射及补充维生素D，以促进钙吸收。临床上，有些类风湿性关节炎患者的病情虽然基本控制在疾病恢复期，但往往由于劳累而加重或复发，所以要劳逸结合。

（2）适当进行体育锻炼、避免长期剧烈运动。长期剧烈运动不仅使关节面受力加大、磨损加剧，还可使骨骼及周围软组织过度地受力及牵拉，造成局部软组织损伤和骨骼受力不均，因此要避免长期剧烈运动。但并不是不活动，恰恰相反，适当的体育锻炼可有效预防、延缓和减慢关节炎引起的关节痛，如游泳、散步、仰卧直腿抬高或抗阻力训练等。处理好"锻炼"和"休息"这对矛盾，总的原则是"休息关节，锻炼肌肉"。对已经出现早期、轻微症状者，必要的休息可以减少关节的磨损，利于炎症和肿胀的消散。而适当锻炼可以增强关节周围的肌肉力量，加强关节的稳定性，减轻关节疼痛和改善关节功能。

（3）避免风寒湿邪侵袭。要防止受寒、淋雨和受潮，不穿湿衣、湿鞋、湿袜等。秋冬季节气候干燥、寒风刺骨，要防止受风寒侵袭，注意保暖是最重要的，必要时戴上护膝、护腕等，防止关节受凉。即使夏季暑热，也不要贪凉外露。洗脸洗手宜用温水。对受累关节给予热水浴或其他热疗可以帮助减轻疼痛。但如果是因外伤引起的骨关节疼痛，不要急于热疗，否则会加重肿胀和疼痛。

（4）减轻体重。过重的体重会加速关节软骨的磨损，使关节软骨面上的压力不均匀。肥胖还可通过其他代谢并发症间接影响关节，如糖耐量异常、脂质异常症等。因此，适当地减轻体重可以预防关节退行性病变引起的关节痛。

（二）良性关节痛

1. 概述

良性关节痛综合征又名"特发性关节痛综合征"，以膝、腰椎等多关节疼痛为主要临床表现，体格检查及实验室检查无异常所见的一种良性风湿性综合征。病因目前尚不十分清楚，流行病学资料表明，良性关节痛患者北方多于南方，在寒冷、潮湿季节发病，暖季缓解；室外作业者多于室内作业者；体力劳动者多于脑力劳动者。故认为良性关节痛病因可能与风、寒、湿等环境因素、体力负荷及劳动强度有关。

2. 临床表现

此病多发于 20 ～ 50 岁青壮年体力劳动者，男女性别差异不明显。以负荷重的膝关节、腰椎关节疼痛为主，其次为踝、肩、肘、髋关节，常表现为多关节疼痛，但疼痛关节无红肿、无畸形，可伴短暂晨僵。客观检查无异常发现：实验室检查，如血沉、抗链球菌溶血素 O、类风湿因子、C- 反应蛋白、抗核抗体等多无异常；疼痛关节 X 线检查正常，少数可有轻度骨质增生。每年关节痛持续 2 ～ 4 个月，病程可达 2 ～ 20年。患者常于冬季或秋冬季节、天气寒冷或室内寒冷潮湿、室内外温差较大情况下发病。

3. 治疗原则

一旦患病，对疼痛关节进行局部保温、理疗、针灸、按摩等治疗有助于迅速恢复。若仍无效且症状较重者，可服用非甾体抗炎药或温经散寒止痛中成药治疗。对此类患者只需对症治疗，一般不需要用激素、抗生素，以免造成许多与本病无关的损害。此病患病率较高但呈良性结果，预后良好。

4. 预防措施

（1）饮食保健：多以清淡食物为主，注意饮食规律。

（2）改善生活、工作环境，采用"薄型红外、远红外辐射器件"制成办公室、椅子、床甚至墙壁等，利用远红外线的高渗透性对人体起到治疗及保健作用。

（3）对室外工作者，加强劳动保护措施。

（三）腰椎间盘突出症

1. 概述

腰椎间盘突出症临床较为常见，主要是髓核从破裂之处突出（或脱出）于后方或椎管内，导致脊神经根受刺激或压迫，产生腰部疼痛、一侧下肢或双下肢麻木、疼痛等一系列临床症状（图 3-4）。

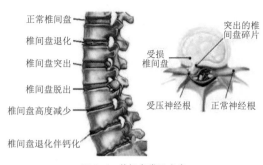

正常椎间盘
椎间盘退化
椎间盘突出
椎间盘脱出
椎间盘高度减少
椎间盘退化伴钙化
突出的椎间盘碎片
受损椎间盘
受压神经根
正常神经根

图 3-4 椎间盘常见疾病

在椎间盘退行性变、腰骶先天异常的基础上，某种可诱发椎间隙压力突然升高的因素可致髓核突出。常见的诱发因素有长期反复的外力损伤、腹压增加、腰姿不正、突然负重、妊娠、受寒和受潮等。

2. 临床表现

（1）腰痛：最先出现的症状，有时可伴有臀部疼痛。

（2）下肢放射痛：大多数患者表现为坐骨神经痛，从下腰部向臀部、大腿后方、小腿外侧直到足部的放射痛，在喷嚏和咳嗽等腹压增高的情况下疼痛会加剧。放射痛的肢体多为一侧，仅极少数表现为双下肢疼痛症状。

（3）马尾神经症状：主要表现为大、小便障碍，会阴和肛周感觉异常。

3. 治疗原则

（1）非手术疗法：大多数患者可以经非手术治疗缓解或治愈。

①绝对卧床休息。初次发作时，应严格卧床休息，强调大、小便均不应下床或坐起。卧床休息 3 周后，可在佩戴腰围保护下起床活动，3 个月内不做弯腰持物动作。缓解后，应加强腰背肌锻炼，以减少复发概率。

②牵引治疗采用骨盆牵引，需要在专业医生指导下进行。

③理疗和推拿、按摩可缓解肌肉痉挛，减轻椎间盘内压力，但注意暴力推拿按摩会导致病情加重，应慎重。

④支持治疗，可尝试使用硫酸氨基葡萄糖和硫酸软骨素进行支持治疗，应在专科医生的指导下用药。

（2）手术治疗，应寻求医生的帮助。

4. 预防措施

（1）腰部活动姿势：腰椎间盘突出症是在退行性变基础上积累伤所致，积累伤又会加重椎间盘的蜕变，因此预防的重点在于减少积累伤。平时要有良好的坐姿，长期伏案工作者需要注意桌、椅高度，定期改变姿势。职业工作中需要常弯腰者，应定时做伸腰、挺胸活动，并使用宽的腰带。不要做既弯腰又转腰的动作，如扫地和拖地、弯腰搬重物等，如须弯腰取物，最好采用屈髋、屈膝下蹲方式，减少腰椎间盘后方的压力。

（2）腰部的功能锻炼：腰肌强壮对腰椎的保护作用自然会加强，可避免腰椎间盘突出症复发，从根本上治愈腰椎间盘突出症。

（3）睡硬床：睡觉时的床不宜太软，硬床可以很有效地减少腰椎间盘突出在身体上承受的压力。

（4）要保持好的生活习惯，注意腰部保暖，不要受寒。

（5）应合理安排饮食：注意少食多餐，多吃蔬菜水果及豆类食品，多吃一些含钙高的食物，同时要注意控制体重。

（四）腰肌劳损

1. 概述

腰肌劳损，是腰部肌肉及其附着点筋膜或骨膜的慢性损伤性炎症引起腰背部疼痛的一种病变。它是腰痛的常见原因之一，主要症状是腰或腰骶部胀痛、酸痛，反复发作，疼痛可随气候变化或劳累程度而变化。

通常，长期反复的腰肌劳累或者急性腰肌扭伤后治疗不及时、处理方法不当，会导致慢性损伤。其日积月累，可使肌纤维变性，甚至少量撕裂，形成瘢痕、纤维索条或粘连，遗留长期慢性腰背痛。气温过低或湿度太大都可促发或加重腰肌劳损。

2. 临床表现

（1）腰部酸痛或胀痛，部分刺痛或灼痛。劳累时加重，休息时减轻；适当活动和经常改变体位时减轻，活动过度又加重。

（2）不能坚持弯腰工作。常被迫时时伸腰或以拳头击腰部，以缓解疼痛。

（3）腰部有压痛点。

（4）腰部外形及活动多无异常，也无明显腰肌痉挛，少数患者腰部活动稍受限。

3. 治疗原则

（1）避免过劳、矫正不良体位。

（2）适当进行功能锻炼，加强腰背肌锻炼，防止肌肉张力失调，如采取俯卧位，去枕，然后用力挺胸抬头，双手双脚向空中伸展，俗称飞燕式（图 3-5）；也可仰卧在床上，去枕，头部用力向后顶床，抬起肩部。

（3）理疗、推拿、按摩等舒筋活血疗法。目前存在较多的理疗方式，包括电磁、超声波、红外线、激光等，通过将声、光、电、热等作用于人体，起到舒筋活络的作用。

（4）药物治疗：主要为使用消炎止痛药、注射皮质类固醇等药物，局部外用肌松药及镇痛药。

（5）封闭疗法：有固定压痛点者可用，建议寻求专业医生的帮助。

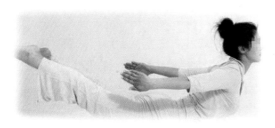

图 3-5　飞燕式锻炼

4. 预防措施

（1）防止潮湿、寒冷、受凉。根据气候的变化，随时增添衣服，出汗及雨淋之后，要及时更换湿衣或擦干身体。

（2）急性腰扭伤应积极治疗，安心休息，防止其转成慢性腰肌劳损。

（3）体育运动或剧烈活动前要做好准备活动。

（4）纠正不良的工作姿势，如弯腰过久等。在僵坐一小时后要换一个姿势。同时，可以使用腰部有突起的靠垫为腰部缓解压力，避免出现腰肌劳损。背重物时，胸腰稍向前弯，膝关节稍屈，迈步要稳，步子不要大。

（5）防止过劳。腰部作为人体运动的中心，过度劳累，必然会造成损伤，出现腰痛，因此，在各项工作或劳动中要注意劳逸结合。

（6）使用硬板软垫床。最好在木板上加一张 10 cm 厚的软垫。

（7）控制体重。

（五）肩周炎

1. 概述

肩周炎又称肩关节周围炎，俗称凝肩、五十肩，是肩关节囊及其周围韧带、肌腱和滑囊的慢性特异性炎症，是以肩关节疼痛和活动不便为主要症状的常见病症。好发年龄是 50 岁左右，女性发病率略高于男性，多见于体力劳动者。常见病因如下。

（1）肩部原因：①软组织退行病变，对各种外力的承受能力减弱；②长期过度活动，姿势不良等所产生的慢性致伤力；③上肢外伤后肩部固定过久，肩周组织继发萎缩、黏连。④肩部急性挫伤、牵拉伤后治疗不当等。

（2）颈椎病，心、肺、胆管疾病会导致肩部牵涉痛，原发病长期不愈会使肩部肌肉持续性痉挛、缺血，形成炎性病灶，最终成为真正的肩周炎。

2. 临床表现

（1）肩部疼痛：起初是阵发性疼痛，以后逐渐加重，呈持续性，气候变化或劳累后常使疼痛加重。当肩部受到碰撞或牵拉时，引起撕裂样剧痛。肩痛时昼轻夜重为一大特点。

（2）肩关节活动受限，梳头、穿衣、洗脸、叉腰等动作都难以完成。严重者，弯曲胳膊时，手不能摸到同侧肩部。

（3）肩部怕冷、不敢吹风。

（4）压痛：多数在肩关节周围可触到明显的压痛点。

（5）肌肉痉挛与萎缩：三角肌、冈上肌等肩部周围肌肉早期可出现痉挛，晚期可发生失用性肌萎缩，出现肩峰突起，上举不便，后伸不能等典型症状，此时疼痛症状反而减轻。

3. 治疗原则

主要是保守治疗。采用口服消炎镇痛药、物理治疗、痛点局部封闭、按摩推拿、自我按摩等综合疗法。同时进行关节功能练习，包括主动与被动外展、旋转、伸屈及环转运动。当肩痛明显减轻而关节仍然僵硬时，可在全麻下手法松解，以恢复关节活动范围。

4. 预防措施

（1）搓背：就像平常挠痒痒一样把手往后面拉伸，肩周炎患者两手应该很难够到背部，可以拿着一条毛巾就像洗澡搓背一样活动肩部（图3-6）。

（2）背后拉手：一只手从上面往下伸，另一只手从下往上伸，去拉上面的那只手，两只手互相拉一拉，活动肩膀。

（3）抱头：像仰卧起坐一样用两只手十指交叉放在头后面，两手拉紧后重复做夹紧头部和放松动作数次。

（4）甩手：可以随意地在空闲时间甩一甩手，可以在身前身后以圆圈状甩手，也可以

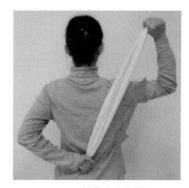

图3-6 搓背式活动肩部

上下甩动，注意在甩手时要把握好力度，不要太使劲。

（5）伸展肩膀：两手展平，可以慢慢向后背拉伸，也可以慢慢向上拉伸，只要是可以拉伸的方向都可以适当地活动。

（6）活动肩膀：控制肩膀可以做耸肩动作，想象用肩膀夹住脑袋，接着可以交替耸肩，也可以控制肩膀转圈活动。

※ 自我按摩的步骤及方法

（1）用健侧的拇指或手掌自上而下按揉患侧肩关节的前部及外侧，时间为1～2分钟，在局部痛点处可以用拇指点按片刻。

（2）用健侧手的第2～4指的指腹按揉肩关节后部的各个部位，时间为1～2分钟，按揉过程中发现有局部痛点时也可用手指点按片刻。

（3）用健侧拇指及其余手指的联合动作揉捏患侧上肢的上臂肌肉，由下至上揉捏至肩部，时间1～2分钟。

（4）还可在患肩外展等功能位置的情况下，用上述方法进行按摩，一边按摩一边进行肩关节各方向的活动。

（5）最后用手掌自上而下地掌揉1～2分钟，对于肩后部按摩不到的部位，可用拍打法进行治疗。

自我按摩可每日进行1次，坚持1～2个月，会有较好的效果。

（六）关节扭伤

关节扭伤多见于青少年的运动损伤及体力劳动者的工作伤，最常发生于踝关节、手腕部及下腰部。

1. 概述

关节扭伤是指四肢关节或躯体部位的软组织（如肌肉、肌腱、韧带等）损伤，而无骨折、脱臼、皮肉破损等。主要表现为损伤部位疼痛、肿胀和关节活动受限，多发于腰、踝、膝、肩、腕、肘、髋等部位。多见于运动损伤及体力劳动者的工作伤。多因剧烈运动或负重持重时姿势不当，或不慎跌扑、牵拉和过度扭转等造成。

2. 临床表现

关节扭伤的常见症状有疼痛、肿胀、关节活动不灵等，其中疼痛是每个关节扭伤的患者都会出现的症状，而肿胀、皮肤青紫、关节不能转动则是扭伤的常见表现。

3. 治疗原则

发生运动伤害时，应该马上处理。处理的原则有五项：保护、休息、冰敷、压迫、抬高。严重的肌肉拉伤（断裂）、韧带扭伤（断裂）、骨折，须由专科医师手术治疗。

无论是发生了哪种关节扭伤，在扭伤的急性期，受伤部位都不可随意活动，否则软组织得不到充分的修复，使新鲜扭伤变成陈旧扭伤，疼痛、瘀肿不易消退。另外，如果疼痛较严重，可以服用活血止痛药，如云南白药胶囊或口服三七片，并应加服止痛药，如散利痛。

4. 急救措施

（1）休息：可以促进较快地复原，减轻疼痛、出血或肿胀，以防伤势恶化。

（2）冷敷：应尽早冷敷，通常在扭伤后的几分钟之内进行，冷敷可使血管收缩，减轻扭伤部位的肿胀。用冰袋或者用凉水浸湿毛巾敷在扭伤部位。冷敷半个小时，中间停一个小时之后再进行第二次冷敷。

（3）医院检查：做 X 光检查，排除骨折或者关节错位。如果没有出现骨折或者关节错位的严重情况，我们就可以进行下面这些步骤的治疗。

（4）热敷：确诊没有骨折和关节错位后，扭伤 24 小时以后可以热敷。热敷的办法和冷敷差不多，温度正好相反，用暖袋或者热毛巾直接敷在扭伤部位。也可以用热醋、热酒等进行热敷，以活血通络、消肿止痛。热敷每次 20 分钟，每天两次。

（5）用药：外用跌打损伤药物，比如外涂红花油、活络油和活血止疼酊之类的外用药物。外用药物在受伤一到两天之后使用。扭伤初期，不须内服药，不宜外敷活血的药物，以免血流更多，肿胀更大。

（6）抬高患处：脚部或者下肢扭伤后，把伤处抬高于患者心脏高度，可以止血止肿。

5. 预防措施

（1）进行充分的准备活动，提高中枢神经系统的兴奋性，使机体各系统协调互动，使机体从安静状态转变到运动状态，克服生理惰性。

（2）学习准确的技术动作。掌握正确的动作要领，规范动作，避免因动作错误而扭伤踝关节。

（3）要有自我保护意识。注意自我保护，减少外力对身体的损伤程度。

（4）加强身体素质练习。平时注意补充营养，提高各方面的身体素质，尤其是力量素质及协调素质。

（5）训练中要讲究合理性和科学性。训练强度根据身体情况和具体的训练项目逐渐增加，循序渐进，切忌急功近利。

（6）佩戴护腕、护踝和护肘等护具，固定关节（图 3-7）。

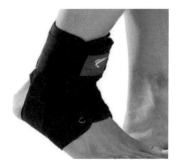

图 3-7 佩戴护踝护具，固定关节

（七）肋骨骨折

1. 概述

肋骨骨折指暴力直接或间接作用于肋骨，使肋骨的完整性和连续性中断，是最常见的胸部损伤。不同的外界暴力作用方式所造成的肋骨骨折病变可具有不同的特点：作用于胸部局限部位的直接暴力所引起的肋骨骨折，断端向内移位，可刺破肋间血管、胸膜和肺，产生血胸或（和）气胸；间接暴力如胸部受到前后挤压时，骨折多在肋骨中段，断端向外移位，刺伤胸壁软组织，产生胸壁血肿；开放性骨折多见于火器或锐器直接损伤；枪弹伤或弹片伤所致肋骨骨折常为粉碎性骨折。

2. 临床表现

（1）局部疼痛：深呼吸、咳嗽或转动体位时疼痛加剧；有时患者自己可听到骨摩擦音，或感觉到骨摩擦感。部分患者因骨折断端向内刺破肺部出现咯血；根据骨折程度不同，可有不同程度的呼吸困难、发绀或休克等。

（2）疼痛及胸廓稳定性受破坏，可使呼吸动度受限，呼吸浅快和肺泡通气减少，患者不敢咳嗽，痰潴留，从而引起下呼吸道分泌物阻塞、肺实变或肺不张。

（3）当患者出现两根以上相邻肋骨各自发生两处或以上骨折（又称"连枷胸"），吸气时，胸腔负压增加，软化部分胸壁向内凹陷；呼气时，胸腔压力增高，损伤的胸壁浮动突出，这与其他胸壁的运动相反，称为"反常呼吸运

动"，反常呼吸运动可使两侧胸腔压力不平衡，纵隔随呼吸而向左右来回移动，称为"纵隔摆动"，影响血液回流，造成循环功能紊乱，是导致和加重休克的重要因素之一。

3. 治疗原则

（1）闭合性：①固定胸廓：可用弹性胸带固定，也可用宽胶布重叠固定胸廓；②镇痛：口服布洛芬、可待因等镇痛药；③建立人工气道；④预防感染：合理应用抗生素。

（2）开放性：清创与固定；肋骨骨折至胸膜穿破者，须胸腔闭式引流。

4. 急救处理

对于闭合性的单处肋骨骨折，多能自行愈合，不须特殊治疗。

在现场急救时可用三角巾或布带将患侧肢体悬吊在胸前，保护受伤胸壁。注意送院时应让伤者保持坐位，另外不要轻易给予止痛药，以免掩盖病情。

对于复杂性肋骨骨折，早期可立刻让伤者用手掌或大于伤口边缘 5 cm 的不透气敷料封住。对于已有严重呼吸困难者，可用黏性胶布将不透气的软敷料固定，封住上、左、右三边，留空向下的一边，以利于排气。随即把用毛巾或衣服做成的软垫放在胸部与伤侧的手臂之间，用布带承托手臂，悬吊在胸前。手臂应压紧棉垫，然后让伤者半卧，用适当的物料支撑背部，使身体伤侧朝下。呼叫救护车，将其送往医院。

对于多处肋骨骨折导致的反常呼吸，应选用较大的软垫置于受伤部位，用三角挂承托伤侧手臂，再用宽带将伤臂固定在胸前，制止伤臂的不正常活动。然后让伤者取半坐位，用适当的物料支撑背部，使伤侧朝下（图3-8、图3-9）。迅速拨打急救电话，由救护车将其送往医院。

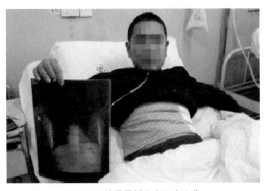

图 3-8 肋骨骨折伤者取半坐位

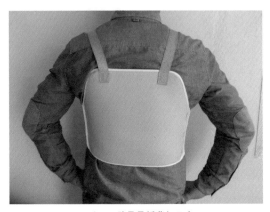

图 3-9 肋骨骨折背部固定

5. 健康教育

（1）合理饮食：饮食清淡，富含营养，多食水果、蔬菜，忌食辛辣、生冷、油腻食物，多饮水。

（2）休息与活动：保证充足睡眠；根据恢复情况，逐渐加大活动量。

（3）定期复查，不适随诊。

五、外因所致的其他疾病

（一）中暑

1. 概述

中暑是在暑热季节、高温和（或）高湿环境下，体温调节中枢功能障碍、汗腺功能衰竭和水电解质丢失过多而引起的以中枢神经和（或）心血管功能障碍为主要表现的急性疾病。中暑是一种威胁生命的急诊病，若不给予迅速

有力的治疗，可引起抽搐和死亡，永久性脑损害或肾脏衰竭。核心体温达 41 ℃是预后严重的体征；体温若再略微升高一点，则常可致死。

常见病因：在炎热高温季节或高温、高湿通风不良的环境下劳动，防暑降温措施不足等。高温环境下作业的人员为多发群体。

2. 临床表现

（1）先兆中暑：在高温环境下，出现口渴、食欲不振、头痛、头晕、多汗、四肢无力发酸、注意力不集中、动作不协调等，体温正常或略有升高。

（2）轻症中暑：除上述症状外，体温在 38 ℃以上，伴有面色潮红、大量出汗、皮肤灼热，或出现四肢湿冷、面色苍白、血压下降、脉搏增快等表现。

（3）重症中暑：包括热痉挛、热衰竭和热射病。其中，热射病是最严重的中暑类型。

热痉挛是突然发生的活动中或者活动后痛性肌肉痉挛，通常发生在下肢背面的肌肉群（腓肠肌和跟腱），也可以发生在腹部。热痉挛也可为热射病的早期表现。表现为：大汗、极度口渴、乏力、头痛、恶心、呕吐和体温高，可有明显脱水症，如心动过速、直立性低血压或晕厥。

热衰竭是大量出汗导致体液和体盐丢失过多，常发生于在炎热环境中工作或者运动而没有补充足够水分的人中，也发生于不适应高温潮湿环境的人中，其征象为：大汗、极度口渴、乏力、头痛、恶心、呕吐和体温高，可有明显脱水征象，如心动过速、直立性低血压或晕厥，无明显中枢神经系统损伤表现。热衰竭可以是热痉挛和热射病的中介过程，治疗不及时，可发展为热射病。

热射病是一种致命性急症，常在重体力劳动、体育运动（如炎热天气中长距离的跑步者）或军训时发病。表现为高热、抽搐、昏迷、多

117

汗或无汗、心率快,它可以迅速发生。

3. 治疗原则

(1)先兆中暑与轻症中暑的治疗:立即将患者转移到阴凉通风处或电风扇下,最好移至空调室并脱去多余的或紧身的衣服,以增加辐射散热;让患者躺下,抬高下肢 15～30 cm;给患者喝水或含盐饮料;也可服用人丹、十滴水、藿香正气水等中药;体温高者给予冷敷。如果 30 分钟内患者情况没有改善,应寻求医学救助。

(2)重症中暑的治疗:应用担架及时送往医院,同时进行物理降温。使患者迅速脱离高温高湿环境,转移至通风阴凉处,使患者平卧并去除全身衣物,对皮肤肌肉按摩,促进散热。用 40%～60% 浓度的酒精擦拭患者全身,也可以将湿毛巾或者冰块等物品放置在重度中暑患者的头部、腋下及大腿的血管处降温,以保护大脑、心肺等重要脏器。体外降温无效者,用冰盐水进行洗胃或直肠灌洗。患者若已失去知觉,可指掐人中、合谷等穴位,使其苏醒。若呼吸心跳停止,应立即实施心肺复苏。

4. 预防措施

(1)增强体质,提高耐热及调节能力。如经常运动,注意休息,保持良好心情,注意营养。膳食营养应是高蛋白、高热量、高维生素食品,平时多吃清火的瓜果蔬菜,多喝番茄汤、绿豆汤、酸梅汤等。

(2)合理地训练与休息。根据训练特点及具体条件,适当调整夏季高温作业、训练和休息时间,保证夏季有充足的睡眠和休息。

(3)夏季高温应该尽量减少在强烈的阳光下活动。尤其是在高温时段"11 时至 16 时"避免强体力活动。在户外活动时,尽量穿戴浅色的衣服,佩戴遮阳帽或者使用遮阳伞等工具。

(4)一定要及时补充水分,就算是不渴也要多喝水,特别是盐开水,并且随身携带一些防暑药品,比如人丹、风油精、藿香正气水等。

(5)发现中暑先兆,及时采取措施。在高温高湿环境下工作、活动时,如果出现心慌、气短、头晕、无力等症状甚至昏厥时,要立即停止一切活动并立即实施降温措施,这样就能将中暑遏制在萌芽中。不要等病情严重了再采取措施,那样将置患者于十分危险的境地。

(6)凉水冲手腕:每隔几小时用自来水冲洗手腕 5 秒钟,降低血液温度。

(二)挤压伤

1. 概述

挤压伤是指身体的四肢或其他部位受到压迫,造成软组织、血管、神经及骨骼等组织器官发生损伤。常见于手、脚被钝性物体如砖头、石块、门窗、机器或车辆等暴力挤压所致的挤压伤;或是人群拥挤、踩踏造成的多部位挤压伤;也可见于爆炸冲击所致的挤压伤,常常伤及内脏,造成胃出血、肺及肝脾破裂等。更严重的挤压伤是各种原因(地震、战争、交通事故等)引起的塌方重物长时间挤压人体四肢或躯干等肌肉丰富的部位,使人体组织器官发生广泛性损伤,在挤压解除后身体出现一系列病理生理改变,临床上主要表现为以肢体肿胀、肌红蛋白尿、高血钾为特点的急性肾功能衰竭,称为"挤压综合征"。

2. 临床表现

受伤部位表面可无明显伤口,有瘀血、水肿、发绀。如四肢受伤,伤处肿胀可逐渐加重;严重者可有尿少、心慌、恶心,甚至神志不清;如伤及内脏可引起胃出血、肝脾破裂出血,这时可出现呕血、咯血,甚至休克。

3. 急救处理

(1)尽快解除挤压的因素。

(2)手和足趾的挤伤,指(趾)甲下血肿呈黑色,可立即用冷水冷敷,减少出血和减轻疼痛。

（3）怀疑已有内脏损伤，应密切观察有无休克先兆，并呼叫救护车急救。

（4）挤压综合征是肢体被埋压后逐渐形成的，因此要密切观察，及时送医，不要因为受伤部位无伤口就忽视其严重性。

（5）在转运过程中，应减少肢体活动，不管有无骨折都要用夹板固定，并让肢体暴露在流通的空气中，切忌按摩和热敷。

4. 治疗原则

（1）手指脚趾的挤压伤，可见指（趾）甲下血肿，呈黑紫色；也可为开放性损伤，甚至有指骨骨折。对伤者应立即用冷水或冰块冷敷其受伤部位，以减少出血和减轻疼痛；后期可用热敷，以促进瘀血的吸收。对甲下积血应及时排出，这不仅可以止痛，还可以减少感染，以保存指（趾）甲。如果指（趾）甲脱落，要保持甲床清洁干燥，防止感染。如有指骨骨折，应尽早去医院诊治。

（2）对伤及内脏的伤员，应密切观察有无呼吸困难、脉搏细速、血压下降等情况，及时送往医院救治。肢体挤压伤肿胀严重者，要及时行切开减压术，以保证肢体的血液循环，防止肢体坏死。

（3）因严重挤压伤而发生挤压综合征的患者，主要表现为肾功能衰竭的临床症状，其后果比一般挤压伤要严重得多，所以对这样的伤员，唯一的办法是将其迅速、平稳、安全地送往医院抢救。

（4）有的挤压伤是指、趾被切断（如手扶门、窗或汽车门框时，因门、窗等被猛力关闭，而使手指被切断），在紧急救治、止血包扎的同时，应将断下来的手指、脚趾用干净布包好（如用冰瓶、冰块降温最好），连同伤者速送医院救治与进行断指（趾）再植手术，千万不要丢弃血肉模糊的指、趾断体，更不要将断体用水洗和用任何消毒药液浸泡。

※ 手指挤伤了怎么办?

（1）确定有无皮肤破损，有破损的话用碘伏、酒精消毒。

（2）不要强力地包扎，没有出血的话就裸露着，可以用碎冰块将其包在毛巾里，然后用冷毛巾冷敷，减轻疼痛并减少渗血血肿。

（3）密切观察，若是出现以下情况：①手指活动异常或是疼痛剧烈；②手指在 1 ～ 2 小时内变苍白或瘀青，提示出现指骨或血管受损，要尽快去医院就诊。

※ 地震中的"挤压综合征"

地震中，伤员的肌肉（特别是腿部）常常受到挤压。在获救前，伤员身上的砖瓦起到了止血带的作用，阻止了血液进入受伤组织。

被救援往往意味着危险的开始，而不是结束！

被救援后，血液迅速进入已经没有生命的组织，血液带走了肌肉中富含的钾离子，引起心律不齐甚至心脏停搏；肌红蛋白大量释放，随着血液循环进入肾脏，堵塞肾小管，最终引起肾功能衰竭，这就是挤压综合征。

静脉输液等方法可以降低毒素的浓度；如果伤势严重，就必须进行两周左右的透析。治疗中也可能出现出血、感染等并发症。因挤压综合征导致肾功能受损的病患，存活率只有 80% ～ 85%。

（三）冻伤

1. 概述

冻伤是由寒冷潮湿作用引起的人体局部或全身损伤。当身体较长时间处于低温和潮湿刺激状态时，就会使体表的血管发生痉挛，血液流量因此减少，造成组织缺血缺氧，细胞受到损伤，冻伤。损伤程度与寒冷的强度、风速、湿度、受冻时间及局部和全身的状态有直接关系。轻时可造成皮肤一过性损伤，要及时救治；重时可致永久性功能障碍，须进行专业救治；严重时可危及生命，须紧急抢救。

2. 临床表现

Ⅰ度冻伤：伤及表皮层。局部红肿、充血、自觉热、痒、刺痛。

Ⅱ度冻伤：伤及真皮层。局部明显充血、水肿，伴有水疱形成，疱液呈血清样。

Ⅲ度冻伤：伤及皮肤全层或皮下组织。创面为黑褐色，感觉消失，创面周围红、肿、痛，并有水疱形成。

Ⅳ度冻伤：损伤深达肌肉、骨骼，甚至有肢体坏死，表面呈暗灰色、无水疱；坏死组织与健康组织分解较明显，常呈干性坏死。

3. 治疗原则

冻伤的基本治疗目标是迅速复温，防止进一步的冷暴露，以及恢复血液循环。

（1）迅速脱离寒冷环境，防止继续受冻。

（2）抓紧时间快速复温。

（3）局部涂敷冻伤膏，改善局部微循环。

（4）抗休克、抗感染、口服活血化瘀等药物。

（5）冻伤的手术处理，应尽量减少伤残，最大限度地保留尚有存活能力的肢体功能。

4. 急救处理

（1）首先迅速脱离低温环境和冰冻物体。

（2）复温是救治的基本手段。可用衣物或用温热的手覆盖受冻的部位或其他身体表面，使之保持适当温度，以维持足够的血供。水浴复温，温度应在 37～43 ℃，水温要稳定，使局部在 20 分钟、全身在半小时内复温。待肢体红润，皮温达 36 ℃左右为宜。对呼吸心搏骤停者，进行心脏按压和人工呼吸。

（3）忌用冰块擦拭冻僵的肢体、干热或缓慢复温，这样会进一步损伤组织；对受伤部位的任何摩擦也是禁止的。

（4）全身冻伤，体温降到 20 ℃以下就很危险。此时一定不要睡觉，强打精神并振作活动很重要。当伤者出现脉搏、呼吸变慢时，就要保证呼吸道畅通，并进行人工呼吸和心脏按压。在使身体恢复温度的同时速去医院。

5. 预防措施

（1）每天晚上用热盐水浸泡。因为盐水可以起到杀菌消毒的作用，热水可以加速血液循环，使冻疮早日恢复。在冻疮发生的初期，每晚睡觉前用吹风机对着长冻疮的地方吹几分钟，可有效地防止冻疮继续蔓延。

（2）冬季气温较低，容易患冻疮的人在外出前应戴上手套，给双手保温，以有效预防冻疮的发生。冬天气候干燥，血液流通较慢，多喝水可以加快血液循环，防止冻疮发生。

（3）每天坚持搓手 10 分钟，可以加快血液循环，防止冻疮的发生。可以每天坚持用羊油擦拭手部，羊油可以很好地起到防护作用，可以有效预防冻疮的发生及继续恶化。

（4）尽量避免穿太紧身的衣服，因为冬天寒冷，人们缺乏运动，血液循环较慢，穿紧身的衣服会造成血液循环更加不畅通，容易使人得冻疮。

（5）加强体育运动，活动四肢末端，加速血液循环，防止冻疮发生。

（四）烧伤

1. 概述

泛指由热力、电流、化学物质、微光、放射线等所造成的组织损伤。

2. 临床表现及分期

Ⅰ度（红斑性）：表皮浅层损伤，皮肤红斑、干燥、灼痛、无水疱。3～7 日脱屑痊愈。

浅Ⅱ度（水疱性）：表皮全层、真皮浅层损伤，红肿明显、疼痛剧烈、有大小不一的水疱，疱壁薄，创面基底潮红。1～2 周愈合，多有色素沉着，无瘢痕。

深Ⅱ度：真皮深层损伤，水肿明显，痛觉迟钝、水疱较小，疱壁较厚，创面基底发白或红白相间。3～4周愈合，常有瘢痕形成和色素沉着。

Ⅲ度（焦痂性）：皮肤全层、皮下、肌肉骨骼损伤，痛觉消失，创面无水疱，干燥如皮革样坚硬，呈蜡白或焦黄色甚至炭化，形成焦痂，痂下可见树枝状栓塞的血管。3～4周焦痂自然脱落，愈合后留有瘢痕或畸形。

3. 急救措施

正确施行现场急救，去除致伤原因，迅速抢救危及患者生命的损伤，如窒息、大出血、开放性气胸、中毒等。若心跳呼吸停止，应立即就地实施心肺复苏术。

（1）迅速脱离致热源。如被火焰烧伤应尽快脱离火场，脱去燃烧衣物，就地翻滚或是跳入水池灭火。呼救者可就近用非易燃物品（如棉被、毛毯）覆盖，以隔绝灭火。忌奔跑或用双手扑打火焰。小面积烧伤应立即用冷水连续冲洗或浸泡，既可减轻疼痛，又可防止余热继续损伤组织。

（2）保护创面。剪开取下伤处衣裤，不可剥脱；创面可用干净敷料或布类简单包扎，将患者转送到医院处理，避免创面受压，防止再损伤和污染。避免用有色药物涂抹，以免影响对烧伤深度的判断。

（3）保持呼吸道通畅。被火焰烧伤后呼吸道受热力、烟雾等损伤，引起呼吸困难、呼吸窘迫，应特别注意保持呼吸道通畅。如合并一氧化碳中毒，应将患者移至通风处，给予其高流量氧气或纯氧吸入。

（4）其他救治措施。应尽快建立静脉通道，给予补液治疗，以免发生呕吐及水中毒，可适量口服淡盐水或烧伤饮料。安慰和鼓励患者，使其保持情绪稳定。疼痛剧烈可酌情使用镇静止痛药物。

（五）食物中毒

1. 概述

食物中毒是指食用了被有生物性、化学性有毒有害物质污染的食品，或者食用含有有毒有害物质的食品后出现的急性、亚急性食源性疾病。通常都是在不知情的情况下发生食物中毒。食物中毒多发生在气温较高的夏秋季，分为细菌性食物中毒和非细菌性食物中毒。

食物中毒的特点是潜伏期短、突然地和集体地暴发，多数表现为肠胃炎的症状，并和食用某种食物有明显关系。由细菌引起的食物中毒占绝大多数。由细菌引起的食物中毒的食品主要是动物性食品（如肉类、鱼类、奶类和蛋类等）和植物性食品（如剩饭、豆制品等）。食用有毒动植物也可引起中毒。如食用未经妥善加工的河豚，可使末梢神经和中枢神经麻痹，最后食用者会因呼吸中枢和血管运动麻痹而死亡。一些含一定量的硝酸盐的蔬菜，贮存过久或煮熟后放置时间太长，细菌的大量繁殖会使硝酸盐变成亚硝酸盐，而亚硝酸盐进入人体后，可将血液中低铁血红蛋白氧化为高铁血红蛋白，使其失去输氧能力，造成组织缺氧。发芽的土豆也是常见的食物中毒因素。发霉的大豆、花生、玉米中含有黄曲霉的代谢产物黄曲霉素，其毒性很大，会损害肝脏，诱发肝癌。食用一些被化学物质如铅、汞、镉、氰化物及农药等污染的食品，也可引起中毒。

2. 临床症状

以恶心、呕吐、腹痛、腹泻为主的急性胃肠炎症状，往往伴有畏寒、发热。吐泻严重的患者还会发生脱水、酸中毒，甚至休克、循环衰竭，从而危及生命。肉毒杆菌食物中毒以运动神经麻痹症状为多见，胃肠道症状少见。

3. 应急措施

一经发现食物中毒，应及时将患者送去医院诊治。在等待送医的过程中，针对引起中毒的食物及食用的时间长短，可及时采取如下应急措施。

（1）催吐：如果食用时间在 1～2 小时内，可使用催吐的方法。立即取食盐 20 g，加开水 200 mL 溶化，冷却后一次喝下，如果不吐，可多喝几次，以迅速促进呕吐。也可用鲜生姜 100 g，捣碎取汁，用 200 mL 温水冲服。还可用筷子、手指或鹅毛等刺激患者咽喉，引发呕吐。

（2）导泻：如果患者食用食物后时间较长，已超过 2～3 小时，而且精神较好，则可服用一些泻药，以促使中毒食物尽快排出体外。可采用番泻叶 15 g，一次煎服或用开水冲服，达到导泻的目的。

（3）解毒：如果是由变质的鱼、虾、蟹等引起的食物中毒，可取食醋 100 mL，加水 200 mL，稀释后一次服下。若误食了变质的饮料或防腐剂，最好的急救方法是灌服鲜牛奶或其他含蛋白质的饮料。

有条件的话，就医时最好携带引起患者中毒的食物，以便医生对中毒物质和治疗方法快速作出判断。在急救过程中，要给患者良好的护理，同时补充足量的淡盐开水。

4. 治疗原则

（1）一般治疗：卧床休息，避免精神紧张，防止受凉。早期饮食应为易消化的流质或半流质饮食，病情好转后可恢复正常饮食。

（2）消除毒物：应在 6 小时内催吐、洗胃和导泻。

（3）纠正脱水和酸中毒：能进食者应给予口服补液。剧烈呕吐不能进食或腹泻频繁者，应建立静脉通道，给予补液治疗。出现酸中毒者，应酌情补充碳酸氢钠注射液或乳酸钠溶液。脱水严重甚至休克者，应积极补液，保持电解质平衡及给予抗休克处理。

（4）抗菌治疗：一般可不用抗菌药物。

伴有高热的严重患者，可按不同的病原菌选用抗菌药物。如沙门菌、副溶血性弧菌，可选用喹诺酮类抗生素。

（5）选用有针对性的解毒剂。

（6）对症治疗：根据不同症状，采用退热、镇静、吸氧等方法。腹痛明显者，可口服颠茄片、溴丙胺太林或皮下注射阿托品，也可注射山莨菪碱。

5. 预防措施

控制食物中毒的关键在于预防，搞好饮食卫生，严把"病从口入"关。注意食品卫生，低温存放食物，食用前严格消毒，彻底加热，不食用有毒的、变质的动植物食品和经化学物品污染过的食品。

（1）控制细菌繁殖：冷藏食品应保质、保鲜，主要措施是冷藏、冷冻。将温度控制在 2～8 ℃，可抑制大部分细菌的繁殖。熟食品在冷藏中如果做到避光、断氧、不被重复污染，其冷藏效果会更好。

（2）高温杀菌：在食用前对食品进行高温杀菌是一种可靠的方法。在食用动物食品前应彻底加热煮透，尽量避免食用隔餐剩菜。

（3）禁止食用毒蕈、河豚、发芽的马铃薯及发霉的花生等有毒动植物。

（4）防止食品被细菌污染：首先应该加强对食品企业的卫生管理，特别是加强对屠宰厂宰前、宰后的检验和管理。禁止食用病死禽畜肉或其他变质肉类。醉虾、腌蟹等最好不吃。食品加工、销售部门及食品饮食行业、集体食堂的操作人员应当严格遵守食品卫生法，严格遵守操作规程，做到生熟分开，特别是制作冷荤熟肉时更应该严格注意。从业人员应该在健康检验合格后方能上岗，如发现肠道传染病及带菌者应及时调离。炊事员、保育员有沙门菌感染或带菌者，应调离工作，待 3 次大便培养阴性后才可返回原工作岗位。

六、五官科疾病

（一）结膜炎

1. 概述

结膜炎是结膜组织在外界和机体自身因素的作用下而发生的炎性反应的统称。虽然结膜炎本身对视力影响并不严重，但是当其炎症波及角膜或引起并发症时，可导致视力损害。

根据结膜炎的病情及病程，可分为急性、亚急性和慢性三类。

根据病因的不同性质，分为感染性和非感染性两大类。感染性：由病原微生物如细菌、病毒等感染所致的结膜炎症。非感染性：以局部或全身的变态反应引起的过敏性炎症最常见，外界的理化因素，如光、各种化学物质，也可成为致病因素。

2. 临床表现

结膜充血和分泌物增多是各种结膜炎的共同特点，炎症可为单眼或双眼、同时或先后发病。

（1）症状：眼异物感、烧灼感、眼睑沉重、分泌物增多，当病变累及角膜时可出现畏光、流泪及不同程度的视力下降。

（2）体征：结膜炎的体征（图3-10）主要表现为：①结膜充血，即眼睛发红；②分泌物多，即眼眵多，晨起更明显；③结膜水肿，即眼睑肿胀、睁眼困难；④结膜下出血，多为

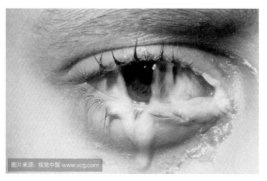

图3-10　结膜炎的体征

点状或小片状，病毒所致的流行性出血性结膜炎常可伴结膜下出血。另外不同类型的结膜炎除有上述共性外，还有各自的特点，须请医生加以鉴别，指导正确治疗。

3. 治疗原则

治疗以局部点眼药为主，根据不同的病因对症选用不同的抗生素、抗病毒或抗过敏眼药水，睡前可用眼药膏，局部点药时慎用或不用激素。对分泌物多的可用无刺激的冲洗剂，常用生理盐水或硼酸水等，冲洗结膜囊，清除眼眵。但不要遮盖患眼及进行热敷，可以冷敷。对严重的结膜炎可全身应用抗生素等。

4. 预防措施

结膜炎多为接触传染，故应提倡勤洗手，不共用毛巾，不用手、衣袖和不干净的手帕拭眼。提倡用流水洗脸，毛巾、手帕等物品要与他人分开，并经常清洗消毒。对传染性结膜炎患者应采取一定的隔离措施，更不允许其到公共游泳区游泳。如果一眼患结膜炎，必须告诉患者保护健眼不受感染。凡工作环境存在多风、尘烟等刺激性因素者，应改善环境和戴保护眼镜，以防引起结膜炎。游泳时要戴防水眼镜，浴室洗澡时最好自带浴具。

（二）口腔黏膜溃疡

1. 概述

口腔黏膜溃疡俗称"口疮"，是一种常见的发生于口腔黏膜的溃疡性损伤病症，多见于唇内侧、舌头、舌腹、颊黏膜等部位。口腔黏膜溃疡发作时疼痛剧烈，局部灼痛明显，严重者还会影响饮食、说话。口腔黏膜溃疡的发生是多种因素综合作用的结果，包括局部创伤、精神紧张、食物、药物、营养不良、激素水平改变及维生素或微量元素缺乏；系统性疾病、遗传、免疫及微生物因素在口腔黏膜溃疡的发生、发展中可能起重要作用。如缺乏微量元素

锌、铁，缺乏叶酸、B族维生素及营养不良等，可降低免疫功能，增加口腔黏膜溃疡发病的可能性。

2. 临床表现

（1）复发性阿弗他性口炎，又称复发性口腔溃疡、复发性口疮，灼痛是其突出特征，外观为单个或者多个大小不一的圆形或椭圆形溃疡，表面覆盖灰白或黄色假膜，中央凹陷，边界清楚，周围黏膜红而微肿。具有周期性、复发性、自限性的特征。

（2）贝赫切特综合征（白塞病），其口腔黏膜损害症状和发生规律与复发性阿弗他性口炎类似。除此之外，眼、生殖器、皮肤病损也是其主要临床特征。表现为反复生殖部位溃疡、皮肤结节性红斑、毛囊炎、葡萄膜炎。严重者可发生关节、小血管、神经、消化、呼吸、泌尿等多系统损害。

（3）创伤性溃疡：与机械性刺激、化学性灼伤或者热冷刺激有密切关系。常见于不小心咬伤或是吃一些较硬的食物扎伤黏膜后形成的溃疡。其发病部位和形态与机械刺激因子相符合。无复发史，去除刺激后溃疡很快愈合。但如果任其发展，则有癌变可能。

（4）放射性口炎：有放射线暴露史，出现上述急、慢性口腔损害是其特征。放射性口炎黏膜损害程度较轻时，会出现口腔黏膜发红、水肿、糜烂、溃疡，覆盖白色假膜，易出血，触痛明显，口干，口臭等表现，可以合并进食困难等功能障碍和头昏、失眠、厌食、脱发等全身症状，较重时可以伴出血、继发感染等全身损害。

3. 治疗原则

治疗以消除病因、增强体质、对症治疗为主。需要注意的是，经久不愈、大而深的口腔黏膜溃疡，有可能是一种癌前病损，极易癌变，建议寻求专科医生的帮助，必要时做活检，以明确诊断。

常见的口腔黏膜溃疡，都是有自愈倾向的，尤其是轻型的溃疡，多数能在10天左右自愈。常用的药物主要是达到减轻症状、加速愈合的目的。一般认为，口腔黏膜溃疡跟维生素的缺乏有一定关系，因此建议患者适量补充富含维生素B、维生素C的食物或药物。

对于比较严重的口腔黏膜溃疡，在专科医生的指导下，可以在局部使用一些激素，以调节免疫系统，加速愈合，或者在局部用一些止痛药物来减轻疼痛症状。另外还常用一些漱口水，像复方硼砂或者氯己定等，它们在治疗口腔溃疡过程当中也能起到清洁伤口、保持口腔卫生的作用，有利于口腔溃疡的治疗。发病时应避免吃刺激性食物，最好戒烟戒酒等。

4. 预防措施

首先，要提高身体的免疫力，平常要多锻炼身体，养成良好的饮食习惯，避免经常吃一些辛辣刺激的食物，要丰富饮食，适当多吃一些富含维生素B、维生素C的食物。富含维生素B的食物有肉、蛋、奶，还有各种粗粮、菌类、豆类；常见的水果像奇异果、蓝莓、草莓、樱桃等，都富含维生素C，这些食物对预防口腔溃疡和修复口腔黏膜有一定帮助。

还有，要保证充足的睡眠，建议尽量不要熬夜。其次，要有良好的卫生习惯，有效刷牙，保持口腔清洁，减少食物残留和细菌的大量繁殖。

另外，应该合理安排生活和工作，将压力控制在合适的范围内，保持规律的作息和良好的精神状态，尽可能地防止口腔溃疡的发生。

（三）牙周炎

1. 概述

牙周炎是累及四种牙周支持组织（牙龈、牙周膜、牙槽骨和牙骨质）的慢性感染性疾病，往往引发牙周支持组织的炎性破坏。黏附于牙齿表面的微生物群（菌斑）、沉积在牙面上的矿化的菌斑（牙石）及食物嵌塞、咬合力过大或方向异常等都是牙周炎的致病因素。由于它早期多无明显自觉症状，易被忽视，待有症状时已较严重，甚至已不能保留牙齿（图 3-11），因此有必要了解牙周炎病因及建立良好的口腔卫生习惯的重要性，做好自我保健，并定期去口腔科检查、治疗。

2. 临床表现

早期症状不明显，患者常只有继发性牙龈出血或口臭的表现，与牙龈炎症状相似。随着炎症的进一步扩散，会出现下列症状：牙周袋形成、牙周溢脓、牙齿松动、牙龈出血和口臭。当机体抵抗力降低、牙周袋渗液引流不畅时，可形成牙周脓肿，此时牙龈呈卵圆形突起，发红，肿胀，表面光亮，牙齿松动，有叩痛，伴有局部剧烈跳痛（图 3-12）。同时，患者可有体温升高、全身不适、颌下淋巴结肿大、压痛等症状。

3. 治疗原则

首先是局部治疗：①去除局部刺激性因素：

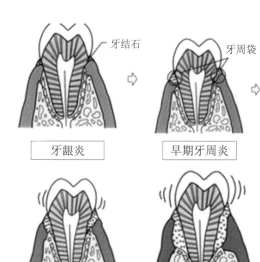

牙结石

牙周袋

牙龈炎　　　早期牙周炎

中期牙周炎　　　晚期牙周炎

图 3-11　牙周炎的发展

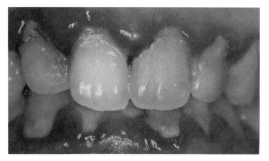

图 3-12　牙周炎的临床表现

可做龈上洁治术或龈下刮治术，必要时调整咬合、清除嵌塞的食物；②处理牙周袋；③固定松牙：牙齿松动者，可做暂时性或永久性的牙周夹板，以固定松动的牙齿；④牙周脓肿的处理：必要时配合口服抗菌药物治疗。当脓肿局限时，可切开引流。

其次是全身治疗。反映全身疾病的牙周炎发病机制比较复杂，病情通常凶猛而且严重，需要仔细检查、认真诊断、及时治疗，一般都需要多学科联合治疗。

4. 预防措施

预防和减少全身性疾病，加强营养，提高机体抵抗力，从而增强牙周组织的抗病能力；努力保持口腔清洁卫生；坚决戒除对牙周组织有害的不良习惯，如吸烟、饮酒、单侧咀嚼等。

保持牙面清洁，消除牙龈炎症，是预防牙周疾病的关键。慢性牙周炎的预防措施包括消除菌斑、牙石及局部刺激性因素。对已患有牙周炎者，应早诊断、早治疗，阻止病损的进一步发展，这样才能让每个人到 80 岁时仍然有 20 颗可完好发挥功能的牙齿。

保持口腔清洁：在清洁牙面 1 ～ 6 小时后，牙齿就会形成新的菌斑，导致牙病发生。要做到进食完毕后 3 分钟内刷牙，每次刷 3 分钟，每天刷 3 次。如有困难，应做到饭后漱口，早晚刷牙。尤其是睡前刷牙比早晨刷牙更重要。牙刷应选用软细、有弹性的保健牙刷，用后洗干净，将牙刷头向上放置晾干。要养成依次刷牙的习惯，刷上牙时，刷毛顺着齿缝向下刷，刷下牙时应从下往上刷，不可用猛力来回横刷，否则会造成牙龈退缩和牙组织呈楔形缺损。学会正确使用牙线、牙签、间隙刷等工具清除菌斑，保持牙面清洁。

注意口腔锻炼：要经常食用粗纤维食物，充分咀嚼，以刺激唾液分泌，冲刷污物，有利于牙齿自洁，并能强健牙周组织。要养成双侧咀嚼的习惯，否则会引起失用性牙龈萎缩，面部畸形。提倡将洗干净的右手食指，按在上下牙龈上做横向来回按摩，每次 2～3 分钟，这样可使牙龈及周围组织血液循环增强，有利于增强牙周组织的代谢功能。每天早晨做叩齿锻炼，空口咬合（上下牙轻轻叩击）数十次至数百次，约 2～3 分钟，可先叩磨牙，再下颌前伸叩门牙，最后两侧向后叩尖牙。

※ 缓解牙疼的穴位

中医将牙疼上火分为虚火和实火两种。实火牙疼比较剧烈，患者不敢吃热东西，牙龈红肿明显；虚火疼痛不太明显，隐隐作痛，但持续时间比较长，牙龈红肿不太明显。而这两种牙疼都可以通过按压穴位治疗。缓解牙疼需要按摩的主穴都是合谷穴和颊车穴。

合谷穴位于虎口处，用一手拇指的第一个关节横纹正对另一手的虎口边，拇指屈曲按下，指尖所指处就是合谷穴。用拇指指尖进行按摩，由轻到重按压 1～2 分钟，可以起到疏风解表、活络镇痛的作用。

颊车穴位于颌骨边角向鼻子斜方向约 1 cm 处。当咀嚼时咬肌隆起，按之凹陷处就是颊车穴。用双手拇指放于同侧面部颊车穴，由轻到重按压 1～2 分钟，可以起到解痉止痛、活血消肿的作用。

如果是实火牙疼可以配以按压内庭穴，此穴位于足背第二、三趾间缝纹端。虚火牙疼配以按压太溪穴，位于内踝尖与跟腱之间的中点

凹陷处。

平时出现牙疼，可以采用以上方法按摩穴位来治疗，每天坚持按摩 3～4 次，牙疼症状就可得到缓解。

（四）牙龈出血

1. 概述

牙龈出血是口腔科常见症状之一，是指牙龈自发或由轻微刺激引起的少量流血。一般而言，牙龈的慢性炎症是牙龈出血的常见原因，故牙龈出血多见于牙周炎和牙龈炎患者；但有时也可以是某些系统性疾病如白血病、血小板减少性紫癜、血友病、慢性肾衰竭等的口腔表现，这时应予以足够重视。

2. 临床表现

轻者仅表现为在吮吸、刷牙、咀嚼较硬食物时唾液中带有血丝，重者在牙龈受到轻微刺激时就出血较多，甚至会自发出血。牙龈出血常伴有口臭。

（1）被动性出血：主要表现为在刷牙、进食、吸吮时，牙龈的毛细血管破裂，少量渗血，多在唾液中可见有血丝，或在所吃食物上及牙刷毛中有血液染色，经过冷水含漱后出血可自行停止。

（2）主动性出血（自发出血）：指轻微刺激引起的牙龈大量出血，或者在无任何刺激因素时的牙龈出血，出血范围广泛，量多且不易止住，这种症状往往和患者的全身健康状况有关。

3. 治疗原则

慢性牙龈出血者，在维护口腔卫生的同时，应去除牙结石、牙菌斑等局部刺激因素，以促进牙周健康。

急性牙龈大量出血者，应以止血为首要原则，可采取压迫或填塞出血部位、缝扎牙龈乳头、牙龈塞治等方法，必要时可应用合适的止

血药物。

若怀疑为某些系统性疾病所致的牙龈出血，应及时进行相关检查，如血常规、凝血功能、肝肾功能等，并针对相应疾病采取综合治疗措施。

4. 预防措施

在刷牙时发现牙龈出血，可先检查自己的牙刷刷毛是否过硬。如果是刷毛过硬引起的出血，在更换软毛小头的保健牙刷后一般可以自行停止。避免用力横刷牙齿，应采用竖刷法，以防刺激牙龈，造成出血。平时更要养成良好的口腔卫生习惯，做到以下几点：早晚正确刷牙，合理使用牙线、牙间隙刷，定期检查牙周及牙周支持治疗；戒烟、增加蔬果摄入量等。

（五）慢性咽炎

1. 概述

慢性咽炎为咽黏膜的慢性炎症，多由急性咽炎反复发作或治疗不彻底，以及邻近器官病灶刺激如鼻窦炎、扁桃体炎、鼻咽炎、气管炎等引起。

气候寒冷干燥，工作环境中的空气被粉尘、化学气体污染，烟酒和辛辣饮食长期刺激，以及职业因素而用嗓过多，都容易使人患慢性咽炎。

此外，长期生活不规律、疲劳、精神紧张，可使身体抵抗力下降，容易反复感染细菌和病毒，这些因素也会引起慢性咽炎。

2. 临床表现

慢性咽炎以局部症状为主：咽部不适感、异物感、咽部分泌物不易咯出、咽部痒感、烧灼感、干燥感或刺激感，还可有微痛感。

咽后壁通常由咽部慢性炎症造成有较多黏稠分泌物黏附，以及由鼻、鼻窦、鼻咽部病变造成患者夜间张口呼吸，常在晨起时出现刺激性咳嗽及恶心症状。

咽部异物感可表现为频繁吞咽。咽部分泌物少且不易咳出者常表现为习惯性地干咳及清嗓子、咳痰的动作，用力咳嗽或清嗓子可引起咽部黏膜出血，造成分泌物中带血（图 3-13）。

3. 治疗原则

（1）排除病因：戒烟酒，积极治疗引起慢性咽炎的原发病（急性咽炎、鼻和鼻咽部慢性炎症、胃食管反流病等）。

（2）西医治疗：常用复方硼砂、呋喃西林溶液等含漱，保持口腔、咽部的清洁；含服碘喉片、薄荷喉片等；局部可用复方碘甘油、5% 的硝酸银溶液涂抹咽部，起收敛及消炎作用；配合雾化疗法缓解慢性咽炎的症状；一般不需要抗生素治疗。

（3）中医治疗：宜滋养肺肾、清热化痰、润喉利咽，如使用草珊瑚含片、西瓜霜、蒲地蓝等。临床经典治疗方法是用康复新液滴于咽喉部，每次 10～15 滴，每日 4 次。

4. 预防措施

（1）生活方面：适当进行体育锻炼，正常作息，避免劳累，保持良好的心理状态，提高机体免疫力。避免接触粉尘、有害气体、空气质量差的环境等对咽黏膜不利的刺激因素和导致慢性过敏性咽炎的致敏原。避免长期过度用声，避免寒冷刺激，注意保暖，预防急性上呼吸道感染。注意口腔卫生，纠正张口呼吸的不良习惯。

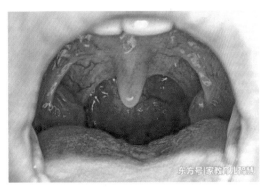

图 3-13　慢性咽炎临床表现

（2）饮食方面：平时要注意多饮水、戒烟酒。若想从根本上解决慢性咽炎，必须增强呼吸道黏膜自我杀菌的功能。维持呼吸道黏膜健康的营养素是蛋白质、维生素A、维生素C和铁。平时饮食中注意多摄取富含这些营养素的食物，如豆及豆制品、胡萝卜、苹果、香橙、西红柿、南瓜、菠菜、奶类和动物的血液制品等。当咽喉感觉不适时，可用盐汤作晨间漱口剂。

（3）经典食疗方：①胖大海5枚，生地12 g，冰糖30 g，茶适量，沸水冲泡半瓶，盖闷15分钟左右；清肺利咽，滋阴生津；②罗汉果切碎，用沸水冲泡10分钟后，随时饮服；每日1～2次，每次1个；清肺化痰，止渴润喉；③橄榄两枚，绿茶1 g，将橄榄连核切成两半，与绿茶一起放入杯中，冲入开水，加盖闷5分钟后饮用，适用于咽部异物感者。

（六）慢性喉炎

1. 概述

慢性喉炎是一种常见的喉部（图3-14）疾病，主要表现为声带、室带的慢性炎性病变。以较长时间的声音不扬，甚至嘶哑失音为特点。慢性喉炎可由急性喉炎逐渐演变而来，也可从慢性潜隐开始。有害气体、化学粉尘、烟酒过度、长期用声过度或发音不当，胃食管反流或喉咽反流，以及鼻、鼻窦、咽或下呼吸道感染均可成为喉部慢性刺激的来源。

2. 临床表现

（1）声嘶：声音嘶哑为主要症状，可从沙哑、"毛糙"、声嘶，直至完全失声。一般为上午轻，下午重；讲话少时轻，多时重；声嘶初期为间歇性，日久变为持续性。

（2）喉部分泌物增加：常感觉喉部有痰液黏附，但痰黏稠不易咳出，须清嗓或咳嗽以清除痰液。

（3）喉部常有不适感：如刺痛、烧灼感、异物感、干燥感等。患者借咳嗽暂时减轻喉部不适感，这种咳嗽常为无分泌物的干咳，是慢性喉炎的一种特有症状。

3. 治疗原则

（1）病因治疗：病因治疗是治疗慢性喉炎的关键。应积极治疗鼻腔、鼻窦、口腔、咽腔病灶，减少胃食管反流，治疗全身性疾病，如过敏性疾病、类风湿等；适当噤声，避免过度用嗓，戒除烟酒嗜好。

（2）药物治疗：根据病情可口服或雾化吸入青霉素、链霉素、庆大霉素及地塞米松等抗炎、消肿药物，可消除炎症，缓解喉部不适症状。

（3）手术治疗：声带息肉或时间较长的声带小结，可行手术摘除。

（4）中医治疗：选用铁笛丸、金嗓清音丸、黄氏响声丸等中成药或辨证施治的个体化药方；还可采用针灸疗法：取合谷、曲池、足三里、天突等穴，每天1次，对其进行中等刺激或弱刺激，留针20～30分钟。

4. 预防措施

排除职业性致病因子，加强劳动保护；尽量避免接触导致慢性过敏性咽炎的致敏原；戒除不良嗜好（如烟酒过度），养成良好的卫生习惯；适当进行体育锻炼、增强体质，保持健

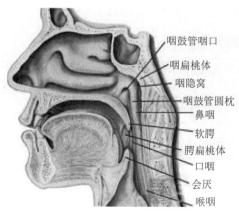

咽鼓管咽口
咽扁桃体
咽隐窝
咽鼓管圆枕
鼻咽
软腭
腭扁桃体
口咽
会厌
喉咽

图3-14　咽喉部解剖图

康和有规律的作息，保持良好的心态，从而提高自身整体免疫力；平日多吃蔬菜、水果，少食冷饮、辛辣食物，饮食不宜过咸、过甜、过干、过燥、过饱；在变声期、月经期和感冒期要慎重用嗓，适当控制用声。

※ 食疗小偏方

梨汁、鲜地黄汁各等分，加蜜煎或蒸，将其汁含在口中，慢慢咽下。可长期服食，适用于慢性喉炎。

（七）突发性耳聋

1. 概述

突发性耳聋或称"特发性突发性聋"，简称"突发性聋"，是指突然发生的、原因不明的感音神经性听力损失。此种耳聋比较常见，有的很快就能发现原因，有的则长期查不出原因。本病以单侧耳聋多见。

突发性聋的病因不明，很多致病因素都可能导致突发性聋，目前获得广泛认可的主要有病毒感染、血管病变、全身免疫或代谢性疾病等。病毒感染的突发性聋的病因主要有腮腺炎病毒、流感病毒、腺病毒；另外精神紧张、过度激动、劳累及烟酒等因素会导致内听动脉痉挛或栓塞，使内耳发生供血供氧障碍；此外，剧烈咳嗽、喷嚏、弯腰低头、捏鼻鼓气会使迷路（即内耳）压力增高，导致蜗窗膜破裂而致聋。

2. 临床表现

主要症状为轻重不等的耳聋，有时伴有不同程度的耳鸣和眩晕，重者有恶心、呕吐和眼震现象。

（1）耳聋：多为单侧耳聋，发病前多无先兆，少数患者先有轻度感冒、疲劳或情绪激动史。耳聋发生突然，患者的听力一般在数分钟或数小时内下降至最低点，少数患者在3天内听力下降到最低点。

（2）耳鸣：可为始发症状，大多数患者可于耳聋时出现耳鸣，但耳鸣也可发生于耳聋之后。经治疗后，多数患者听力可以提高，但耳鸣可长期存在。

（3）眩晕：一部分患者可伴有不同程度的眩晕，多为旋转性眩晕，伴恶心、呕吐。可与耳聋同时出现，或于耳聋发生前后出现。

（4）其他：少数患者可有耳堵塞感、压迫感或麻木感，甚至有自发性眼震现象。

3. 治疗原则

突发性耳聋发病急、进展快，治疗越早，恢复越好。目前多采用综合治疗的方法，发病一周内开始治疗者，有80%以上的患者可恢复或部分恢复听力。

（1）一般治疗：患者尽可能住院治疗，卧床休息，保证睡眠，清淡饮食。

（2）药物治疗：针对不同的病因对症用药，如使用糖皮质激素、溶栓和抗凝药物、神经营养类药物、血管扩张剂等。

（3）高压氧治疗及混合氧治疗：可减少内耳水肿和缺血缺氧损害，改善内耳循环。

（4）中医针灸或微波治疗：具有活血化瘀、改善内耳微循环的作用。

4. 预防措施

（1）加强锻炼，增强体质，避免感冒，预防病毒感染。

（2）勿过度劳累，注意劳逸结合，保持身心愉悦。

（3）保持均衡饮食，多吃新鲜蔬果。减少烟、酒、咖啡等带来的刺激。

（4）控制高血压、高血脂及糖尿病等全身慢性疾病。

（5）对于已经患突发性聋并且治疗后患耳听力仍差的患者，除上述建议外，还建议特别保护健侧耳：①避免接触噪声；②避免使用耳毒性药物；③避免耳外伤和耳部的感染。

（八）耳鸣

1. 概述

耳鸣为耳科疾病中的常见症状，患者自觉耳内有声响，响度不一，高音耳鸣可使患者烦恼，影响睡眠与工作。其出现为间歇性或持续性。有时耳鸣可能是某些疾病的首发或伴随症状。

耳鸣是累及听觉系统的许多疾病不同病理变化的结果，病因复杂，机制不清。以耳部疾病引起的耳鸣最为常见，如外耳道耵聍栓塞，有肿物或异物；各种中耳炎、耳硬化症；梅尼埃病、突发性聋、外伤、噪声性聋等。此外，全身性疾病也可引起耳鸣，如心脑血管疾病、代谢性疾病、自主神经功能紊乱、精神紧张、抑郁及颅脑外伤、脑干损伤、脑炎、脑震荡等神经科疾病等。

2. 临床表现

绝大部分耳鸣是一种主观症状，总体上呈多样性，可单侧或双侧，也可为头鸣，可持续性存在，也可间歇性出现。声音可呈铃声、嗡嗡声、哨声、汽笛声、海涛声、嘧嘧声、吼声等，也可呈音调高低不等的纯音或杂声。

3. 治疗原则

耳鸣的早期治疗，3～6个月是治疗的重要时期。

（1）病因治疗：治疗引起耳鸣的原发病。

（2）药物治疗：激素类药物、血管扩张药、钙离子拮抗剂、耳鸣抑制药和神经营养药物等。

（3）心理咨询和调适：分析耳鸣原因和病变情况，消除患者的担心，告诫患者要置身于声音充实的环境中，主动接触自然界声音，争取与耳鸣共处，把耳鸣比作火车的轰鸣声、冰箱噪声等，以适应和习惯这些声音，让患者尽力消除由耳鸣引起的心理反应，抑制消极情绪，并树立耳鸣可以治疗的信心。

（4）掩蔽治疗：应用耳鸣治疗仪、耳鸣掩蔽器、纯音测听仪或助听器进行治疗。

（5）其他：听觉辨声疗法、电刺激疗法、催眠疗法、中医中药疗法等对耳鸣有一定疗效。

4. 预防措施

（1）噪声性耳鸣的预防

①降低或控制噪声源，尽量将其控制在国家允许范围（85分贝）之内。②阻隔噪声的传播，用吸声材料、隔声墙来降低噪声强度。③加强个人防护，佩戴耳罩等。④预防性治疗，服用维生素B、维生素C及铁、锌等微量元素。

（2）药物中毒性耳聋的预防

①严格掌握用药适应证，杜绝滥用，绝不多用。②避免联合应用2种以上耳毒性药物。用药期间加强听觉监控，如有中毒迹象，立即停药。

5. 日常护理

（1）减少焦虑，改善睡眠质量：①消除患者的紧张情绪，让患者明白耳鸣的治疗需要一段较长的时间，使患者有充分的思想准备及坚定的治疗信心。②介绍有关耳鸣的治疗方法，使患者保持良好的情绪并积极配合耳鸣的治疗。③为患者提供舒适安静的环境，营造适合睡眠的氛围。

（2）调节神经紧张：引导患者有意识地轮流放松全身肌肉的各个肌群，以使神经系统松弛，缓解或解除紧张状态，使耳鸣症状得到减轻。

（九）耵聍（耳垢）栓塞

1. 概述

耳垢，学名耵聍，俗名耳屎，为外耳道软骨部皮肤的耵聍腺所分泌的淡黄色黏稠液体（图3-15）。耵聍在空气中干燥后形成薄片状，但有的耵聍状如黏稠的油脂，俗称"油耳"。耵聍具有保护外耳道皮肤和黏附外物（如尘埃、小虫子等）的作用。平时借咀嚼、张口等运动，

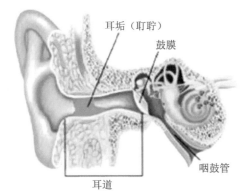

耳垢（耵聍）

鼓膜

咽鼓管

耳道

图 3-15 耳部解剖图

耵聍可自行脱落排出。

外耳道炎、湿疹、在粉尘较多的环境中工作及挖耳等，会使耳朵局部受到刺激，耵聍分泌过多；外耳道狭窄、肿瘤、异物存留等均可阻碍耵聍排出；经常挖耳，可将耵聍推向外耳道深部，影响耵聍的正常排出。外耳道内耵聍分泌过多或排出受阻，会使耵聍在外耳道内聚集成团，阻塞外耳道，即形成耵聍栓塞。耵聍栓塞可影响听力或诱发炎症，是耳鼻喉科常见病之一。

2. 临床表现

耵聍栓塞因程度及部位不同症状有所差异。外耳道未完全阻塞者，多无症状；患者有临床表现前来就诊时，往往可见到耵聍完全阻塞外耳道。

耵聍栓塞形成后，可使听力减退、耳鸣、眩晕或反射性咳嗽；遇水膨胀时可致突聋；刺激外耳道皮肤时可出现糜烂、肿胀、疼痛或流脓；压迫鼓膜时可引起耳鸣、眩晕及听力减退；压迫外耳道后壁皮肤时可刺激迷走神经耳支，引起反射性咳嗽。耳镜检查可见外耳道为黄色、棕褐色或黑色块状物所阻塞，质硬如石或质软如泥。

3. 治疗原则

较小或片状耵聍，可用镊子、耵聍钩取出。大而坚硬者，可先用 3% ～ 5% 碳酸氢钠溶液

或植物油滴耳，每日 5 ～ 6 次，连续 3 ～ 4 日，待其软化，然后于耳鼻喉科专科门诊，用外耳道吸引器或冲洗外耳道等方法将软化的耵聍排出。合并外耳道炎者，应先抗感染治疗，3 ～ 4 日后再取耵聍。耵聍栓塞患者，应及早到正规医院检查治疗，不可盲目自行治疗耵聍栓塞。

4. 预防措施

保持外耳道清洁是防止耵聍栓塞的首要条件。如果有耵聍屑，感觉外耳道发痒，可用棉签蘸医用酒精轻轻擦拭，这样不但止痒，而且有消毒、防止感染的作用。

游泳之前最好让医生检查一下，先把耵聍屑取出，以防遇水膨胀后形成栓塞。水进入外耳道后，症状可加重，常有耳痛。所以如果耵聍过多，可经常定期到医院请耳科专科医生帮忙取出，以防出现耵聍栓塞。

不要随便掏耳朵，原因如下。

（1）如果使用未经消毒的尖锐器械掏耳朵，很容易造成耳道、鼓膜损伤，引起耳道感染、鼓膜炎和鼓膜穿孔，使听力减退和邻近组织感染。

（2）经常掏耳朵会使外耳道受到刺激，其皮肤鳞状细胞或基层细胞就会出现异常增殖，易诱发外耳道乳头状瘤等病变。

（3）如果我们随便掏挖耳朵，很可能在不知不觉中将霉菌带进外耳道，这就会使耳道奇痒难忍。

（4）清洁耳道最好的办法是用干净的粗细合适的棉签轻轻地伸进耳道卷几下，把耵聍清理出来。

七、泌尿与生殖系统疾病

（一）精索静脉曲张

1. 概述

精索静脉曲张（图3-16）是一种血管病变，指精索内蔓状静脉丛的异常扩张、伸长和迂曲，可导致疼痛不适及进行性睾丸功能减退，是男性不育的常见原因之一。多见于青壮年，左侧多发。

常见病因：①先天因素：静脉壁及其周围结缔组织薄弱或提睾肌发育不全，静脉瓣膜缺损或关闭不全；②生理因素：青壮年性机能较旺盛，阴囊内容物血液供应旺盛，性生活频繁或手淫；③生活方式：久坐或久站，增加腹压；④其他因素：肾肿瘤、肾积水等压迫精索内静脉可引起症状性或继发性精索静脉曲张。

2. 临床表现

患者常常缺乏自觉症状，得不到及时诊治，最终导致部分患者生精能力受损，因不孕不育就诊时才发现该病。

早期常无自觉症状，多在查体时发现，患侧阴囊肿大，站立时患侧阴囊及睾丸低于健侧，阴囊表面可见扩张、迂曲静脉，摸之有蚯蚓团状软性包块，平卧时症状减轻或消失。自觉症状多为患侧睾丸坠胀不适或坠痛，站立位或者劳累时加重，平卧位或者休息以后减轻。睾丸或阴囊局部潮湿、出汗等。

3. 治疗原则

治疗方法包括一般治疗、药物治疗和手术治疗。其他病因引起的继发性精索静脉曲张应积极治疗原发病。

一般治疗：戒烟限酒、饮食清淡，减少增加腹压的运动，戴阴囊拖带，局部冷敷，避免性生活过度。

药物治疗：在医生的指导下对症用药。包括使用针对精索静脉曲张的药物、改善疼痛症状的药物及改善精液质量的药物。

手术治疗：各种途径的精索内高位结扎术。术后一周可恢复正常活动，3个月内避免重体力劳动及久站，1个月内禁止性生活。

4. 预防措施

在日常工作生活中注意劳逸结合，避免精神过度紧张。加强体育锻炼，提高自身免疫力，保持心情舒畅。忌辛辣刺激性饮食，多食新鲜水果蔬菜，戒烟限酒。

关注自身健康，勤换内裤，保持会阴部清洁。尽量穿透气、有弹性的内裤，以保护阴囊，让阴囊减轻负担。性生活不要过于频繁，避免手淫。阴囊等部位出现坠胀或不适时应及时就医。

避免久坐或久站，不可避免久坐、久站的可穿弹力袜。尽量不要去做增加腹压的动作，忌跷二郎腿。平时可以经常把腿抬高、放下，反复做几组这样的动作，加强腿部锻炼，促进血液循环。

（二）尿路感染

1. 概述

尿路感染又称泌尿系统感染，是尿路上皮因细菌侵入而出现的炎症反应。尿路感染根据感染部位分为上尿路感染（肾盂肾炎、输尿管

正常　　　　　　　精索静脉曲张

精索

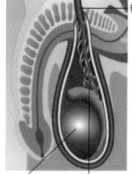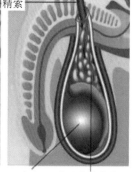

睾丸　正常的精索静脉　　睾丸　曲张的精索静脉

图3-16　精索静脉曲张对比图

炎）和下尿路感染（膀胱炎、尿道炎）。95%以上的尿路感染由单一细菌引起，且女性多发。

2. 临床表现（表 3-2）

表 3-2　尿路感染临床表现

分类	临床表现
肾盂肾炎	发热（体温 ≥ 38 ℃）、寒战、恶心、腹泻、疲劳，伴有下腹部或生殖器疼痛或不适
输尿管炎	尿频、尿急、尿痛，伴有腰酸、腰痛，严重时可有血尿、发热等
膀胱炎	尿频、尿急、尿痛，排尿不适、下腹部疼痛，尿液混浊有异味，30% 的患者伴有血尿
尿道炎	尿频、尿急、尿痛和血尿，急性期男性可有尿道分泌物，转为慢性时伴有尿道刺痛和排尿不适

3. 治疗原则

泌尿系统感染的主要治疗方法就是正规应用敏感抗生素进行抗感染治疗，疗程期内应足量用药，不可随便减量或停药，以免影响治疗效果，甚至迁延不愈。如无条件可以选取常用的经验性抗菌药物，如头孢类、喹诺酮类药物。

其次是对症治疗：消炎、镇痛、缓解症状，部分患者可配合服用清热利湿通淋的中药。多饮水、勤排尿，以促进细菌的排出，注意调整生活方式，如避免劳累、戒烟限酒、多吃水果蔬菜、清淡饮食等。

4. 预防措施

饮食清淡，多食含水分的新鲜蔬菜、瓜果等，忌食葱、蒜、韭菜、辣椒等刺激性食物，忌食热性食物，如羊肉、狗肉、兔肉及油腻食物。大量饮水，建议每日饮水量在 2000 mL 以上，2～3 小时排尿一次，不要憋尿。

加强体育锻炼，增强体质，但急性期应该卧床休息。保持会阴部清洁，避免污染。注意性生活卫生。积极防治慢性感染疾病：如糖尿病、慢性肾病、高血压等多种慢性病。

※ 预防小偏方

（1）用车前草、蒲公英、金银花、野艾、白茅根等淡煎或浸泡，代茶常饮。

（2）丝瓜子 9 g，焙干研末，用黄酒送服，每日分 1 次或 2 次服用。

（3）绿豆衣或绿豆，煮汁服。

（三）泌尿系结石

1. 概述

泌尿系结石是泌尿系的常见病。结石可见于肾、输尿管、膀胱和尿道的任何部位，但多发于肾与输尿管（图 3-17）。结石最多见的是代谢性结石，其产生的原因是体内或肾内代谢紊乱（如甲亢、痛风等）；继发性或感染性结石较为少见。泌尿系结石可引起排尿困难、疼痛、感染等，甚至对生殖系统造成影响，出现性交痛等。

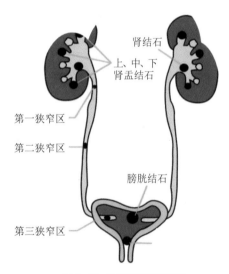

图 3-17　泌尿系结石解剖图

2. 临床表现

泌尿系结石的临床表现因结石所在部位不同而有所差异。肾与输尿管结石的典型表现为肾绞痛与血尿。在绞痛发作以前，患者没有任何感觉，可由于某种诱因，如剧烈运动、劳动、长途乘车等，突然出现一侧腰部剧烈的绞痛，并向下腹部及会阴部放射，伴有腹胀、恶心、呕吐，甚至不同程度的血尿；膀胱结石主要表现为排尿困难和排尿疼痛（表3-3）。

表3-3　临床表现

分类		临床表现
上尿路结石	肾结石	肾区疼痛，肋脊角叩击痛
	输尿管结石	肾绞痛，疼痛剧烈难忍，伴恶心呕吐
下尿路结石	膀胱结石	排尿突然中断，疼痛放射至尿道阴茎
	尿道结石	排尿困难，点滴状排尿，伴尿痛

3. 治疗原则

一般根据结石大小、停留时间、周围粘连的程度、尿路梗阻情况综合判断，实施个体化治疗。

（1）非手术治疗：药物排石、对症治疗、大量饮水、防治感染、调节尿液 pH 值、调节饮食、中西医结合疗法、应用影响代谢的药物。

（2）体外冲击波碎石。

（3）手术治疗：结石引起尿流梗阻已影响肾功能，或经非手术疗法无效，且无体外冲击波碎石条件者，应考虑手术治疗。包括输尿管镜碎石取石术、腹腔镜下取石术和开放手术取石术等。

4. 预防措施

（1）饮食指导：禁食高胆固醇的动物肝脏、肾脏、脑、海虾、蛤蟹等。少食含草酸、钙高的食品，如菠菜、油菜、海带、核桃、甜菜、巧克力、芝麻酱、腌带鱼等。最好不要喝酒、浓茶、浓咖啡。饮食宜以清淡、低蛋白、低脂肪为主。多吃富含营养和维生素的食物，多吃新鲜的蔬菜和水果，如黄瓜、豆角、绿豆芽、苹果、雪梨、西瓜、葡萄、橙子等。养成多饮水的习惯，每天以饮水 1500 ～ 2000 mL 为好，注意饮水卫生，注意水质，避免饮用含钙过高的水。

（2）活动指导：平时要多活动，如散步、慢跑等。体力好的时候还可以原地跳跃，这样

有利于预防泌尿系结石的复发。

（3）疾病指导：预防和治疗泌尿系感染和易引起泌尿系结石的疾病，如甲状旁腺功能亢进症、前列腺增生及尿道狭窄等。

（四）前列腺炎

1. 概述

前列腺炎是指由多种复杂原因引起的，以尿道刺激症状和慢性盆腔疼痛为主要临床表现的前列腺疾病（图3-18）。前列腺炎的主要致病因素为病原体感染、排尿功能障碍、精神心理因素、神经内分泌因素、免疫反应异常等，性生活过频、过多手淫、久坐、骑车、骑马、酗酒、过食辛辣、感冒受凉等都可成为其诱发因素。

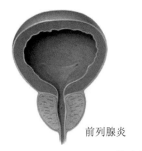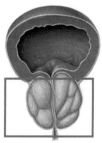

前列腺炎

图 3-18　前列腺炎示意图

2. 临床表现（表3-4）

表3-4　前列腺炎的临床表现

分类	临床表现	共性表现
I 型	常突然发病，表现为寒战、发热、疲乏、无力等全身症状，伴有会阴部和耻骨上疼痛，可有尿频、尿急和直肠刺激症状，甚至发生急性尿潴留	前列腺炎综合征，包括盆骶疼痛、排尿异常和性功能障碍。盆骶疼痛发于耻骨上、腰骶部及会阴部。排尿异常表现为尿频、尿急、尿痛、排尿不畅、尿线分叉、尿后滴沥、夜间次数增多等。偶发性功能障碍，包括性欲减退、早泄、射精痛、勃起减弱及阳痿
II 型和 III 型	II 型和 III 型前列腺炎临床症状相似，多有疼痛和排尿异常等表现	
IV 型	无临床症状，仅在做有关前列腺检查时才发现炎症证据	

3. 治疗原则

首先要进行临床评估，针对病因选择治疗方法。

（1）抗菌治疗：前列腺液培养发现致病病原体是选择抗菌药物治疗的依据，目前多主张使用喹诺酮类药物，如氧氟沙星或左氧氟沙星。

（2）消炎、止痛药：非甾体类抗炎药可改善症状，一般内服吲哚美辛或外用栓剂，使用具有消炎、清热、解毒作用的中药也可达到一定效果。

（3）物理治疗：按摩、微波、射频、超短波、中波和热水坐浴等。

（4）手术治疗：外科治疗可用于反复发作的慢性细菌性前列腺炎。

（5）其他治疗：包括生物反馈治疗、经会阴体外冲击波治疗、心理治疗、中医中药治疗等。

4. 防护措施

（1）不喝酒抽烟、不吃辣椒等刺激性食物、保持大便通畅。

（2）不久坐、不长时间骑自行车、少穿或不穿紧身内裤，以免血液循环不畅而加重炎症；有条件的可以经常热水坐浴。

（3）保持心情舒畅，做到乐观豁达，及时排解不良情绪；转移注意力，平时不能过于注意自己的病情。

（4）不能过度疲劳，避免着凉；调整好工作、生活节律，劳逸结合；根据气温的变化适时地增减衣服，避免着凉。

（5）避免过度手淫，性生活不宜过频，但也不可以完全没有，一般以过完性生活第二天没有疲劳为宜。症状重的时候避免过性生活。

（6）养成定时饮水的习惯，睡前不喝水。及时排尿，因为憋尿会加重炎症。

（7）生活规律、早睡早起、坚持适度的体育锻炼，增强抵抗能力，这样不但有利于炎症的控制，而且能够减少病情反复次数。

（五）包皮过长

1. 概述

包皮过长是指在 5 岁以后，尤其是青春期后的男孩，包皮长过阴茎，静态下阴茎无外露，并长出尿道外口（图3-19）。本病与遗传有关，可分为真性包皮过长和假性包皮过长。

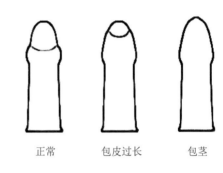

图 3-19　包皮过长示意图

2. 临床表现（表3-5）

表 3-5　包皮过长临床表现

分类	临床表现	共性表现
真性包皮过长	阴茎勃起后龟头也不能完全外露	有炎症时局部可伴有分泌物、异味及不同程度的排尿障碍，尿流缓慢、细小，排尿时包皮膨起
假性包皮过长	平时龟头不能完全外露，但在阴茎勃起后龟头则可以完全外露	

3. 包皮过长危害

包皮过长不是严重畸形，积极治疗后可完全根治，但其潜在的危险还是相当大的，必须引起重视。

（1）包皮不能完全外翻，包皮垢积聚在包皮内很难彻底清洗，包皮内藏污纳垢，易诱发炎症，如包皮炎、龟头炎、前列腺炎、尿道炎等，严重者可造成不育。

（2）易造成嵌顿性包茎，严重者可能发生龟头坏死。

（3）包皮腔内的细菌上行感染，还会引起肾盂肾炎、膀胱炎和前列腺炎。

（4）部分可引起早泄，性生活痛，影响性生活质量。

（5）影响发育期男孩阴茎龟头的正常发育，可能造成阴茎短小。

（6）有引起癌症的潜在危险，如男性的阴茎癌及妻子的子宫颈癌。

4. 治疗原则

（1）包皮过长的患者应当及早进行包皮环切术治疗。

（2）对于无炎症的包皮过长患者，只要经常将包皮上翻清洗，也可不做手术。

（3）包皮过长者，提倡婚前做包皮环切术，经治疗后再开始性生活。没经此项治疗者，房事前要做阴茎局部的清洁卫生，房事后同样也要清洗；另外，要保持性器官局部润滑，在房事过程中动作不宜剧烈，以免发生嵌顿性包茎或系带撕裂。

5. 预防措施

（1）注意日常清洁卫生，洗澡时要把包皮翻开来洗。

（2）排尿时，尽可能地把包皮翻上去，让尿道口显露出来，防止尿液残留而发生继发感染。

（3）包皮过长者，在性生活中要戴避孕套，以免交叉感染。

（4）局部出现分泌物，伴有异味或出现相应排尿异常时应及时就诊。

八、传染性疾病

（一）甲型肝炎

1. 概述

甲型病毒性肝炎，简称甲型肝炎、甲肝，是由甲型肝炎病毒（HAV）引起的，是以肝脏炎症病变为主的传染病，主要通过粪 - 口途径传播。临床上以疲乏、食欲减退、肝大、肝功能异常为主要表现，部分病例会出现黄疸，主要表现为急性肝炎和无症状感染者。任何年龄的人群均可患病，但主要为儿童和青少年。成人患甲肝的临床症状一般比儿童重。冬春季节常是甲肝发病的高峰期。本病呈自限性，无慢性化，极少会引起急性重型肝炎。随着灭活疫苗在全世界范围内的使用，甲型肝炎的流行已得到有效控制。

甲型肝炎患者和无症状感染者为传染源，甲型肝炎患者仅从粪便中排出病原体，血液中的甲型肝炎病毒主要出现在黄疸发生前 14～21 天，在此期内患者的血液有传染性。有报道称甲型肝炎病毒可通过输血传播，但黄疸发生后患者的血液通常无传染性。患者在起病前 2 周和起病后 1 周从粪便中排出甲型肝炎病毒的数量最多，此时传染性最强。但至起病后 30 天仍有少部分患者从粪便中排出甲型肝炎病毒。

甲型肝炎以粪口为主要传播途径，粪口传播的方式是多样的。一般情况下，日常生活接触传播是散发性发病的主要传播方式，因此在集体单位中甲型肝炎发病率高。水和食物的传播，特别是水生贝类如毛蚶等是甲型肝炎暴发流行的主要传播方式。甲型肝炎病毒经口进入体内后，经肠道进入血流，引起病毒血症，约过一周后到达肝脏，随后通过胆汁排入肠道并出现在粪便中。粪便排毒能维持 1～2 周。病毒侵犯的主要器官是肝脏，而咽部和扁桃体可能是甲型肝炎病毒肝外繁殖的部位。

2. 分型及临床表现

（1）急性黄疸型

①潜伏期：甲型肝炎潜伏期为 15 ～ 45 天，平均持续 30 天。患者在此期间常无自觉症状。但在潜伏期后期，大约感染 25 天以后，粪便中会有大量的 HAV 排出，潜伏期患者的传染性最强。

②黄疸前期：起病急，多数患者有发热畏寒表现，体温在 38 ～ 39 ℃。平均热程 3 日，少数达 5 日，全身乏力、食欲不振、厌油、恶心、呕吐、上腹部有饱胀感或有轻度腹泻。少数患者以上呼吸道感染症状为主要表现，尿色逐渐加深至浓茶色。本期持续 5 ～ 7 日。

③黄疸期：自觉症状好转，热退后黄疸出现，巩膜、皮肤可有不同程度的黄染，肝区痛，肝大、有压痛和叩痛，部分患者有脾肿大表现。本期可有短期的大便颜色变浅，皮肤瘙痒。肝功能明显异常。本期持续 2 ～ 6 周。

④恢复期：黄疸逐渐消退，症状好转直至消失，肝脾回缩到正常，肝功能逐渐恢复正常，IgG 介导的免疫系统建立。本期持续 2 周至 4 个月，平均时间 1 个月。

（2）急性无黄疸型

本型较黄疸型少见。起病较缓，临床症状较轻，仅表现为乏力、食欲减退、肝区痛和腹胀等。体征多有肝大，有轻压痛和叩痛，少有脾肿大。转氨酶升高。一般在 3 个月内恢复。

（3）瘀胆型

主要是急性甲型肝炎引起的肝细胞裂解导致胆汁分泌下降，血液中胆红素水平上升和胆酸浓度增加，引起黄疸和全身皮肤瘙痒。起病类似于急性黄疸性肝炎，但消化道症状较轻。该病病程较长，黄疸持续 2 ～ 4 个月。

本型为黄疸型的一种特殊表现，临床特点是胃肠道症状较轻，发热时间较长，肝内梗阻性黄疸持续较久（数周至数月），可有腹胀、皮肤瘙痒、一过性大便颜色变浅，尿色深（呈浓茶色），肝大、有压痛。须与其他肝内外梗阻性黄疸区别开。

（4）亚临床型

部分患者无明显临床症状，但肝功能轻度异常。

（5）重型肝炎

较少见。成人感染甲型肝炎病毒者年龄越大，重型肝炎发病的比例越高。

（6）暴发型甲型肝炎

本型占全部病例的 0.1% ～ 0.8%，但病死率甚高，达 50%。本型起病甚急，可有发热、食欲不振、恶心、频繁呕吐、极度乏力等明显的消化道及全身中毒症状。黄疸逐渐加深，肝脏进行性缩小，有出血倾向，有中毒性鼓肠、肝臭、腹腔积液、急性肾功能衰竭和不同程度的肝性脑病表现，直至出现深度昏迷、抽搐。患者多因脑水肿、脑疝、消化道出血、肝肾功能衰竭等死亡，病程不超过 3 周。

3. 治疗原则

甲型肝炎以急性肝炎为主，无慢性化，预后好。未注射甲肝疫苗者对甲型肝炎病毒普遍易感，患过甲型肝炎或感染过甲型肝炎病毒的人可以获得持久的免疫力。

甲型肝炎是自限性疾病，没有特异治疗方法。治疗以一般治疗及支持治疗为主，辅以适当药物，避免饮酒、疲劳和使用伤肝药物。强调早期卧床休息，至症状明显改善，可逐步增加活动，以不感到疲劳为原则。

急性黄疸性肝炎宜住院隔离治疗，隔离期（起病后 3 周）满，临床症状消失，血清总胆红素在 17.1 μmol/L 以下，ALT 在正常值 2 倍以下时可以出院，但出院后仍应休息 1 ～ 3 月，恢复工作后要定期复查，半年或一年复查一次。

4. 预防措施

（1）养成良好的卫生习惯，把住"病从口入"关。食品要高温加热，一般情况下，100 ℃加热一分钟就可使甲肝病毒失去活性。

（2）对一些自身易携带致病菌的食物，如螺蛳、贝壳、螃蟹，尤其是能富集甲肝病毒的毛蚶等海、水产品，食用时一定要煮熟蒸透，杜绝生吃、半生吃及腌制后直接食用等不良饮食习惯。

（3）接种甲肝疫苗，可以提高人群免疫力，预防甲肝的发生和暴发流行。

（4）对密切接触者，包括当传染源已明确（如食物或水）的所有已暴露者，已流行甲肝的单位中的成员，可及时进行丙种球蛋白注射。注射时间越早越好，最迟不宜超过接触感染后 7～10 天，免疫效果可以维持 35 天。对密切接触者应进行医学观察 45 天。

（5）食源性感染应检查厨师的抗 HAV－IgM（甲型肝炎病毒抗体），确诊后应隔离治疗。

（6）发现甲肝患者，应由上级向当地的疾病预防控制中心报告，并采取有效措施隔离传染源，切断传播途径，保护易感人群，控制传染病的流行，早期报告对控制疫情具有非常重要的意义。

（二）乙型肝炎

1. 概述

乙型肝炎是由乙型肝炎病毒（viral hepatitis type B，HBV）引起的以肝脏病变为主的一种传染病。临床上以食欲减退、恶心、上腹部不适、肝区痛、乏力为主要表现。部分患者可有黄疸、发热、肝大并伴有肝功能损害。慢性乙型肝炎预后差。大多数迁延不愈，甚至发展成肝硬化，少数可发展为肝癌。HBV 对外界的抵抗力很强，能耐受一般浓度的消毒剂，在 60 ℃高温下能耐受 4 小时。煮沸 10 分钟、高压蒸汽消毒及

用 2% 过氧乙酸浸泡 2 分钟均可使其灭活。

2. 临床表现

本病潜伏期为 6 周～6 个月，一般为 3 个月。从肝炎病毒入侵到出现临床症状以前，这段时期称为潜伏期。潜伏期随病原体的种类、数量、毒力、人体免疫状态不同而长短不一。

（1）全身表现

患者常感身体乏力，容易疲劳，可伴轻度发热等。失眠、多梦等都可能与此有关。

（2）消化道表现

患乙型肝炎时，肝功异常，胆汁分泌减少，常出现食欲不振、恶心、厌油、上腹部不适、腹胀等现象。

（3）黄疸

病情较重时，肝功能受损，胆红素的摄取、结合、分泌、排泄等出现障碍，血液中胆红素浓度增高。胆红素从尿液排出，尿液颜色会变黄，这是黄疸最早的表现。血液中胆红素浓度继续增加，可引起眼睛、皮肤黄染。由于胆汁酸发生排出障碍，血液中胆汁酸浓度增高，过多的胆汁酸沉积于皮肤，刺激末梢神经，可引起皮肤瘙痒。

（4）肝区疼痛

慢性乙肝一般没有剧烈的疼痛。部分患者可有右上腹、右季肋部不适、隐痛、压痛或叩击痛。如果肝区疼痛剧烈，还要注意患胆道疾病、肝癌、胃肠疾病的可能性，以免误诊。

（5）肝脾大

由于炎症、充血、水肿、胆汁淤积，患者常有肝大症状。晚期大量肝细胞破坏，纤维组织收缩，肝脏可缩小。急性肝炎或慢性肝炎早期，脾脏无明显肿大，门静脉高压时，脾脏瘀血，可引起脾大。

（6）肝外表现

慢性乙肝，尤其是肝硬化患者面色黧黑晦暗，呈肝病面容。手掌的大、小鱼际显著充血

称之为肝掌。面、颈和手部的皮肤上呈放射状扩张的形如蜘蛛的毛细血管团称蜘蛛痣，其他部位也可出现。男性可出现勃起功能障碍，对称或不对称性的乳腺增生、肿痛和乳房发育，偶可误诊为乳腺癌。女性可出现月经失调、闭经、性欲减退等。这可能与肝功能减退导致雌激素灭活减低，体内雌激素增多有关。

（7）肝纤维化

慢性乙肝长期不愈，反复发作，肝内纤维结缔组织增生，而其降解活性相对或绝对不足，大量细胞外基质沉积下来，会形成肝纤维化。如果肝纤维化同时伴肝小叶结构的破坏（肝再生结节），则称为肝硬化。临床上难以将两者截然分开，慢性肝病由肝纤维化到肝硬化是一个连续的发展过程。

3. 治疗原则

对乙型病毒性肝炎要尽早发现、早诊断、早隔离、早治疗及早处理。

（1）一般治疗

在急性肝炎及慢性肝炎活动期，须住院治疗，卧床休息；合理营养，保证热量、蛋白质、维生素供给，严禁饮酒；恢复期应逐渐增加活动。慢性肝炎静止期，可做力所能及的工作；重型肝炎要绝对卧床；尽量减少饮食中的蛋白质，保证热量、维生素的摄入；可输人血白蛋白或新鲜血浆，维持水电解质平衡。

（2）根据慢性乙肝患者的具体情况，针对性用药

乙型肝炎病毒复制明显的患者应使用抗病毒药物；有免疫功能紊乱的患者应使用调节免疫功能的药物；有肝细胞损伤的患者应使用保护肝细胞的药物；有肝脏微循环障碍的患者应使用活跃微循环的药物。通过中医辨证论治，可改善慢性乙肝患者的临床症状，增强体质和抗病能力，促进免疫系统清除病毒，促进身体恢复。

4. 预防措施

乙型肝炎的传播途径有以下几种：血源性传播、医源性传播、母婴传播、生殖细胞传播、密切接触传播（性接触为主）和吸血昆虫（蚊子、臭虫等）传播，但饮食传播的可能性很小。

血源性传播是乙肝的主要传播途径。所以预防乙肝主要是严格检查供血者。尽量不使用血液及血制品，特别是进口血液制品。

医源性传播主要是因为注射器不消毒，重复使用，拔牙用具及其他创伤性医疗器械消毒不严而造成传播。预防时应严格执行医疗制度，增强无菌观念，实行一人一针一用一消毒，这是预防乙肝经医源性传播的关键。

母婴传播是通过胎盘传播和经过产道传播两种方式实现。乙肝免疫球蛋白可以有效地抑制母婴或父婴的乙肝传播，其有效率可达百分之九十以上。

性传播：乙肝病毒的性传播是性伙伴感染的重要途径，这种传播也包括家庭夫妻之间的传播。

密切接触传播的概率较低，一般的接触不会传播乙型肝炎。

其他传播途径有吸血昆虫叮咬，如蚊子、臭虫等，所以要注意消灭害虫，防止害虫叮咬。

乙型肝炎饮食传播的可能性很小，但使用公筷和分餐制还是有必要的。

广泛地接种乙肝疫苗，是预防乙型肝炎的主要方法。

※ 病毒性肝炎的预防

（1）病毒性肝炎是由肝炎病毒引起的、以肝脏损伤为特征的一组传染病。具有传染性强，传播途径复杂、流行面广、发病率较高等特点。临床上主要表现为乏力、食欲减退、恶心、呕吐、肝大及肝功能异常，部分患者可有黄疸和发热。

（2）目前已知的肝炎病毒有甲型、乙型、

丙型、丁型、戊型五种类型。甲型和戊型多表现为急性感染；乙型、丙型和丁型大多呈慢性感染，少数病例可发展为肝硬化和肝癌。

（3）病毒性肝炎的传染源是肝炎患者或无症状携带者。病毒性肝炎的传播途径有两种：一种主要经胃肠道传播，如甲型和戊型；另一种主要经血液、体液传播，包括母婴垂直传播、医源性传播（如使用不洁医疗器械、输血或使用血液制品等）及性传播等，如乙型、丙型、丁型肝炎。人类对各型肝炎普遍易感，各种年龄均可发病。

（4）病毒性肝炎的预防措施

①控制传染源：疫情报告和登记，对各型肝炎患者均应在急性期予以隔离治疗，对慢性患者及肝炎病毒携带者应进行卫生宣教。加强对饮食从业人员和保育员、献血员中肝炎患者的管理。

②切断传播途径：注意个人卫生，养成勤洗手的习惯；不生吃水生贝类食物，生吃蔬菜要尽量洗净。加强饮食卫生和环境卫生，保护好水源，防止甲型和戊型肝炎传播。严格执行餐具消毒制度。防止医源性肝炎传播，加强血液制品的管理。

③保护易感人群：加强甲、乙型肝炎疫苗人群免疫接种工作，提高新生儿乙肝疫苗免疫接种率。接触甲型肝炎患者的易感儿童可预防性注射人血丙种免疫球蛋白。乙型肝炎免疫球蛋白可与乙型肝炎疫苗联合用于阻断乙肝病毒母婴传播。加强锻炼，增强体质。饮食、生活规律，保持旺盛的精力和强健的体魄，良好的免疫状态是预防肝炎的根本措施。

（三）麻疹

1. 概述

麻疹，是由麻疹病毒引起的急性呼吸道传染病，好发于春季。麻疹病毒属副黏病毒科，通过呼吸道分泌物飞沫传播，传染性极强，易暴发流行。此病毒抵抗力不强，对干燥、日光、高温均敏感，紫外线、过氧乙酸、甲醛、乳酸和乙醚等对麻疹病毒均有杀灭作用，但麻疹病毒在低温条件下能长期存活。

人是麻疹病唯一的传染源，从接触麻疹病毒后 7 天至出疹后 5 天均有传染性。任何没患过麻疹又没接种过麻疹疫苗的人（易感人群），只要跟正在患麻疹的患者见上一面，就会被感染。因为麻疹病毒就在麻疹患者的眼泪、鼻、口、咽和气管等分泌物中，通过喷嚏、咳嗽和说话等由飞沫传播。传染性极强，与麻疹患者接触后 90% 以上的人均会发病，麻疹病毒的外号就叫"见面传"。以往每隔 2～3 年就暴发流行一次，几乎是不可避免的。

一旦发现患者患了麻疹，应进行隔离治疗，隔离期要延续至传染期结束（即出疹后 5 天）。合并肺炎者应隔离至出疹后 10 天。

2. 临床表现

典型的麻疹从发热到出疹，一般要 3～4 天，常常会有咳嗽、鼻塞、流涕、咽部充血及声音嘶哑，眼结膜发炎、充血、流眼泪、怕光、食欲减退、恶心、呕吐、腹泻等表现，体温会在两三天内升高，甚至达到 40 ℃。起病第 2 天到第 3 天，在脸颊内侧黏膜上可以看到白色针尖样的斑点，斑点外周有红晕，这就是特征性麻疹黏膜斑——科氏斑。它会逐渐增多和融合，范围可以扩展到口唇内侧，常持续 2 天左右消失。易与感冒混淆。

典型麻疹出皮疹的顺序是：先从耳朵后面、发际开始，很快波及面部、躯干，到第 2～3 天时发展到四肢、手掌和足底。皮疹是红色的丘疹，直径 1～3 毫米，高出皮肤，压上去会有褪色。一开始比较少，后面逐渐增多，慢慢融合成片，皮疹之间还可以看到正常皮肤（图3-20）。出疹 3 到 5 天后，按出疹先后顺序消退，由红色慢慢变为棕褐色，会有色素沉着，表皮有糠样脱屑。10～14 天痊愈。在有并发症时症状会加重，精神很差，有时肺部可闻及少量啰音，全身浅表淋巴结和肝脾轻度肿大。

3. 治疗原则

至今尚无特殊抗麻疹病毒药物，因此治疗麻疹的重点在于加强护理，优化环境，对症处理和预防并发症。

（1）一般治疗

隔离，至少隔离至出疹后 5 天，如并发肺炎应再延长隔离 5～10 天，最好单间隔离，不与有呼吸道感染者接触。卧床休息，房内保持适当的温度和湿度，常通风，保持空气新鲜，但患者不宜直接吹风或过分闷热，衣着被褥不可过多，以防高热惊厥或出汗过多发生虚脱，有畏光症状时房内光线要柔和。给予患者容易消化的富有营养的食物，补充足量水分；保持皮肤、黏膜清洁，保持口腔湿润清洁，可用盐水漱口，每天重复几次。一旦发现手心脚心有疹子出现，就说明疹子已经出全，患者进入恢复期。密切观察病情，出现并发症应立即看医生。

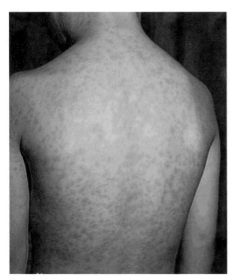

图 3-20　麻疹出疹

（2）对症治疗

高热时可用少量退热剂；烦躁者可适当给予苯巴比妥等镇静剂；剧咳时用镇咳祛痰剂；继发细菌感染可给予抗生素。麻疹患儿对维生素 A 需要量大，世界卫生组织推荐为维生素 A 缺乏区的麻疹患儿补充维生素 A。

（3）中药治疗

中医认为麻疹系热毒蕴于肺脾二经所致，治疗原则为：初热期应驱邪外出，宜辛凉透表，可用宣毒发表汤或升麻葛根汤加减治疗，外用透疹药以促疹出，用生麻黄、芫荽子、西河柳、紫浮萍各 15 g，置锅内煮沸，以其热气蒸熏患者，待药汁稍冷后可用其擦洗面颈、四肢等，以助透疹，须注意保暖和防止烫伤。见形期（出疹期）宜清热、解毒透疹，除继续外用透疹药蒸洗外，还可内服清热透表汤，热症重者可用三黄石膏汤或犀角地黄汤。体虚、面白、肢冷者宜用人参败毒饮或补中益气汤。收没期（恢复期）热降疹收时宜养阴清热，可服沙参麦冬汤或竹叶石膏汤加减治疗。

4. 预防措施

提高人群免疫力是预防麻疹的关键，故对易感人群实施计划免疫十分重要。

（1）被动免疫

在接触麻疹病毒后 5 天内立即给予免疫血清球蛋白，可预防麻疹发病；超过 6 天则无法达到上述效果。使用过免疫血清球蛋白者的临床过程变化大，潜伏期长，症状、体征不典型，但对接触者仍有潜在传染性。被动免疫只能维持 8 周，以后应采取主动免疫措施。

（2）主动免疫

采用麻疹减毒活疫苗是预防麻疹的重要措施，其预防效果可达 90%。进入大学的青年人要再次进行麻疹免疫。急性结核感染者如须注射麻疹疫苗应同时进行结核治疗。

（3）控制传染源

要做到早期发现，早期隔离。一般患者隔离至出疹后5天，合并肺炎者延长隔离至10天。接触麻疹的易感者应检疫观察3周。

（4）切断传染途径

患者衣物应在阳光下暴晒，患者曾住房间宜通风并用紫外线照射；卧室空气要流通，室内空气要保持一定湿度。

（5）保护易感人群

在流行季节中做好宣传工作，尽量少去公共场所。快速区分麻疹及感冒，做到早发现、早上报、早诊断、早隔离、早治疗。

（6）日常生活饮食护理

衣着应冷暖适宜，保持口腔、眼、鼻清洁；饮食应该富有营养且易于消化，多补充水分。可用中药板蓝根、金银花等清热排毒药煎汤代茶频服。

（四）水痘

1. 概述

水痘是由水痘-带状疱疹病毒初次感染人体引起的急性传染病。任何年龄的人群均可感染水痘-带状疱疹病毒，主要感染人群为婴幼儿和学龄前儿童，但成人发病症状比儿童更严重。水疱液中含有大量的感染性病毒颗粒，以发热及皮肤和黏膜成批出现周身性红色斑丘疹、疱疹、痂疹为特征，皮疹呈向心性分布，主要发生在胸、腹、背，四肢很少（图3-21）。

水痘传染性强，在易感人群中的播散主要取决于气候、人口密度和医疗卫生条件等因素。多发于冬春两季，水痘患者是唯一的传染源。自发病前1～2天至皮疹干燥结痂期均有传染性。传播途径主要是呼吸道飞沫或直接接触传染。病毒感染人体后，先在鼻咽部局部淋巴结增殖复制4～6天，而后侵入血液并向全身扩散，引起各器官病变。该病为自限性疾病，一

般不留瘢痕，但若合并细菌感染会留瘢痕，病后可获得终身免疫，有时病毒以静止状态存留于神经节，多年后感染复发会出现带状疱疹。

2. 临床表现

水痘的临床表现有：大疱性水痘、出血性水痘、新生儿水痘、成人水痘等。出水痘的同时会伴有低热。可能在开始发病的一两天里，会伴有感冒症状，如打喷嚏、流鼻涕等，体温会升高，但并不明显，也就是略高于37 ℃，此时可能很多人都没有意识到发热。而随着病情的发展，体温也会进一步升高，这时就会有比较明显的发热不适感。该病潜伏期为12～21日，平均14日。起病较急，成人在皮疹出现前可有发热、头痛、全身倦怠、恶心、呕吐、腹痛等前驱症状。在发病24小时内出现皮疹，皮疹先发于头面、躯干受压部位，呈向心性分布。最开始为粉红色小斑疹，迅即变

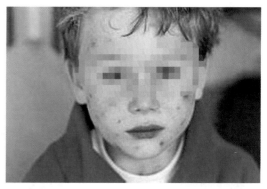

a. 幼儿水痘

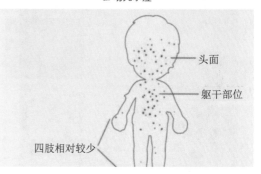

b. 水痘皮疹分布

图3-21 水痘及其分布位置

为米粒至豌豆大的圆形紧张水疱，周围红晕明显，有水疱的中央呈脐窝状。黏膜亦常受侵，见于口腔、咽部、眼结膜、外阴、肛门等处。在为期 1～6 日的出疹期内皮疹相继分批出现，皮损呈现为细小的红色斑丘疹→疱疹→结痂→脱痂的演变过程，脱痂后不留瘢痕。水疱期痛痒明显，若因挠抓继发感染时可留下轻度凹痕。体弱者可出现高热，约 4% 的成年人可发生播散性水痘、水痘性肺炎。

3. 治疗及注意事项

（1）患者应早期隔离，直到全部皮疹结痂为止，隔离一般不少于病后两周。与水痘患者接触者，应隔离观察 3 周。

（2）该病无特效治疗方法，主要是对症处理及预防皮肤继发感染，注意消毒与清洁，避免抓搔。对接触水痘疱疹液的衣服、被褥、毛巾、敷料、餐具等用物，根据情况分别采取洗、晒、烫、煮、烧的方式进行消毒，且不与健康人共用。同时还要勤换衣被，勤剪指甲，防止抓破水疱引起继发感染，保持皮肤清洁。

（3）局部治疗以止痒和防止感染为主，可外擦炉甘石洗剂，疱疹破溃或继发感染者可外用 1% 甲紫或抗生素软膏。继发感染全身症状严重时，可用抗生素。忌用类固醇皮质激素，以防止水痘泛发和加重。

（4）注意病情变化，如有发热，最好采用冰枕、毛巾、多喝水等物理退烧法。要让患者休息，吃富有营养、易消化的食物，要多喝开水和果汁。如出疹后发现持续高热不退、咳喘、呕吐、头痛、烦躁不安、嗜睡或惊厥时，应及时送医院就诊。

（5）定时开窗，空气流通也有杀灭空气中病毒的作用，但房间通风时要注意防止患者受凉。房间尽可能让阳光照射，打开玻璃窗。

4. 预防措施

控制感染源，将患者隔离至皮疹全部结痂

为止，对已接触的易感者，应检疫 3 周。免疫功能低下、应用免疫抑制剂者，若有接触史，可对其使用丙种球蛋白或带状疱疹免疫球蛋白肌内注射。水痘减毒活疫苗是第一种在许多国家被批准临床应用的人类疱疹病毒疫苗，通过接种后的随访观察发现，水痘疫苗对接种者具有较好的保护性。

九、其他疾病

（一）肌肉痉挛（抽筋）

1. 概述

肌肉痉挛（俗称抽筋），是一种肌肉自发的强直性收缩。以发生在小腿和脚趾的肌肉痉挛最为常见，发作时疼痛难忍，可持续几秒到数十秒钟之久。尤其是半夜抽筋往往把人痛醒。腿部经常抽筋大多是缺钙、受凉、局部神经血管受压引起的。平时可适量补钙，多晒太阳，坐或卧时避免神经血管受压，也可对局部肌肉进行热敷、按摩，加强局部的血液循环，如果还无改善，就应到医院检查治疗。

2. 常见病因

（1）全身性原因：高热、癫痫、破伤风、狂犬病、缺钙等都可引起抽筋。

（2）局部性原因：腓肠肌（俗称小腿肚子）痉挛，常由急剧运动或工作疲劳或胫部剧烈扭拧引起，往往在躺下或睡觉时出现。

（3）睡眠姿势不好：长时间仰卧，使被子压在脚面上，或长时间俯卧，使脚面抵在床铺上，都会迫使小腿某些肌肉长时间处于绝对放松的状态，引起肌肉"被动挛缩"。

（4）疲劳，睡眠和休息不足或过多：会导致局部的酸性代谢产物堆积，引起肌肉痉挛。如走路或运动时间过长，下肢过度疲劳或休息睡眠不足，会使乳酸堆积；睡眠休息过多或过长，会使血液循环减慢，二氧化碳堆积等。

（5）缺钙：当血液中钙离子浓度太低时，肌肉容易因兴奋而痉挛。青少年生长发育迅速，很容易缺钙，因此常发生腿部抽筋。

（6）寒冷刺激：如冬季夜里室温较低，睡眠时盖的被子过薄或腿脚露到被外；冬天在寒冷的环境中锻炼时，准备活动不充分；夏天游泳时水温较低，都容易引起肌肉抽筋。

3. 急救处理

发生全身性突然抽筋，应立即就医，镇静止痉。一般抽筋不会立即危害生命，所以不必过分惊慌。

（1）医生到来前应采取的应急方法

正确的处理步骤如下：①按摩抽筋部位；②小心地舒展、拉长抽筋部位的肌肉，使它保持在伸展状态；③在抽筋局部位置用毛巾热敷。

身体不同部位抽筋的处理：①手指、手掌抽筋：将手握成拳头，然后用力张开，再迅速握拳，如此反复进行，并用力向手背侧摆动手掌；②上臂抽筋：将手握成拳头并尽量屈肘，然后再用力伸开，如此反复进行；③小腿或脚趾抽筋：用抽筋小腿对侧的手，握住抽筋腿的脚趾，用力向上拉，同时用同侧的手掌压在抽筋小腿的膝盖上，帮助小腿伸直；④大腿抽筋：弯曲抽筋的大腿，使其与身体成直角，并弯曲膝关节，然后用两手抱着小腿，用力使它贴在大腿上，并做震荡动作，随即向前伸直，如此反复进行。

（2）医生应采取的紧急救护措施

①立即用以下任一种药止痉：静脉注射安定，或肌注苯巴比妥钠，或以10%水合氯醛加生理盐水保留灌肠等。

②必须针对病因治疗，对感染性惊厥应给予抗生素治疗。

③伴有高热者应配合降温处理。

④给氧吸入。

4. 预防措施

（1）经常锻炼身体，防止肌肉过度疲劳。运动前做好充分的准备活动，伸展开腿部、腰部、背部、颈部和两臂的肌肉。增加运动量不可过急，应该遵守每周增加10%的原则。

（2）经常喝水，不要等到口渴的时候再喝水。大量出汗时应该补充营养强化型的运动饮料。

（3）注意饮食平衡，从饮食中补充各种必需的营养成分，特别是钙质和维生素C、维生素D、维生素E等。如喝牛奶、豆浆可以补钙；吃蔬菜、水果可以补充各种微量元素。

（4）夜里抽筋的人，尤其要注意保暖，不妨试一试在睡觉前伸展一下肌肉，尤其是容易抽筋的肌肉部位。注意睡眠姿势，临睡前可用温水洗脚和小腿。

（5）穿舒服的鞋子。平足和其他身体构造的问题会使一些人特别容易发生腿抽筋，穿合适的鞋子是弥补的方法之一。

※ 腿抽筋自救方法

（1）足尖运动。脱鞋站立（为防跌倒，可手扶桌椅或其他固定物），脚尖着地并尽量将脚后跟抬起，持续10秒钟后放下，然后休息数秒钟再继续做，如此反复进行10～15分钟，早晚各1次。再配合做旋转踝关节动作，效果更佳。常做足尖运动，能刺激足部末梢穴位，促进血液循环，使皮肤温度升高，肌力增强，解除小腿痉挛，而且对下肢肌肉、膝关节都有很好的锻炼作用。

（2）睡前泡脚。每天临睡前用40℃左右的热水浸泡双脚（以浸泡至踝关节为宜），等到水冷了，再倒进热水以保持水温。浸泡时间为15至20分钟。可起到促进末梢血液循环、舒筋活血、解除痉挛的作用。

此外，睡前饮水，也能起到放松神经、松弛肌肉、减少抽筋的作用。

（二）眩晕

1. 概述

眩晕是因患者机体对空间定位产生障碍而出现的一种动性或位置性错觉，产生自身或环境的旋转、摆动感。

眩晕可分为真性眩晕和假性眩晕。真性眩晕是由眼、本体觉或前庭系统疾病引起的，有明显的外物或自身旋转感。假性眩晕多由全身系统性疾病引起，如心血管疾病、脑血管疾病、贫血、尿毒症、药物中毒、内分泌疾病及神经官能症等，几乎都有轻重不等的头晕症状，患者感觉"飘飘荡荡"，没有明确转动感。

按照病变部位不同可分为中枢性眩晕和周围性眩晕两大类。中枢性眩晕是由脑组织、神经疾病引起的，比如听神经瘤、脑血管病变等，约占眩晕患者总数的 30%。周围性眩晕约占 70%，多数周围性眩晕与耳部疾病有关。周围性眩晕发作时多伴有耳蜗症状（听力的改变、耳鸣）和恶心、呕吐、出冷汗等自主神经系统症状。部分眩晕可反复发作，自行缓解。

2. 常见的眩晕

（1）耳石症：在临床上最为常见，多就诊于耳鼻喉科。主要表现为，眩晕与头位有关，起病突然，开始为持续性眩晕，数天后缓解，转为发作性眩晕。当头处于某一位置时即出现眩晕，可持续数十秒，转向或反向头位时眩晕可减轻或消失。可见显著眼震，其眩晕持续时间差别很大，发病后症状大多在几小时或数日内自行缓解或消失。

（2）梅尼埃病：临床表现是眩晕呈间歇性反复发作，间歇数天、数月、数年不等。常突然发生，开始时眩晕即达到最严重程度，在头部活动及睁眼时加剧，多伴有倾倒的感觉。患者因剧烈旋转感、运动感而呈惊恐状态，伴有耳鸣、耳聋、恶心、呕吐、面色苍白、脉搏缓慢、血压下降和眼球震颤。每次持续时间数

分钟至几小时不等，个别呈持续状态，连续数日。每次发作过后患者会疲乏、瞌睡。间歇期平衡觉与听力恢复正常。多次发作后随患侧耳聋的加重眩晕反而减轻，发展到完全耳聋时眩晕也会消失。

（3）颈性眩晕：是指颈椎及有关软组织（关节囊、韧带、神经、血管、肌肉等）发生器质性或功能性变化所引起的眩晕。临床症状一般有头晕、恶心、呕吐、耳鸣、视物不清等，最突出的特点为体位性眩晕，一般不伴有意识障碍。另外，椎动脉和交感神经并行，所以，椎动脉型颈椎病常伴有一些交感神经症状，如假性心绞痛、心肌缺血、汗腺分泌障碍、局部肢体或半侧身体多汗或少汗、消化功能障碍、咽异物感等症状。

（4）其他病变也可导致眩晕，这些都属于眩晕症的范畴，如小脑出血、颅内肿瘤、颅脑外伤、药物或毒物中毒等。

3. 治疗原则

（1）眩晕不是一种疾病，而是某些疾病的综合症状。引起眩晕的疾病涉及许多临床科室，包括耳鼻喉科、眼科、骨科、心血管内科、神经内科及心理科，通常建议前往各科室进行一些有针对性的检查，积极治疗，以获得最好效果。

（2）眩晕发作时如果需要保守治疗，可选择最舒适体位，避免声光刺激，解除思想顾虑。

（3）一些眩晕疾病，如良性阵发性位置性眩晕，可通过复位治疗，达到痊愈，治疗效果好。手术治疗眩晕类疾病必须有明确的定位诊断和适应证。

（三）血尿

1. 概述

血尿是指离心沉淀尿中每高倍镜视野 ≥ 3

个红细胞，或非离心尿液超过1个红细胞，或1小时尿红细胞计数超过10万个，或12小时尿沉渣计数超过50万，均表示尿液中红细胞异常增多，是常见的泌尿系统症状。病因包括泌尿系感染、结核、结石、肿瘤、外伤、药物、先天畸形、全身性疾病和邻近器官疾病等。血尿分为镜下血尿和肉眼血尿。发现红色尿后，首先要分清是真性血尿还是假性血尿。

2. 临床表现

（1）尿颜色的改变：尿呈淡红色，像洗肉水样，此种表现提示每升尿含血量超过1 mL，出血严重时尿可呈血液状；肾脏出血时，尿与血混合均匀，尿呈暗红色；膀胱或前列腺出血时，尿色鲜红，有时有血凝块。

（2）分段尿异常：将全程尿分段，观察颜色，如尿三杯试验，用三个清洁的玻璃杯分别留起始段、中段和终末段尿观察。如起始段血尿则提示病变在尿道；如终末段血尿则提示出血部位在膀胱颈部、三角区或后尿道的前列腺和精腺；若三段尿均呈红色即全程血尿，则提示血尿来自肾脏或输尿管。

（3）肾性或肾后性血尿：镜下血尿颜色正常，但显微镜检查可确定血尿，并可判断是肾性或肾后性血尿。多见于肾小球肾炎。

（4）症状性血尿：伴有全身或局部症状，表现为尿频、尿急和排尿困难。如伴有肾区钝痛或绞痛则提示病变在肾脏。膀胱和尿道病变则常有尿频、尿急和排尿困难症状。

（5）无症状性血尿：见于肾结核、肾癌或膀胱癌早期。

（6）伴随症状：①血尿伴肾绞痛是肾结石或输尿管结石的特征；②血尿伴尿流中断见于膀胱和尿道结石；③血尿伴尿流细和排尿困难见于前列腺炎、前列腺癌；④血尿伴尿频、尿急、尿痛，见于膀胱炎和尿道炎，同时伴有腰痛、高热畏寒，常为肾盂肾炎；⑤血尿伴有

水肿、高血压、蛋白尿，见于肾小球肾炎；⑥血尿伴肾肿块，单侧可见于肿瘤、肾积水和肾囊肿；双侧多见于先天性多囊肾；触及移动性肾脏见于肾下垂或游走肾；血尿伴有皮肤黏膜及其他部位出血，见于血液病和某些感染性疾病；⑧血尿合并乳糜尿，见于丝虫病、慢性肾盂肾炎。

3. 治疗原则

（1）血尿患者须卧床休息，注意劳逸结合，避免剧烈活动。

（2）积极治疗泌尿系统的炎症，泌尿系感染者可口服和注射抗生素，使用尿路清洁剂。

（3）对于肾盂、输尿管、膀胱、尿道等任何部位的结石，大量饮水都可加快药物和结石排泄。注意，肾炎已发生水肿者应少饮水。

（4）应用止血药物，还可合用维生素C。慎用导致血尿的药物，尤其是肾脏病患者。

（5）发现血尿，要及早检查、早确诊、及时治疗、定期复查。

4. 预防措施

（1）注意劳逸结合，避免剧烈运动，平时养成多饮水的习惯。

（2）少抽或不抽烟，少吃刺激性食物，忌服辣椒、蒜、生葱、香菜、牛羊肉、驴马肉。

（3）做好染料、橡胶、塑料等工具生产中的防护保健工作。

（4）平时生活工作中，不能经常使膀胱高度充盈，有尿意就要去排尿。

（四）休克

1. 概述

休克指机体遭受强烈的致病因素侵袭后，人体有效循环血量锐减，组织血流灌注广泛、持续显著减少，致全身微循环功能不良，生命重要器官发生严重障碍的综合症候群。

（1）低血容量性休克

①失血性休克：一般 15 分钟内失血少于全血量的 10% 时，机体可代偿。若快速失血，失血量超过全血量的 20% 左右，即可引起休克。

②烧伤性休克：大面积烧伤，伴有血浆大量丢失的，可发生烧伤性休克。休克早期与疼痛及低血容量有关，晚期继发感染可发展为感染性休克。

③创伤性休克：这种休克的发生与疼痛和失血有关。

（2）血管扩张性休克

①感染性休克：临床上最常见的休克类型之一，以 G– 杆菌感染最为常见，根据血流动力学的特点可分为低动力休克（冷休克）型和高动力休克（暖休克）型两种。

②过敏性休克：已致敏的机体再次接触到抗原物质时，发生的强烈变态反应。

③神经源性休克：由交感神经系统急剧损伤或被药物阻滞引起。

（3）心源性休克：包括由心脏本身病变、心脏压迫或梗阻引起的休克。

2. 临床表现

（1）休克早期：在以原发症状体征为主的情况下出现轻度兴奋征象，如意识尚清，但烦躁焦虑，精神紧张，面色、皮肤苍白、口唇、甲床轻度发绀，心率加快，呼吸频率增加，出冷汗，脉搏细速，血压可骤降，也可略降，甚至正常或稍高，脉压减小，尿量减少。

（2）休克中期：患者烦躁，意识不清，呼吸表浅，四肢温度下降，心音低钝，脉搏细而弱（超过 100 次 / 分钟或不能触知），血压进行性降低，可低于 50 mmHg 或测不到，脉压差小于 20 mmHg，皮肤湿冷发花，胸骨部位皮肤指压阳性（压迫后再充盈时间超过 2 秒钟），尿量少于 30 mL/h 或尿闭。

（3）休克晚期：表现为弥散性血管内凝血（DIC）和多器官功能衰竭，胃肠道功能紊乱，常表现为腹痛、消化不良、呕血和黑便等。

3. 治疗原则

（1）一般紧急治疗：通常取平卧位，必要时将头和躯干抬高 20º ～ 30º，下肢抬高 15º ～ 20º，以利于呼吸和下肢静脉回流，同时保证脑灌注压力；保持呼吸道通畅，并可用鼻导管法和面罩法吸氧，必要时建立人工气道，用呼吸机辅助通气；维持比较正常的体温，低体温时注意保暖，高温时尽量降温；及早建立静脉通路，并用药物维持血压。尽量使患者保持安静，避免人为搬动，可用小剂量镇痛、镇静药，但要防止呼吸和循环抑制。

（2）病因治疗：尽快恢复有效循环血量，对原发病灶行手术处理。即使有时病情尚未稳定，但为避免延误抢救的时机，仍应在积极抗休克的同时进行针对病因的手术。

（3）扩充血容量，纠正酸中毒。

（4）正确使用血管活性药物。

（五）甲下脓肿

1. 概述

甲下脓肿是甲沟周围软组织因感染而形成的脓肿（图 3-22）。甲下脓肿大多是急性甲沟炎治疗不及时导致的化脓性炎症。而甲沟炎大多是由甲沟及其附近组织刺伤、擦伤、嵌甲或拔"倒皮刺"造成的。

2. 临床表现

初起时一侧甲沟发生红肿疼痛，短时间内可化脓感染，可扩散至指甲根部和对侧甲沟，形成甲沟脓肿，也可扩散至甲下形成甲下脓肿。此时疼痛加剧，肿胀明显，在甲下方可见到黄白色脓液将甲顶起（图 3-23）。

3. 治疗原则

甲沟脓肿大多需要手术治疗，纵行切开甲后皱襞，清除脓液。应视感染范围切除部分或

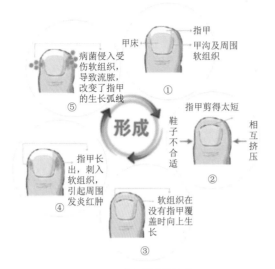

图 3-22 甲下脓肿的形成

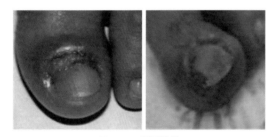

图 3-23 甲下脓肿

全部甲。及时治疗，一般预后良好。

4.预防措施

（1）饮食宜清淡，多吃蔬果，合理搭配膳食，注意营养充足。

（2）养成良好的卫生习惯，不要随意拔除甲周倒刺，一旦出现倒刺要用剪刀剪，切忌硬性拔除。洗手后要立即擦干。需要频繁接触洗涤剂时，可戴橡胶手套，保护双手。

（3）正确修剪指甲，剪指甲不宜过短，将指甲修剪成方形或方圆形，不要将两侧角剪掉，否则会破坏甲廓，新长出来的指甲容易嵌入软组织中，诱发甲沟炎。

（4）手指有微小伤口时，可在涂碘酊后，用无菌纱布包扎保护，以免发生感染。平时注意手指的养护，洗手后、睡觉前涂抹一些凡士林或护肤膏，可增强甲沟周围皮肤的抗菌能力。

第二节　海上常见疾病防护

一、运动病

运动病是指乘坐运载工具时出现的以头昏、眩晕、恶心、呕吐、面色苍白、出冷汗等一系列前庭和植物神经反应为主要临床表现的疾病。晕船是指舰船员不适应舰艇船颠簸所产生的急性生理功能紊乱，发病率为 10% ～ 30%，冲浪时在救生筏上产生的概率可高达 60% ～ 100%，症状似晕车、晕机。舰艇低频振动 < 0.5 Hz，尤其是纵向垂直振动引起的前庭器官信息冲突，是导致晕船的主要原因。高温、噪声、异常气味、过度疲劳、睡眠不足、过饱或空腹是诱因。常见症状为头痛、头昏、全身乏力、厌食、淡漠、抑郁、倦怠、工作效率降低等。最先出现的是上腹部不适，随后出现恶心、面色苍白、多汗、唾液增多、空间定向障碍，严重者恶心加重，直至呕吐时症状达最高峰。呕吐后有短暂的舒适感。少数人反复呕吐，甚至干呕，吐胆汁和血。离舰上岸后症状逐渐缓解。

预防主要依靠锻炼。一般经过 3 ～ 4 天的连续航行能逐渐适应，但约 5% 的舰员虽经长期航行仍可发生。治疗可用抗晕药，呕吐严重者采用静脉输液、补充电解质等。

抗运动病药物亦称"抗晕药"，种类甚多，但无特效，且绝大多数有副作用。大致分为以下五种。

（1）抗胆碱能类（副交感神经阻滞剂）：包括东莨菪碱、阿托品、甲磺酸苯扎托品等。东莨菪碱有口服、外用两种剂型，防治晕船效果甚好，但有视力模糊、嗜睡等副作用。

（2）抗组胺类：包括苯海拉明、茶苯海明、美克洛嗪、异丙嗪等。异丙嗪兼有抗组胺能和抗胆碱能活性，疗效近似东莨菪碱，主要副作用为嗜睡等。茶苯海明应用较为广泛。

（3）类交感神经类：包括 D 苯丙氨醇、麻黄碱、维洛沙秦等。与其他抗晕药合用比单用效果好。

（4）复合制剂：主要由抗胆碱能类或抗组胺类和类交感神经类药物组合而成。其中以东莨菪碱 0.6 mg 和 D 苯丙氨醇 5 mg 组合用药疗效为好，副作用小。

（5）中草药类：姜是止吐良药。生姜或几种以姜为主的中草药方剂能有效地治疗或减轻由运动病引起的肠胃系统症状。

二、晕船

舰船员不适应舰艇船颠簸所产生的生理性急性功能紊乱。发病率为 10% ～ 30%，中浪时在救生筏上的发病率可高达 60% ～ 100%。症状似晕车、晕机。舰艇低频振动 < 0.5 Hz，尤其是纵向垂直振动引起的前庭器官信息冲突，是晕船的主要原因。高温、噪声、异常气味、过度疲劳、睡眠不足、过饱或空腹是诱因。常见症状为头痛、头昏、全身乏力、厌食、淡漠、抑郁、倦怠、工作效率降低等。先从上腹部不适开始，随后恶心、面色苍白、多汗、唾液增多、空间定向障碍，严重者恶心加重，直至呕吐时症状达最高峰。吐后有短暂的舒适感。少数人反复呕吐，甚至干呕、吐胆汁和血。离舰上岸后症状一般随即消失。预防主要依靠锻炼。经过 3 ～ 4 天连续航行能逐渐适应，但约 5% 的舰员虽经长期航行仍可发生，故选舰船人员时应进行个体易感性评定。治疗时用抗晕药，呕

吐严重者可静脉输液、补充电解质等。

抗运动病药物，亦称"抗晕药"，是防治运动病的制剂。其种类甚多，但无特效，而且绝大多数有副作用。大致分为：①抗胆碱能（副交感神经阻滞剂）类，包括东莨菪碱、阿托品、苯甲托品等。东莨菪碱有口服、外用两种剂型，防治晕船效果甚好，但有使人视力模糊、嗜睡等副作用；②抗组胺类，包括苯海拉明、茶苯海明、美克洛嗪、异丙嗪等。异丙嗪兼有抗组胺能和抗胆碱能活性，疗效近似东莨菪碱，主要副作用为使人嗜睡等。茶苯海明在民船上应用广泛；③类交感神经类，包括 D 苯丙氨醇、麻黄碱、芬美曲秦等。与其他抗晕药合用比单用效果好；④复合制剂，主要由抗胆碱能或抗组胺类和类交感神经药物组合而成。其中东莨菪碱 0.6 mg 和 D 苯丙氨醇 5 mg 是疗效好、副作用小的药物组合；⑤中草药类，姜是止吐良药。生姜或几种以姜为主的中草药方剂能有效地治疗或减轻由运动病引起的肠胃系统症状。

防噪声护耳器，是防止听觉器官受噪声损伤的个人保护用品。其形式有头盔（掩盖头部和整个耳旁区）、耳罩（掩盖耳郭）和耳塞（堵塞外耳道）三种。目前使用的有强噪声防护头盔（HY-T-I 型）、抗噪声耳罩（HY-E-I 型）、限幅式抗噪声通信耳罩（HY-E-II 型）、高低频两用耳塞、新型硅橡胶耳塞和泡沫塑料耳塞等。主要利用机械隔声或吸声的原理，使进入外耳道声波的声压级衰减。

三、舰船人员精神紧张

舰船工作人员因精神负荷加重而引起的心理生理反应。舰船长、航海和轮机部门的值班人员在工作时需要严密观察可能出现的信号，并及时作出判断和处置，故精神往往高度紧张。长期的紧张可伴有心理和生理学的综合变化。

其主要表现为舰船人员兴奋性增高或出现抑制性反应，引起行为紊乱，如平日熟练的技能受到抑制，对外界刺激的反应不准确，工作能力下降，注意力不易集中，记忆力减退，错误动作增多，或出现冲动性行为等。脉搏、呼吸有时显著加快，动脉压升高，手震颤加重，外周血液中嗜酸性细胞含量减少。从历史上的海船事故分析来看，舰船员精神紧张是事故率增加的原因之一。

预防措施：合理训练，提高舰船员的情绪稳定性；将评定情绪稳定性作为选择舰船工作人员条件之一；加强全舰船人员团结，树立集体观念。

四、刺激单调综合征

舰船员因长期处于外界信息量少的环境中而产生的一系列生理心理症状和体征。舰船环境具有容积狭小，设备仪器自动化、电子化的特点，远航期间舰船员活动范围受限，作业简单重复，信息刺激单调，因而容易出现心理生理的异常。主要表现为神情淡漠、嗜睡、反应迟钝、心率减慢、血压下降、脑电图及节律变慢、肌张力降低、劳动效率下降等。性格外向者对刺激单调较敏感。

预防措施：了解、研究舰船员心理活动状况，及时解决矛盾；合理安排值班时间；增加体育活动；扩大注意力范围。

五、海洋动物病

因摄食海洋鱼贝类而引起的疾病。海生的鱼、贝、虾、蟹口味鲜美，营养丰富，是舰船员常用的食物，但有时会引发疾病。主要的疾病有感染、中毒和过敏三类。这些疾病的特点是潜伏期短，起病急骤，多数病情剧烈，有时病死率高；食用共同致病食物的舰船员可在短期内同时发病，影响健康。

六、海洋食物感染

因摄食海洋鱼贝类而感染的生物病原性疾病。随着污水排放进入海洋的病原体能污染鱼贝、虾、蟹类，使之成为传播病原体的媒介物。主要的病原体有：①病毒类：甲型肝炎病毒、诺沃克病毒、雪山因子、星形病毒、杯状病毒等；②细菌类：霍乱弧菌、副溶血性弧菌、模拟弧菌、霍氏弧菌、河流弧菌、创伤弧菌、类志贺邻单胞菌、肉毒梭状芽、孢杆菌（E 型）；③寄生虫类：兰氏贾第鞭毛虫、裂头绦虫、异类线虫、蛔虫。摄食生的或半熟的蚶、蛤、贻贝、牡蛎、鱼，或熏腌、发酵的半加工鱼制品能感染上述病原体，引起霍乱、甲型病毒性肝炎、副溶血性弧菌食物中毒和模拟弧菌感染性腹泻等。

预防措施：严格遵守舰船人员的饮食制度，勿食生的或加热不彻底的水产品；鱼品在捕获或采购后、烹调前及运输途中应注意冷藏；防止熟食的二次污染。

七、海洋食物过敏

摄食海洋食物后，敏感者因免疫反应而出现的生理紊乱综合征。海产品对敏感者是一种变应原，它进入人体后会作用于免疫细胞，5～10 天后人体会产生特异性免疫球蛋白 E 抗体，附着在某些细胞表面。当同类食物再次被摄入时即与抗体结合，激发出大量介质，作用于皮肤、消化、呼吸、循环系统等靶器官，引起综合征。食物过敏发病率占总人口的0.3%～7.5%，而海洋食物是引起过敏的主要食物。在频繁餐食海味的驻（住）岛群体（民众）人员中，海洋食物过敏常有发生。临床表现为皮疹、瘙痒、呕吐、腹泻、哮喘等。症状一般

在 24 小时内消退，个别严重病例可因呼吸道水肿而窒息，或因血管扩张而出现虚脱、休克，治疗不及时者可在 24 小时内死亡。根据饮食史、皮肤试验、食物负荷试验可作出诊断，不宜做皮试者可用放射变应原吸附试验（RAST）或酶联免疫吸附法（ELISA）试验。

预防措施：查明致敏食物后避免食用。

治疗：对休克、窒息患者应及时救治，一般症状可使用肾上腺皮质激素或抗组胺制剂。

八、航海病

在航海过程中发生并与航海职业有关的疾病的总称。20 世纪 50 年代舰船员的主要传染病是疟疾、菌痢、肺结核和阿米巴痢疾。20 世纪 60～80 年代菌痢、流感、疟疾和肝炎居前4 位。近年来该疾病谱已由传染病转移到普通疾病。调查资料显示，我国舰船员发生的前 10 种疾病依次是：普通感冒、腰腿痛、急性肠炎、胃炎、口腔病、外伤、肺炎、皮肤病、流感和菌痢。主要致病因素：①环境因素，舰船短期内可经历各种气候带，急速的气候变化可影响舰员健康；舰船范围狭小，居住拥挤，舱室微小气候不良，工作中产生有害气体，以及高温、高湿、光照度弱等；噪声振动增加舰员心理负担，影响休息、睡眠，不利于体力恢复；舰船运动引起晕船；②社会心理因素，长期生活在船上、海上，与社会接触少，生活单调，易产生心理障碍，引起心身疾病；③其他因素，舰船员工作处于非正常生理状态，体力消耗大；长期饮食不规律，饮食成分失调及嗜烟、酒、茶、咖啡、冷饮等，有害健康。

防治原则：①消除和避免各种致病因素；②重视心理保健，增强对环境影响的抵抗力；③加强经常性的医疗卫生保健，做好常见病的防治工作。

九、舰船员外伤

舰船职业性事故造成的舰船员组织损伤。包括软组织伤、骨折、关节扭伤和脱位等。以上肢损伤率最高，双手更多见；下肢次之；躯干最少。绝大部分外伤经治疗后可痊愈，少数留有残疾。据国外对海员伤病资料的分类统计，外伤发病率列第一位。外伤原因：①舰船颠簸、被甲板物品绊倒或被溢出液体滑倒；②受高热、低温、噪声、不良视线影响而发生差错；③过度疲劳、生活单调，因精神紧张和心理失调而发生事故。外伤多发生在甲板、机舱、厨房中从事重体力劳动的舰船员身上。舰船员外伤重在预防。远航时一旦发生外伤，应就地急救治疗，以免影响后续治疗、康复和预后。

十、花斑癣

俗称"汗斑"，是一种皮肤浅表角质层的慢性轻度感染。由一种嗜脂酵母——圆形或卵圆形糠秕孢子菌引起。在热带海域或湿热岗位上工作的舰船员发病率较高。出汗多是发病的诱因。好发于胸、腹、上臂及背部。皮损特征为散在或融合成片的淡色花斑，或花斑区上有糠秕状脱屑。用水杨酸、苯甲酸制剂、1% 克霉唑霜或酊剂治疗都可有一定疗效，但难以根除。

十一、尿路结石

一种泌尿系统疾病，分为肾结石、输尿管结石、膀胱结石、尿道结石，多数是肾结石和输尿管结石。舰船轮机工作人员发病率高于其他人员。一般认为其发病原因与海上作业和气候有关，在热带海域饮水不足更易发生。不同部位的结石可引起不同的症状。主要临床表现有疼痛、血尿、排尿困难、排尿痛等。多数尿路结石可自行排出。若为单个结石，尿路功能正常，无临床症状，一般不妨碍出海；若反复发作应住院治疗。

预防措施：主要是消除发病诱因，如充分饮水，限制高草酸、高钙食物的摄入，或用药物预防复发。

十二、神经官能症

一种由精神因素引起的非器质性疾病。年轻舰船员发病率高并呈增加趋势，位于舰船员精神疾病首位。发病因素：①长时间精神紧张、焦虑、思念；②由工作、家庭、环境引起的情绪矛盾；③生活不规律、睡眠不足、过度疲劳、气候变化等。按临床表现，分为神经衰弱、焦虑症、癔症和强迫症。本病发展缓慢。治疗包括精神疗法、有规律地安排生活和药物治疗。正确对待和处理各种矛盾；妥善安排工作、学习和生活，注意劳逸结合，可预防发病。

十三、噪声性耳聋

人体因长期暴露于强噪声中而引起的听力减退，是舰船员的一种职业性听觉损伤。以机舱人员为重，舱面人员也可发生。舰船各种机件运转时产生频率为 1000 ~ 4000 Hz 的噪声，引起的听力损失较其他频率严重。引起听力损失的最低噪声为 80 ~ 85 dB，振动可加重听力损伤。人体暴露于噪声中，可能产生暂时性阈移，继续暴露可发生永久性阈移，从而导致噪声性聋。最初听力损失在 2000 ~ 6000 Hz，以 4000 Hz 为主，其后听力损失逐渐向邻近频率扩展。听神经细胞被噪声破坏后是不可逆的。药物无预防作用。消除舰船噪声的主要途径是降低振动，采取隔声、消声、减振等措施控制噪声传播。

十四、牙病

发生在牙体和牙周组织的一种口腔疾病。包括龋齿、牙髓炎、牙龈炎、牙周炎、牙槽脓肿。是舰船员的常见病，发病率比陆地人员高且呈上升趋势。舰船的特殊生活环境如生活不规律、吃甜食、饮酒、吸烟、缺少新鲜蔬菜、限制用水等，造成口腔卫生差，这是引起牙病的主要原因。长期航行时，工作时间长、在港时间短，患有牙病不能及时治疗，或患有一般牙病不想就医，这是造成牙病急诊增多的原因。舰船一般无牙科设备，牙病的急诊治疗仅限于止痛和一般抗菌药物的应用，只起到减轻痛苦、防止牙病恶化的作用，专科治疗须到医院进行。开展牙病卫生宣传教育，坚持定期检查，使牙病得到早期诊治，是减少舰船员发生牙病的有效措施。

十五、落水冻僵

落水舰船员在寒冷海水中，因体温散失并过度下降，全身新陈代谢下降和关节肌肉发硬，从而引发一系列变化的疾病。见"冻伤"相关章节。

十六、有毒海洋动物伤

有毒海洋动物的毒素进入人体后引起的中毒。海洋动物毒液通过螯刺细胞、咬、刺三种方式注入人体。海洋动物的毒液含有蛋白质、糖、脂质、核酸等的混合物，对温度变化非常敏感，能引起多种病理反应，如组织蛋白变性、影响神经传导、心脏毒害、溶血、引起组织细胞释放组胺、缓激肽和某些血管活性物质等。中毒后可出现许多不同的临床表现，这主要取决于中毒类型、接受毒素剂量及个体对毒素的敏感性。如海胆、红珊瑚引起的中毒较轻，海黄蜂、石鱼中毒可危及生命。通常毒素不具免疫性，因此一般无抗毒血清和解毒剂用于治疗。处理方法包括用不同方法使毒素灭活（热水、乙醇等）、止痛、清洗伤口和维持生理功能等。

十七、海蛇咬伤

海蛇毒液进入人体引起的中毒和损伤。大部分海蛇都是毒蛇，有毒牙、毒腺，毒腺分泌的毒液为神经毒，可直接作用于呼吸中枢、呼吸肌、脊神经与肌肉接头处，引起窒息。被毒蛇咬伤后诊断常较困难，主要根据水中作业史、毒牙痕和症状发展作出诊断。急救治疗：早期结扎伤口近心端，减少毒液吸收，清洗伤口扩创排毒。有条件可用蛇药外敷内服，如南通蛇药片、6912 蛇药、广州何氏蛇药等。此外，海蛇抗毒血清有良好的抗毒效果和疗效。

十八、鲨鱼咬伤

人体遭鲨鱼攻击所致的组织损伤。我国沿海有 11 种鲨鱼会主动伤人。鲨鱼在水面温度为 18～20 ℃的海区活动，故鲨鱼咬伤多发生在夏秋季节；低频或无规则振动的振波能吸引鲨鱼；血液腥味可引起鲨鱼的集体攻击；暴风雨前或阴暗天气，鲨鱼常在海水表层翻腾，伤人的危险性大；夜间光亮能引起鲨鱼攻击；白色反光强烈的服装易被鲨鱼发现。鲨鱼有尖锐的牙齿，人被咬伤后常发生大面积严重组织损伤，引起大出血和休克。鲨鱼皮肤也可致人体皮肤严重擦伤。人受鲨鱼攻击时应设法将鲨鱼赶走，以免再次被咬伤。应立即将受伤者救出水面，进行止血和抗休克治疗。目前尚无切实有效的防鲨、驱鲨方法。

十九、热痉挛

中暑的一种类型,在高温环境中,强劳动负荷导致水电解质平衡失调,产生的腓肠肌痉挛,以及四肢、腹肌和咀嚼肌痉挛性疾病。痉挛呈对称、阵发性,伴有肌剧烈收缩痛。体温正常,神志清醒,口渴、尿少,血液浓缩,血中或尿中水溶性维生素 B 和 C、氯化物、钙离子减少。预防时应着重降低气温,补给充分的含盐清凉饮料。治疗原则为纠正水盐代谢紊乱,可静脉滴注生理盐水。

二十、日射病

中暑的一种类型。由强烈的太阳辐射或强辐射热直接作用于无防护的头部,颅内受热而升温,脑膜和脑组织受刺激充血而引发。症状表现为头晕、剧烈头痛、眼花、耳鸣、恶心、呕吐,伴有兴奋不安或意识丧失,体温稍有升高。预防时应主要遮挡太阳辐射及热辐射。治疗应着重恢复大脑的生理功能,将患者移到阴凉处,注射强心剂和大量生理盐水,头部冷敷。

二十一、先兆中暑

中暑诊断分级标准中最轻的一类中暑。用作提示警告信息,及时防暑和短暂休息,或脱离热环境,可避免中暑的继续发展或恶化。表现为在高温环境下的劳动作业过程中,出现头痛、眼花、耳鸣、心悸、脉频、恶心呕吐、四肢乏力、注意力不集中,步态不稳或动作不协调等症状和表现,如能及时脱离热环境,经短暂休息后,症状和表现可消失。

二十二、中暑

一种急性过热性疾病。人体在高温和热辐射的作用下,或过强的作业劳动,使产热量超过机体散热能力,心血管系统负荷过重,以致机体体温调节障碍、水盐代谢紊乱、循环衰竭和脑组织受损。按病因和临床特征,分为热射病、热痉挛、热衰竭和日射病四种;按病情,分为先兆中暑、轻症中暑和重症中暑。在体能训练、作业现场发现先兆中暑或轻症中暑者,应迅速将患者扶至荫凉通风处休息,解开腰带,敞开衣服,用湿毛巾敷头,扇风,给冷开水、淡盐水或糖盐水。重症者应采取迅速降温措施,控制抽搐、痉挛,纠正水盐代谢紊乱和防治休克。预防中暑的主要措施:①合理组织训练、作业;②进行耐热锻炼,提高耐热能力;③合理补充水、盐,搞好伙食;④注意减少受热,防止过热,如训练时戴遮阳帽,劳动时戴草帽,可敞领、挽袖等。

二十三、防暑降温

预防中暑的重要措施。人员进驻热区或每年暑期之前,应结合训练、施工、生产和工作任务,制订防暑计划,做好防暑降温设备的添置、检修,补充必需的防暑药品、器材,对基层卫生人员进行业务培训,提高防治中暑的能力。大力开展防暑教育,使人员了解热环境的特点及其对人体的影响,熟悉中暑的早期表现、预防和急救方法等。

二十四、热射病

中暑的一种类型。高气温、强热辐射或伴有环境湿度高,使机体产热与获热超过散热,影响下丘脑体温调节功能,由体内蓄热体温不断升高所致的严重中暑疾病。临床表现特点为体温持续升高达 41 ℃或更高,皮肤干热无汗、头痛、头晕和心率加速,严重时骤起昏迷。预

防时应注意减少受热、防止过热；急救治疗时
应着重降低体温，防止循环衰竭。

二十五、日光性眼炎

又称"雪盲"。眼部受到大量紫外线照射
所致的角膜和结膜的急性炎性反应。多发生在
雪地长时间行进中。潜伏期约 4～6 小时。早
期表现为双眼剧烈疼痛、畏光、流泪、眼睑痉
挛；检查时可见结膜明显充血，角膜表面轻度
水肿混浊，24 小时内症状大部分消退，约 48
小时后完全消失。佩戴防护眼镜可加以预防。
治疗时可给予 0.5% 丁卡因溶液滴眼镇痛，同
时给予抗生素眼膏，预防感染，并闭眼或在暗
房中休息，无须包扎及散瞳。

二十六、日光性皮炎

又称"日晒伤"。因暴露于强烈日光照射
而发生的皮肤病变。常于日晒数小时后发生。
发病特点：多见于在强光下行走或作业的人群；
多见于进驻热带和亚热带地区的群体；海风和
海水的反射可增强紫外线的作用，使舰船员的
发病率增高且病情严重。临床表现：轻者，仅
在暴露部位皮肤出现弥漫性发红，初为猩红色，
渐转为暗红色，界限不清，自觉灼痛或刺痛，
2～3 天后自行消退，留有暂时性色素沉着；
重者，可出现皮肤肿胀、水疱或紧张性大疱，
也可发生糜烂、结痂，5～7 天后愈合；少数
有发热、头痛等全身症状。舰船员因长期反复
过度照射，可发生皮肤衰老样变化，严重者在
光照部位出现侵蚀性溃疡。治疗主要是对症处
理。预防措施：加强对遮阳装备及服装的改进；
避免在强光下长时间行动；在日晒下行进和作
业的群体，须应用防晒药，如氧化锌糊剂或
10% 萨罗软膏等。

第三节 皮肤病防治

一、真菌性皮肤病

真菌性皮肤病中常见的就是足癣，其复发率高，是皮肤病中较难治愈的病种，同时也是造成身体其他部位真菌感染的重要原发病灶。真菌性皮肤病长期存在，可造成细菌等其他合并感染。

（一）手癣和足癣

1. 概述

手癣是皮肤癣菌侵犯指间、手掌、掌侧皮肤而引起的浅部真菌病。足癣则累及足趾间、足跖、足跟、足侧缘。本病主要通过接触传染。足癣多累及双侧，由一侧传播至对侧，手癣常见于单侧。手足癣（特别是足癣）是常见的浅部真菌病，而且是产生体癣、股癣、甲癣的根源，应积极防治。

2. 临床表现

（1）水疱型（图3-24）：好发于指（趾）间、掌心、足跖及足侧缘。皮疹表现为针尖至绿豆大小的深在性水疱，不易破溃，可融合成多房性大疱，撕去疱壁即露出鲜红色的糜烂面，干燥吸收后出现脱屑。瘙痒明显。

（2）鳞屑角化型（图3-25）：好发于掌跖及足跟。弥漫性皮肤粗糙、增厚、脱屑、干燥。可在足跟部形成较深裂隙，伴有疼痛。一般无明显瘙痒。

（3）浸渍糜烂型（图3-26）：好发于指（趾）缝。多见于手足多汗、浸水、长期穿胶鞋者，夏季多发。表现为皮肤浸渍发白，表面易剥脱，有潮红糜烂面及渗液。有明显瘙痒，继发细菌感染时有臭味。

3. 治疗

以外用药物治疗为主，疗程1～2月。

（1）外用药物治疗：水疱型，可用刺激性小的霜或水剂，如联苯苄唑霜或溶液。浸渍糜烂型，用3%硼酸溶液湿敷，皮损干燥后可用霜剂、软膏。角化过度性型，可用剥脱性较强的药物，必要时封包。

（2）系统药物治疗：对病程长、皮损面积大、顽固难治的患者，可考虑口服盐酸特比萘芬和伊曲康唑。

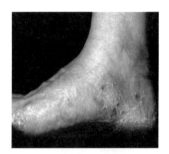

图3-24 水疱型足癣

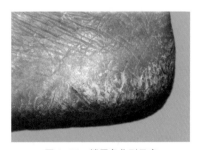

图3-25 鳞屑角化型足癣

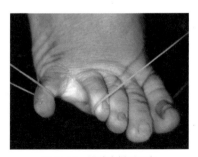

图3-26 浸渍糜烂型足癣

4. 预防

减少与手足癣患者的密切接触。坚持每日洗脚，勤洗鞋袜，煮沸消毒袜子（100 ℃，15分钟），常晒鞋子等。

（二）体癣、股癣

1. 定义

体癣是发生在除头皮、毛发、掌跖和甲以外的浅表皮肤上的皮肤癣菌感染（图3-27）。股癣是发生在腹股沟、会阴、肛周和臀部的浅表皮肤上的皮肤癣菌感染，是发生在特殊部位的体癣（图3-28）。

2. 临床表现

（1）典型皮疹：皮损开始为红色丘疹，逐渐向四周离心性扩展后成为环状、半环状或多环状。中央趋于消退，可有色素沉着，边缘常有丘疹、水疱。瘙痒明显。

（2）长期搔抓可有湿疹样改变或苔藓样改变。

3. 治疗

（1）外用药物治疗：可用各种唑类、丙烯胺类等抗真菌药。如克霉唑霜、达克宁霜、联苯苄唑、盐酸特比萘芬等。

（2）系统药物治疗：口服伊曲康唑或盐酸特比萘芬（0.25 g，每日 1 次，2～4 周）。如继发感染可用抗生素治疗。

4. 预防

避免互相接触传染、勤洗澡、勤换衣。及时治疗足癣是防止发生股癣、体癣的主要措施。

（三）花斑癣

1. 定义

又称汗斑，是由马拉色菌感染皮肤角质层所引起的浅部真菌感染，因皮损为色素沉着斑或色素减退斑而得名。

2. 病因

马拉色菌是人体寄居菌。发病与高温潮湿、多脂多汗、营养不良、慢性疾病及应用糖皮质激素等因素有关，也具有一定的遗传易感性。

3. 临床表现

（1）本病好发于青壮年，男性多见，好发于面颈部、胸部、肩背部等皮脂腺丰富部位。

（2）典型皮损：皮损初为以毛孔为中心、边界清楚的点状斑疹，可为淡褐色、白色、淡红色或淡黄色，逐渐增大成圆形或类圆形，邻近皮损相互融合成不规则大片，上覆少许细糠状鳞屑（图3-29）。一般无自觉症状，偶感轻微瘙痒。

（3）病程慢性，冬轻夏重，有一定传染性。

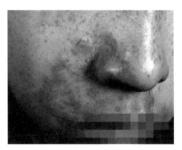

图 3-27　体癣

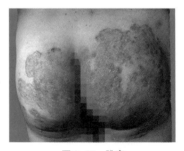

图 3-28　股癣

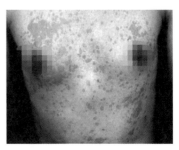

图 3-29　花斑癣

4. 治疗

以外用药物治疗为主。选用唑类抗真菌药物，如酮康唑、联苯苄唑霜、咪康唑霜，疗程2～4周。也可选用2.5%二硫化硒、20%～40%硫代硫酸钠等。皮损面积大且单纯外用疗法不佳者可口服伊曲康唑。

5. 预防

勤洗澡、勤换衣，勤换床单，内衣要煮沸消毒。毛巾、衣服等日用品应经常漂洗消毒。

二、病毒性皮肤病

病毒性皮肤病是指人类由于病毒感染而出现皮肤、黏膜损害的一类疾病。病毒分为DNA病毒（疱疹病毒、人乳头瘤病毒、痘病毒等）和RNA病毒（小核苷酸病毒、呼吸道肠道病毒等）两大类。不同病毒对组织的亲嗜性有差别，人乳头瘤病毒具有嗜表皮性，疱疹病毒既嗜表皮又嗜神经，更多的病毒呈泛嗜性。感染不同病毒后皮损表现可分为3种：新生物型（各种疣等）、水泡型（单纯疱疹、带状疱疹等）和发疹型（麻疹、风疹等）。因训练强度大、任务重，病毒性皮肤病发生率很高。

（一）寻常疣

1. 定义

寻常疣是由人类乳头瘤病毒（HPV）感染所引起的一种皮肤良性赘生物（图3-30）。俗称"刺瘊""瘊子"。发生在足底的寻常疣称为跖疣。

2. 病因

本病由人类乳头瘤病毒所引起，通过直接或间接接触传染，外伤或者长期浸泡是常见的诱发因素。训练强度大，手足易发生破损，所以寻常疣的发病率比较高。

3. 临床表现

（1）好发部位：手背、手指、足和甲缘等处，身体其他部位也可发生。

（2）典型皮损：黄豆大小或更大的灰褐色、棕色或皮色丘疹，表面粗糙，质地坚硬，可呈乳头瘤状增生。

跖疣：因受压而形成淡黄色或褐黄色胼胝样斑块或扁平丘疹，表面粗糙，界限清楚，边缘绕以稍高的角质环，去除角质层后，下方有角质软芯，表面可见小黑点，系毛细血管末端，可与鸡眼相区别（图3-31）。

4. 治疗

（1）外用药物治疗：使用维A酸软膏、氟尿嘧啶软膏、3%酞丁胺霜或3%酞丁胺二甲基亚砜、咪喹莫特软膏等。

（2）物理治疗：冷冻、电灼、刮除、激光等。

（3）其他方法：将鸦胆子捣烂如泥后外敷疣体，用玻璃纸及胶布固定，每隔3日换药1次。用艾炷在疣体上灸之，每日1次，直至脱落为止。

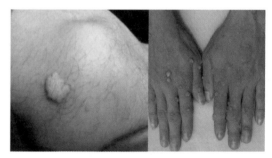

a. 腿部寻常疣　　　　b. 手背寻常疣

图3-30　寻常疣

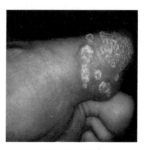

图3-31　跖疣

5. 日常防护

患者好发于手背、手指及足缘等处。要避免与寻常疣患者亲密接触，训练时避免外伤，一旦发生外伤要及时防护。

（二）扁平疣

1. 定义

扁平疣是由人类乳头瘤病毒感染引起的皮肤赘生物。

2. 病因

主要由直接接触感染，也可通过污染器物损伤皮肤而间接感染，外伤也是造成感染的重要因素。

3. 临床表现

（1）好发部位：好发于青少年的颜面、手背及前臂。

（2）典型皮损：米粒至黄豆大小的扁平隆起性丘疹，呈圆形或椭圆形，表面光滑，正常肤色或淡褐色，数目较多且密集（图3-32）。搔抓后皮损可呈串珠状排列，即自体接种反应或 Koebner 现象。病程漫长，可自行消退。

4. 治疗

（1）外用药物：使用维 A 酸软膏、氟尿嘧啶软膏、3％酞丁胺霜或3％酞丁胺二甲基亚砜、咪喹莫特软膏等。

（2）中药：服用除疣汤：大青叶30 g、薏米30 g、夏枯草25 g、赤芍10 g，水煎服。或用薏米50 g煮粥，空腹服用，每日一次，连服二十天。

（3）激光、电灼、刮除或冷冻治疗。

5. 日常防护

避免外伤及皮肤破损，皮肤黏膜破损处应妥善处理，防止病毒乘虚而入。已发生扁平疣者，不宜搔抓，应及时治疗，以免自身接种传播。

（三）传染性软疣

1. 定义

传染性软疣是由传染性软疣病毒（MCV）感染所致的传染性皮肤病。

2. 病因

MCV 属痘病毒，皮肤直接接触是主要的传播方式，也可自体接种。常常通过公共浴池、宾馆、饭店或游泳池传播。

3. 临床表现

（1）好发部位：潜伏期为1周至半年，可发生于任何部位，常见于躯干、四肢、手背及面部。

（2）典型皮损：为直径3～5 mm大小的半球形丘疹，呈灰色或珍珠色，表面有蜡样光泽，中央有脐凹，内含乳白色干酪样物质（软疣小体）（图3-33）。

4. 治疗

（1）疣体夹除术：治疗本病的有效方法。皮肤常规消毒后用齿镊或弯曲血管钳将软疣夹破，挤出其内容物，然后外涂碘酒等，以防细菌感染。合并细菌感染时可先外用莫匹罗星软膏，感染控制后再行上述治疗。

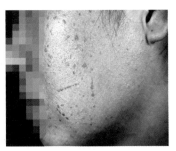

图 3-32 面部扁平疣

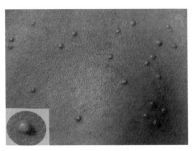

图 3-33 传染性软疣

（2）物理治疗：用冷冻、电灼、激光等方法去除疣体。

（3）外用药物治疗：维A酸软膏、咪喹莫特软膏、氟尿嘧啶软膏、干扰素软膏等。

5. 日常防护

避免损伤皮肤。集体活动场所的衣物或浴巾要消毒后再用。患病后禁止抓搔，以免抓破，造成感染和传染他人。

（四）单纯疱疹

1. 定义

单纯疱疹由单纯疱疹病毒（HSV）引起，临床上以簇集性水疱为特征，是在世界范围内流行最广泛的感染性疾病之一。疱疹有自限性，但易复发。

2. 临床表现

（1）好发部位：皮肤-黏膜交界处，如口周、鼻周、眼周。

（2）典型皮损：在红斑的基础上出现簇集性小丘疹和水疱（图3-34）。病程1～2周。

3. 治疗

（1）系统药物治疗：使用抗病毒药物，如阿昔洛韦、泛昔洛韦片、伐昔洛韦片，疗程7～10天。阿昔洛韦耐药的患者可选用膦甲酸，连用2～3周。频繁复发型患者（1年复发6次以上），为减少复发次数，可采用持续抑制疗法，一般须连续口服抗病毒药物6～12个月。清热解毒中药有黄连上清片、抗病毒口服液、双黄连口服液等。

（2）外用药物治疗：以抗病毒、收敛、干燥和防止继发感染为主，可选用阿昔洛韦软膏、喷昔洛韦乳膏或炉甘石洗剂，继发感染时可用夫西地酸乳膏、莫匹罗星等。

4. 日常防护

平时要坚持锻炼身体，保持心情愉快和有规律的生活起居，避免上呼吸道感染。

（五）带状疱疹

1. 定义

带状疱疹是由水痘-带状疱疹病毒（VZV）再度活化引起的。俗称"缠腰火丹""蜘蛛疮""蛇串疮""缠腰龙"。

2. 病因

人首次接触VZV病毒，可以表现为水痘或者隐性感染。水痘痊愈后或者隐性感染患者体内仍有病毒潜伏于脊髓后根神经节内。当机体抵抗力下降时，潜伏病毒被激活，可出现带状疱疹。

3. 临床表现

（1）神经痛：麻木、针刺样、烧灼样、电击样疼痛。

（2）皮损特点：在红斑基础上有簇集性小水疱。

（3）分布特点：皮损沿周围神经分布，呈带状排列，且多发生在身体的一侧，一般不超过正中线（图3-35、图3-36）。

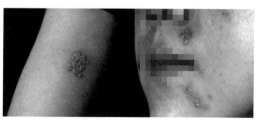

a. 簇集性水疱　　　　b. 口周单纯疱疹

图3-34　单纯疱疹的临床表现

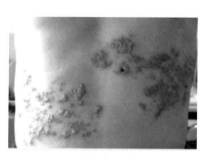

图3-35　带状疱疹呈带状排列

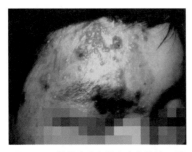

图 3-36　带状疱疹多发生在身体的一侧

4. 治疗

（1）系统药物治疗：抗病毒药物：同单纯疱疹；营养神经药物：维生素 B12、维生素 B1；止痛等对症支持治疗药物：索米痛片、卡马西平、普瑞巴林、加巴喷丁等。糖皮质激素：及早合理应用糖皮质激素可抑制炎症过程，缩短疼痛急性期，疗程 1 周左右。

（2）外用药物治疗：同单纯疱疹。

（3）物理治疗：使用红光、微波、半导体激光等局部照射。

（六）风疹

1. 定义

风疹是由风疹病毒引起的急性呼吸道传染病。临床上以低热、皮疹及耳后和枕后淋巴结肿大为特征。风疹病毒由口、鼻及眼部的分泌物直接传染，或通过呼吸道飞沫传染，冬春季多发。

2. 临床表现

潜伏期一般为 2～3 周。发热第 1 天出疹。皮疹最先出现于面颈部，24 小时布满躯干、四肢。皮疹为淡红色斑丘疹，直径 2～3 mm，疹间皮肤正常（图 3-37）。1～4 天后皮疹消退，不脱屑。耳后和枕后淋巴结肿大最明显，伴轻度压痛，还可伴头痛、乏力、咳嗽、喷嚏、流涕、咽痛等轻微上呼吸道症状。

3. 治疗

（1）一般治疗：给予易消化、有营养的食物，补足水分；保持皮肤、黏膜清洁。

（2）对症治疗：高热、头痛者可用解热止痛剂，咽痛者可用复方硼酸溶液漱口，咳嗽可用祛痰药和止咳药。

（3）抗病毒治疗：病情重者可用利巴韦林、干扰素等抗病毒治疗。

4. 预防

（1）控制传染源：隔离患者至出疹后 5 日。

（2）切断传播途径：风疹流行期间，尽量不到公共场所，避免与风疹患者接触。对密切接触者加强医学观察。

（3）免疫接种。

三、细菌性皮肤病

（一）毛囊炎、疖和痈

1. 定义

毛囊炎、疖和痈是一组累及毛囊及其周围组织的细菌感染性皮肤病（图 3-38）。

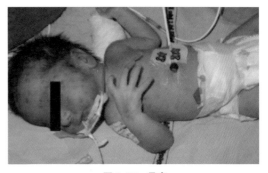

图 3-37　风疹

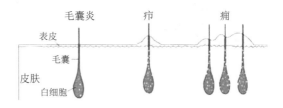

图 3-38　毛囊炎、疖和痈图示

2. 病因

多由凝固酶阳性的金黄色葡萄球菌感染引起，偶可有表皮葡萄球菌、链球菌、假单孢菌属、大肠杆菌等单独或混合感染。可发生于任何年龄，高温、多汗、搔抓、卫生习惯不良、全身性疾病如糖尿病、器官移植术后、长期应用糖皮质激素常为诱发因素。

3. 临床表现

（1）毛囊炎：是局限于毛囊口的化脓性炎症。好发于头面部（图3-39）、颈部、臀部及外阴。皮损表现为毛囊性丘疹，中央有脓疱，周围有红晕。脓疱干涸或破溃后形成黄痂，痂皮脱落后一般不留瘢痕。

（2）疖：是毛囊深部及其周围组织的急性化脓性炎症。好发于头面部（图3-40）、颈部和臀部。初发为圆锥形毛囊性炎性丘疹，基底明显浸润，逐渐向周围扩展，形成坚硬结节，伴红肿热痛。数日后结节中央变软，顶部出现黄白色点状脓栓，脓栓脱落后排出血性脓液及坏死组织，后炎症逐渐消退，愈合。疖多为单发，

若数目较多且反复发生、经久不愈，则称为疖病（图3-41）。患者多存在免疫力低下、长期饮酒、中性粒细胞功能障碍。

（3）痈：由多个聚集的疖组成，可深达皮下组织。好发于颈、背、臀部和大腿等处。初期为红、肿、热、痛的斑块，逐渐扩大，5～7日后开始化脓，中心软化坏死，表面出现多个脓头即脓栓，脓栓脱落后留下多个带有脓性基底的深溃疡，如蜂窝状（图3-42）。可伴有局部淋巴结肿大和全身中毒症状。

4. 治疗

以外用药物治疗为主。

（1）外用药物治疗：使用抗细菌药物，如匹罗星软膏、夫西地酸。早期未化脓的疖可用20％鱼石脂软膏，可热敷。破溃后不能使用鱼石脂软膏。对长在鼻孔及上唇等"危险三角区"的疖，严禁挤压，以免细菌随血流进入海绵窦而引起颅内感染。

（2）系统治疗：可选用耐酶青霉素类、头孢类、大环内酯类或喹诺酮类抗生素，也可

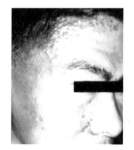

图3-39　头部毛囊炎

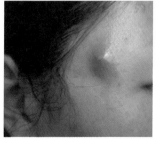

图3-40　面部疖

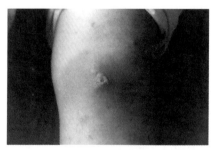

图3-41　疖病

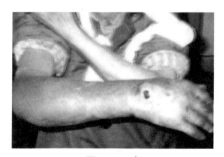

图3-42　痈

根据细菌培养及药敏试验结果选用敏感抗生素。以下情况应系统应用抗生素：①位于鼻周、鼻腔或外耳道内的毛囊炎；②皮损较大或反复发作；③皮损周围伴有蜂窝织炎；④局部治疗无效。

（3）物理治疗：用红光、紫外线等照射。

5. 预防

注意皮肤清洁卫生，防止外伤，增强机体免疫力。

（二）丹毒和蜂窝织炎

1. 定义

丹毒和蜂窝织炎是一组累及皮肤深部组织的细菌感染性皮肤病。丹毒多由溶血性链球菌引起，主要累及淋巴管。蜂窝织炎多由溶血性链球菌和金黄色葡萄球菌感染引起，累及皮下组织。常继发于外伤、溃疡或其他局限性化脓性感染。

2. 临床表现

（1）丹毒：好发于面部、小腿、足背等处，多为单侧。起病急，有高热、寒战等前驱症状。典型皮损：界限清楚的水肿性红斑，表面紧张发亮，有时可出现水疱（图3-43）。局部皮温可增高，自觉灼热及疼痛。可伴淋巴结肿大及不同程度的全身症状。病情4～5天达高峰。消退后留有色素沉着及脱屑。下肢复发性丹毒日久会形成象皮肿。

（2）蜂窝织炎：好发于四肢、面部、外

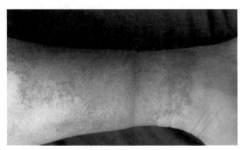

图 3-43　丹毒

阴和肛周等部位。皮损为弥漫性、水肿性、浸润性红斑，界限不清，局部皮肤增高，皮损中央红肿明显，严重者可形成深部化脓和组织坏死。可伴有疼痛、高热、寒战、全身不适，可有淋巴结炎甚至败血症。

3. 治疗

（1）系统治疗：早期、足量、高效的抗生素治疗。丹毒治疗首选青霉素，持续用药2周左右，以防止复发。对青霉素过敏者可选用红霉素或喹诺酮类药物。蜂窝织炎发展迅速的可选用第二代或第三代头孢类抗生素，也可选用喹诺酮或大环内酯类药物，必要时依据药敏试验选择抗生素。

（2）局部治疗：可用25%～50%硫酸镁溶液或0.5%呋喃西林液湿敷，并外用抗生素软膏，如莫匹罗星软膏、夫西地酸软膏。

（3）物理治疗：用红光、紫外线、超短波照射治疗。

（4）手术治疗：化脓者应行手术，切开引流。

4. 预防

注意皮肤卫生，防止外伤，增强机体免疫力。复发性丹毒应积极处理附近慢性病灶（如足癣）。

（三）甲沟炎

1. 定义

甲沟炎是在甲沟部位发生的炎症。当化脓性细菌感染时，表现为红肿热痛的急性化脓性炎症。当其他细菌、真菌或微生物感染时，则出现以红肿为主要表现的慢性炎症。

2. 病因

甲沟炎多因甲沟及其附近组织刺伤、擦伤、嵌甲或拔"倒刺"而起病。

3. 临床表现

（1）急性甲沟炎：起初一侧甲沟发生红

肿热痛，逐渐扩散至甲根部和对侧甲沟，形成甲周围炎，疼痛明显，可挤出脓液（图3-44）。也可扩散至甲下形成甲下脓肿，此时疼痛加剧，肿胀明显，在甲下方可见到黄白色脓液将指甲漂起。如不及时处置可发展成脓性指（趾）头炎，甚至引起指（趾）骨髓炎。

（2）慢性甲沟炎：甲板变形，有沟嵴，也可变色，念珠菌感染时可呈黑褐色，绿脓杆菌感染时则呈绿色（图3-45）。

4. 治疗

早期可用热敷、理疗等措施，外用碘伏或抗生素。已有脓液的，可在甲沟处做纵向切开术引流。如甲床下已积脓，应将指甲拔去，或将脓腔上的指甲剪去。

5. 预防

患有甲沟炎的手指要保持干燥，不宜接触水、肥皂、洗涤剂等化学品。

四、变态反应性皮肤病

变态反应性皮肤病是指变态反应所致的炎症性皮肤病，又称过敏性皮肤病，是皮肤科常见的一类疾病。其共同特点是均与过敏反应有关，有不同程度的瘙痒，用抗过敏药物治疗有效。具体的过敏原可以分为接触过敏原、吸入过敏原、食入过敏原和注射入过敏原四类。每类过敏原都可以引起相应的过敏性皮肤病，常见的有接触性皮炎、湿疹、荨麻疹、药疹。

"皮炎"和"湿疹"常被认为是同义词，但有些学者认为"皮炎"包含了各种类型的皮肤炎症，因此湿疹应属于皮炎，但并非所有皮炎都是湿疹。

（一）接触性皮炎

1. 定义

单次或多次接触某种外源性物质后，在皮肤黏膜接触部位发生的急性或慢性炎症反应。可分为刺激性接触性皮炎和变应性接触性皮炎两类。

2. 病因及发病机制

（1）刺激性接触性皮炎：接触物本身具有强烈刺激性（如强酸、强碱等化学物质）或毒性，任何人接触该物质均可发病（图3-46）；

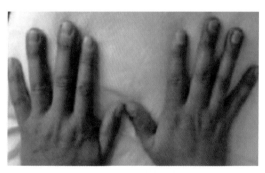

图3-44 急性甲沟炎

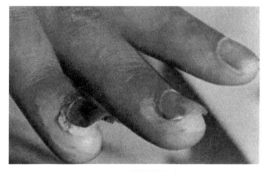

图3-45 慢性甲沟炎

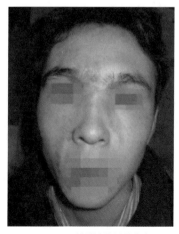

图3-46 刺激性接触性皮炎

某些物质刺激性较小，但接触一定时间也可致病。本类接触性皮炎的共同特点是：①任何人接触后均可能发病；②无一定潜伏期；③皮损多限于直接接触部位，边缘清楚；④停止接触后皮损可消退。

（2）变应性接触性皮炎：为典型的迟发型（Ⅳ型）变态反应。接触物为致敏因子，本身并无刺激性或毒性，仅有少数人在接触后发病（图 3-47）。本类接触性皮炎的共同特点是：①有一定潜伏期，首次接触后不发生反应，经过 1～2 周后如再次接触同样致敏物才发病；②皮损往往呈广泛性、对称性分布；③易反复发作；④皮肤斑贴试验阳性。

3. 临床表现

（1）有接触史：有明确的致病物质接触史。变应性接触性皮炎多发生在接触物质 48～72 小时后。

（2）典型皮损：皮损形态单一，可出现红斑或丘疹或水疱。界限清楚，与接触物形状相似。可伴疼痛或者瘙痒。

4. 治疗

寻找、脱离接触物，并对症处理。

（1）内用药物治疗：视病情轻重可内服抗组胺药或糖皮质激素。

（2）外用药物治疗：皮损没有渗液时用糖皮质激素霜剂（如尤卓尔、卤米松、地奈德

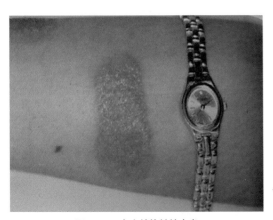

图 3-47　变应性接触性皮炎

等）；少量渗出时外用糖皮质激素糊剂或氧化锌油；渗出多时用 3％ 硼酸溶液湿敷；有感染时加用抗生素（如夫西地酸乳膏、莫匹罗星、新霉素）等。

5. 预防

尽量避免再次接触致敏原。

（二）湿疹

1. 定义

湿疹是由多种内外因素引起的真皮浅层及表皮炎症。临床上，急性期皮损以丘疱疹为主，有渗出倾向；慢性期皮损以苔藓样变为主，易反复发作。

2. 病因

（1）内部因素：慢性感染病灶、内分泌及代谢改变、血液循环障碍、神经精神因素、遗传因素。

（2）外部因素：食物、吸入物、生活环境（如日光、炎热、干燥）、动物毛皮、各种化学物质（如化妆品、肥皂、合成纤维等）可诱发或加重本病。要有一个合适的温度和湿度，以减少环境所引起的湿疹。

3. 临床表现

（1）多见于面、耳、手、足、前臂、小腿外露部位，严重者可弥漫全身，常对称分布。

（2）皮疹呈多形性，常表现为红斑、丘疹、丘疱疹、水疱、糜烂、渗出、结痂、斑块、苔藓样变、鳞屑等皮损（图 3-48）。

（3）自觉瘙痒剧烈。

4. 治疗

应注意避免接触各种可疑致病因素，发病期间应避免食用辛辣食物及饮酒，避免过度洗烫。

（1）内用药物治疗：目的在于抗炎、止痒，可用抗组胺药物，如依巴斯汀片、氯雷他定片、咪唑斯汀片、盐酸西替利嗪片等。一般不宜使

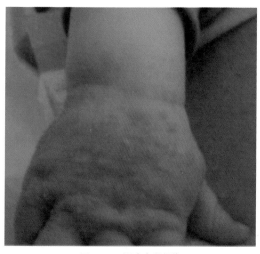

图 3-48　湿疹多发部位

用糖皮质激素。有继发感染者加用抗生素。

（2）外用药物治疗：应充分遵循外用药物的使用原则，同接触性皮炎。

5. 预防

（1）消除精神紧张因素，避免过于疲劳，注意休息。

（2）居住环境要干爽、通风，便于洗浴。

（三）荨麻疹

1. 定义

荨麻疹，俗称"风疹块"，是皮肤黏膜由于暂时性血管通透性增高而发生的局限性水肿（风团，图 3-49）。

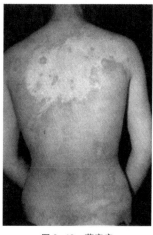

图 3-49　荨麻疹

2. 病因

多数患者不能找到明确的原因。常见病因包括食物、感染、药物、吸入物及皮肤接触物、物理因素（冷、热、日光、压力及摩擦）、精神因素、遗传因素。一些系统性疾病也可伴发本病。

3. 临床表现

（1）起病较急，患者常突然发痒，很快出现大小不等的红色风团，表面凹凸不平，呈橘皮样外观，形状多样。数分钟至数小时内水肿减轻，风团逐渐消退，不留痕迹。皮损持续时间一般不超过 24 小时。药物导致的荨麻疹24 小时内不容易消退。严重时可出现憋气、呕吐、腹痛、腹泻、寒战、高热、过敏性休克等症状。

（2）种类：急性荨麻疹、慢性荨麻疹（病程超过 6 周）、冷接触荨麻疹、日光性荨麻疹、压力性荨麻疹、胆碱能性荨麻疹（运动、受热、情绪紧张等使躯体温度上升，促使胆碱能神经释放乙酰胆碱，因乙酰胆碱作用于肥大细胞而发病，受刺激后数分钟内出现直径 1～3 毫米的圆形丘疹性风团）等。

4. 治疗

（1）内用药物治疗：可选用第一代（氯苯那敏、赛庚啶等）或第二代抗组胺药（氯雷他定片、盐酸西替利嗪片、依巴斯汀片等）。治疗不理想时，先增加每日剂量，再增加抗组胺药的种类。维生素 C 及钙剂可降低血管通透性，与抗组胺药有协同作用。

（2）外用药物：止痒药物，如炉甘石洗剂或氧化锌洗剂。

5. 预防

（1）注意保暖，调整饮食习惯，加强体育锻炼，适应寒热的变化。

（2）胆碱能性荨麻疹可进行耐受性治疗。

（四）药疹

1. 定义

又称药物性皮炎，是药物通过各种途径进入人体后引起的皮肤、黏膜的炎症反应，严重者可累及机体其他系统。

2. 病因

（1）常见药物因素：①抗生素：如氨苄西林、复方新诺明等；②解热镇痛药：如阿司匹林、对乙酰氨基酚、保泰松等；③镇静催眠药及抗癫痫药：如苯巴比妥、卡马西平等；④抗痛风药物：如别嘌呤醇；⑤异种血清制剂及疫苗等；⑥中药：某些中药及制剂。

（2）药疹的特点：①只发生于少数过敏体质者；②有潜伏期，首次用药一般 4 ～ 20 天出现临床症状，再次用药，数分钟至 24 小时内即可发病；③病情的轻重与药物的药理及毒理作用、剂量无相关性；④机体高敏状态下可发生药物的交叉过敏或多价过敏现象；⑤临床表现复杂，皮损形态各异，同种药物致敏的同一患者在不同时期可发生不同类型的药疹；⑥病程有一定的自限性，停止使用致敏药物后病情较轻者可好转；⑦用抗过敏药和糖皮质激素治疗有效。

3. 临床表现

（1）药疹种类：轻型药疹有固定性药疹、荨麻疹型药疹、麻疹样或猩红热样药疹、湿疹型药疹、紫癜型药疹、多形红斑型药疹、痤疮型药疹和光感型药疹。重型药疹有大疱性表皮松解型药疹、剥脱性皮炎型药疹、重症多形红斑型药疹。

（2）固定性药疹：每次用药后皮损常在同一部位出现。常由解热镇痛药、磺胺类、巴比妥类和四环素类等引起。好发于口腔、生殖器皮肤 - 黏膜交界处，也可累及躯干和四肢。典型皮损为局限性圆形或类圆形水肿性紫红色或鲜红色斑疹、斑片，严重时中央会出现水疱

（图 3-50）。药疹退后可遗留色素沉着。感觉瘙痒或疼痛。

4. 治疗

（1）轻型药疹：停用致敏药物后，皮损多迅速消退。可给予抗组胺剂、维生素 C 等，必要时给予中等剂量泼尼松（30 ～ 60 mg/d），皮损消退后可逐渐减量直至停药。

（2）重型药疹：原则为及时抢救，降低死亡率，减少并发症，缩短病程。

①及早、足量使用糖皮质激素：可选用地塞米松、甲泼尼龙，病情应在 3 ～ 5 天内控制，无新发皮损、体温下降后逐渐减量；②防治继发感染：这是关键措施之一，使用抗生素时避免使用易过敏药物，如果效果不佳，应注意耐药菌及是否合并其他感染（如真菌感染）；③加强支持疗法：纠正电解质紊乱，维持血容量、胶体渗透压等；④静脉注射人血丙种免疫球蛋白，中和致敏抗体，连用 3 ～ 5 天；⑤血浆置换；⑥加强护理及外用药物治疗。

5. 预防

牢记过敏药物，避免再使用。

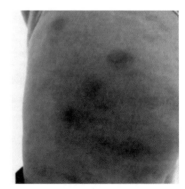

图 3-50　药疹

五、物理性皮肤病

物理性皮肤病是指某些物理因素（如光线、压力、摩擦、温度等）作用于皮肤，对皮肤的刺激达到一定程度所导致的疾病。

常见的物理因素可分为热性因素（如炎热的天气及闷热的工作环境）、冷性因素（寒冷、潮湿的环境）、光线性因素（如日光中的紫外线、可见光）、放射性因素（如 X 线、β 线或 γ 线照射）和机械性因素（机械性摩擦或压迫）等。

（一）鸡眼和胼胝

1. 定义

鸡眼和胼胝均是长期压迫和摩擦诱发的角质层增厚。

2. 临床表现

（1）鸡眼：常累及突出的受力部位，如小趾外侧或拇指内侧缘，也可见于趾背和足跟（图 3-51）。皮损为边界清楚的淡黄色圆锥形角质栓，表面光滑。受压时自觉剧痛。

（2）胼胝：好发于掌跖受压和摩擦处，出现黄色或蜡黄色增厚的角质性斑块，中央较厚，边缘薄，质地坚硬，表面光滑且皮纹清晰（图 3-52）。多无自觉症状，严重者可疼痛。

3. 治疗

（1）鸡眼：外用鸡眼膏、50% 水杨酸软膏。也可冷冻、激光治疗。

（2）胼胝：具有一定的保护作用，一般无须治疗。若能减少摩擦多能缓解。出现疼痛时可先用热水浸泡再用刀削除，也可外用水杨酸软膏、维 A 酸软膏。

4. 预防

去除诱因，尽量避免摩擦和挤压。选择宽松厚底的鞋子。养成每天晚上用热水泡脚的习惯。

（二）日光性皮肤病

1. 概述

日光性皮肤病主要是由紫外线引起的。紫外线分为短波紫外线（UVC）、中波紫外线（UVB）和长波紫外线（UVA）。其中 UVC 全部被臭氧层吸收，不能到达地面。UVB 只能达到表皮基底层，引起表皮坏死和色素沉着；UVA 可穿过表皮作用于真皮浅层，与皮肤老化有关。按其作用机制可分为日晒伤和光过敏反应。

日晒伤亦称日光性皮炎，详见"日光性皮炎"章节。

多形性日光疹是一种特发性的、反复发作的、以多形皮损为特征的常见光过敏性疾病。

2. 临床表现

（1）好发于曝光部位，严重时亦可发生在非曝光部位。

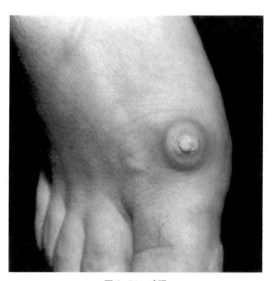

图 3-51 鸡眼

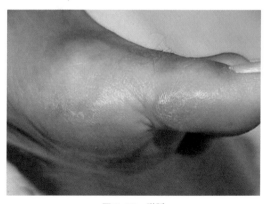

图 3-52 胼胝

（2）皮损形态多样，表现为丘疹、丘疱疹、水肿性红斑或斑块，但对每一位患者而言，皮损常以单一形态为主。瘙痒明显。

3. 治疗

（1）外用药物治疗：外用糖皮质激素，也可外用钙调磷酸酶抑制剂。

（2）系统药物治疗：口服羟氯喹、烟酰胺。严重者可口服糖皮质激素或环孢素。

5. 预防

应避免日晒，外出时使用软防晒（遮光剂）或者硬防晒（帽子、口罩等）。易感者可进行预防性光疗，以提高皮肤对光线的耐受力。

（三）冻疮

1. 定义

冻疮是长期暴露于寒冷环境中而产生的局限性、淤血性、炎症性皮肤病。多见于末梢血液循环不良者。冬季发病，气候转暖后自愈，来年容易复发。

2. 临床表现

（1）好发部位：多发生于肢端如手指、手背、鼻尖、耳郭等处。

（2）典型皮损：为局限性水肿性紫红斑或结节，按之褪色，边界清楚，严重时可有水疱，破溃后形成溃疡（图 3-53）。

（3）自觉瘙痒和肿胀感，受热后痒感加剧。

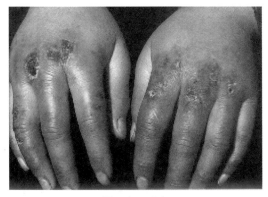

图 3-53　冻疮

3. 治疗

（1）外用药物治疗：以消炎、消肿、促进循环为原则。未破溃皮损可外用维生素 E 软膏或冻疮膏等，已破溃皮损可用抗生素软膏，也可用氦氖激光等理疗。

（2）系统药物治疗：口服血管扩张剂，如烟酰胺、硝苯地平、双嘧达莫等。

4. 预防

注意保暖，手套、鞋袜不宜过紧，保持干燥，坚持体育锻炼，促进血液循环，提高机体对寒冷的适应性。受冻部位不宜立即烘烤或用热水浸泡；在易受冷部位涂抹凡士林或其他油脂类，以保护皮肤。常进行局部按摩及温水浴，以改善血液循环。

六、动物性皮肤病

动物性皮肤病主要是由动物叮咬或毒液刺激引起的皮肤炎症反应。引起皮肤病的方式一般有 4 种：动物（蚊、螨、臭虫等）叮咬引起的机械性损伤；动物（隐翅虫皮炎、毛虫、蜈蚣、蜘蛛等）分泌物或排泄物、刺毛等引起的毒性刺激反应；昆虫的毒腺或唾液引起的过敏反应；昆虫口器留在组织内或寄生于虫寄生皮内引起的异物反应。

（一）虫咬皮炎

1. 定义

虫咬皮炎是昆虫（如螨虫、蚊、螨、臭虫、跳蚤、虱、蜂、蜱等）叮咬或毒汁刺激引起的皮肤炎症反应。其共同特点是皮损上可见针尖大小的咬痕，自觉瘙痒，严重程度与昆虫种类、数量和患者敏感性相关。丘疹性荨麻疹从病因学上来看应属于虫咬皮炎。

2. 临床表现

典型皮损为水肿性风团样丘疹、丘疱疹、

瘀斑，表面可有水疱（图3-54），严重患者可伴有头痛、关节痛、发热、乏力、恶心、呕吐等不同程度的全身症状，个别患者可发生哮喘、蛋白尿，血中嗜酸性粒细胞增高等。皮损瘙痒明显，抓破后容易继发细菌感染。

3. 治疗

症状轻者局部外用糖皮质激素，口服抗组胺药物。皮损广泛、过敏严重者可口服糖皮质激素。蜱叮咬皮肤时不要将其强行拔除，可将乙醚或局麻药涂在蜱头部，等其松口后再用镊子将其轻轻拉出，并消毒伤口。

4. 预防

注意个人和职业防护，避免接触宠物、家禽。野外作业时穿长衣袖并扎紧袖口，必要时喷洒含有二氯二苯三氯乙烷（DDT）、除虫菊酯类的杀虫剂对环境进行消毒。

（二）疥疮

1. 定义

是由疥螨寄生于皮肤引起的传染性皮肤病。极易在集体或家庭中流行。

2. 临床表现

（1）好发部位：皮肤柔嫩处，如指缝、手腕屈侧、肘窝、腋窝、乳晕、脐周、腹股沟及外生殖器等部位，重者也可累及其他部位，但一般不累及面部。

（2）典型皮损：为针头大小的丘疹、丘疱疹及疱疹（图3-55）。在丘疱疹或疱疹邻近有时可见疥虫在表皮内穿行的灰白或浅黑色线状隧道。自觉剧痒，尤以夜间为甚。阴囊、阴茎等处可出现绿豆至黄豆大小的暗红色结节，称为疥疮结节，此为疥螨死后引起的异物反应。

3. 治疗

先用肥皂洗热水澡，再外用10%硫黄软膏，除面颈部以外涂抹全身。每天1～2次，连续3～4天。用药期间不洗澡，不换衣，以保持药效。

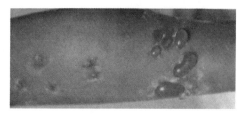

图3-54　虫咬皮炎

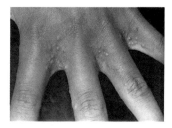

图3-55　疥疮典型皮损

停药后观察2周。未愈者可重复治疗。疥疮结节不能消退的可局部封闭治疗（得宝松等）。瘙痒严重者可口服镇静、止痒药物（如赛庚啶、氯苯那敏等）。

4. 预防

注意个人卫生，一旦确诊应立即隔离，并煮沸消毒衣物和寝具。同室有类似患者的应及时治疗。

（三）隐翅虫皮炎

1. 定义

隐翅虫皮炎是由于皮肤接触隐翅虫毒液所引起的急性炎症反应。

2. 病因

隐翅虫，夏秋季节活跃，夜间常围绕灯光飞行，停留在皮肤上的虫体被拍打或压碎后，其体内的强酸性毒液会刺激皮肤，引起炎症反应（图3-56）。常见于夜间日光灯下工作的人员，尤其常见于夏季雨后的夜晚。

3. 临床表现

（1）发病部位：好发于面、颈、四肢及躯干等暴露部位。

（2）典型皮损：皮损呈点簇状、条索状、

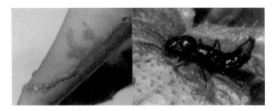

图 3-56　隐翅虫皮炎与隐翅虫

片状水肿性红斑，其上密集丘疹、水疱及脓疱，部分损害中心脓疱融合成片，出现糜烂、结痂及表皮坏死（图 3-57）。有瘙痒、灼热和灼痛感。病程约 1 周，愈后可留下暂时性色素沉着。

4. 治疗

皮炎处应及早用肥皂水清洗。局部红斑损害，外用炉甘石洗剂或糖皮质激素软膏，也可将新鲜的马齿苋捣烂后敷于患处，或用南通蛇药片 6～8 片，加水调成糊状，局部外用。

5. 预防

在休息场所，夜间应关好纱窗和蚊帐。遇到隐翅虫落在皮肤上时，应小心吹赶，不要在皮肤上将虫打死。

（四）蜂蜇伤

1. 定义

指蜂尾部毒刺蜇入皮肤后，其毒汁引起的局部皮肤明显症状或全身反应（图 3-58）。

2. 临床表现

蜂蜇后局部立即有明显疼痛、烧灼感及痒感。很快出现红肿，中央有一瘀点，甚至形成水疱。较重者出现大面积肿胀，少数有恶心、呕吐、畏寒、发热等全身症状，也可出现过敏性休克症状。

3. 治疗

蜂蜇后立即拔除毒刺并挤出毒液，再用水冲洗，局部冰块冷敷。有全身症状者应积极抢救。

4. 预防

在蜂密集活动区加强防护，不要随意激惹蜂群。

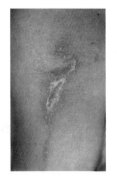

图 3-57　隐翅虫皮炎典型皮损

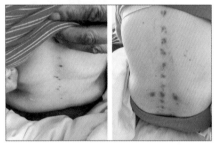

图 3-58　蜂蜇伤

七、其他常见皮肤病

（一）银屑病

1. 定义

银屑病是一种在遗传因素与环境因素共同作用下诱发的免疫介导的慢性、复发性、炎症性、系统性疾病。典型皮损为鳞屑性红斑或斑块，局限或广泛分布（图 3-59）。多数患者冬季复发或加重，夏季缓解。

2. 临床表现

（1）寻常型银屑病：红色斑块，上覆银白色鳞屑，鳞屑呈层状，就像刮蜡滴一样（蜡滴现象），刮去银白色鳞屑可见淡红色发光半透明薄膜（薄膜现象），剥去薄膜可见点状出血（Auspitz 征）。皮损可累及全身各处，但以四肢伸侧，特别是肘部、膝部和骶尾部最为常见，常呈对称性。头皮皮损可使头发呈束状（束状发，图 3-60）。甲受损多表现为"顶针状"凹陷（图 3-61）。

急性点滴状银屑病又称发疹型银屑病，常

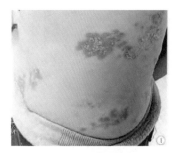

图 3-59　银屑病

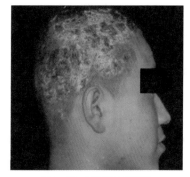

图 3-60　银屑病头皮皮损

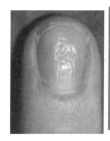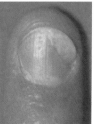

图 3-61　银屑病甲受损

见于青年，发病前常有咽喉部链球菌感染病史。起病急，数天可全身泛发，皮损为 0.3 ～ 0.5 cm 大小的丘疹，潮红，上覆少许鳞屑，痒感程度不等。经适当治疗，数周后可消退，少数患者可转化为慢性病程。

（2）关节病型银屑病：除皮损外可出现关节病变，任何关节均可受累，包括肘膝大关节、指趾小关节、脊椎及骶髂关节，表现为关节肿胀和疼痛，活动受限，严重时出现关节畸形，类似类风湿性关节炎，但类风湿因子常为阴性。

（3）红皮病型银屑病：表现为全身皮肤弥漫性潮红、浸润肿胀，并伴有大量糠状鳞屑，

其间可有片状正常皮肤（皮岛），可伴有全身症状，如发热、浅表淋巴结肿大等（图 3-62）。

（4）脓疱型银屑病分为泛发性和局限性两种。

①泛发性脓疱型银屑病：常急性发病，迅速出现针尖至粟粒大小的浅在性无菌性小脓疱，常密集分布，可融合形成片状脓糊。常伴全身症状，出现寒战和高热，呈弛张热型。

②局限性脓疱型银屑病：皮损局限于手掌及足跖，对称分布。皮损为成批发生在红斑基础上的小脓包，1 ～ 2 周后脓疱破裂、结痂、脱屑，新脓疱又可在鳞屑下出现，时轻时重，经久不愈（图 3-63）。

3. 治疗

目前对银屑病的各种治疗只能获得近期疗效，不能防止复发，寻常型银屑病对身体健康危害不大，切不可盲目追求彻底治愈而应用导致严重不良反应的药物（如系统使用糖皮质激素等）。

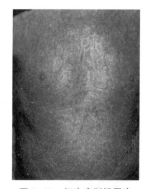

图 3-62　红皮病型银屑病

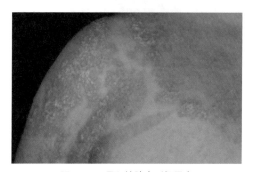

图 3-63　局限性脓疱型银屑病

（1）外用药物治疗：糖皮质激素、维生素 D3 衍生物、维 A 酸类软膏、角质促成剂、保湿剂。浴疗可酌情使用水浴、矿泉浴、焦油浴、糖浴、药浴等。

（2）全身药物治疗：免疫抑制剂、维 A 酸类、维生素制剂、糖皮质激素、免疫调节剂、抗生素、普鲁卡因静脉封闭。对症支持治疗。

（3）物理治疗：用窄谱 UVB 光疗。

4. 预防

生活规律，避免紧张、劳累，不要搔抓，热水烫洗，减少刺激。避免感冒。

（二）皮肤瘙痒症

1. 定义

皮肤瘙痒症是一种仅有皮肤瘙痒而无原发性皮损的皮肤病。

2. 病因

病因复杂。全身性瘙痒症的最常见病因是皮肤干燥，或者常为某些全身疾病的伴发或首发症状。另外，与气候寒冷、干燥、炎热、温度变化、洗浴过勤、用碱性肥皂、接触皮毛和化纤、饮酒或进食辛辣食物等有关。

3. 临床表现

一般无原发性皮肤损害，瘙痒是本病的特征性表现，可有烧灼、蚁行感。搔抓后可引起继发性皮损，表现为划痕、血痂、色素沉着或减退、湿疹样变和苔藓样变等。冬季、夏季容易发生。

4. 治疗

（1）外用药物治疗：应以保湿、滋润、止痒为主，选择刺激性小的外用制剂。保湿剂、止痒剂（如炉甘石洗剂，含薄荷、樟脑的乙醇制剂）、表面麻醉剂（如利多卡因乳膏等）、免疫抑制剂（如吡美莫司、他克莫司）或短期外用糖皮质激素。

（2）系统药物治疗：可用抗组胺药、钙剂、维生素 C、镇静安眠药、三环类抗抑郁药或试用普鲁卡因静脉封闭。

5. 预防

避免局部刺激。不能搔抓，瘙痒发作时，可涂搽止痒药物，或轻轻拍打痒处来止痒。不能烫洗，少用或不用肥皂，洗澡后涂擦润肤品。贴身穿纯棉织品，避免化纤、皮毛的刺激。忌食辛辣刺激性食物。

（三）痤疮

1. 定义

痤疮是一种累及毛囊皮脂腺的慢性炎症性疾病，是年轻人常见的皮肤病。表现为粉刺、丘疹、脓疱、结节、囊肿及瘢痕等临床症状。

2. 病因及发病机制

病因及发病机制如图 3-64 所示。

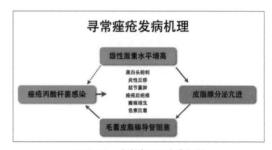

图 3-64　痤疮病因及发病机制

3. 临床表现及治疗

临床上根据病情的严重程度，采用 Pillsbury 分类法将痤疮分为Ⅰ～Ⅳ度四个等级（表 3-6）。

表 3-6　痤疮Ⅰ～Ⅳ度

等级	临床表现	部位	严重程度
Ⅰ度	黑、白头粉刺，炎症	面部，散发	轻
Ⅱ度	Ⅰ度＋浅表脓疱	面部	中
Ⅲ度	Ⅱ度＋深在性炎症	面、胸、背部	中
Ⅳ度	Ⅲ度＋囊肿、疤痕	胸、背、全身	重

（1）Ⅰ度痤疮：皮损是粉刺（毛囊口处的圆锥形丘疹），分为开放性粉刺（黑头粉刺）和闭合性粉刺（白头粉刺）（图3-65）。

治疗方法：以外用药物治疗为主，常使用维A酸类药物（0.05％～0.1％），如阿达帕林凝胶、达芙文等外用药物，晚上使用。

（2）Ⅱ度痤疮：主要临床症状是浅表性的炎性丘疹，表现为红色丘疹、脓丘疱疹（图3-66）。

治疗方法：以外用药物治疗为主，如抗菌药物和维A酸类药物；杀灭痤疮丙酸杆菌药物，如氯霉素、红霉素等外用药物，建议短期使用（2周左右）；过氧苯甲酰可以长期维持治疗，不易产生耐药性。

（3）Ⅲ度痤疮：主要临床症状是深在性的炎性皮损，表现为红色丘疹、脓丘疱疹、结节（图3-67）。

治疗方法：系统用药联合外用药物治疗。抗菌药物：四环素，如米诺环素。外用药物：同Ⅰ、Ⅱ度痤疮治疗。

（4）Ⅳ度痤疮：主要临床症状是深在性的炎性皮损，表现为红色丘疹、脓丘疱疹、结节、囊肿、瘢痕（图3-68）。

治疗方法：系统用药联合外用药物治疗。系统用药：抗菌药物，如四环素（盐酸米诺环素胶囊）；维A酸类（维胺脂）；抗雄激素药物（如螺内酯、西咪替丁、复方醋酸环丙孕酮等）。囊肿及增生性瘢痕可用曲安西龙混悬液或泼尼松龙混悬液于皮损内注射。

4. 预防

（1）清洁面部：最好选用流水、温水清洗面部，每天早晚各一次，选用合适的洁面产品。注意控油保湿，外用温和水乳。

（2）饮食：尽量不吃油腻油炸食物、甜食，少吃奶制品。多吃蔬菜、水果，保持大便通畅。

（3）睡眠：不要晚睡，避免熬夜。

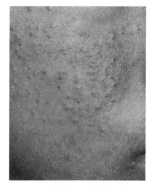

图3-65　Ⅰ度痤疮

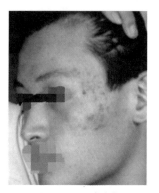

图3-66　Ⅱ度痤疮

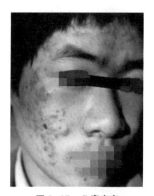

图3-67　Ⅲ度痤疮

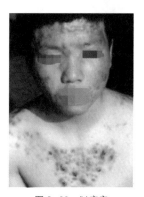

图3-68　Ⅳ痤疮

（4）切忌手挤压，抓破皮损。

八、特殊环境中皮肤病的预防

（一）在寒冷环境中皮肤病的预防

由于冬季天气寒冷，易出现各种寒冷性的皮肤病，如冻疮、冷红斑、冷超敏性皮肤病、冷凝集素综合征、冷球蛋白血症性股臀皮肤血管炎等。为了预防以上疾病的发生，应注意以下几点。

（1）防寒：戴手套、耳套、口罩，穿宽松的鞋袜，涂少量凡士林，以减少散热。

（2）防潮湿，保持鞋袜干燥，受潮后及时晒干、烘干或更换。手足多汗者可外涂 5% 的甲醛或稀释的酒精溶液止汗。

（3）适当运动，避免肢体长时间静止不动，静坐一小时左右后应起身运动 10 分钟，以促进血液循环。

（4）避免接触冷的物体和进食冷的食物饮料。

（5）适当补充高热量、蛋白质丰富的食物，如动物肉类、蛋类和乳类等。

（二）在高热环境中皮肤病的预防

在热带、亚热带地区或者炎热的夏季，易发生光感和光毒性皮肤病、汗液障碍类皮肤病、微生物感染类皮肤病、接触性皮炎、虫咬类皮炎等。

（1）光感和光毒性皮肤病：光感类皮肤病是光敏感的人对阳光发生强烈反应，摄入某些具有光敏感的物质也可以加重或诱发此反应，表现为手背和面部发红、肿胀甚至水疱。预防光感性皮炎，主要是注意避免光敏物质和日光直接照射。光毒性皮肤病是由阳光照射过强所致，表现为暴露部位的皮肤红肿疼痛。其

预防方法是减少日光直射的时间，野外尽量避开强光。当然，通过逐渐递增训练时间的方法，适应光感和光敏的反应，也可以降低光感、光毒类皮肤病的发生率。

（2）汗液障碍类皮肤病：在高热天气下，汗液排泄不畅，积于皮内，造成如痱子、汗疱疹、汗腺囊瘤等皮肤表现。

预防方法：通风降温，衣着要宽松透气。局部治疗时可使用炉甘石洗剂、稀释的酒精、5% 的甲醛和 1% 的乌洛托品、痱子粉等。

（3）微生物感染类皮肤病：汗液浸渍皮肤，引起尘埃黏附，容易导致葡萄球菌、链球菌和真菌感染，引起毛囊炎、脓疱疮、体癣、花斑癣和股癣等。

预防方法：勤洗澡，勤换衣服，避免汗渍，保持皮肤清洁。细菌感染者可适当使用抗生素，如四环素软膏等。真菌感染者可用癣药水擦局部皮肤，或用抗真菌的药物。

（4）接触性皮炎：夏季皮肤湿润，接触皮肤的物质如金属制品、橡胶拖鞋、化纤衣物等，易释放致敏物质并被皮肤吸收。表现为接触部位的皮肤发生红斑、肿胀、水疱等，自感灼热、痒或痛。

治疗方法：皮肤刚出现红肿时，可用清洁凉水冲洗，擦炉甘石洗剂和氟轻松软膏等；有水疱者忌挑破水疱，以免感染；瘙痒明显者，可内服抗组胺药，如马来酸氯苯那敏等。

预防方法：尽量避免接触已知的过敏物质。

（5）虫咬类皮炎：夏季户外昆虫较多，如蠓、蚊、毒蛾、隐翅虫等，人被叮咬后，皮肤会出现丘疹、风团、红斑、水疱等炎症。如有昆虫毒毛黏附，应细心除去，并马上用小苏打粉揉擦局部，也可用清凉油、风油精、云香精等外搽，必要时可口服抗组胺药马来酸氯苯那敏等。

预防方法：灭蚊虫，防蚊虫。

（三）在高原环境中皮肤病的预防

在高原地区容易受高原气候环境的多方面影响。高原环境对人体有利的方面是空气优良，不易缺乏维生素D，甲状腺、肾上腺分泌旺盛，结核、百日咳、变态反应性疾病等发病率低，传染病少，食物易保存。但是人体对高原环境的不良反应也比较大：如寒冷、易冻伤；风力大，人体新陈代谢加快，缺氧；气候干燥，可使皮肤水分快速蒸发，皮肤黏膜干燥，嗓子干，流鼻血等；强大的紫外线可导致光敏性皮肤病、雪盲等。另外，高原环境还会引起人们的恐惧心理。预防高原环境所致疾病，要提前做好适应环境的准备，简称习服，就是指人类机体适应高原气候环境等一切生存必备条件的生理状态。

1. 心理准备

适当紧张可以提高机体的适应能力，而过度紧张则有危害，要树立科学的世界观、高尚的奉献精神，培养良好的意志，并做好针对性的心理训练。

2. 体能准备

掌握自身健康状况，身体合格者要进行体能锻炼。

（1）呼吸锻炼：做呼吸操，加速高原习服，降低体内所需氧气的浓度。

（2）体育锻炼：要禁止剧烈运动，在海拔3000米以上地区尤其应当注意。

（3）太极拳等训练可很好地改善人体微循环。

3. 物质准备

（1）食物准备：以高热量为主。

（2）医疗卫生用品的准备：常用药物和医疗物品，如止痛药、止泻药、防感冒药、抗生素、胃动力药、创可贴等；减少或减轻高原急性病的药物，维生素C、维生素E、复合维生素B等；专用药品，如红景天、人参制品；供氧设备，如大型的氧气瓶等。

（3）通信设备，保证通信设备状态良好。有备用的电源。

4. 高原易患皮肤病的防治

避免外伤，防感染，保持皮肤清洁。冻伤晚期可以手术干预、治疗并发症，防止以后再次冻伤，没有治疗条件时不要融化冻结组织。

（1）日晒伤的防治：日晒伤为人体皮肤过度接受日光中的中波紫外线照射后，发生的急性光毒性反应。反应程度与光线强度照射时间和范围、环境因素、皮色深浅、种族和个体差异有关。临床表现为皮肤红斑、水肿、色素沉着，甚至激发红斑狼疮、多形红斑等其他皮肤病。

预防方法：尽量避免和减少阳光直射。紫外线最强的时候，会对皮肤造成最大的伤害，这一时段是上午10:00到下午3:00；海拔高度每增加300米，阳光强度会增加4%；山上的积雪会反射85%的紫外线，即使是在阴天人也可能会被晒伤；戴帽子最好选择有帽檐的，可以阻挡阳光直接照射头部和脸部；在日常训练中要注意提高皮肤对阳光的耐受性。

（2）皮肤光老化的防治：皮肤老化受多种环境因素的影响，其中最重要的因素是阳光中的紫外线长期、反复地照射皮肤。皮肤光老化，不仅严重影响美观，还与许多皮肤疾病有关，如皮肤干燥、瘙痒症、脂溢性或日光性角化病、皮肤肿瘤等。在高原地区皮肤更易衰老。

预防方法：物理性防晒，如戴眼镜、帽子、手套和使用遮阳伞等，使用遮光剂、维A酸（目前应用最多的用于治疗光老化的药物）。

（四）在抢险救灾时皮肤病的预防

我国是世界上自然灾害严重的国家之一，灾害种类多，发生频繁，给国民经济建设和人民群众生命财产带来严重危害。抢险救灾过程中，面临的自然环境恶劣，任务急难险重，劳动强度高，心理压力大，这些因素容易诱发皮肤病。

1. 抢险救灾时皮肤病的预防

一般灾后环境消毒工作落实比较到位，群发性传染性皮肤病并不多见。总体来说，灾后皮肤病并没有生命危险，但如果能加强对防病知识的宣传，加强防御工作，尽力改善卫生条件，则可以降低其发生率。对于灾后皮肤病的防治重点，应该注意以下几个方面进行。①集体防护，在野外住帐篷，要加强喷洒驱蚊灭虫剂，合理安排作息时间，增强抵抗力，减少各类疾病的发生，配备足够的皮肤科医生和药品。②个人防护，清理废墟时，要扎紧衣袖口，勿坐卧草地上；夜间睡眠时，尽可能使用蚊帐并外涂驱蚊露，以减少蚊虫的叮咬；出现皮肤问题后要及时就诊，以免加重病情。③心理防护，要及时做好救灾人员的心理疏导工作，为他们解压，减少心理和生理的过度负担，可以在一定程度上降低精神相关性疾病的发生。④减少搔抓，对于最常见的瘙痒，避免搔抓，打破瘙痒-搔抓-瘙痒加重-搔抓的恶性循环。对于各种皮肤创伤也应尽快进行消毒包扎，以避免进一步感染。⑤增强体质，日常要加强身体素质锻炼，增强抗病能力。

2. 抢险救灾时皮肤病的防治

（1）丘疹性荨麻疹（包括虫咬皮炎）：与蚊虫叮咬有关，灾后环境卫生较差，蚊虫滋生活跃，灾民和志愿者都将注意力集中在抢险救援上，而通常忽略防蚊措施，导致该病成为抢险救灾时最常见的皮肤疾病。皮损表现为风团、丘疹或风团水泡，皮疹可群集或散在分布，但一般不对称，患者多有剧烈的瘙痒，以夜间尤甚。一般多采用既有抗组胺作用又有镇静作用的苯海拉明、赛庚啶等内服，也可联合使用钙剂和维生素 C 等，外用药物要选择具有止痒

消炎作用的洗剂或乳剂外擦，但如果有继发感染，要先控制感染。

（2）手足癣、股癣：真菌感染引起的常见皮肤病。灾区环境差，人们抵抗力弱，易患或加重此类皮肤病。手癣、足癣首先表现为局部有明显的小片状脱屑，呈弧形或环状，附于皮损的边缘，当寄生真菌繁殖活跃时，可以在增厚的基础上发生红斑、丘疹，有痒感。股癣常发生于阴囊对侧的大腿皮肤一侧或双侧，最初于股上部内侧出现小片红斑，其上有脱屑并逐渐向四周蔓延，边界清楚，其上有丘疹、水疱、结痂。治疗以外用药物为主，包括复方水杨酸酊剂、联苯苄唑乳膏及特比萘芬软膏等，对于泛发者可口服伊曲康唑、特比萘芬等，疗程1～2周。

（3）皮炎湿疹：即使在正常人群中，其发病率也很高，它由过敏反应引起，在灾区出现的过敏反应比较强烈，处理不当容易合并感染。湿疹呈多形性、对称性分布，常见于面、耳后、四肢远端、手足露出的部位、阴囊及肛门等处。灾后多见急性湿疹，常为在红斑基础上出现多数密集的、粟粒大的小丘疹、丘疱疹或小水疱，可融合成片，搔抓后可出现糜烂、渗液及结痂，边界不清楚，自觉瘙痒严重。治疗时可以口服抗组胺药，对急性或亚急性泛发性湿疹，可静推 10% 的葡萄糖酸钙注射液和维生素 C，切勿滥用糖皮质激素。局部治疗、急性无渗出时，可外用炉甘石洗剂，瘙痒明显时酌情加糖皮质激素外用，有渗出时首选 3% 的硼酸溶液或生理盐水湿敷。如合并细菌感染或真菌感染，可以选用加抗菌药物的复方制剂。

（4）神经性皮炎：与精神因素有明显的关系，灾后的烦躁、焦虑、不安、紧张等都会使该病的症状加重。主要好发于颈后、肘后、骶尾部。皮疹表现为大小不等的斑块，肥厚革化，皮纹加深，皮嵴隆起，呈淡红或褐黄色，

附少量鳞屑，伴有抓痕、血痂，反复搔抓，可增厚、扩展、融合，发展成苔藓样斑块。本病伴有阵发性的剧烈瘙痒，夜间加重。治疗可以口服抗组胺药，如马来酸氯苯那敏、赛庚啶等，因其有嗜睡反应，可睡前服用。可以配合葡萄糖酸钙、维生素 B1 等辅助治疗。局部治疗可适当外用各种类型的糖皮质激素，如氟轻松、地塞米松等软膏，但大面积的皮损应尽量少用激素。

（5）夏季皮炎：一种由夏季炎热引起的季节性皮肤炎症性疾病，是由灾后气候炎热、温度高，加上灰尘等刺激皮肤而引发的。

临床表现：成人多见，皮损对称发生于躯干、四肢，尤以小腿伸侧为甚。表现为大片鲜红色斑，在红斑基础上有针头至粟粒大小的丘疹、丘疱疹。伴有剧痒，搔抓后可出现抓痕、血痂，久之皮肤粗糙增厚。天气转凉后可自行减轻或消退。本病可于每年该季节时反复发生。

治疗方法：保持室内通风和散热，室内温度不宜过高；同时穿着应宽松、吸汗，保持皮肤干燥、清洁；宜用温水沐浴，浴后擦干并外用粉剂。外用炉甘石洗剂或糖皮质激素，效果理想。瘙痒明显者可口服抗组胺药，常用的药物有马来酸氯苯那敏、氯雷他定、西替利嗪等。有继发感染者，可口服抗生素。

（6）荨麻疹：表现为身上有一大片一大片的疙瘩，很痒，但可很快消退，不留痕迹，也会反复发作，主要与过敏有关。灾区最容易引起该病的原因是吸入空气中的灰尘、动物皮屑、真菌等，各种感染、蚊虫的叮咬、冷热及日光刺激、精神紧张等因素都可能导致本病。

临床表现：有痒感，搔抓后即有水肿状风团发生，可局部或全身泛发，皮疹时起时消。急性者亦可发生于胃肠道，引起急性腹痛、恶心、呕吐、腹泻。喉头及支气管受累时，可出现咽喉发堵、胸闷、气喘、呼吸困难，甚至窒息。

治疗方法：除去病因，对饮食过敏者可以做饮食排除实验，以确定致敏食物。应注意避免饮酒，不吃易引起过敏的食物，如鱼、虾、蛋类、牛奶等，可多吃青菜类的清淡饮食。药物治疗：抗组胺药为目前常用药物。

（7）痱子：是夏季或炎热环境下常见的表浅性、炎症性皮肤病。在高温闷热环境下，大量的汗液不易蒸发，汗腺导管变窄或阻塞，导致汗液潴留、汗液外渗至周围组织，形成丘疹、水疱或脓疱，好发于皱襞部位。细菌繁殖、产生毒素，可加重炎症反应。

临床表现：根据汗腺导管损伤和汗液溢出部位的不同，临床上分为以下几种类型：晶形粟粒疹、红色粟粒疹、脓疱性粟粒疹、深部粟粒疹。

治疗方法：局部治疗，局部外用清凉粉剂，如用痱子粉外敷，用清凉止痒洗剂，如 1% 薄荷炉甘石洗剂、1% 薄荷酊；脓痱可外用 2% 鱼石脂炉甘石洗剂、黄连扑粉。全身疗法，瘙痒明显时口服抗组胺药。脓痱感染时，加用抗生素。

（8）带状疱疹：见"带状疱疹"章节。

（五）海上常见皮肤病的防治

1. 日晒伤

日晒伤也称晒斑或日光性皮炎，见"日光性皮炎"章节。

2. 间擦疹

间擦疹又称"擦烂红斑""褶烂"，是皱褶部位的皮肤因潮湿、摩擦等引起的急性皮肤炎症。长期运动、身体皱褶部位长时间处于潮湿状态且反复摩擦，导致此病在易出汗体质多发。

临床表现：皮损为局部潮红、浸渍、糜烂，界限清楚，边缘附着鳞屑，外周常有散在炎性丘疹、丘疱疹及脓。继发感染时有脓性分泌物，炎症明显者可伴发淋巴结炎。自觉瘙痒、灼痛。皮损好发于皱褶处，如乳房下、腹股沟、臀沟、腋窝、肘窝、脐窝、颈部、会阴等。多发生于夏日湿热季节。

治疗方法：主要为局部治疗。皮损仅有潮红、丘疹，无渗液时，可选用具有收敛、止痒作用的洗剂，常用炉甘石洗剂、滑石粉、痱子粉，避免肥皂、热水刺激。糜烂渗液明显时，宜收敛、消炎，以促进表皮恢复，可选用3%硼酸溶液湿敷。伴继发真菌或细菌感染者，可选用合适的抗真菌药或抗生素治疗。

预防方法：保持环境干燥、清洁、凉爽，避免高温环境。穿棉质衣物，避免穿化纤类的有刺激性的衣物。在高温环境中皮肤皱褶部位应保持清洁干燥，必要时可扑痱子粉或滑石粉。

3. 痱子

痱子又称粟粒疹，是夏季或炎热环境下常见的一种表浅性、炎症性的皮肤疾病。

病因：大量汗液不易蒸发，导致汗管内汗液滞留、压力增高、汗管破裂、汗液外渗至周围组织而致病。

临床表现：临床上依据汗管损伤和汗液溢出部位的不同分为以下四种类型。

（1）白痱：临床表现为针尖至针头大小的浅表小水泡，周围无红晕，易破，一般无自觉症状。1～2天内吸收，遗留极薄的细小鳞屑。常见于卧床不起、大量出汗患者。

（2）红痱：最常见。可发于除掌跖外的身体任何部位，尤以额、颈、躯干处为甚。皮损为密集排列的针头大小的丘疹、丘疱疹，周围绕以红晕；伴有瘙痒和灼热感；搔抓后可致皮肤破损和继发感染，如毛囊炎、疖等。

（3）脓痱：多由红痱发展而来。好发于皮肤皱褶处及幼儿头颈部。皮损为密集丘疹，针尖大小的脓疱，细菌培养常为阴性。

（4）深痱：皮损为密集的、与汗孔一致的非炎性丘疱疹，出汗时皮损增大，不出汗时皮损不明显。

治疗方法：外用药物治疗，以清凉、收敛、止痒为原则。局部外用痱子粉、1%炉甘石洗剂或含有薄荷、樟脑成分的粉剂或洗剂。瘙痒明显时可口服抗组胺药，脓痱严重时可口服抗生素。也可服用清热、解毒、利湿的中药，如金银花露或三豆汤（绿豆、赤豆、黑豆）。

预防方法：保持通风凉爽，衣着宽松透气，保持皮肤清洁干燥，运动后立刻冲洗干净。

4. 海蜇皮炎

海蜇皮炎主要是由生活在沿海的暖水性大水母引起的，民间统称这些水母为海蜇。海蜇刺伤皮肤后，人体局部会迅速感觉刺痒麻痛或灼痛，并出现红斑、丘疹或风团，重者可有大片暗红色瘀斑、水疱、大疱，皮损多呈点状、线状或地图状。轻者2～3天开始缓解消退，经两周痊愈。严重者可有困倦无力、四肢肌痛、胸闷口渴、呼吸困难、出冷汗等全身症状，甚至死亡。

被海蜇蜇伤后，切勿用淡水冲洗，淡水可促使刺孢释放毒素，应尽快用毛巾、衣服或泥沙搓去黏附在皮肤上的触手或毒液，也可以用海水冲洗。如果看到伤处有触须，应该用镊子或干净的指甲将其轻轻拔出。酒精、碘酊、酸和碱等都能使海蜇毒素失去毒性，可外涂10%的氨水、10%的小苏打溶液、食醋或者1%的明矾溶液等。有全身性症状者，可注射10%的葡萄糖酸钙、维生素C、抗组胺药或者肾上腺素等。

近年来部分海域受到工业污染和浒苔的影响，海水质量有所下降。如果每天在海水中浸泡的时间较长，受到海水压力、海蜇、海星、海绵等动物的刺激，均可诱发皮炎。要尽量选择干净的海域进行训练，如果海水中有浒苔，要及时清理干净，要在训练区域内设置拦护网，使海水保持干净、无污染，游泳完毕后及时用清水冲洗皮肤，发病后及时给予药物治疗，等病情好转后再下海游泳。

5. 冻伤

冻伤详见"冻伤"章节。

第四节　常见病中医药治疗

一、常见病中医药速查

（一）感冒

感冒分为流行性感冒和普通感冒。当天气忽冷忽热，人体受冷后抵抗力降低时，病毒便乘虚而入引发感冒。感冒的危害是，除可引起鼻塞、流涕、头疼、发热、乏力和全身不适症状外，还易造成上呼吸道感染、肺炎、病毒性心肌炎和脑炎等并发症。中医学认为感冒的发生主要由于体虚，抗病能力减弱，当气候变化时，人体卫外功能不能适应，引起一系列症状。此病全年都可以发生，尤其以冬春季节较为多见。

1. 常见中医证型及主要症状表现（表 3-7）

表 3-7　常见中医证型及主要症状表现

常见证型	主要症状
风寒感冒	鼻塞、时流清涕、痰清稀色白
风热感冒	发热、咽喉疼痛、痰黄黏稠
气虚感冒	年老或体虚、恶风寒或发热、倦怠无力
暑湿感冒	发热恶风、头身困重胸脘痞闷

2. 单方验方

风寒感冒：姜葱糖水

生姜 10 ～ 30 g，将其捣烂，加适量红糖、葱白 2 段，水煎煮，趁热服，服后盖被取微汗出，每日 1 剂。

风寒感冒初期：紫苏叶茶

紫苏叶 16 g，晒干揉成粗末，沸水冲泡，加红糖适量，代茶频饮。

暑湿感冒：藿荷饮

鲜藿香叶 10 g（或干藿香叶 20 g），鲜荷叶 15 g（或干荷叶 30 g），冰糖适量，煎水饮。

风热感冒：金菊薄荷茶

金银花 15 g，菊花 10 g，薄荷 3 g，放入茶杯中，用沸水冲泡，焖泡 10 ～ 15 分钟即可，代茶频饮。

3. 简易治疗技术

（1）拔火罐法

在颈椎、胸椎附近，选择大椎、大杼、肺俞等穴位拔罐，拔罐后留罐 10 ～ 15 分钟起罐，或用闪罐法。适用于风寒感冒。

（2）刮痧法

颈椎、胸椎两侧（即风池、大椎、风门、肺俞等穴位部位）及肩胛部、前胸（中府）、下肢外侧（足三里），每个部位各刮 1 ～ 2 分钟。适用于风热感冒。

4. 中成药治疗（表 3-8）

表 3-8　中成药治疗

常见证型	用药
风寒感冒	九味羌活丸 / 感冒清热颗粒
风热感冒	疏风解毒胶囊 / 连花清瘟胶囊 / 银翘解毒丸 / 银翘解毒颗粒 / 柴胡注射液
气虚感冒	玉屏风颗粒
暑湿感冒	藿香正气水（胶囊）/ 保济丸

5. 饮食及生活起居注意事项

适当休息，尽量避免过度劳累，并注意隔离。注意保暖，当心受凉，建议天气寒冷时，身体抵抗力较弱者在外出时戴上口罩。加强锻炼增强身体抵抗力。

房间要经常开窗通风，保持室内空气清新。阳光充足，保持一定的温度和湿度。少到公共场所活动，以防交叉感染呼吸道传染病。

感冒患者饮食宜清淡，要多喝白开水或茶

水，多吃水果、蔬菜补充维生素，多吃蛋类、奶类、瘦肉和各种豆制品，补充蛋白质。日常饮食应以蒸、煮为主，质地应稀软，食勿过饱。切忌荤腥油腻煎炸之品，忌食生冷不洁的食物。

已患感冒者不要对着人打喷嚏，外出勿忘戴口罩以防传染他人。饭前、便后要洗手。

（二）咳嗽

相当于西医学中的急慢性支气管炎、支气管扩张、肺炎、上呼吸道感染等，临床上以咳嗽为主要表现。中医学认为咳嗽分为外感和内伤两大类，外邪或内伤致肺失宣肃，肺气上逆发为咳嗽。

1. 常见中医证型及主要症状表现（表3-9）

表3-9　常见中医证型及主要症状表现

常见证型	主要症状
风寒咳嗽	咳嗽新起，痰稀色白
风热咳嗽	咳嗽新起，痰稠色黄
燥热咳嗽	咳无痰，或痰黏稠难出
痰湿阻肺	久咳痰多色白，或兼见食少脘满，大便时溏

2. 单方验方

风热咳嗽：黄芩汤

黄芩30 g，水煎服，每日2～4次。

燥热咳嗽①：桑叶煎

嫩桑叶30～60 g，水煎服，每日2～4次。

燥热咳嗽②：百合款冬花饮

百合30～60 g，款冬花10～15 g，冰糖适量。水煎，饮水食百合，宜晚饭后睡前食用。

久咳咳嗽有痰：川贝母蒸梨

雪梨或鸭梨一个，川贝母6 g，冰糖20 g。将梨于柄部切开，挖空去核，将川贝粉装入雪梨内，用牙签将柄部复原固定。放大碗中加入冰糖，加少量水，隔水蒸半小时左右。将蒸透的梨和川贝母一起食用。

风寒咳嗽：杏仁萝卜汤

苦杏仁（打碎）6～10 g，生姜3片，白萝卜100 g切块，水煎服，可加少量白糖，每日1～2次。

3. 简易治疗技术

（1）刮痧法

刮痧部位：颈部（大椎穴）、背部（风门、肺俞穴）、胸部（膻中、中府穴），每个部位各刮1～2分钟。

（2）穴位按摩法

按揉天突穴3分钟，按揉肺俞、膻中、风池穴各2分钟，敲打后背2～3分钟。

4. 中成药治疗（表3-10）

表3-10　中成药治疗

常见证型	用药
风寒咳嗽	通宣理肺丸（颗粒、胶囊、片）
风热咳嗽	桑菊感冒片、银翘解毒丸（片、颗粒）
燥热咳嗽	蜜炼川贝枇杷膏、养阴清肺丸
痰湿阻肺	二陈丸

5. 饮食及生活起居注意事项

戒烟酒，避免接触烟雾及刺激性气体、异味等。饮食不宜甘肥、辛辣、煎炸及过甜、过咸等。

室内环境通风换气，保持一定温度及湿度。注意气候变化，及时增减衣服，避免受凉。

（三）眩晕

常见于西医的高血压病、低血压病、神经衰弱、椎基底动脉供血不足等疾病引起的以头晕、眼花为主要症状的病症。中医临床上以头晕、眼花或眼黑为主要表现的一类病症称为眩晕。

眩晕的病位在头部，由脑髓空虚，清窍失养，或痰火上逆，风邪外犯，扰动清窍，或由瘀血痰浊痹阻脑络，且与肝、脾、肾三脏关系密切。

1. 常见中医证型及主要症状表现（表 3-11）

表 3-11　常见中医证型及主要症状表现

常见证型	主要症状
肝阳上亢	眩晕欲仆、耳鸣、头痛且胀，每因烦劳或恼怒而头晕、头痛加剧，面红目赤，急躁易怒，失眠多梦，口苦
心脾两虚	眩晕，动则加剧，劳累即发，倦怠无力，气短懒言，面色无华，唇甲色淡，心悸少寐
痰浊中阻	视物旋转，头重如裹，胸闷恶心，食少多寐
肝肾不足	头晕目眩，耳鸣，久发不已，偏于阴虚者腰膝酸软、健忘失眠、咽干口燥；偏于阳虚者四肢不温、形寒肢冷

2. 单方验方

肝阳上亢型眩晕：钩藤汤

钩藤 30 g，水煎，早晚分服，30 日为一疗程。本品不宜久煎。

气虚型眩晕：黄芪饮

黄芪 10 ～ 15 g，加水 500 mL，浸泡 40 分钟后煮沸，频频代茶饮，每日 1 剂。

痰浊中阻型眩晕：车前粳米粥

车前子 15 g（布包）煎水去渣，入粳米 60 g 煮粥，玉米粉适量用冷水溶合，调入粥内煮熟吃，每日 1 剂，常吃。此法也可以用于痛风患者。

3. 简易治疗技术

（1）刮痧法

头部（百会、太阳、风池穴）、背部（肝俞、肾俞穴）、前臂内侧（内关穴）、下肢外侧（足三里穴）各 1 ～ 2 分钟。

（2）外敷法

①填脐疗法：黄芪、五味子各 10 g，研为细末，加清水适量调为稀糊状，外敷于肚脐处，敷料包扎，胶布固定，每日换药 1 次，连续 3 ～ 5 天，适用于气血亏虚所致眩晕。

②敷涌泉法：吴茱萸 20 g，肉桂 2 g，共研细末，米醋调匀，捏成饼状，于睡前贴敷于双足心涌泉穴，次晨取下，连续 3 ～ 5 次。或取吴茱萸适量，研为细末，用米醋或凡士林适量调为膏糊状，外敷双足心涌泉穴，每日 1 换，连续 10 ～ 15 天，适用于眩晕耳鸣，烦躁多梦，颜面潮红。

4. 中成药治疗（表 3-12）

表 3-12　中成药治疗

常见证型	用药
肝阳上亢	松龄血脉康胶囊 / 脑立清胶囊
心脾两虚	二陈丸
痰浊中阻	六味地黄丸 / 杞菊地黄丸
肝肾不足	归脾丸

5. 饮食及生活起居注意事项

病室保持安静、舒适，避免噪声，室内光线以柔和为宜，不要太强。

患者要保证充足的睡眠，注意劳逸结合。眩晕发作时应卧床休息，闭目养神，少做或不做旋转、弯腰等动作，以免诱发或加重病情。

对重症患者要密切观察生命体征情况，发现异常，及时处理。

患者要保持心情愉悦，增强战胜疾病的信心。

饮食以清淡易消化为宜，多吃蔬菜水果，忌烟酒、油腻、辛辣之品，少食海腥发物。

（四）胃痛

本病相当于西医学中的急性胃炎、慢性胃炎、上消化道溃疡、胃痉挛、功能性消化不良等疾病以上腹部疼痛为主要临床表现者。临床可见上腹部胀痛、刺痛、钝痛、灼痛、绞痛、闷痛，且以上腹部胀痛、隐痛最为常见。胆囊、胰腺、心脏等器官病变也可能引起上腹部类似的疼痛，在诊疗时要注意鉴别。

中医认为胃痛的发生主要由饮食失调、情

志不舒、劳倦过度或脾胃虚弱等导致。起病或急或缓，常反复发作。

1. 常见中医证型及主要临床表现（表 3-13）

表 3-13　常见中医证型及主要症状表现

常见证型	主要症状
饮食停滞	由暴饮暴食引起的胃痛，可见胀满、嗳腐吞酸等
肝气犯胃	由生气引起的胃痛，可见胃脘胀满、胸闷嗳气、喜长叹息等
脾胃虚寒	胃部受寒以后胃痛发作，胃痛隐隐、喜温喜按、空腹痛甚、得食则缓

2. 单方验方

脾胃虚寒胃痛：胡椒葱汤

胡椒粉 1 g，葱白 3 g，生姜 6 g。先烧开水，下姜、葱白，煮沸而成姜葱汤。把胡椒粉放入姜葱汤中饮用。

肝气犯胃胃痛：乌贝散

乌贼骨、浙贝等量，打碎成粉，每次 6 g，温开水冲服，早晚各一次，空腹服用。

3. 简易治疗技术

（1）按摩法

①按内关穴、外关穴：将中指和拇指分别放在患者的外关穴和内关穴上，二指对合用力按压 0.5 ～ 1 分钟。

②掐压足三里穴：将双手拇指指尖放在足三里穴上，其余四指附在小腿后侧，适当用力按揉 0.5 ～ 1 分钟。

③对急性胃痛可在背部脾俞、胃俞穴周围寻找压痛点，每个压痛点用力按揉 2 ～ 3 分钟。

（2）TDP 神灯

使用 TDP 神灯，照射上腹部疼痛处，距离 30 ～ 40 cm，每次照射 30 分钟。

（3）外敷法

食盐（原粗盐为好）500 g，大葱白（切断）200 g。共炒至食盐呈黄色时，倒入布袋内，敷患处，上盖棉被保温，一般 15 ～ 30 分钟即可止痛。

（4）灸法

急性期用艾条灸两侧足三里或梁丘穴，每穴 15 分钟，共 30 分钟；慢性期用艾条灸中脘穴 20 ～ 30 分钟。

4. 中成药治疗（表 3-14）

表 3-14　中成药治疗

常见证型	用药
饮食停滞	保和丸
肝气犯胃	气滞胃痛颗粒 / 胃苏颗粒 / 三九胃泰颗粒
脾胃虚寒	香砂养胃丸 / 附子理中丸

5. 饮食及生活起居注意事项

饮食以清淡为主，凉温适宜，少吃多餐，避免暴饮暴食。保持心情愉快，做一些喜欢的运动。注意劳逸结合，避免熬夜。

（五）胁痛

胁痛可见于西医学中的许多疾病，如急性肝炎、慢性肝炎、肝脓肿、急性胆囊炎、慢性胆囊炎、胆石症、肋间神经痛等。临床上以胸部两侧由腋部以下至第十二肋骨之间的部位发生的疼痛为主要表现。

中医认为本病的发生是由肝气郁结、瘀血阻络、湿热蕴结所致的脉络不通，抑或是肝阴不足所致的脉络失养，不通则痛。

1. 常见中医证型及主要症状表现（表 3-15）

表 3-15　常见中医证型及主要症状表现

常见证型	主要症状
肝气郁结	胁痛以胀痛为主，走窜不定，疼痛每因情志的变动而增减
瘀血停着	胁痛如针刺，痛处不移，入夜更甚
肝胆湿热	胸胁闷痛，口苦口粘，或见目黄、身黄，小便黄

2. 单方验方

肝胆湿热胁痛①：金钱草汤

金钱草 100 g，水煎代茶饮，每日 1 剂。

肝胆湿热胁痛②：威灵仙汤

威灵仙 60 g，水煎，早晚分服，每日 1 剂。治疗由胆石症引起的胁痛。尤其对于肝胆管泥沙样结石疗效显著。

3. 简易治疗技术

（1）刮痧法

刮痧部位：胁部（期门穴）、前臂（支沟穴）、下肢外侧（阳陵泉、足三里穴）、足部（太冲穴），每个部位 1 ～ 2 分钟。

（2）穴位按摩法

治疗慢性胆囊炎引起的胁痛，在耳全息穴胆区找压痛点，按揉 3 分钟。按揉肝俞、胆俞各 2 分钟，按揉右上腹部 2 分钟，按揉三阴交、胆囊穴各 1 分钟。

治疗胆石症引起的胁痛，在脚全息穴肝、胆区找压痛点，按揉 3 ～ 5 分钟。按揉胆俞、中脘、阳陵泉穴各 2 分钟。在耳全息穴胰、胆区找压痛点，用王不留行籽贴压。

4. 中成药治疗（表 3-16）

表 3-16 中成药治疗

常见证型	用药
肝气郁结	逍遥丸（颗粒）
瘀血停着	血府逐瘀丸（胶囊）
肝胆湿热	龙胆泻肝丸 / 消炎利胆片

5. 饮食及生活起居注意事项

避免油腻和暴饮暴食；了解病情消除疑虑，树立信心；动静结合，避免劳累。

（六）头痛

头痛是临床上常见的自觉症状，可单独出现，也可出现在多种急慢性疾病中，常见于西医学的血管神经性头痛、偏头痛等，以及高血压、脑动脉硬化所造成的头痛等。有时亦是某种相关疾病加重或恶化的先兆。

中医学认为，头痛是指由外感和内伤所致，经脉绌急或失养，清窍不利所引起的头部疼痛为特征的一种病症。

1. 常见中医证型及主要临床表现（表 3-17）

表 3-17 常见中医证型及主要症状表现

常见证型	主要症状
风寒外袭	头痛连及项背，遇风寒则头痛益甚
风热上扰	头痛而胀，甚则头痛如裂，发热恶风，咽喉疼痛
肝阳上亢	头痛且胀，每遇恼怒后加重，伴有胁肋胀痛，心烦易怒
痰浊中阻	头痛昏蒙，周身困重，伴有胸闷纳呆恶心，呕吐痰涎
瘀血内阻	头痛经久不愈，痛处固定不移，状如针刺

2. 单方验方

肝阳上亢头痛：夏枯草汤

夏枯草 30 g，水煎服，每日 1 ～ 2 次。

风热上扰头痛：苦丁茶

苦丁茶 3 ～ 9 g，沸水冲泡，代茶水饮用。

风寒外袭头痛：川芎葱茶汤

茶叶、川芎各 10 g，葱白 2 段，水煎服，每日 1 ～ 2 次。

3. 简易治疗技术

（1）刮痧法

刮痧部位：头部（风池、风府、百会、太阳穴）、上肢肘外侧（曲池穴）、手腕外侧（列缺穴）、背部脊柱两侧（大椎、脾俞、膈俞、肾俞、肝俞穴），每个部位各刮 1 ～ 2 分钟。

（2）按摩法

在脚全息穴头区找压痛点，按揉 3 ～ 5 分钟。按揉合谷、太阳穴各 2 分钟。前头痛加揉印堂穴 2 分钟。后头痛加揉双侧风池穴 2 分钟。头顶痛加揉百会穴 1 分钟。

（3）耳针法

治疗常用穴：额、枕、神门、皮质下、枕

小神经等耳穴。方法：以胶布固定王不留行籽贴压于上述穴位，每次保留 1～3 天。

4. 中成药治疗（表3-18）

表3-18 中成药治疗

常见证型	用药
风寒外袭	川芎茶调丸
风热上扰	芎菊上清丸
肝阳上亢	天麻钩藤颗粒
痰浊中阻	二陈丸
瘀血内阻	血府逐瘀胶囊

5. 饮食及生活起居注意事项

外感头痛与感受外邪有关，故宜及时增减衣物，适应环境。内伤头痛与内伤积损有关，故宜调情志，保持情绪稳定和乐观；调饮食，忌过食肥甘厚味；戒烟酒；防过劳，避免劳累纵欲过度。若头痛剧烈、呕吐频频者，当及时作相应诊断治疗，以防意外。

注意鉴别一般外感发热性头痛与颅内感染性头痛，血管性、紧张性头痛与颅内占位性病变头痛，以防延误诊断，危及生命。

（七）痹症

相当于西医学的风湿性关节炎、类风湿性关节炎、强直性脊柱炎、骨关节炎、痛风等疾病。临床上以肌肉、筋骨和关节发生疼痛、酸楚、麻木、重着、灼热、屈伸不利，甚或关节肿大变形为主要表现。

中医学认为痹症是由于人体正气不足，卫外不固，感受风、寒、湿、热等外邪，使经络痹阻，气血运行不畅所致。

1. 常见中医证型及主要症状表现（表3-19）

表3-19 常见中医证型及主要症状表现

常见证型	主要症状
风寒湿痹	肢体关节酸痛，关节屈伸不利，得热则缓，遇寒痛甚
风湿热痹	肢体关节肿胀、疼痛、活动不利，可见关节重着、肌肤麻木不仁、手足沉重，或见关节红肿、灼热
虚痹痹	病程长，关节肿大，畸形，僵直，屈伸不利，伴腰膝酸软，畏寒喜暖

2. 单方验方

风寒湿痹：生姜红糖茶

用生姜 5 片，红糖适量。将生姜放入保温瓶中，加入红糖以沸水冲泡，加盖焖 10 分钟，代茶随时饮用。

风寒湿痹：防风薏米饮

薏仁米 30 g，防风 10 g，生姜 3 片。将薏米、防风、生姜共煎汁，饮用时弃渣留汁饮用。每日 1 剂，连用 10～15 日为一疗程。

风湿热痹：茄根酒

茄子根（或白茄根）90 g，白酒 500 mL。将茄子根洗净，切碎，用白纱布包好，封口，再将茄子根放入白酒中浸泡 3 日，启封即可饮用。每次饮 15 mL，每日 2～3 次，连服 7～10 日。

3. 简易治疗技术

（1）刮痧法

刮痧部位：头颈部取风池、大椎、大杼穴；背部取脾俞、膈俞、肾俞穴；上肢取合谷、外关、曲池、臂臑穴；下肢取血海、梁丘、足三里、阴陵泉、照海、昆仑、解溪穴；肩部取肩髃、肩髎、臑俞穴。每穴各 1～2 分钟。

（2）外敷法

食盐 500 g，小茴香 120 g，研末，共炒热，用布包熨痛处。

（3）TDP 神灯

局部烤 20～30 分钟，注意避免烫伤。若有红肿者，慎用。

（4）按摩法

①局部滚法 5 分钟。

②局部按揉法 5 分钟。

③局部弹拨或拿法 3 分钟（背部用弹拨法，膝部用拿法）。

④局部用叩打法或散法 2 分钟（背部用叩打法，膝部用散法）。

4. 中成药治疗（表 3-20）

表 3-20　中成药治疗

常见证型	用药
风寒湿痹	益肾蠲痹丸 / 小活络丹
风湿热痹	湿热痹颗粒 / 四妙丸
虚瘀痹	尪痹颗粒

5. 饮食及生活起居注意事项

饮食注意少食性寒食物，如海鲜等。补充钙含量高的食物，如奶、蛋制品。注意保暖。适度活动，可进行广播体操、八段锦、五禽戏等。

（八）脑卒中后遗症

脑卒中后遗症是指脑卒中患者经抢救治疗六个月仍有半身不遂、言语不利、健忘等临床症状的一类疾病。常见于西医学的急性脑血管疾病后遗症期。

中医认为年老体衰，积劳内伤，情志过极，饮食不节，劳欲过度，致使机体阴阳失调，气血逆乱，脑脉为之瘀阻不畅，脑失濡养而成本病。

1. 常见中医证型及主要症状表现（表 3-21）

表 3-21　常见中医证型及主要症状表现

常见证型	主要症状
气虚血瘀	半身不遂，言语不利，伴神疲乏力
阴虚瘀阻	半身不遂，言语不利，伴有头晕、口干、腰膝酸软、舌红无苔

2. 单方验方

气虚血瘀：黄芪当归羹

黄芪 30 g，当归 10 g，枸杞 10 g，大枣 5 枚，猪瘦肉 100 g（切片），共炖汤，汤熟后加食盐调味，食肉喝汤。

阴虚瘀阻：黄精珍珠牡蛎粥

黄精 10 g，珍珠母、牡蛎各 30 g，三味药水煎取汁，加大米 50 g 煮为稀粥服食。宜于兼有面色潮红、烦躁不宁者。

3. 简易治疗技术

（1）推拿法

治疗脑卒中后半身不遂常用手法有推、按、捻、搓、拿、擦等。以患侧颜面部、背部、肢体为重点，常用穴有上肢的风池、肩井、天宗、肩髃、曲池、手三里、合谷等穴；下肢的环跳、阳陵泉、委中、承山等穴。

（2）拔罐法

治疗脑卒中后遗症常用穴位肩髃、曲池、合谷、环跳、伏兔、阳陵泉、足三里穴。口眼歪斜加地仓、颊车穴。病程日久上肢加肩髎、肩外俞穴；下肢配腰阳关、白环俞穴；肘部拘挛配曲泽穴；腕部拘挛配大陵穴；膝部拘挛加曲泉穴；踝部拘挛加太溪穴；语言謇涩加廉泉穴。患者取适当体位，选用口径合适的玻璃火罐，将罐吸附于相应穴位上，留罐 15 分钟，每日一次。

4. 中成药治疗（表 3-22）

表 3-22　中成药治疗

常见证型	用药
气虚血瘀	华佗再造丸
阴虚瘀阻	杞菊地黄丸和血府逐瘀胶囊 / 脉络宁注射液

5. 饮食及生活起居注意事项

（1）防止并发症。长期卧床患者要做到勤翻身，保持衣物、床单干燥平整，积极按摩受压的皮肤，改善局部血液循环，防止褥疮发生；鼓励患者咳痰，或助吸痰，保持呼吸道通畅，防止肺部感染、口腔感染等；进食应以流质为主，进食宜慢，以防窒息；注意会阴部卫生以防感染。

（2）康复护理。早期多以被动运动为主，并进行肢体按摩，之后以自主运动为主，对脑卒中言语蹇涩或失语患者，应导引语言训练，可配合针灸、推拿、按摩、拔火罐等综合治疗。

（3）慎起居，调情志饮食。应重视适量的体育锻炼，如太极、气功、散步等。保持心情舒畅和情绪稳定，避免精神刺激；饮食要清淡，多食瓜果蔬菜，保持大便通畅，避免过食肥甘厚味及嗜烟酗酒。

（4）避免脑卒中复发。脑卒中有明显的复发倾向，且复发时往往较重，故对已有脑卒中病史的患者，仍应加强预防调摄，以防为主。

（九）泄泻

本病相当于西医学中的腹泻，可见于多种消化系疾病。临床上以排便次数增多、粪便稀溏甚至泻出如水样等为主要表现。

中医认为本病的发生是由各种因素导致脾胃运化功能失调，湿邪内盛或肝郁乘脾，肾阳虚衰，导致清浊不分，并走大肠所致。本病四季均可发生，但以夏秋两季为多见。

1. 常见中医证型及主要症状表现（表3-23）

表3-23　常见中医证型及主要症状表现

常见证型	主要症状
寒湿困脾	泄泻阵发，大便清稀甚或如水样，遇寒加重，肠鸣辘辘
湿热内蕴	泻下急迫，粪质黏稠，气味臭秽，或伴腹痛，肛门灼热
肝郁乘脾	每因情绪激动或精神紧张时腹痛、泄泻，便后腹痛减轻或缓解，再痛再泻
肾阳虚衰	黎明之前，腹部作痛，肠鸣即泻，泻后则安

2. 单方验方

寒湿困脾：炮姜散

炮姜6 g，研末，米汤调服。

湿热内蕴：乌梅车前草汤

取乌梅10个，车前草30 g，加水500 mL，煎汤，酌加红糖，代茶饮。

3. 简易治疗技术

（1）刮痧法

可选取腹部的中脘至天枢，上肢的曲池、外关，下肢的上巨虚、足三里，背部的胃俞、大肠俞，每穴1～2分钟。

（2）拔罐法

取穴天枢、足三里、脾俞、关元、大肠俞。选用口径合适的玻璃火罐，以闪火法在上述穴位拔罐，留罐15分钟，每日一次，3日为一疗程。

4. 中成药治疗（表3-24）

表3-24　中成药治疗

常见证型	用药
寒湿困脾	藿香正气水／参苓白术散
湿热内蕴	香连丸
肝郁乘脾	逍遥丸
肾阳虚衰	四神丸

5. 饮食及生活起居注意事项

饮食宜清淡、少渣、富含营养，避免油腻和刺激性食物。若泄泻较重，可给予淡盐水、饭汤、米粥，以养胃气。平时可进食薏苡仁粥。保持心情愉快，加强体质锻炼，提高免疫力。

（十）中暑

西医学认为，中暑是由暴露于高温环境过久而引起身体体温调节机制障碍所致，根据临床表现的轻重，可分为先兆中暑、轻症中暑和重症中暑，重症中暑又分热痉挛、热衰竭、日射病和热射病。中医认为夏天天气炎热，人若长时间在烈日下或高温中劳作，伤及气阴，暑热之邪乘机侵入而发病。

1. 常见中医证型及主要症状表现（表 3-25）

表 3-25　常见中医证型及主要症状表现

常见证型	主要症状
暑湿阻遏	头昏头痛，身热汗出，疲倦乏力，胸闷心悸，恶心欲呕
暑热蒙心	高热无汗，面红目赤，烦躁不安，甚者甚至昏迷

2. 单方验方使用

中暑轻症：取绿豆 60 g，或加鲜丝瓜花 8 朵。用清水一大碗，先煮绿豆至熟，然后捞出豆，再加入丝瓜花煮沸，温服汤汁。

暑热蒙心：取鲜姜、大蒜、韭菜各适量。洗净，姜蒜去皮，共捣烂取汁，灌服。

3. 简易治疗技术

（1）穴位按摩疗法

轻症中暑，可用双大鱼际推前额、五指拿头、点揉太阳穴、指敲百会穴、掐合谷穴各 2 分钟。重症中暑，掐人中、少冲各 2 分钟，掐十宣穴 5 分钟。给予清凉含盐饮料，有增强疗效的作用。

（2）擦药疗法

取食盐一把，揉擦两手腕、双足心、两胁、前胸后背等处，擦出红点，患者即觉轻松，适用于先兆中暑或轻度中暑。

4. 中成药治疗（表 3-26）

表 3-26　中成药治疗

常见证型	用药
暑湿阻遏	藿香正气水、保济丸、十滴水
暑热蒙心	清开灵口服液、至宝丹、安宫牛黄丸

5. 饮食及生活起居注意事项

一旦出现中暑症状，应立即找阴凉处坐下休息；同时补充水分，小口慢饮，解开领口扣子、领带、皮带等，保持身体周围通风，并涂抹或服用解暑药物；在经过一段时间休息后，若症状不减反增，应及时就医。

中暑后在恢复过程中，饮食应清淡、易消化，补充必要的水分、盐、热量、维生素、蛋白质等。忌大量食用生冷瓜果及油腻食物，以防损伤胃肠的消化能力。中暑患者忌大量饮水，应采用少量多次的饮水方法，每次以不超过 300 mL 为宜，切忌狂饮。中暑患者可能在连续几天内逐渐地虚脱，如有体重在数天内直线下降的情况，应加以留意，及时就医。

（十一）疮疡

相当于现代医学中的体表感染性化脓性炎症（如毛囊炎、疖、丹毒、急性蜂窝组织炎、化脓性汗腺炎、淋巴结炎等）、体表溃疡性疾病（如慢性小腿溃疡、糖尿病足）等疾病。临床上以体表化脓感染为主要表现。

中医学认为疮疡是由恣食膏粱厚味、烟酒辛辣，致湿毒内生；或外感毒邪，或皮肤破损染毒，邪毒湿浊留郁肌肤，郁结不散，气血凝滞，化火成毒而致。

1. 常见中医证型及主要症状表现（表 3-27）

表 3-27　常见中医证型及主要症状表现

常见证型	主要症状
毒热壅盛	疮疡初起，红肿热痛
气虚血瘀	疮疡中后期，脓肿不易溃，或病程缠绵日久，或溃脓后，气血大亏

2. 单方验方

毒热壅盛①：赤小豆适量。将赤小豆研成细末，用醋调和，贴于疮面。

毒热壅盛②：芙蓉花叶 1000 g，白芨 150 g，赤小豆 500 g，樟脑 15 g。煎汤熏洗患处，每日 3 ～ 4 次。

毒热壅盛③：鲜蒲公英洗净捣烂外敷患处，

或干蒲公英加水煎煮，去渣，温洗患处。

3. 简单治疗技术

（1）引血疗法

消毒伤口周围皮肤，用镊子去除疮口边缘的锁口皮。取三棱针沿疮面周围快速垂直啄刺，针距 1～3 分，以拔针见血如珠为度。每周 2～3 次，待疮周转至红色为止，疮面局部用红纱条等换药。适用于疮面经久不愈，周围有暗紫色瘀血斑时。禁忌：无锁口皮不用，疮面塌陷者不用，疮周无紫色瘀斑者不用。

4. 中成药治疗（表 3-28）

表 3-28　中成药治疗

常见证型	用药
毒热壅盛	连翘败毒丸、栀子金花丸、如意金黄散（外用）
气虚血瘀	补中益气丸、六味地黄丸

5. 饮食及生活起居注意事项

饮食禁忌或少食牛肉、羊肉、海鲜、葱、辣椒等油腻辛辣之品。疮疡患者所住房间要洒扫干净，温度适宜。愈后不宜劳累。

（十二）月经不调

月经不调也称月经失调，临床表现为月经周期或出血量的异常，凡月经先期、月经后期、月经先后不定期、经期延长、月经量多、月经量少都属于"月经不调"的范围。西医认为其病因可能是器质性病变或是功能失调。许多全身性疾病如血液病、高血压病、肝病、内分泌病、流产、宫外孕、葡萄胎、生殖道感染、肿瘤（如卵巢肿瘤、子宫肌瘤）等均可引起月经失调，临床须注意鉴别。

月经先期：比正常周期提前七天以上，连续出现 2 个月经周期以上者。月经后期：月经周期推迟 7 天以上，连续出现 2 个月经周期以上者。月经先后不定期：月经周期或先或后均

在 7 天以上，连续出现 3 个月经周期以上者。月经过少：周期正常，经量明显少于以往或不足两天，或点滴即净者。月经过多：周期正常，经量明显多于以往者。

中医认为引起月经不调的病因是多方面的，主要与外感六淫，内伤七情，以及饮食、起居、环境的改变等因素有关。其机理与肝、脾、肾等脏腑功能失调，气血阴阳失调有关。

1. 病种症状（表 3-29）

表 3-29　病种症状

病种	常见证型	主要症状
月经先期	脾虚不摄	经量多，色淡质稀，神疲体倦，食少便溏
	肾气不固	经量少，色淡质稀，腰膝酸软，小便频数
	肝经郁热	经量或多或少，色或红或紫，或有血块，胸胁、乳房、小腹胀痛，心烦易怒
月经后期	阳虚寒凝	量少色暗，或有血块，小腹冷痛，喜温
	气血亏虚	量少色淡，面色萎黄，皮肤不泽
	气滞血瘀	量少色暗，夹有血块，小腹胀痛，拒按
月经先后不定期	肝气瘀滞	量多或少，色暗红有块，经行不畅，经前胸胁、乳房、小腹胀痛
	肾气虚弱	经量少，色暗淡，质清稀，腰膝酸软，或头晕，或带下清稀
月经过少	血虚	色淡红，质稀，面色萎黄，伴头晕眼花，心悸失眠
	肾精亏虚	色淡红，质稀，伴腰膝酸软，足跟痛，五心烦热，头晕耳鸣
	血瘀	色紫暗有块，小腹疼痛，血块排出后痛减，舌质紫黯或瘀点
月经过多	气虚	色淡红，质清稀，伴面色白，神疲乏力，气短懒言
	血热	常先期而下，色深红，质稠有块，心烦口渴
	血瘀	色紫黑，有血块或小腹疼痛拒按，血块排出后痛减，舌质紫黯或有瘀点

2. 单方验方

气虚所致月经过多：黑木耳红枣茶

黑木耳 30 g，红枣 20 g，共煮汤服之。每日 1 次，连服。

血瘀所致月经量少、月经后期：山楂红糖饮

生山楂肉 50 g，红糖 40 g。山楂水煎去渣，冲入红糖，热饮。

3. 简易治疗技术

（1）拔罐法

以留罐法治疗月经不调，取穴分为两组，一组为八髎、膈俞、关元穴；一组为三阴交、肝俞、脾俞、肾俞穴，交替使用。留罐 10～15 分钟，八髎穴采用走罐法，最后罐留于次髎穴。每于月经前一周施治，月经来潮后停止治疗，隔日治疗一次。

（2）刮痧法

可选取背部的肝俞、脾俞、肾俞穴，腹部的关元、气海穴，下肢的足三里、三阴交、血海、地机穴，胁部的期门穴，每穴刮 1～2 分钟。

4. 中成药治疗（表3-30）

表 3-30　中成药治疗

病种	常见证型	用药
月经先期	脾虚不摄	补中益气丸、归脾丸
	肾气不固	右归丸、金匮肾气丸
	肝经郁热	加味逍遥丸
月经后期	阳虚寒凝	少腹逐瘀丸、艾附暖宫丸
	气血亏虚	八珍益母丸、十全大补丸
	气滞血瘀	血府逐瘀丸（胶囊）
月经先后不定期	肝气瘀滞	逍遥丸、七制香附丸
	肾气虚弱	金匮肾气丸、右归丸
月经过少	血虚	人参养荣丸、乌鸡白凤丸
	肾精亏虚	左归丸、六味地黄丸、大补阴丸
	血瘀	益母草膏
月经过多	气虚	补中益气丸、归脾丸
	血热	加味逍遥丸
	血瘀	血府逐瘀胶囊

5. 饮食及生活起居注意事项

经期适当休息，尽量避免过度劳累。经期注意保暖，尽量避免饮食生冷。注意调畅情志，保持心情舒畅。

（十三）积食

相当于西医学中的功能性消化不良。临床上以不思食，食而不化，腹部胀满，大便不调等为主要表现。

1. 常见中医证型及主要症状表现（表3-31）

表 3-31　常见中医证型及主要症状表现

常见证型	主要症状
乳食内积	食欲不振，呕吐物酸馊，腹胀或痛，大便酸臭或溏薄，烦躁，手足心热
脾虚夹积	平素体弱，面黄肌瘦，困倦无力。不思乳食，食则饱胀。腹满喜按，呕吐物酸馊，大便溏薄酸臭，夜睡不安，唇舌色淡

2. 单方验方

乳食内积：取焦山楂、谷麦芽、焦六曲、鸡内金各 6 g，水煎服。

脾虚夹积：取白术 10 g，山药 10 g，青皮 6 g，神曲 10 g，水煎服。可健脾消积。

3. 简易治疗技术

（1）按摩疗法

按摩中脘穴可以有效缓解腹胀，按摩时用食指、中指和无名指并拢放到中脘穴上，按压半分钟左右，然后顺时针按揉两分钟左右。按摩下脘穴治疗消化不良，按摩时力度不要太大，局部感到酸胀就好。按摩天枢穴能够有效缓解腹胀、腹痛，按摩时先点穴半分钟左右，然后顺时针方向按揉两分钟。

4. 中成药治疗（表3-32）

表 3-32　中成药治疗

常见证型	用药
乳食内积	保和丸
脾虚夹积	人参健脾丸

5. 饮食及生活起居注意事项

食物宜定时定量，不宜过饥或过饱。选择易于消化且富含营养的食物。食物烹调以煮、炖、蒸等方法为主，少用煎、炸、烤法。

（十四）痄腮

相当于西医学中的流行性腮腺炎。临床上以发热、耳下腮部肿胀疼痛为主要表现。中医学认为本病是由感受风温邪毒，壅阻少阳经脉引起的时行疾病。

1. 常见中医证型及主要症状表现（表3-33）

表3-33　常见中医证型及主要症状表现

常见证型	主要症状
温毒在表	发病初期，轻微发热恶寒，一侧或两侧腮部肿痛，咀嚼不便
热毒壅盛	高热不退，腮部肿胀，疼痛拒按，张口、咀嚼困难，烦躁不安，口渴引饮，或伴头痛、呕吐，咽部红肿，食欲不振，尿少黄赤

2. 单方验方

热毒壅盛①：青黛散以醋调敷腮部，每日3～4次。适用于痄腮引起的耳下腮部漫肿疼痛症状。

热毒壅盛②：仙人掌适量，除去针刺后剖开，以切面（或捣泥），外敷患处，一日更换2～3次。

3. 简易治疗技术

灸法：选取患侧颊车穴灸5分钟，大椎灸10分钟。每日1次。

4. 中成药治疗（表3-34）

表3-34　中成药治疗

常见证型	用药
温毒在表	银翘解毒片、连花清瘟胶囊
热毒壅盛	连翘败毒丸、莫家清宁丸

5. 饮食及生活起居注意事项

及时隔离，直至腮部肿胀消退。注意休息，避免过度劳累，减少并发症的发生。室内环境要保持空气清新，阳光充足，保持一定的温度和湿度。饮食宜清淡，多饮水，勿食酸、辣、腥、膻之品。

（十五）痤疮

痤疮也称粉刺，多发于青春期男女的面颊、前额、下颌。它是毛囊与皮脂腺的慢性炎症性皮肤病，基本损害为毛囊性丘疹，自觉症状有微痒，感染时可有疼痛。现代医学认为该病与内分泌障碍、细菌感染、代谢紊乱、胃肠功能失调等因素有关。患者一般素体阳热偏亢，肺经久蕴郁热，营血有热，循经上犯，熏蒸于面，过食辛辣油腻之品，生湿化热结于肠中不能下泄而郁于内，或因肝气郁结，脾虚痰湿内停，日久化热，湿热挟痰，复感毒邪，血瘀凝结肌肤而发病。

1. 常见中医证型及主要症状表现（表3-35）

表3-35　常见中医证型及主要症状表现

常见证型	主要症状
肺胃蕴热型	面部、前胸、后背多脂部位红斑，炎性丘疹，皮脂溢出，黑、白头粉刺，伴疼痛，心烦，口干口苦，大便秘结，舌质红，脉弦滑
痰湿血瘀型	颜面部皮疹较多，色暗红，经久不消退，或有结节，囊肿集聚，破溃后留紫暗色疤痕，高凸不平，舌质暗红，苔黄腻，脉沉涩或濡细
肝气郁结型	皮疹局限于面部，以红斑、炎性丘疹为主，少有黑、白头粉刺，皮脂溢出不明显，女性为主，伴烦躁，经前乳房胀痛，夜寐多梦，舌质暗红，苔白，脉弦细

2. 单方验方

痰湿血瘀型：薏米粥

取薏米50 g，白糖适量，加适量水熬成粥，每日温热服食1次。

肺胃蕴热型：薏米百合粥

取薏米 30 g，百合 10 g，加适量水煮成稀粥，食时可放入糖或蜂蜜调味。

3. 简易治疗技术

（1）芦荟去痘印保湿面膜

材料：鲜芦荟 100 g，蜂蜜 10 g。做法：①取鲜芦荟叶 1 片（约 100 g），洗净切成小片；②将芦荟片放入锅中，加水 500 mL 煮沸后再小火煮 15 分钟，滤去芦荟渣，取滤液，加入蜂蜜即成；③饮用同时，用鲜芦荟切片涂抹青春痘，每日 1 次。

（2）点刺放血法

取穴：大椎、肺俞、肝俞、膈俞、至阳穴。每次取 3 ～ 4 穴，轮流使用。用三棱针在所选穴位血络点刺放血，或挤推使每穴出血数滴。每日 1 次，5 次为 1 疗程。

4. 中成药治疗（表 3-36）

表 3-36　中成药治疗

常见证型	用药
肺胃蕴热型	防风通圣丸、莫家清宁丸
痰湿血瘀型	二陈丸加血府逐瘀胶囊
肝气郁结型	加味逍遥丸

5. 饮食及生活起居注意事项

患者除到正规医院就诊外，应加强自我预防及护理措施。少食肥甘辛辣食品，多吃水果、蔬菜，保持大便通畅，注意休息。禁用手挤压皮疹，以免引起感染，并易遗留凹陷性疤痕。常用温水、硫黄皂洗面，减少油脂附着面部，堵塞毛孔。

（十六）腰椎间盘突出症

腰椎间盘突出症是一种常见病。由外伤或其他多种原因造成椎间盘纤维环破裂，使髓核突出于椎间盘，从而压迫神经根引起的腰腿痛。

腰背肌功能锻炼的鱼跃势和治疗腰椎病的踩跷法，此法对腰椎间盘突出症有很好的疗效。它的优点是：患者治疗时基本没有痛感，见效快，方法简便，易于推广。经几千次临床观察，严重的一般治疗三十多次，轻的几次就能使症状消失。

1. 沉腰锻炼法

俯卧沉腰法：患者俯卧在胸前三个枕头与大腿部三个枕头上，腰部不加任何压力自然下沉 10 ～ 15 分钟，这种姿势可以使腰椎后缘间隙变小，把突出的髓核推入椎间盘间隙内（图 3-69）。

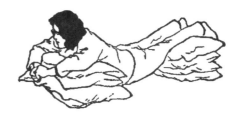

图 3-69　俯卧沉腰法

仰卧沉腰法：患者仰卧在高枕上，臀尾骨部垫一个枕头，双腿屈在胸前，双手抱住，腰部自然下沉十五分钟以上。这种姿势可以使腰椎后缘间隙增大，利用韧带的动力，把突出的骶核推入椎间盘间隙内（图 3-70）。

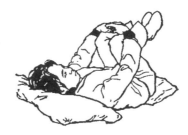

图 3-70　仰卧沉腰法

上述两种姿势作为主要锻炼方法，一天至少两次，每次做一至二势，根据自己病情与体质条件掌握时间，有高血压、心脏病等严重慢性病者不宜使用此法。

患者经过自我治疗，腰腿痛基本消失后，

再加做加强腰背肌功能的两种姿势。

俯卧鱼跃势：患者俯卧在平板床上，腰部挺在板床上，头、足两头向上翘起十次以上（图3-71）。

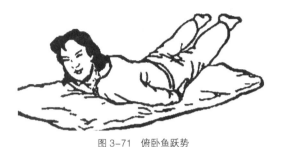

图3-71　俯卧鱼跃势

站立搁腿：站立势（手可扶杆），患腿伸直搁起五分钟以上（图3-72）。

如果有条件的话，严重腰椎间盘突出症的患者，做完俯卧沉腰法和仰卧沉腰法以后，请医生帮助，再做一次"斜板"（图3-73），使椎体旋转，更有助于突出的髓核回纳到椎间盘间隙内。

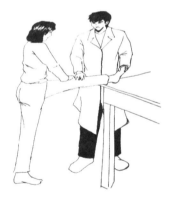

图3-72　患腿伸直搁起

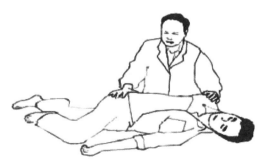

图3-73　斜板

对于患腰椎间盘突出症的老年人或体弱患者，无力做俯卧沉腰法和仰卧沉腰法者，可采用患者仰卧在高枕上，臀尾骨部垫一个枕头，使腰部自然下沉的方法进行治疗，也能收效（图3-74）。

采用沉腰锻炼法进行自我锻炼，还能有效地防止运动时造成的腰部损伤。

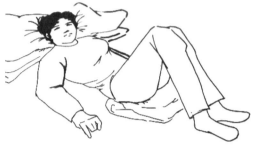

图3-74　仰卧沉高枕

二、特殊及紧急情况下可能出现的疾病防治

（一）遇到急危重病员时采取措施

（1）镇定有序的指挥：一旦灾祸突然降临，不要惊慌失措，如果现场人员较多，要一面迅速拨打120急救电话，一面对伤病员进行必要的处理。

（2）迅速排除致命和致伤因素：如搬开压在身上的重物，撤离现场，如果是触电意外，应立即切断电源；清除伤病员口鼻内的泥沙、呕吐物、血块或其他异物，保持呼吸道通畅等。

（3）检查神志是否清醒：采用大声呼喊、拍打面部或掐压手脚等方法。

（4）检查伤员的生命体征：检查伤病员呼吸、心跳、脉搏情况。如有呼吸心跳停止，应就地立刻进行心脏按压和人工呼吸。

（5）止血：有创伤出血者，应迅速包扎止血，就地取材，可用加压包扎、上止血带或指压止血法等。

（6）有腹腔脏器脱出或颅脑组织膨出者：可用干净毛巾、软布料或搪瓷碗等加以保护。

（7）有骨折者：用木板等临时固定。

（8）有神志昏迷者：将其平卧，头偏向一侧，清除口腔内分泌物，防止窒息。

（二）如何拨打120急救电话

（1）讲清伤病员的姓名、性别、年龄、确切地址、联系电话等最基本的情况。

（2）在家的要说清住宅所在的区、楼牌号、房间号及行车的捷径等；在现场的要说标志性、特点突出的高大建筑物或知名的单位及具体路段。

（3）说清伤病员发病或受伤的时间，目前的主要症状和现场采取的初步急救措施（如服过什么药、有无止血等）。

（4）讲清伤病员最突出、最典型的发病表现（如吐血、呕吐、头痛、胸痛、昏迷、呼吸困难）或受伤情况（如头部、胸部外伤、四肢骨折）。

（5）讲清伤病员对什么药物过敏，过去得过什么病及最近的服药情况。

（6）如果是较大的意外事故，伤亡人数多，应报告事故原因、伤员数量和大概伤情，以便120指挥中心启动应急预案，派出相应的急救站和急救车辆与人员。

（7）讲明呼救目的。如果伤病员不能行走而身边无人能抬者，可要求随车派出担架员。

（8）约定候车、迎接伤病员的具体地点，并随时用电话或手机与120指挥中心联系。

（9）若要自行选择就诊医院或医保定点医院，也应提前说明，120指挥中心将尊重患者意愿调度相应急救站。

（10）在不需要紧急医疗救援情况下，不要拨打120急救电话；成人特别要注意引导小孩不要打骚扰电话或报假警，以免影响正常的医疗急救。

（三）徒手心肺复苏术（CPR）

心跳、呼吸骤停的急救，简称心肺复苏，通常采用人工胸外心脏按压和口对口人工呼吸方法。它是基本、常见的急救技术。

（1）抢救前，施救者首先要确保现场安全，确定患者呼吸、脉搏确实停止，然后再施行救助。

（2）施救者先使患者仰面平卧于坚实的平面上，解开患者衣领及腰带，然后自己的两腿自然分开，与肩同宽，跪于患者一侧，施行CPR。

（3）人工胸外心脏按压：让患者的头、胸部处于同一水平面，最好躺在坚硬的地面上；抢救者左手掌根部放在患者的胸骨中下半部（两乳头连线中点），右手掌重叠放在左手背上；手臂伸直，肩关节垂直于胸骨上方，以髋关节为支点，利用上半身的重量和肩、臂部肌肉的力量垂直下压，使胸廓下压 5～6 cm（儿童 3 cm，婴儿 2 cm），然后放松。放松时掌根不要离开患者胸部皮肤。挤压要平稳、有规则、不间断，不能冲击猛压。下压与放松的时间应大致相等。频率为成人每分钟 100～120 次，儿童按压频率同成人。

（4）口对口人工呼吸方法：一手捏住患者鼻翼两侧，另一手食指与中指抬起患者下颌，深吸一口气，用口包住患者的口吹入，吹气停止后放松鼻孔，让患者从鼻孔呼气。依此反复进行。成人患者每分钟 14～16 次，儿童每分钟 20 次。同时要注意观察患者的胸部，操作正确应能看到胸部有起伏，并感到有气流逸出。

（5）单人施行 CPR 时，胸外按压与人工呼吸之比为 30∶2，即每个周期包括 30 次按压和 2 次人工呼吸。

（四）中老年突发病的紧急处理

中老年人常见的突发病是心脑血管疾病和骨折。一旦发生，应及时采取入院前的应急措施，这至关重要。

（1）心绞痛：这是冠心病患者易发生的急症，发病时胸前区呈阵发性疼痛，历时 1～5 分钟。一旦发作立即停止任何活动，就地安静休息，并在舌下含服硝酸甘油 1 片，待症状缓解后就医。

（2）急性心肌梗死：主要症状是在心前区突发持续性剧烈疼痛、面色苍白、出冷汗、烦躁不安、乏力甚至昏厥。症状和后果比心绞痛严重得多。此时必须让患者安静平卧，不要惊慌失措。可先服安定片、止痛药，同时呼叫急救车急救。切忌乘公共汽车或扶患者步行去医院。

（3）心力衰竭：原有风湿性心脏病、冠心病、高血压性心脏病及肺心病的老年人，如果突然出现呼吸困难，应让患者安静休息，半坐位，两足下垂。如以往曾发生过，对治疗方法比较熟悉，可先按老方法服药，否则不可随意给药。应尽快送医院救治。

（4）脑卒中：原有心脏病、高血压病的老年人突然发生语言不清、口角歪斜、肢体瘫痪、大小便失禁等，很可能是脑卒中。应让患者立即卧床，不要随便移动患者，并且在送医院的过程中避免震动。

（5）骨折：老年人由于骨质疏松，很容易因跌倒或被物体冲撞而发生骨折。一旦骨折，千万不要活动已骨折的肢体，可用木板、棍杖等将骨折肢体固定好。固定物要长出骨折部上下两个关节，之后再送医院。

（五）晕厥的应急处理

晕厥又叫昏厥、昏倒，常由因大脑暂时缺血、缺氧引起，有短暂性意识丧失。无论哪种晕厥，发病多突然开始，有头晕、心慌、恶心、呕吐、面色苍白、全身无力等症状，意识模糊持续数秒钟至数分钟后自然清醒，随之全身疲惫无力，稍后自动恢复，一般无抽筋和尿失禁。但常有外伤。

急救处理：

（1）使患者平卧，头偏向一侧，松解衣领；

（2）可用手掐压人中、百会、内关、涌泉等穴位；

（3）对原因不明的晕厥，应尽快送医院诊治；

（4）当患者脸色苍白、出冷汗、神志不清时，立即让患者蹲下，再使其躺倒，以防跌撞造成外伤；

（5）患者意识恢复后，可给少量水或茶；

（6）吸入醋，使其苏醒。

（六）窒息的应急处理

真正的窒息在现实生活中很少发生，喝水呛到或是被食物噎到一般都不算是窒息。窒息发生时，患者不会有强烈的咳嗽，不能说话或是呼吸，脸会短时间内变成红色或青紫色。急救时首先要迅速叫救护车。在等待救护车的同时，需要采取以下措施：让患者身体前倾，用手掌用力拍患者后背两肩中间的位置；如果不奏效，那么需要站在患者身后，用拳头抵住患者的腹部，用另一只手握住那个拳头，上下用力推进推出五次，帮助患者呼吸。患者也可以采取这样的自救措施：将自己的腹部抵在一个硬质的物体上，比如厨房台面，然后用力挤压腹部，让卡在喉咙里的东西弹出来。

绝对禁止：不要给正在咳嗽的患者喂水或是其他食物。

（七）入室后发现发生煤气中毒的应急处理

家庭中煤气中毒主要指一氧化碳中毒，液

化石油气、管道煤气、天然气中毒，前者多见于冬天用煤炉取暖，门窗紧闭，排烟不良时，后者常见于液化灶具漏泄或煤气管道漏泄等。煤气中毒时患者最初感觉为头痛、头昏、恶心、呕吐、软弱无力，当他意识到中毒时，常挣扎下床开门、开窗，但一般仅有少数人能打开门，大部分人迅速抽筋、昏迷，两颊、前胸皮肤及口唇呈樱桃红色。如得不到及时救治，可很快因呼吸抑制而死亡。现场急救原则如下。

（1）入室后感到有煤气味，应迅速打开门窗，将患者移到通风良好、空气新鲜的地方。并检查有无煤气漏泄或有煤炉在室内，切勿点火、开灯。查找煤气漏泄的原因，排除隐患。

（2）对神志不清的中毒患者必须尽快抬出中毒环境。在最短的时间内，检查患者呼吸、脉搏、血压情况，根据这些情况进行紧急处理。松解衣扣，保持呼吸道通畅，清除口鼻分泌物，一旦发现心搏骤停者，应立即进行口对口人工呼吸，并进行体外心脏按压。

在正常室温下，心脏骤停 3 秒钟之后，人就会因脑缺氧感到头晕。10 至 20 秒钟后，人就会丧失意识。30 至 45 秒钟后，瞳孔就会散大。1 分钟后呼吸停止，大小便失禁。4 分钟后脑细胞就会出现不可逆转的损害。由于心脏骤停，患者立刻失去知觉，已处于临床死亡阶段。一般人的最佳黄金抢救时间为 4～6 分钟，如果在 4 分钟之内得不到抢救，患者随即进入生物学死亡阶段，生还希望就极为渺茫。因此对于心脏骤停的患者，不要"争分夺秒"地去医院，应就地抢救。

尽快使患者就地平卧，迅速掏出咽部呕吐物，以免堵塞呼吸道或倒流入肺，引起窒息和吸入性肺炎。并为患者做胸外心脏按压和人工呼吸（详情同徒手心肺复苏术）。

（3）拨打 120 急救电话，寻求急救医生到现场救治患者。

（八）常见外伤的应急处理

1. 包扎止血法

用绷带、三角巾、止血带等物品，直接敷在伤口或结扎某一部位的处理措施。

（1）操作方法

①加压包扎止血法：适用于小动脉、静脉及毛细血管出血。用消毒纱布垫敷于伤口后，再用棉团、纱布卷、毛巾等折成垫子，放在出血部位的敷料外面，然后用三角巾或绷带紧紧包扎起来，以达到止血的目的。

②加垫屈肢止血法：如上肢、小腿出血，在没有骨折和关节损伤时，可采用加垫屈肢止血法；如上臂出血，可用一定硬度、大小适宜的垫子放在腋窝，上臂紧贴胸侧，用三角巾、绷带或腰带固定胸部；如前臂或小腿出血，可在肘窝或腘窝加垫屈肢固定。

③止血带止血法：材料取弹性的橡皮管、橡皮带，上肢结扎于上臂上三分之一处。下肢结扎于大腿的中部；结扎时应先将伤肢抬高，止血带不可直接缠在皮肤上，相应部位要有衬垫，如三角巾、毛巾、衣服等均可；将止血带适当拉长，绕肢体两周，在外侧打结固定。要标明扎止血带时间，每 40 分钟放松一次。

（2）注意事项：如伤处有骨折，须另加夹板固定。伤口内有碎骨或异物存在时，不得应用加压包扎止血法。用止血带止血，一定要扎紧。如果扎得不紧，深部动脉仍有血液流出。

2. 骨折固定法

伤肢的及时固定，可减轻疼痛，避免造成对神经、血管的损伤。固定材料可就地取材，使用木板、树枝等，如无物无用，可将受伤的上肢固定于胸壁，下肢固定于健侧。

注意事项：有出血时应先止血和消毒包扎伤口，再固定骨折处。如有休克，同时进行抢救。对于大腿、小腿和脊椎骨折，一般应就地固定，不要随便移动患者。固定力求稳妥牢固，要固定骨折的两端和上下两个关节。上肢固定时，肢体要弯着绑成屈肘状。下肢固定时，肢体要伸直绑。

3. 搬运法

伤病员在脱离现场进行初步急救处理和随后送往医院的过程中，必须要经过搬运这一重要环节。正确的搬运法对伤病员的抢救、治疗和预后都至关重要。

（1）徒手搬运

单人搬运：由一个人进行搬运。常见的有扶持法、抱持法、背法。

双人搬运法：椅托式、轿杠式、拉车式、椅式搬运法，平卧托运法。

（2）器械搬运法

将伤员放置在担架上搬运，同时要注意保暖。在没有担架的情况下，也可以采用椅子、门板、毯子、衣服、大衣、绳子、竹竿、梯子等制作简易担架搬运。

（3）危重伤病员的搬运

脊柱损伤患者：硬担架，3～4人同时搬运，固定颈部不能前屈、后伸、扭曲。

颅脑损伤患者：半卧位或侧卧位。

胸部伤患者：半卧位或坐位。

腹部伤患者：仰卧位、屈曲下肢，宜用担架或木板。

呼吸困难患者：坐位。最好用折叠担架（或椅子）搬运。

昏迷患者：平卧，头转向一侧或侧卧位。

休克患者：平卧位，不用枕头，脚抬高。

（九）野营在外皮肤病的预防

做好预防工作，一些皮肤病还是可以避免的，方法如下。

（1）讲究卫生，在条件许可的情况下，尽可能勤洗澡，勤换内衣。

（2）补充营养性食物，如患阴囊炎往往与体内核黄素缺乏有关，应注重补充多种维生素。

（3）在野外一定要注意防止蚊虫的叮咬，要扎紧衣袖裤口，勿坐卧草地，夜间睡觉时尽可能使用蚊帐，并外涂驱蚊水。

（4）尽量熟悉野外环境，做好防病教育。

（5）卫生包里要配备消炎药、抗真菌药、抗炎止痒外用药等。

（6）有常见的瘙痒症状，要避免搔抓，防止瘙痒—搔抓—瘙痒加重—搔抓的恶性循环。

（7）对于各种皮肤创伤，应尽快消毒包扎，以避免进一步的感染，还要及时就诊，以免加重病情。

（十）肌肉拉伤扭伤

首先要区分伤势轻重。一般来讲，如果自己活动时扭伤部位虽然疼痛，但并不剧烈，大多是软组织损伤，可以自己医治。如果自己活动时有剧痛，不能站立和挪步，疼在骨头上，扭伤时有声响，伤后迅速肿胀等，则是骨折，应马上到医院诊治。踝扭伤后24小时内，应用冰敷抬高压迫予以紧急处理。病患可先用弹性绷带加以压迫防止进一步肿胀，包扎时先用海绵垫敷伤部，再行弹性绷带包扎，松紧度适中，同时将下肢抬高增加静脉血回流以防肿胀。包扎24小时后拆除，视其伤情再作处理。此时更是冰敷的好时机，将冰块包上毛巾或者用冰凉的水沾湿毛巾。冰敷的目的在于防止内出血持续，但须避免冻伤。要正确使用热敷和冷敷。热敷和冷敷都是物理疗法，作用却截然不同。血遇热而活，遇寒则凝，所以在受伤早期宜冷敷，以减少局部血肿；在出血停止以后再热敷，可加速消散伤处周围的瘀血。一般而言，受伤24到48小时后始用热敷。早期不宜作按摩和理疗，否则会加重出血和组织的渗出，使肿胀加重。伤后三天内避免重复致伤动作，三天后可进行功能性练习。一周后，可逐渐恢复锻炼，但伸展时以不引起伤处疼痛为度。

注意事项：不可忽略持续的疼痛，应让疼痛的肌肉得到休息；请勿在 48 小时内使用膏药贴，因为那样有可能加重症状；受伤当天，每 3 到 4 小时进行 15 分钟冷敷（可以缓解肿胀）；不能直接用冰块接触皮肤；至少让受损肌肉休息一天；保持拉伤的肌肉处于抬高的位置可以缩短症状持续时间。

（十一）海场常见日照疾病防治

1. 游泳中常见日照疾病的种类

①直接暴露的皮肤，特别是背部颈部皮肤红肿热痛、脱皮、溃烂为主的浅一度烧伤。②轻度头晕、头痛及头胀等反应迟缓的头部症状。③视物模糊为主的视神经障碍。④以剧烈头痛、头晕眼花、耳鸣、剧烈呕吐、烦躁不安为主的日射病。

2. 临床表现及原因

海场旺季一般在夏季，气候炎热，环境恶劣，且大部分人仅穿泳裤，体表暴露面积大，日照时间长，如果日照防护措施少，加上海水的浸泡，皮肤防护功能下降。1 ～ 2 天就会出现皮肤红肿热痛的症状，3 ～ 4 天灼伤部位皮肤会出现水泡，随后灼伤部位皮肤脱皮，个别严重者会并发感染。在较长时间里，皮肤表层往往出现反复的脱皮甚至溃烂，头部也会因为未戴帽或无遮盖而受太阳辐射，出现头痛、头晕、眼花、耳鸣、反应迟缓等症状。另外在海边日照时间比较长，海滩水面的反射下阳光耀眼，有些人会感到视觉上的不适。

3. 防治措施

加强卫生宣传，提高防范意识，减少不必要的日照，出现日照灼伤后做好自我保护。海浴后用淡凉水清洗净化身体，皮肤出现了红肿热痛后，要注意防止衣服摩擦破损皮肤，多喝些含盐分的清凉饮料或开水。洗澡要选用中性的肥皂，睡觉时床垫要尽量柔软。

要切实提高防治水平。要先筹措好药品，积极对症治疗。对皮肤灼伤的部位，可以用烫伤膏或者京万红软膏进行涂抹。对皮肤有早期不适者，在洗完澡后涂上爽身粉。对皮肤有轻度疼痛者，用自制的 0.05% 吲哚美辛溶液（取 25 mg 吲哚美辛 10 片，研细加入 500 mL 矿泉水中，溶解冷藏备用）进行涂擦。若皮肤出现红肿热痛则用冰敷，并涂以炉甘石洗剂或扶他林软膏。

对起水泡、溃烂者，注意保护创面并用抗生素治疗。对眼睛不适者，用氯霉素滴眼液滴双眼。对热射病前兆者，给予物理降温，口服凉盐水或含盐的饮料，必要时给予药物降温，静点生理盐水、10% 葡萄糖注射液及维生素 B6 等。

（十二）海啸发生时的逃生

海啸与海底地震有关，海啸可以引发高达 30 米的巨浪，能给沿海地带造成巨大破坏。感觉强烈地震或长时间的震动时，需要立即离开海岸，快速到高地等安全处避难。如果收到海啸警报，没有感觉到震动，也要立即离开海岸，快速到高地等安全处避难。通过收音机或电视等掌握信息，在没有收到解除海啸警报之前，勿靠近海岸。不是所有地震都会引起海啸，但任何一种地震都可能引发海啸。当你感觉大地发生颤抖时，要抓紧时间尽快离开海滨，登上高处。千万记住不要去看海啸，如果你和海浪靠得太近，危险来临时就可能无法脱逃。

（十三）遭遇雪崩宜爬行

无论发生哪一种情况，必须马上远离雪崩的路线。判断当时形势，向下跑反而可能会被冰雪埋住。向旁边跑较为安全，这样可以避开雪崩，或者能跑到较高的地方。抛弃身上所有笨重物件，如背包、滑雪板、滑雪杖等。切勿滑雪逃生，不过如处于雪崩路线的边缘，则可及时逃出险境。如果已经遭遇雪崩，切记闭口屏息，以免冰雪涌入咽喉和肺部引起窒息。抓紧山坡旁边任何稳固的东西，如伫立的岩石之类，待冰雪泻完，便可脱险了。如果被冲下山坡，要尽力爬上雪堆表面，同时以俯泳或仰泳逆流而上，逃向雪流的边缘，逆流而上时尽量要用双手挡住石块和冰块，但一定要设法爬上雪堆的表面。

（十四）洪水逃生要往高处

洪水来临前，备足食品、饮用水、日用品及逃生工具。洪水到来时立即爬上屋顶、楼房高层、大树、高墙等较高的地方，或者向高地、楼房、避洪台等地转移。如洪水仍在上涨，暂避的地方又难自保，则可利用准备好的逃生工具逃生。如果已被洪水包围，要尽快联系外援，积极寻求救助。

（十五）全面准备迎战台风

听到台风警报，立即准备好手电筒、食物、饮用水及常用药品等。关好门窗，确保门窗坚固及室内电路、炉火、煤气等设施安全。住在低洼处及危房中的人员要及时转移到安全住所。台风到来时不要在强风影响区域开车，更不要在河湖海的路堤或桥上行走。遇到危险时，及时拨打当地政府的防灾电话求救。

（十六）龙卷风中逃生

龙卷风一般不会突然转向，如果身在野外，可以向与龙卷风路径相反或垂直的低洼区躲避。如果是在室内，要打开一些门窗，躲到小开间、密室或混凝土建造的地下隐蔽场所，注意要远离危险的房屋和活动房屋。乘汽车时遭遇龙卷风，汽车是阻挡不了龙卷风的，应下车躲避。

（十七）冷静应对沙尘暴

发生沙尘暴时应尽量减少外出，若需要外出应携带好口罩和纱布等防尘用品。走路或骑车时，少走高层之间的狭长通道，因为狭长通道会形成狭管效应，风力加大，带来风险。骑车减速慢行，若能见度差，应靠路边推行。因沙尘暴往往伴有大风，外出时要远离工地、广告牌、老树、枯树和水沟等。若在路途中突然遭遇强沙尘暴，应寻找安全地点就地躲避。从户外进入室内后，应及时清理面部、口腔和鼻腔。

（十八）野外雷雨紧急避险

在外突遇雷雨，要避免与很多人聚集在一起，应立即寻找低洼处蹲下，双脚并拢，双手放在腿上，头埋于两腿之间。如果头、颈、手等处有蚂蚁爬动感，说明将发生雷击，应赶紧卧倒，并拿去身上佩戴的金属饰品和发卡等。不靠近独立的大树、电线杆等突出物。如果有中雷击者失去知觉，但是呼吸和心跳正常，应在空气清新的地方用毛巾蘸冷水，摩擦中雷击者全身，使之发热，并等待医生的诊治。若中雷击者无知觉、抽筋、呼吸困难，但心脏还在跳动，可采用口对口人工呼吸法。

（十九）地震中求生

如果住在楼房里，应迅速远离外墙及门窗位置。可选择厨房浴室等开间小、有支撑力的空间。如果住在平房，来不及跑到户外，可迅速躲在桌子、床等坚固的家具下面，或者紧挨墙根，同时注意保护头部。如果在户外应避开高大的建筑物，尽快赶往空旷的地区。如果在车站、商店等公共场所应保持镇静，用桌椅、框架等牢固的物体进行遮挡，同时听指挥，有序撤离。降低身体的重心或蹲或坐，尽量屈曲身体，抓住桌腿等牢固的物体，用手臂抱头。如果时间允许，可以用被子等厚软的东西保护头颈，用湿毛巾、湿衣服等保护眼睛，掩住口鼻，以免吸入有毒气体。如果地震中被压，要尽可能移走碎砖瓦等杂物，扩大活动空间，保持呼吸通畅，尽量避开上方不牢靠的倒塌物、悬挂物等，或者用砖、木块支撑断壁，以免被再次砸到。如果周围没有人，不要呼叫，乱呼叫只会浪费体力，要等看到或听到救援人员到场后，尽量用敲击声求救。

（二十）按摩穴位防晕车晕船

在搭乘交通工具出发前，预先服用 1 片晕海宁或乘晕宁等药物可以预防晕车、晕船或晕机。另外，外出时最好坐在靠窗户一侧，而且与交通工具行驶方向一致的正向座位，以便呼吸到新鲜流动的空气。晕车的时候也可以进行穴位按摩，此方法适用于长短途旅行中有座位的旅行者，位于足部胫骨内侧筑宾穴，是预防晕动病的特效穴位，本穴在脚的内踝向上 5 寸处，可在乘坐交通工具前用拇指反复按压。

（二十一）现场急救烧伤

生活中，以火焰烧伤和热水、热油等热液烫伤最为多见。许多患者在受伤之后直接在创面上涂抹香油、酱油、黄酱、牙膏等物品后便急急忙忙到医院就医，但这些日用品并无任何治疗烧烫伤的作用，且只能增加医生治疗的难度。若涂抹紫药水，因其着色重、不易洗净可能会影响医生判断伤情。

发生烧烫伤后的最佳治疗方案是局部降温，凉水冲洗是最切实、最可行的方法。冲洗的时间越早越好，即使烧烫伤当时即已造成表皮脱落，也同样应以凉水冲洗，不要惧怕感染而不敢冲洗。冲洗时间可持续半小时左右，以

脱离冷源后疼痛已显著减轻为准。

如不能迅速接近水源，也可以用冰块、冰棍儿甚至冰箱里保存的冻猪肉冷敷。如果采取的冷疗措施得当，可显著减轻局部渗出、挽救未完全毁损的组织细胞。若在到达医院之后才采取这一措施，在多数情况下已丧失了冷疗的最佳时机。

对于酸、碱造成的化学性烧伤，早期处理也是以清水冲洗，且应以大量的流动清水冲洗，而不必一定要找到这种化学物质的中和剂。过早应用中和剂，会因为酸碱中和产热而加重局部组织损伤。

现场急救是治疗烧伤的起点，其要领可以概括为一灭、二查、三防、四包、五送。一灭，即采用各种有效措施，迅速灭火，使伤员不再受伤，除去热源，就可以使伤员伤得少一些，烧得浅一点，烧得轻一点。二查，检查患者的全身状况，有无合并损伤，如有其他损伤，要注意采取相应的措施。三防，防休克、防窒息、防创面污染。疼痛可以服用止痛药，口渴可少量饮用淡盐水，呼吸道烧伤要清除异物，保持呼吸通畅，同时要注意保护创面，防止污染。四包，用较干净的衣物把创面包裹起来，防止再次污染。在现场，除化学烧伤外，一般不对创面作处理，尽量不弄破水泡。冬天要注意创面的保温。五送，迅速离开现场，把伤员送到医院。

（二十二）发现溺水的急救步骤

第 1 步，将溺水者救出水面后，应立即清除口腔内、鼻腔内的淤泥和杂物，并将衣服松开，便于呼吸。

第 2 步，迅速进行吐水急救，抢救者右腿膝部跪在地上，左腿膝部屈曲，将溺水者腹部横放在救护者左膝上，使溺水者头部下垂，抢救者拍打和按压溺水者背部，让溺水者充分吐

出口腔内、呼吸道内及胃内的水。

第3步，救护者两手叠放在患者的上腹部，向下挤压，挤压时要急促有力，压后放松，连续重复几次，使患者胸腔容积减小，并将呼吸道内的水排挤压出来。

第4步，全部抢救措施应在数分钟内完成，如果溺水者心跳停止，立即让溺水者仰卧，并采用人工呼吸和心脏按压进行抢救。急救时可在人中、关元、内关、涌泉等穴位，施以指压或针刺给予强刺激。如果是儿童溺水，不要过分地摇晃其身体，应该使其头部下垂，挤压其腹背部，使溺水儿肺组织和胃内吸收的水分快速排出，病情就可以见到好转。注意要小心按摩，不要用力过猛，以免造成身体其他部位的损伤。另外在抢救溺水儿的过程中，要注意孩子的保暖，可将其湿透的衣服及时换掉，擦干后用干的被单衣物等给予保暖。现场初步急救后，转送到附近的医院进行进一步的救治。

（二十三）断肢处理

立即将断裂的残肢装入干净、未使用过的塑料袋，将袋口扎紧，如果是热天，还应放在冰块中，低温保存。如果伤肢没有完全断开，只要有皮肉相连就不能弄断它，尽可能用干净布（灭菌大纱布块）包裹好，并且用夹板把伤肢尽量固定。为了保全血管以便和断肢对接，尽量采用加压包扎的方法，将血止住。从肢体断裂到开始对接手术，中间的时间不能过长，否则会使断肢的细胞死亡，即使接上也难成活。因此最好在伤后12小时内，可延缓至15小时左右，甚至在24小时以内进行手术，一旦耽搁过久，就无法再接了。

（二十四）谨慎处理脊柱损伤

将伤员双下肢伸直，双上肢也伸直放在身旁。用硬木板抬伤员，且木板上不能覆盖棉被、海绵等柔软物品，要有三人同时以水平位将伤员托起，轻轻放在木板上，动作要轻柔稳妥，保持伤员躯体平直，避免躯干扭转，用沙袋固定在伤员躯体两侧，以防运转途中因颠簸出现肢体摆动。颈椎损伤，搬运的时候要有专人扶住伤员头部，沿身体纵轴略加用力向外牵引，使其与躯干轴线一致。

（二十五）有效处理韧带扭伤

发生韧带损伤后，应立即停止活动，冷敷伤处以达到止血目的，然后覆盖绷带加压包扎。两天后损伤部位的内出血已停止，可用热敷或按摩以消肿和促进血液吸收。如果韧带完全断裂或者并发骨折，在加压包扎后必须请医生作进一步的检查和治疗。

（二十六）有效处理不同刺伤

刺伤应先将伤口消毒干净，用灭菌过的针或镊子将异物取出，消毒后，包扎伤口。异物留在体内易导致化脓感染。若伤口较浅，刺伤身体的异物易被拔出，可用力在伤口周围挤压，挤出瘀血与污物，以减少伤后的感染，然后用干净的水、凉开水或生理盐水冲洗伤口，擦干后涂上碘酒或红汞即可。如果发现刺伤物还留存在伤口内，可顺着刺入方向，小心地将刺伤物拿出，拔时用力要均匀，不要左右摇晃，然后用力挤出伤口内的瘀血污物，对伤口进行冲洗消毒包扎，再尽快到医院注射破伤风抗毒素，以防止破伤风的发生。如果刺伤物留在伤口内拔不出来，或断在了伤口内，应停止走动，以手指固定住伤口，尽量抬送到医院手术拔除。指甲的损伤不易处理，可先将指甲剪成V字形口，将刺拔出或到医院处理。若针、金属片等刺伤身体而留于体内，应到医院在X光下取出。伤口可能有深部重要组织损伤，常并发感染，可给予抗炎药物治疗。

（二十七）骨折的简易固定法

上臂骨折的固定：将手臂屈曲，先把夹板放在内外侧，再用绷带包扎固定，然后用三角巾悬吊伤肢。前臂骨折固定：先将木板或厚纸板用棉花垫好放在前臂前后侧，用布带包扎，将关节屈曲90°，再用三角巾悬吊。大小腿骨折固定：将伤肢拉直，把夹板放在内外侧，外侧夹板长度上至腋窝下至脚跟，内侧夹板较短放至大腿根部，在关节处垫好棉花，然后用绷带或三角巾固定。如现场无夹板可用，可将伤肢与好腿并排摆着，用三角巾缠绕固定。闭合性骨折有刺破皮肤、损伤血管和神经的危险时，应尽量减少显著的移位，应用夹板固定。当骨折端已戳出创口并已污染，但未压迫血管神经时，不应立即复位，以免将污物带进创口深处，避免骨折端在搬运时移动而损伤更多的软组织、血管、神经或内脏。

（二十八）颈部外伤的处理

对于颈部大血管出血者，在急救时只能用无菌纱布填塞止血，然后将健侧的上肢上举过头作为支架，实行单侧加压包扎法，以免压迫血管而引起呼吸困难，或压在静脉，影响血液回流而发生脑水肿。此外，应保持呼吸道通畅，若有血块阻塞呼吸道，应想方设法消除。对于颈部割伤、刺伤等开放性损伤，应迅速送医院进行救治。

（二十九）颅脑损伤的快速救治

当颅脑损伤发生时，应首先让患者安静平卧，清除口鼻分泌物，保持呼吸道通畅，及时做好人工呼吸和胸外心脏按压，避免情绪激动，以防再度损伤。如果没有严重症状，而仅有头部的肿块，冰敷20分钟之后，服用必理通、布洛芬等抗炎镇痛药物。如果出血量较大，此时可直接压迫以控制出血。如果有骨折或异物应避免重压。强烈的头部撞击很可能导致颅内出血，威胁到生命安全，有下列症状者如恶心、呕吐、惊厥、抽搐、丧失平衡和方向感、瞳孔不等大、剧烈头痛等，应立即送往医院。

（三十）手指割伤的处理

手指被刀、玻璃、铁器等划伤、割破是日常生活中容易发生的事情，浅的伤口用温开水或生理盐水冲洗，拭干后止血，或用好得快喷雾剂喷于伤口，然后包扎，一般都能较快痊愈。对于较小伤口外用创可贴即可；对于较深的伤口应立即压迫止血，速到医院做清创手术，视伤情缝合修补。刀伤伤口不可涂抹软膏之类的药物，以利于伤口的愈合。不干净的伤口，要先用碘酒消毒一次，再用酒精消毒两次，然后用淡盐水冲洗伤口。冲洗时，用药棉轻轻擦拭伤口，除去脏物，最后再对伤口周围的皮肤消毒一次，用纱布包扎。如果伤口严重，要去医院注射防治破伤风的药物。

（三十一）冻伤处理

应使患者迅速脱离寒冷环境，置于暖和的屋内，迅速脱去寒冷、潮湿、紧缩的衣服鞋袜，进行保暖。可给予温热的食物或少量的白酒。待患者体温恢复后，可轻移患部进行按摩，或用柔软干净的纱布轻轻地在患处反复按摩。对于全身性冻伤患者，必要时进行人工呼吸，或抗休克治疗等。如果伤口溃烂、化脓或手脚变紫，须迅速送到医院。

（三十二）野外遭蛇咬伤

在山地草丛中执行任务时可能被毒蛇或其他动物咬伤。面对危险，自我的急救非常重要。蝎和毒蜘蛛咬伤处理原则与毒蛇咬伤相同。

先分清是有毒蛇还是无毒蛇的咬伤。毒蛇的头多呈三角形，颈部较细，尾部短粗，色斑较艳，咬人时嘴张得很大，牙齿较长。毒蛇咬伤部常留两排深而粗的牙痕，相距 1～2 cm，周围组织充血肿胀，甚至为黑褐色。无法判定是否为毒蛇咬伤时，按毒蛇咬伤急救。

（1）早期结扎：用绳子、布带、鞋带、稻草等，在伤口靠近心脏上端 5～10 cm 处作环形结扎，不要太紧也不要太松。结扎要迅速，在咬伤后 2～5 分钟内完成，此后每隔 15 分钟放松 1～2 分钟，以免肢体因血液循环受阻而坏死。

（2）冲洗伤口：用井水、泉水、茶水、自来水或 1∶5000 高锰酸钾溶液反复冲洗伤口，破坏毒汁。

（3）排毒：冲洗处理后，用消毒过的小刀划破两个牙痕间的皮肤，同时在伤口附近的皮肤上，用小刀挑破米粒大小数处，这样可使毒液外流。不断挤压伤口 20 分钟。但被蝰蛇、五步蛇咬伤，一般不要作刀刺排毒，因为它们含有出血毒，会造成出血不止。用口吮吸毒液时，必须保证没有口腔黏膜溃疡、龋齿等口腔疾病，最好隔几层纱布。用嘴吸毒并不是好方法，吸吮的人也可能因此中毒。

（4）抗蛇毒血清治疗：抗蛇毒血清应用越早，疗效越好。

注意：加强野外的防护，被毒蛇咬伤后切忌奔跑，宜就地包扎、吸吮、冲洗伤口后速到医院治疗。

（三十三）蜂蜇伤

一般只表现为局部红肿疼痛，多无全身症状，数小时后即自行消退。若被蜂群蜇伤，可出现如头晕、恶心、呕吐等，严重者可出现休克、昏迷或死亡，有时可发生血红蛋白尿，出现急性肾功能衰竭。过敏患者则易出现荨麻疹、水肿、哮喘或过敏性休克。可用弱碱性溶液如 3% 氨水、肥皂水等外敷，以中和酸性中毒，也可

用红花油、风油精、花露水等外搽局部。黄蜂蜇伤可用弱酸性溶液（如醋）中和，用小针挑拨或纱布擦拭，取出蜂刺。局部症状较重者，也以火罐拔毒和采用局部封闭疗法，并予止痛剂。全身症状较重者宜速到医院诊疗。对蜂群蜇伤或伤口已有化脓迹象者宜加用抗生素。

（三十四）异物入眼

任何细小的物体或液体，哪怕是一粒沙子或是一滴洗涤剂进入眼中，都会引起眼部疼痛，甚至损伤眼角膜。

急救办法：首先是用力且频繁地眨眼，用泪水将异物冲刷出去；如果不奏效，就将眼皮捏起，然后在水龙头下冲洗眼睛。注意一定要将隐形眼镜摘掉。

绝对禁止：不能揉眼睛，无论多么细小的异物都会划伤眼角膜并导致感染。如果异物进入眼部较深的位置，那么务必立即就医，请医生来处理。

如果是腐蚀性液体溅入眼中，必须马上去医院进行诊治；倘若经过自我处理后眼部仍旧不适，出现灼烧、水肿或是视力模糊的情况，也需要请医生借助专业仪器来治疗，切不可鲁莽行事。

（三十五）流鼻血

鼻子流血是由鼻腔中的血管破裂造成的，鼻部的血管都很脆弱，因此流鼻血也是比较常见的小意外。

急救办法：身体微微前倾，并用手指捏住鼻梁下方的软骨部位，持续 5～15 分钟。如果有条件的话，放一个小冰袋在鼻梁上也有迅速止血的效果。

绝对禁止：用力将头向后仰起的姿势会使鼻血流进口中，慌乱中势必还会有一部分血液被吸进肺里，这样做既不安全又不卫生。

如果鼻血持续流上 20 分钟仍旧止不住的话，患者应该马上去医院求助于医生。如果流鼻血的次数过于频繁且毫无原因，或是伴随着头疼、耳鸣、视力下降及眩晕等其他症状，那么也务必去医院诊治，因为这有可能是大脑受到了震荡或是重创。

（三十六）鱼刺刺伤喉部的处理

吃鱼时，不慎将鱼刺卡在喉咙里，也会引起很多麻烦，甚至会引起严重的后果。

1. 急救措施

较小的鱼刺，有时随着吞咽，自然就滑下去了。如果感觉刺痛，可用手电筒照亮口咽部，用小勺将舌背压低。仔细检查咽喉部，主要是喉咽的入口两边，因为这是鱼刺最容易卡住的地方。如果发现刺不大，扎得不深，可用长镊子夹出。对较小的细刺，也可用食醋含漱，效果也较为理想。

2. 注意事项

较大的或扎得较深的鱼刺，无论怎样做吞咽动作，疼痛不减，喉咙的入口两边及四周如果均不见鱼刺，就应去医院治疗。

当鱼刺卡在嗓子里时，千万不能让患者囫囵吞咽大块馒头、烙饼等食物。虽然有时这样做可以把鱼刺除掉，但有时这样不恰当的处理，不仅没把鱼刺除掉，反而使其刺得更深，更不宜取出，严重时感染发炎就更麻烦了。

如果大口咽饭鱼刺仍不掉，自己就不要再动手。有时鱼刺已掉，但还遗留有刺的感觉，所以要等待观察一下，如果仍感到不适，一定要到医院请医生诊治。这也是鱼刺刺伤时最恰当的处理方法。

鱼刺刺着喉头的说法并不正确，多数是鱼刺刺在舌根或咽喉的入口处。

（三十七）烫伤的处理

烫伤事故常见于日常生活中。如能及时采取救助措施，可有效减缓伤害程度。

（1）烫伤后，要迅速除去热源，离开现场，在第一时间用清水冲洗伤口 10 分钟以上。如烫伤较轻无伤口，可用烫伤药膏或牙膏涂在患处。

（2）保护和暴露创面，对粘在创面的衣物等，应先用冷水降温，再慢慢地除去。

（3）当遇到严重烫伤患者时，不可使用烫伤药膏或其他油剂，不可刺穿水疱，应用敷料（如清洁的布料等）遮盖伤处，立即送往医院救治。

（三十八）电击伤的处理

发生触电时，最重要的抢救措施是迅速切断电源，尽快将受伤者与电源隔离。

对触电者的急救应分秒必争，若发现心跳呼吸已停，应立即进行口对口人工呼吸和胸外心脏按压等复苏措施，除少数确实已证明被电死者外，一般抢救维持时间不得少于 60 ～ 90 分钟。如果抢救者体力不支，可轮换人操作，直到使触电者恢复呼吸心跳，或确诊已无生还希望时为止。发生呼吸心跳停止的患者，病情都很危重，这时应一面进行抢救，一面紧急联系把患者送医院作进一步治疗。在转送医院的途中，抢救工作不能中断。

（三十九）食物中毒的处理

食物中毒是由吃了被污染的食物引起的。一旦有人出现上吐、下泻、腹痛等食物中毒症状，千万不要惊慌失措，应冷静地分析发病的原因，针对引起中毒的食物及吃下去的时间长短，及时采取以下三种应急措施。

（1）催吐：如果进食的时间在 1 ～ 2 小时前，可使用催吐的方法。立即取食盐 20 g，加开水 200 mL，冷却后一次喝下。如果无效，可多喝几次，迅速促使呕吐。亦可用鲜生姜 100 g，捣碎取汁用 200 mL 温水冲服。

（2）导泻：如果患者进食受污染的食物时间在 2～3 小时前，但精神仍较好，则可服用泻药，促使受污染的食物尽快排出体外。一般用大黄 30 g 一次煎服，老年患者可选用元明粉 20 g，用开水冲服。体质较好的老年人，也可采用番泻叶 15 g，一次煎服或用开水冲服，也能达到导泻的目的。

（3）解毒：如果是吃了变质的鱼、虾、蟹等引起的食物中毒，可取食醋 100 mL，加水 200 mL，稀释后一次饮下。此外，还可采用紫苏 30 g、生甘草 10 g 一次煎服。若是误食了变质的防腐剂或饮料，最好的急救方法是用鲜牛奶或其他含蛋白质饮料灌服。

如果经上述急救，症状未见好转或中毒较重者，应尽快送医院治疗。在治疗过程中，要给患者以良好的护理，尽量使其安静，避免精神紧张。患者应注意休息，防止受凉，同时补充足量的淡盐水。

（四十）酒精中毒的处理

急性酒精中毒者在饮酒后，最初表现为兴奋。醉酒后很多人会表现为话多、舌头不灵、吐字不清、脸发热发麻、恶心、呕吐、头晕、视听觉和触觉减退、站不稳、走路蹒跚等。严重者会出现嗜睡、昏迷不醒或休克、频繁抽搐、呼吸浅慢甚至停止呼吸、心率减慢甚至心跳停止、心搏无力、血压下降等。

对于轻度中毒者，首先要制止患者继续饮酒；其次可找些梨子、荸荠、西瓜等解酒；也可以用刺激咽喉的办法（如用筷子等）引起呕吐反射，将酒等胃内容物尽快呕吐出来（对于已出现昏睡的患者不宜用此方法）；然后安排患者卧床休息，注意保暖，注意避免呕吐物阻塞呼吸道；观察呼吸和脉搏的情况，如无特别，一觉醒来即可自行康复。如果中毒者卧床休息后，还有脉搏加快、呼吸减慢、皮肤湿冷、烦躁的现象，则应马上送医院救治。

（四十一）正确搬运伤病员

要妥善处理好伤病员才能搬动，如对外伤者进行止血、止痛、包扎、固定。除非立即有生命危险或救护人员无法在短时间内赶到，都应等救护人员现场处理，待病情稳定后再转送医院。在人员器材未准备妥当时，切忌搬运伤病员，尤其是搬运体重过重或神志不清者，否则途中可能因疲劳而发生滚落、摔伤等意外。在搬运过程当中要随时观察伤病员的病情变化，如面色、呼吸等，注意保暖，但也不要将头面部包盖太严，影响呼吸。在火灾现场浓烟中搬运伤病员应匍匐前进，离地面 30 cm 以内，这里烟雾稀薄，否则容易被浓烟呛到。将伤病员搬上担架时，一人用手托住伤病员的头部和肩部，另一手托住其腰部，另一人用手托住其臀部，另一手托住其膝下，两人同时将伤病员搬起轻放于担架上。行走时，抬担架的人脚步要协调一致，前面的人迈左脚，后面的人迈右脚，平稳前进。对怀疑有胸椎、腰椎骨折的伤病员，禁止一人抱胸、一人抱腿的双人搬抬法，因为这样搬运容易加重脊髓损伤。应由三人配合搬抬，一人托住伤病员的肩胛部，一人扶住其腰部和臀部，一人扶住其伸直且并拢的双腿。

（四十二）疲劳综合征的预防

"慢性疲劳综合征"临床表现主要为极度疲劳、微热、咽痛、淋巴结肿大、体力低下、思考力下降、注意力不易集中、精神抑郁。人的疲劳主要反映在人体的三大系统上：一是神经系统的疲劳；二是心血管系统的疲劳；三是骨骼肌肉系统的疲劳。

　　神经系统疲劳分为深度与表层疲劳两种形式。表层疲劳如失重、头晕、睡眠不好、没有精神。如果属于比较深层的精神疲劳，即出现食欲消失、彻夜不眠、烦躁不安等症状，就要用心理的、物理的、化学方面的方法来进行恢复。

　　心血管系统疲劳症状是心跳杂音、间歇乃至出现心肌炎、胸膜炎等症状，正常的心率间歇节奏被打乱，心率加快。

　　骨骼肌肉系统疲劳的表现为肌肉酸痛、四肢无力、动作迟缓、速度降低等。恢复的方法主要有两种：一是物理疗法；二是化学疗法。物理疗法可采用自我按摩和接受他人的按摩，使用震荡、捶击、打击方法促进人体肌肉放松，桑拿浴、蒸汽浴、水流循环按摩和药浴等。化学疗法是指使用中西药物以帮助恢复身体的疲劳。

　　慢性疲劳综合征常常是以上三种症状相继出现，从预防保健的观点来看，疲劳即是机体需要休息的信号。不应消极地理解休息就是睡眠或静坐，要提倡积极的动态的休息，精神愉快开朗，户外活动半小时到一小时。如出现上述明显疲劳综合征的症状，应及时就医，以免延误治疗。

第五节　常用药材

一、常用急救药品

为了配合现场急救医师对危重患者实施有效治疗，医疗救护员必须了解常用的急救药品知识，便于在医师指导下，快速、正确、有效地用药，争取救治机会，提高抢救成功率。常用的急救药品主要包括以下若干种。

（一）盐酸多巴胺注射液

【药理作用】

本品能使心肌收缩力加强，心输出量增加，血压上升。但对心率无明显影响，很少发生心律失常。能使皮肤黏膜血管和骨骼肌血管收缩，肾、冠状血管和肠系膜血管扩张。

【适应证】

适用于心肌梗死、创伤、内毒素败血症、心脏手术、肾功能衰竭、充血性心力衰竭等引起的休克综合征；补充血容量后休克仍不能纠正者，尤其有少尿及周围血管阻力正常或较低的休克。由于本品可增加心排血量，也用于洋地黄和利尿剂无效的心功能不全。

【用法用量】

成人常用量：静脉注射，开始时按体重每分钟 1～5 µg/kg，10 分钟内以每分钟 1～4µg/kg 速度递增，以达到最大疗效。慢性顽固性心力衰竭，开始静滴时，每分钟 0.5～2 µg/kg，逐渐递增。多数患者按每分钟 1～3 µg/kg 给予即可生效。闭塞性血管病变患者，开始时按每分钟 1 µg/kg 静滴，逐增至每分钟 5～10 µg/kg，直到每分钟 20 µg/kg，以达到满意效应。如果是危重病例，先按每分钟 5 µg/kg 滴注，然后以每分钟 5～10 µg/kg 递增至每分钟 20～50 µg/kg，以达到满意效应。如果是危重病例，先按每分钟 5 µg/kg 滴注，然后以每分钟 5～10 µg/kg 递增至每分钟 20～50 µg/kg，以达到满意效应。也可在 20 mg 本品中加入 5% 葡萄糖注射液 200～300 mL 静滴，开始时按每分钟 75～100 µg 滴入，之后根据血压情况，可加快速度和加大浓度，但最大剂量不超过每分钟 500 µg。

【不良反应】

常见的有胸痛、呼吸困难、心悸、心律失常（尤其用大剂量时）、全身软弱无力；心跳缓慢、头痛、恶心呕吐者少见。长期应用大剂量或小剂量用于外周血管病患者，出现的反应有手足疼痛或手足发凉；外周血管长时期收缩，可能导致局部坏死或坏疽。国外已有患者使用多巴胺受体激动剂治疗帕金森病后出现病理性赌博、性欲增高和性欲亢进的病例报告，尤其在高剂量时，在降低治疗剂量或停药后一般可逆转。

【注意事项】

（1）交叉过敏反应：对其他拟交感胺类药物高度敏感的患者，可能对本品也异常敏感。

（2）对人体研究尚不充分，动物实验未见有致畸。妊娠鼠有导致新生仔鼠存活率降低，且存活者有潜在形成白内障的报道。孕妇应用时必须权衡利弊。

（3）本品是否排入乳汁未定，但在乳母应用未发生问题。

（4）本品在小儿应用未有充分研究。

（5）本品对老年人应用未有充分研究，但未见报告发生问题。

（6）下列情况应慎用：①嗜铬细胞瘤患者不宜使用；②闭塞性血管病患者（或有既往

史者），包括动脉栓塞、动脉粥样硬化、血栓闭塞性脉管炎、冻伤（如冻疮）、糖尿病性动脉内膜炎、雷诺氏病患者等慎用；③对肢端循环不良的患者，须严密监测，注意坏死及坏疽的可能性；④频繁的室性心律失常时应用本品也须谨慎。

（7）在滴注本品时须进行血压、心排血量、心电图及尿量的监测。

【规格与贮藏】

注射剂，20 mg：2 mL。遮光、密闭（10 ～ 30 ℃）保存。

（二）盐酸肾上腺素注射液

【药理作用】

（1）兴奋心脏：小剂量对心脏有强大的直接兴奋作用，可加强心肌收缩力，加速传导，加快心率，使心输出量增加；剂量过大可引起心律失常，甚至发生心室颤动而死亡。

（2）对血管和血压的影响：能使皮肤、黏膜、腹腔脏器的血管明显收缩；对肺、脑血管收缩作用弱；对骨骼肌血管和冠状血管起扩张作用。因此，对血压的影响与剂量有关，治疗量肾上腺素因兴奋心脏，使心输出量增加，收缩压上升而舒张压不变或稍下降；若剂量加大，则收缩压和舒张压均上升。

（3）扩张支气管。

【适应证】

主要适用于支气管痉挛所致严重呼吸困难，可迅速缓解药物等引起的过敏性休克，亦可用于延长浸润麻醉用药的作用时间。对各种原因引起的心脏骤停进行心肺复苏的主要抢救用药。

【用法用量】

常用量：皮下注射，1 次 0.25 ～ 1 mg；极量：皮下注射，1 次 1 mg。临床用于以下六种情况。

（1）抢救过敏性休克：如青霉素等引起的过敏性休克。由于本品具有兴奋心脏、升高血压、松弛支气管等作用，可缓解过敏性休克的心跳微弱、血压下降、呼吸困难等症状。皮下注射或肌注 0.5 ～ 1 mg，也可用 0.1 ～ 0.5 mg 缓慢静注（以 0.9% 氯化钠注射液稀释到 10 mL）。如疗效不好，可改用 4 ～ 8 mg 静滴（溶于 5% 葡萄糖液 500 ～ 1000 mL）。

（2）抢救心脏骤停：可用于麻醉和手术中的意外、药物中毒或心脏传导阻滞等原因引起的心脏骤停，取 0.25 ～ 0.5 mg 以 10 mL 生理盐水稀释后静脉或心内注射，同时进行心脏按压、人工呼吸、纠正酸中毒。对电击引起的心脏骤停，亦可用本品配合电除颤仪或利多卡因等进行抢救。

（3）治疗支气管哮喘：效果迅速但不持久。皮下注射 0.25 ～ 0.5 mg，3 ～ 5 分钟见效，但仅能维持 1 小时。必要时每 4 小时可重复注射一次。

（4）与局麻药合用：加少量（1∶200000 ～ 1∶500000）于局麻药（如普鲁卡因）中，在混合药液中，本品浓度为 2 ～ 5μg/mL，总量不超过 0.3 mg，可减少局麻药的吸收而延长其药效，并减少其毒副作用，亦可减少手术部位出血。

（5）制止鼻黏膜和齿龈出血：将浸有 1∶20000 ～ 1∶1000 溶液的纱布填塞出血处。

（6）治疗荨麻疹、花粉症、血清反应等：皮下注射 1∶1000 溶液 0.2 ～ 0.5 mL，必要时再以上述剂量注射一次。

【不良反应】

（1）心悸、头痛、血压升高、震颤、无力、眩晕、呕吐、四肢发凉。

（2）有时可有心律失常，严重者可由于心室颤动而死亡。

（3）用药局部可有水肿、充血、炎症。

【注意事项】

高血压、器质性心脏病、冠状动脉疾病、糖尿病、甲状腺功能亢进、洋地黄中毒、外伤性及出血性休克、心源性哮喘等患者禁用。运动员慎用。

【规格与贮藏】

注射剂，1 mg：1 mL。遮光，密闭，在阴凉（不超过 20 ℃）处保存。

（三）重酒石酸间羟胺（阿拉明）

【药理作用】

主要作用于 α 受体，直接兴奋 α 受体，较去甲肾上腺素作用弱但较持久，对心血管的作用与去甲肾上腺素相似。能收缩血管，持续地升高收缩压和舒张压，也可增强心肌收缩力，对正常人心输出量影响不大，但能使休克患者的心输出量增加。对心率的兴奋不很显著，很少引起心律失常，无中枢神经兴奋作用。由于其升压作用可靠，维持时间较长，较少引起心悸或尿量减少等反应。连续给药时，因本品间接在肾上腺素神经囊泡中取代递质，可使递质减少，内在效应减弱，故不能突然停药，以免发生低血压反跳。

【适应证】

（1）防治椎管内阻滞麻醉时发生的急性低血压。

（2）对于出血、药物过敏、手术并发症及脑外伤或脑肿瘤合并休克而发生的低血压，本品可用于辅助性对症治疗。

（3）也可用于心源性休克或败血症所致的低血压。

【用法用量】

（1）成人用量：①肌肉或皮下注射，按 2 ～ 10 mg/ 次（以间羟胺计），由于最大效应不是立即显现，在重复用药前对初始量效应至少应观察 10 分钟；②静脉注射，初量

0.5 ～ 5 mg，继而静滴，用于重症休克；③静脉滴注，将间羟胺 15 ～ 100 mg 加入 5 ％ 葡萄糖注射液或氯化钠注射液 500 mL 中滴注，调节滴速以维持合适的血压。成人极量一次 100 mg（每分钟 0.3 ～ 0.4 mg）。

（2）小儿用量：①肌肉或皮下注射，按 0.1 mg/kg，用于严重休克；②静脉滴注 0.4 mg/kg 或按体表面积 12 mg/m^2，用氯化钠注射液稀释至每 25 mL 中含间羟胺 1 mg 的溶液，滴速以维持合适的血压水平为度。配制后应于 24 小时内用完，滴注液中不得加入其他难溶于酸性溶液配伍禁忌的药物。

【不良反应】

（1）心律失常，发生率随用量及患者的敏感性而异。

（2）升压反应过快过猛可致急性肺水肿、心律失常、心跳停顿。

（3）过量的表现为抽搐、严重高血压、严重心律失常，此时应立即停药观察，血压过高者可用 5 ～ 10 mg 酚妥拉明静脉注射，必要时可重复。

（4）静脉注射时药液外溢，可引起局部血管严重收缩，导致组织坏死糜烂或红肿硬结形成脓肿。

（5）长期使用骤然停药时可能发生低血压。

【注意事项】

（1）甲状腺功能亢进及充血性心力衰竭者慎用。

（2）与环丙烷、氟烷或其他卤化羟类麻醉药合用，易致心律失常。

（3）与单胺氧化酶抑制剂并用，使升压作用增强，可引起严重高血压。

（4）与洋地黄或其他拟肾上腺素药并用，可致异位心律。

（5）不宜与碱性药物共同滴注，因可引

起本品分解。

（6）药物过量，血压过高者可静注酚妥拉明 5 ～ 10 mg。

【规格与贮藏】

注射剂，1 mL：10 mg。遮光，密闭保存。

（四）多巴酚丁胺

【药理作用】

多巴酚丁胺为 β_1 受体选择性激动剂。主要作用于心脏 β_1 受体，对 α 和 β_2 受体的激动作用较弱，对多巴胺受体无作用。主要药理作用是增加心肌收缩力和心输出量，降低外周阻力和左心室充盈压，但加快心率的作用较弱。

【适应证】

用于器质性心脏病时心肌收缩力下降引起的心力衰竭，包括心脏直视手术所致的低排血量综合征，作为短期支持治疗。

【用法用量】

将多巴酚丁胺加入 5% 葡萄糖液或 0.9% 氯化钠注射液中稀释后，以滴速每分钟 2.5 ～ 10 μg/ kg 给予。在每分钟 15 μg/ kg 以下的剂量时，心率和外周血管阻力基本无变化；偶用每分钟 15 μg/ kg 以上，但须注意使用过大剂量仍然有可能加速心率并导致心律失常。

【不良反应】

可有心悸、恶心、头痛、胸痛、气短等。如出现收缩压增加，多数增高 1.33 ～ 2.67 kPa（10 ～ 20 mmHg），少数升高 6.67 kPa（50 mmHg）或更多，心率加快（多数在原来基础上每分钟增加 5 ～ 10 次，少数可增加 30 次以上）者，与剂量有关，应减量或暂停用药。

【注意事项】

可引起恶心、头痛、胸痛、心悸和呼吸短促等。可使窦性心律加快或血压升高，尤其是收缩压升高和引发室性异位搏动。肥厚型梗阻性心肌病患者禁用。本品不能与碱性药物混合

使用。

【规格与贮藏】

注射剂，20 mg/ 支。遮光，密闭保存。

（五）尼可刹米注射液

【药理作用】

本品可选择性兴奋延髓呼吸中枢，也可作用于颈动脉体和主动脉体化学感受器，反射性地兴奋呼吸中枢，并提高呼吸中枢对二氧化碳的敏感性，使呼吸加深加快，对血管运动中枢有微弱兴奋作用，剂量过大可引起惊厥。

【适应证】

用于中枢性呼吸抑制及各种原因引起的呼吸抑制。

【用法用量】

皮下注射、肌内注射、静脉注射。成人：常用量为一次 0.25 ～ 0.5 g，必要时 1 ～ 2 小时重复用药，极量是一次 1.25 g。小儿：常用量为 6 个月以下，一次 75 mg；1 岁，一次 0.125 g；4 ～ 7 岁，一次 0.175 g。

【不良反应】

常见面部刺激征、烦躁不安、抽搐、恶心呕吐等。大剂量时可出现血压升高、心悸、出汗、面部潮红、呕吐、震颤、心律失常、惊厥，甚至昏迷。

【注意事项】

（1）作用时间短暂，应视病情间隔给药。

（2）运动员慎用。

【规格与贮藏】

注射剂，1.5 mL：0.375 g。遮光，密闭保存。

（六）盐酸洛贝林注射液

【药理作用】

本品主要是刺激颈动脉体化学感受器，反射性地兴奋呼吸中枢；也能直接兴奋呼吸中枢，但作用较弱；还能兴奋交感神经节和肾上腺髓

质，使其释放肾上腺素和去甲肾上腺素。本品发生作用快，但维持时间短（约半小时）。

【适应证】

本品主要用于各种原因引起的中枢性呼吸抑制。临床上常用于新生儿窒息、一氧化碳和阿片类药物中毒等。

【用法用量】

（1）静脉注射，常用量为成人一次3 mg；极量为一次6 mg，一日20 mg。

（2）皮下或肌内注射，常用量为成人一次10 mg；极量为一次20 mg，一日50 mg。

【不良反应】

可有恶心、呕吐、呛咳、头痛、心悸等。

【注意事项】

剂量较大时，能引起心动过速、传导阻滞、呼吸抑制甚至惊厥。

【规格与贮藏】

注射剂，3 mg/支。遮光，密闭保存。

（七）氨茶碱注射液

【药理作用】

本品为茶碱与乙二胺的复盐，其药理作用主要来自茶碱，乙二胺使其水溶性增强。本品对呼吸道平滑肌有直接松弛作用。其作用机理比较复杂，过去认为通过抑制磷酸二酯酶，使细胞内环磷酸腺苷含量提高。近来实验认为茶碱的支气管扩张作用部分是内源性肾上腺素与去甲肾上腺素释放的结果。此外，茶碱是嘌呤受体阻滞剂，能对抗腺嘌呤等对呼吸道的收缩作用。茶碱能增强膈肌收缩力，尤其在膈肌收缩无力时作用更显著，因此有益于改善呼吸功能。本品尚有微弱的舒张冠状动脉、外周血管和胆管平滑肌作用，还有轻微利尿作用。

【适应证】

适用于支气管哮喘、慢性喘息性支气管炎、慢性阻塞性肺病等缓解喘息症状；也可用于心功能不全和心源性哮喘。

【用法用量】

（1）成人常用量：静脉注射，一日0.5～1 g，一次0.125～0.25 g，用5%葡萄糖注射液稀释至20～40 mL，注射时间不得短于10分钟；静脉滴注，一次0.25～0.5 g，一日0.5～1 g，以5%～10%葡萄糖注射液稀释后缓慢滴注。注射给药，极量一次0.5 g，一日1 g。

（2）小儿常用量：静脉注射，一次按体重2～4 mg/kg，以5%～25%葡萄糖注射液稀释后缓慢注射。

【不良反应】

茶碱的毒性常出现在血清浓度为15～20 μg/mL时，特别是在治疗开始时，早期常见的有恶心、呕吐、易激动、失眠等。当血清浓度超过20 μg/mL时，可出现心动过速、心律失常。血清中茶碱超过40 μg/mL时，可出现发热、失水、惊厥等，严重的甚至引起呼吸、心跳停止。

【注意事项】

（1）应定期监测血清茶碱浓度，以保证最大的疗效且不发生血药浓度过高的危险。

（2）肾功能或肝功能不全的患者，年龄超过55岁，特别是男性和伴发慢性肺部疾病的患者，任何原因引起的心功能不全患者，持续发热患者，使用某些药物的患者及茶碱清除率减低者，血清茶碱浓度的维持时间往往显著延长。应酌情调整用药剂量或延长用药间隔时间。

（3）茶碱制剂可致心律失常和（或）使原有的心律失常加重；患者心率和（或）节律的任何改变均应进行监测。

【规格与贮藏】

注射剂，0.25 g：2 mL；10 mL：0.25 g。遮光，密闭保存。

（八）硫酸阿托品注射液

【药理作用】

本品为典型的 M 胆碱受体阻滞剂。除一般的抗 M 胆碱作用解除胃肠平滑肌痉挛、抑制腺体分泌、扩大瞳孔、升高眼压、视力调节麻痹、心率加快、支气管扩张等外，大剂量时还能作用于血管平滑肌，扩张血管、解除痉挛性收缩，改善微循环。此外本品能兴奋或抑制中枢神经系统，具有一定的剂量依赖性。对心脏、肠和支气管平滑肌作用比其他颠茄生物碱更强且更持久。

【适应证】

（1）各种内脏绞痛，如胃肠绞痛及膀胱刺激症状，但对胆绞痛、肾绞痛的疗效较差。

（2）全身麻醉前给药、严重盗汗和流涎症。

（3）迷走神经过度兴奋所致的窦房阻滞、房室阻滞等缓慢型心律失常，以及继发于窦房结功能低下而出现的室性异位节律。

（4）抗休克。

（5）解救有机磷酸酯类中毒。

【用法用量】

（1）皮下、肌内或静脉注射：成人常用量为每次 0.3 ～ 0.5 mg（0.6 ～ 1 支），一日 0.5 ～ 3 mg（1 ～ 6 支）；极量为一次 2 mg（4 支）；儿童皮下注射：每次 0.01 ～ 0.02 mg/kg，每日 2 ～ 3 次；静脉注射：用于治疗阿 - 斯综合征，每次 0.03 ～ 0.05 mg/kg，必要时 15 分钟重复 1 次，直至面色潮红、循环好转、血压回升、延长间隔时间至血压稳定。

（2）抗心律失常：成人静脉注射 0.5 ～ 1 mg（1 ～ 2 支），按需可 1 ～ 2 小时后再给药一次，最大量为 2 mg（4 支）。

（3）解毒：①用于锑剂引起的阿 - 斯综合征，静脉注射 1 ～ 2 mg（2 ～ 4 支），15 ～ 30 分钟后再注射 1 mg（2 支）；如患者无发作，按需每 3 ～ 4 小时皮下或肌内注射 1 mg（2 支）；②用于有机磷中毒时，肌注或静注 1 ～ 2 mg（2 ～ 4 支）（严重有机磷中毒时可加大 5 ～ 10 倍），每 10 ～ 20 分钟重复，直到青紫消失，继续用药至病情稳定，然后用维持量，有时需 2 ～ 3 天。

（4）抗休克改善循环：成人一般按体重 0.02 ～ 0.05 mg/kg，用 50% 葡萄糖注射液稀释后静注或用葡萄糖水稀释后静滴。

（5）麻醉前用药：成人术前 0.5 ～ 1 小时，肌注 0.5 mg（1 支）；小儿皮下注射用量为：体重 3 kg 以下者为 0.1 mg（0.2 支），体重 7 ～ 9 kg 为 0.2 mg（0.4 支），体重 12 ～ 16 kg 为 0.3 mg（0.6 支），体重 20 ～ 27 kg 为 0.4 mg（0.8 支），体重 32 kg 以上为 0.5 mg（1 支）。

【不良反应】

不同剂量所致的不良反应大致如下：0.5 mg，轻微心率减慢，略有口干及少汗；1 mg，口干、心率加速、瞳孔轻度扩大；2 mg，心悸、显著口干、瞳孔扩大，有时出现视物模糊；5 mg，上述症状加重，并有语言不清、烦躁不安、皮肤干燥发热、小便困难、肠蠕动减少；10 mg 以上，上述症状更重，脉速而弱，中枢兴奋现象严重，呼吸加快加深，出现谵妄、幻觉、惊厥等；严重中毒时可由中枢兴奋转为抑制，产生昏迷和呼吸麻痹等。最低致死剂量成人约为 80 ～ 130 mg，儿童为 10 mg。发热、速脉和腹泻者及老年人慎用。

【注意事项】

（1）对其他颠茄生物碱不耐受者，对本品也不耐受。

（2）孕妇静脉注射阿托品可使胎儿心动过速。

（3）本品可分泌入乳汁，并有抑制泌乳作用。

（4）婴幼儿对本品的毒性反应极其敏感，特别是痉挛性麻痹与脑损伤的小儿，反应更强烈，环境温度较高时，因闭汗作用有致体温急骤升高的危险，使用时要严密观察。

（5）老年人容易发生抗M胆碱样副作用，如排尿困难、便秘、口干（特别是男性），也易诱发未经诊断的青光眼，一经发现，应立即停药。本品对老年人尤易致汗液分泌减少，影响散热，故夏天慎用。

（6）下列情况应慎用：①脑损害，尤其是儿童；②心脏病，特别是心律失常、充血性心力衰竭、冠心病、二尖瓣狭窄等；③反流性食管炎、食管与胃运动减弱、下食管括约肌松弛，可使胃排空延迟，从而造成胃潴留，并增加胃食管的反流；④青光眼患者禁用，20岁以上患者存在潜隐性青光眼时，有诱发的风险；⑤溃疡性结肠炎，用量大时肠能动度降低，可导致麻痹性肠梗阻，并可诱发加重中毒性巨结肠；⑥前列腺肥大引起的尿路感染（膀胱张力减低）及尿路阻塞性疾病，可导致完全性尿潴留。

（7）对诊断的干扰：酚磺酞试验时可减少酚磺酞的排出量。

【规格与贮藏】

注射剂，0.5 mg：1 mL。密闭保存。

（九）盐酸消旋山莨菪碱注射液

【药理作用】

具有外周抗M胆碱受体作用，能解除乙酰胆碱所致平滑肌痉挛，也能解除微血管痉挛，改善微循环。对胃肠道平滑肌有松弛作用，并抑制其蠕动，作用较阿托品稍弱，其抑制消化道腺体分泌作用为阿托品的1/10。抑制唾液腺分泌及扩瞳作用较弱，为阿托品的1/20～1/10。因不易通过血-脑屏障，故中枢作用亦弱于阿托品。

【适应证】

抗M胆碱药，主要用于解除平滑肌痉挛，

如胃肠绞痛、胆道痉挛及急性微循环障碍及有机磷中毒等。

【用法用量】

（1）常用量：成人每次肌注5～10 mg，小儿0.1～0.2 mg/kg，每日1～2次。

（2）抗休克及有机磷中毒：静注，成人每次10～40 mg，小儿每次0.3～2 mg/kg，必要时每隔10～30分钟重复给药，也可增加剂量。病情好转后应逐渐延长给药间隔，直至停药。

【不良反应】

常见的有口干、面红、视物模糊等；少见的有心跳加快、排尿困难等；上述症状多在1～3小时内消失。用量过大时可出现阿托品样中毒症状。

【注意事项】

（1）急腹症诊断未明确时，不宜轻易使用。

（2）夏季用药时，因其闭汗作用，可使体温升高。

（3）静滴过程中若出现排尿困难，对于成人可肌注新斯的明0.5～1.0 mg或氢溴酸加兰他敏2.5～5 mg，对于小儿可肌注新斯的明0.01～0.02 mg/kg，以解除症状。

【规格与贮藏】

注射剂，1 mL：10 mg。密闭保存。

（十）纳洛酮

【药理作用】

纳洛酮化学结构和吗啡相似，对阿片μ、κ及δ型受体都有阻滞作用。纳洛酮通过对内啡肽的拮抗作用而发挥兴奋中枢神经、兴奋呼吸、抑制中枢迷走神经作用。可使血中去甲肾上腺素和肾上腺素水平升高，使血压上升。纳洛酮尚能改善大脑皮质氧的供应，增加神经细胞的电活动，稳定溶酶体，降低心肌抑制因子的作用。纳洛酮还可通过血-脑屏障。静脉注射2～3

分钟起效，作用持续 45 ～ 90 分钟，血浆半衰期为 90 分钟。在肝脏代谢，经肾脏排出。

【应用】

（1）麻醉镇痛和非麻醉镇痛药过量，安眠药中毒、急性乙醇中毒、休克、脑梗死、新生儿缺血缺氧性脑病等。

（2）急性呼吸衰竭、阿尔茨海默病（老年性痴呆）、慢性阻塞性肺病等。

【用法】

（1）静脉注射。一次 0.4 ～ 0.8 mg，稀释后静脉注射，必要时可重复给药或静脉滴注。吗啡成瘾者急性过量呼吸抑制时，每 2 ～ 3 分钟静脉注射 0.1 ～ 0.2 mg，显效后给药间隔时间延长或改为静脉滴注。

（2）无静脉通路时可皮下或肌内注射。口服无效。

【注意事项】

不良反应较少，可引起头昏、恶心、呕吐、血压升高等。高血压和心功能不全者慎用。

【制剂及贮藏】

0.4 mg；1.0 mg；2.0 mg；4.0 mg。密闭，在凉暗干燥处保存（避光，不超过 20 ℃保存）。

（十一）盐酸戊乙奎醚注射液（长托宁）

【药理作用】

盐酸戊乙奎醚注射液（长托宁）是国家一类新药，M_1、M_3 选择性抗胆碱药，与阿托品相比具有高效、强效、长效而毒副作用小的特点。

（1）长托宁具有全面的中枢和外周抗毒蕈碱型胆碱能受体（M 型受体）和抗烟碱受体（N 型受体）的作用。长托宁的血液峰值浓度是阿托品的 2 倍，半衰期是阿托品的 2.5 倍。

（2）本品选择性作用于 M_1 和 M_3 胆碱能受体，对位于心脏和神经元突触前膜的 M_2 受体无明显作用，有效避免了阿托品因缺乏 M_2 受体亚型选择性而导致的心动过速、阻断突触 M_2 受体调控功能。

【适应证】

本品为选择性抗胆碱药。①用于麻醉前给药以抑制唾液腺和气道腺体分泌。②用于有机磷毒物（农药）中毒急救治疗和中毒后期或胆碱酯酶老化后维持阿托品化。

【用法用量】

用法：肌内注射。用量：①麻醉前用药，术前半小时，成人用量：0.5 ～ 1 mg。②救治有机磷毒物（农药）中毒：根据中毒程度选用首次用量。轻度中毒，1 ～ 2 mg，必要时伍用氯解磷定 500 ～ 750 mg。中度中毒，2 ～ 4 mg，同时伍用氯解磷定 750 ～ 1500 mg。重度中毒，4 ～ 6 mg，同时伍用氯解磷定 1500 ～ 2500 mg。首次用药 45 分钟后，如仅有恶心、呕吐、出汗、流涎等毒蕈碱样症状时，只应用盐酸戊乙奎醚 1 ～ 2 mg；仅有肌颤、肌无力等烟碱样症状或胆碱酯酶活力低于 50% 时，只应用氯解磷定 1000 mg，无氯解磷定时可用解磷定代替。如上述症状均有时，重复应用盐酸戊乙奎醚和氯解磷定的首次半量 1 ～ 2 次。中毒后期或胆碱酯酶老化后可用盐酸戊乙奎醚 1 ～ 2 mg 维持阿托品化，每次间隔 8 ～ 12 小时。

【不良反应】

治疗剂量时常常伴有口干、面红和皮肤干燥等。如用量过大，可出现头晕、尿潴留、谵妄和体温升高等。一般不须特殊处理，停药后可自行缓解。

【注意事项】

（1）本品对心脏（M_2 受体）无明显作用，故对心率无明显影响。

（2）当用本品治疗有机磷毒物（农药）中毒时，不能以心跳加快来判断是否"阿托品化"，而应以口干和出汗消失或皮肤干燥等症状判断"阿托品化"。

（3）因抑制呼吸道腺体分泌，故对于严重的呼吸道感染伴痰少、黏稠者，慎用。

（4）心跳不低于正常值时，一般不需伍用阿托品。

（5）本品消除半衰期较长，每次用药间隔时间不宜过短，剂量不宜过大。

【规格与贮藏】

注射剂，1 mg：1 mL。密闭保存，应在有效期内使用。

（十二）盐酸甲氧氯普胺注射液

【药理作用】

本品为多巴胺 D_2 受体拮抗剂，同时还具有 5-羟色胺第4($5-HT_4$)受体激动效应，对 $5-HT_3$ 受体有轻度抑制作用。可作用于延髓催吐化学感受区（CTZ）中多巴胺受体而提高 CTZ 的阈值，具有强大的中枢性镇吐作用。本品亦能阻断下丘脑多巴胺受体，抑制催乳素抑制因子，促进泌乳素分泌，故有一定的催乳作用。对中枢其他部位的抑制作用较微，有较弱的安定作用，较少引起催眠作用。对于胃肠道的作用主要在上消化道，促进胃及上部肠段的运动；提高静息状态胃肠道括约肌的张力，增加下食管括约肌的张力和收缩的幅度，使食管下端压力增加，阻滞胃食管反流，加强胃和食管蠕动，并增强对食管内容物的廓清能力，促进胃的排空；促进幽门、十二指肠及上部空肠的松弛，形成胃窦、胃体与上部小肠间的功能协调。这些作用也可增强本品的镇吐效应。

【适应证】

镇吐药。①用于化疗、放疗、手术、颅脑损伤、脑外伤后遗症、海空作业及药物引起的呕吐；②用于急性胃肠炎、胆道胰腺、尿毒症等各种疾患之恶心、呕吐症状的对症治疗；③用于诊断性十二指肠插管前，有助于顺利插管；胃肠钡剂 X 线检查，可减轻恶心、呕吐反应，促进钡剂通过。

【用法用量】

肌内或静脉注射。成人：一次 10 ～ 20 mg，一日剂量不超过 0.5 mg/kg。小儿：6 岁以下，每次 0.1 mg/kg；6 ～ 14 岁，一次 2.5 ～ 5 mg。肾功能不全者，剂量减半。

【不良反应】

（1）较常见的不良反应为：昏睡、烦躁不安、疲惫无力。

（2）少见的反应有：乳腺肿痛、恶心、便秘、皮疹、腹泻、睡眠障碍、眩晕、严重口渴、头痛、容易激动。

（3）用药期间出现乳汁增多，由催乳素的刺激所致。

（4）注射给药可引起直立性低血压。

（5）大剂量长期应用可能因阻断多巴胺受体，使胆碱能受体相对亢进而导致锥体外系反应（特别是年轻人），可出现肌震颤、发音困难、共济失调等，可用苯海索等抗胆碱药物治疗。

【注意事项】

（1）对晕动病所致呕吐无效。

（2）醛固酮与血清催乳素浓度可因甲氧氯普胺的使用而升高。

（3）严重肾功能不全患者剂量至少须减少 60%，这类患者容易出现锥体外系症状。

（4）甲氧氯普胺静脉注射时须慢速，1 ～ 2 分钟完成注射。若快速给药，患者可出现躁动不安，随即进入昏睡状态。

（5）因本品可降低西咪替丁的口服生物利用度，若两药必须合用，间隔时间至少要 1 小时。

（6）本品遇光变成黄色或黄棕色后，毒性增高。

【规格与贮藏】

注射剂，10 mg：2 mL。密闭保存。

（十三）盐酸利多卡因注射液

【药理作用】

本品为酰胺类局麻药。血液吸收后或静脉给药，对中枢神经系统有明显的兴奋和抑制双相作用，且可无先驱的兴奋，血药浓度较低时，出现镇痛和瞌睡、痛阈提高；随着剂量加大，作用或毒性增强，亚中毒血药浓度时有抗惊厥作用；当血药浓度超过 5 µg/mL，可发生惊厥。本品在低剂量时，可促进心肌细胞内 K^+ 外流，降低心肌的自律性，而具有抗室性心律失常作用；在治疗剂量时，对心肌细胞的电活动、房室传导和心肌的收缩无明显影响；血药浓度进一步升高，可引起心脏传导速度减慢，房室传导阻滞，抑制心肌收缩力和使心排血量下降。

【适应证】

本品为局麻药及抗心律失常药。主要用于浸润麻醉、硬膜外麻醉、表面麻醉（包括在胸腔镜检查或腹腔手术时用于黏膜麻醉）及神经传导阻滞。本品可用于急性心肌梗死后室性早搏和室性心动过速，亦可用于洋地黄类中毒、心脏外科手术及心导管术引起的室性心律失常。本品对室上性心律失常通常无效。

【用法用量】

1. 麻醉用

（1）成人常用量：①表面麻醉：2%～4% 溶液，一次不超过 100 mg；注射给药时一次量不超过 4.5 mg/kg（不用肾上腺素）或 7 mg/kg（用 1：200000 浓度的肾上腺素）；②骶管阻滞用于分娩镇痛：用 1.0% 溶液，以 200 mg 为限；③硬脊膜外阻滞：胸腰段用 1.5%～2.0% 溶液，250～300 mg；④浸润麻醉或静注区域阻滞：用 0.25%～0.5% 溶液，50～300 mg；⑤外周神经阻滞：臂丛（单侧）用 1.5% 溶液，250～300 mg；牙科用 2% 溶液，20～100 mg；肋间神经（每支）用 1% 溶液，30～50 mg，300 mg 为限；宫颈旁浸润用 0.5%～1.0% 溶液，左右侧各 100 mg；椎旁脊神经阻滞（每支）用 1.0% 溶液，30～50 mg，300 mg 为限；阴部神经用 0.5%～1.0% 溶液，左右侧各 100 mg；⑥交感神经节阻滞：颈星状神经用 1.0% 溶液，50 mg；腰麻用 1.0% 溶液，50～100 mg；⑦一次限量，不加肾上腺素为 200 mg（4 mg/kg），加肾上腺素为 300～350 mg（6 mg/kg）；静注区域阻滞，极量 4 mg/kg；治疗用静注，第一次初量 1～2 mg/kg，极量 4 mg/kg，成人静滴每分钟以 1 mg 为限；反复多次给药，间隔时间不得短于 45～60 分钟。

（2）小儿常用量：随个体而异，一次给药总量不得超过 4.0～4.5 mg/kg，常用 0.25%～0.5% 溶液，特殊情况才用 1.0% 溶液。

2. 抗心律失常

（1）常用量：①静脉注射按体重 1～1.5 mg/kg（一般用 50～100 mg）作首次负荷量静注 2～3 分钟，必要时每 5 分钟后重复静脉注射 1～2 次，但 1 小时之内的总量不得超过 300 mg。②静脉滴注一般以 5% 葡萄糖注射液配成 1～4 mg/mL 药液滴注或用输液泵给药。在用负荷量后可继续以每分钟 1～4 mg 的速度静滴维持，或以每分钟按体重 0.015～0.03 mg/kg 的速度静脉滴注。对老年人、心力衰竭患者、心源性休克患者、肝血流量减少患者、肝或肾功能障碍患者应减少用量，以每分钟 0.5～1 mg 静滴。即可用本品 0.1% 溶液静脉滴注，每小时不超过 100 mg。

（2）极量：静脉注射 1 小时内最大负荷量按体重 4.5 mg/kg（或 300 mg）。最大维持量为每分钟 4 mg。

【不良反应】

（1）本品可作用于中枢神经系统，引起嗜睡、感觉异常、肌肉震颤、惊厥、昏迷及呼吸抑制等不良反应。

（2）可引起低血压及心动过缓。血药浓度过高，可引起心房传导速度减慢、房室传导阻滞及抑制心肌收缩和使心输出量下降。

【注意事项】

（1）非静脉给药时，应防止误入血管，并注意局麻药中毒症状的诊治。

（2）用药期间应注意监测血压、心电图，并备有抢救设备；心电图 P-R 间期延长或 QRS 波增宽，出现其他心律失常或原有心律失常加重者应立即停药。

【规格与贮藏】

注射剂，0.1 g：5 mL；0.4 g：20 mL。密闭保存。

（十四）盐酸维拉帕米注射液

【药理作用】

（1）盐酸维拉帕米为钙离子拮抗剂。通过调节心肌传导细胞、心肌收缩细胞及动脉血管平滑肌细胞细胞膜上的钙离子内流，发挥其药理学作用，但不改变血清钙浓度。

（2）盐酸维拉帕米扩张心脏正常部位和缺血部位的冠状动脉主干和小动脉，拮抗自发的或麦角新碱诱发的冠状动脉痉挛，可增加冠状动脉痉挛患者心肌氧的递送，解除和预防冠状动脉痉挛；维拉帕米减少总外周阻力，降低心肌耗氧量。可用于治疗变异型心绞痛和不稳定型心绞痛。

（3）维拉帕米减少钙离子内流，延长房室结的有效不应期，减慢传导，可降低慢性心房颤动和心房扑动患者的心室率；减少阵发性室上性心动过速发作的频率。通常维拉帕米不影响正常的窦性心律，但可导致病窦综合征患者窦性停搏或窦房阻滞；维拉帕米不改变正常心房的动作电位或室内传导时间，但它降低被抑制的心房纤维去极化的振幅和速度及传导速度，可能缩短附加旁路通道的前向有效不应期，加速房室旁路合并心房扑动或心房颤动患者的心室率，甚至会诱发心室颤动。

（4）维拉帕米通过降低体循环的血管阻力产生降低血压作用，一般不引起体位性低血压或反射性心动过速。

（5）维拉帕米减轻后负荷，抑制心肌收缩，可改善左室舒张功能。在心肌等长或动力性运动中，维拉帕米不改变心室功能正常患者的心脏收缩功能。器质性心脏疾病的患者，维拉帕米的负性肌力作用可被降低后负荷的作用抵消，心脏指数无下降。但严重左室功能不全的患者（例如肺楔压大于 20 mmHg 或射血分数小于 30%），或服用 β 受体阻滞剂或其他心肌抑制药物的患者，可能出现心功能恶化。

（6）动物试验提示维拉帕米的局部麻醉作用，是普鲁卡因等摩尔的 1.6 倍。在人体该作用及剂量尚不清楚。

【适应证】

（1）快速阵发性室上性心动过速的转复。应用维拉帕米之前应首选抑制迷走神经的手法治疗（如 Valsalva 法）。

（2）心房扑动或心房颤动心室率的暂时控制。心房扑动或心房颤动合并房室旁路通道（预激综合征和 LGL 综合征）时除外。

【用法用量】

必须在持续心电监测和血压监测下，缓慢静脉注射至少 2 分钟。本品注射液与林格氏液、5% 葡萄糖注射液或氯化钠注射液均无配伍禁忌。因无法确定重复静脉给药的最佳给药间隔，必须个体化治疗。一般起始剂量为 5 ～ 10 mg（或按体重 0.075 ～ 0.15 mg/kg 体重），稀释后缓慢静脉推注至少 2 分钟。如果初反应不令人满意，首剂 15 ～ 30 分钟后再给一次 5 ～ 10 mg 或者按体重 0.15 mg/kg。静脉滴注给药，每小时 5 ～ 10 mg，加入氯化钠注射液或 5% 葡萄糖注射液中静滴，一日总量不超过 50 ～ 100 mg。

【不良反应】

发生率高于 1% 的不良反应：症状性低血压（1.5%）、心动过缓（1.2%）、眩晕（1.2%）、头痛（1.2%）、皮疹（1.2%）、严重心动过速（1.0%）。发生率低于 1% 的不良反应：恶心（0.9%）、腹部不适（0.6%）、静脉给药期间发作癫痫、精神抑郁、嗜睡、旋转性眼球震颤、眩晕、出汗、超敏患者发生支气管/喉部痉挛伴搔痒和荨麻疹、呼吸衰竭等。

【注意事项】

（1）低血压：静脉注射维拉帕米引起的血压下降一般是一过性和无症状的，但也可能发生眩晕。静脉注射维拉帕米之前静脉给予钙剂可预防该血流动力学反应。

（2）极度心动过缓/心脏停搏：维拉帕米影响房室结和窦房结，罕见导致 II 或 III 度房室传导阻滞、心动过缓，更甚者心脏停搏，易发生在病窦综合征患者，这类疾病老年人多发。须立即采取适当的治疗。

（3）心力衰竭：轻度心力衰竭的患者如有可能必须在使用维拉帕米治疗之前已由洋地黄类或利尿剂所控制。中到重度心功能不全者可能会出现心力衰竭急性恶化。

（4）房室旁路通道（预激或 LGL 综合征）：房室旁路通道合并心房扑动或心房颤动患者静脉用维拉帕米治疗，会通过加速房室旁路的前向传导，引起心室率加快，甚至诱发心室颤动。此类患者禁止使用。

（5）肝或肾功能损害：严重肝肾功能不全可能不增强维拉帕米的药效，但可能延长其作用时间。反复静脉给药可能会导致蓄积，产

生过度药效。如果必须重复静脉给药，必须严密监测血压和 P-R 间期或药效过度的其他表现。

（6）肌肉萎缩：静脉给维拉帕米可诱发呼吸肌衰竭。肌肉萎缩患者慎用。

（7）颅内压增高：静脉给维拉帕米可升高幕上肿瘤患者的颅内压，故颅内压增高者应用时要小心。

【规格与贮藏】

注射剂，5 mg：2 mL。遮光，密闭保存。

（十五）去乙酰毛花苷注射液

【药理作用】

（1）正性肌力作用：本品选择性地与心肌细胞膜 Na^+-K^+-ATP 酶结合而抑制该酶活性，使心肌细胞膜内外 Na^+-K^+ 主动偶联转运受损，心肌细胞内 Na^+ 浓度升高，从而使肌膜上 Na^+Ca^{2+} 交换趋于活跃，使细胞质内 Ca^{2+} 增多，肌浆网内 Ca^{2+} 储量亦增多，心肌兴奋时，有较多的 Ca^{2+} 释放；心肌细胞内 Ca^{2+} 浓度增高，激动心肌收缩蛋白从而增加心肌收缩力。

（2）负性频率作用：其正性肌力作用，使衰竭心脏心输出量增加，血流动力学状态改善，消除交感神经张力的反射性增高，并增强迷走神经张力，因而减慢心率、延缓房室传导。此外，小剂量时提高窦房结对迷走神经冲动的敏感性，可增强其减慢心率的作用。其负性频率作用，使舒张期相对延长，有利于增加心肌血供；大剂量（通常接近中毒量）则可直接抑制窦房结、房室结和希氏束而呈现窦性心动过缓和不同程度的房室传导阻滞。

（3）心脏电生理作用：通过对心肌电活动的直接作用和对迷走神经的间接作用，降低窦房结自律性；提高浦肯野氏纤维自律性；减慢房室结传导速度，延长其有效不应期，导致房室结隐匿性传导增加，可减慢心房纤颤或心房扑动的心室率；由于本药可缩短心房有效不

应期，当用于房性心动过速和房扑时，可能导致心房率的加速和心房扑动转为心房纤颤；缩短浦肯野氏纤维有效不应期。

【适应证】

（1）主要用于心力衰竭。由于其作用较快，适用于急性心功能不全或慢性心功能不全急性加重的患者。

（2）亦可用于控制伴快速心室率的心房颤动、心房扑动患者的心室率。

（3）终止室上性心动过速起效慢，已少用。

【用法用量】

静脉注射。成人常用量：用 5% 葡萄糖注射液稀释后缓慢注射，首剂 0.4 ~ 0.6 mg（1 ~ 1.5 支），以后每 2 ~ 4 小时可再给 0.2 ~ 0.4 mg（0.5 ~ 1 支），总量 1 ~ 1.6 mg（2.5 ~ 4 支）。小儿常用量：按下列剂量分 2 ~ 3 次间隔 3 ~ 4 小时给予。早产儿和足月新生儿或肾功能减退、心肌炎患儿，肌内或静脉注射按体重 0.022 mg/kg；2 周 ~ 3 岁幼儿，按体重 0.025 mg/kg。本品静脉注射获满意疗效后，可改用地高辛常用维持量以保持疗效。

【不良反应】

（1）常见的不良反应包括：新出现的心律失常、胃纳不佳或恶心、呕吐（刺激延髓中枢）、下腹痛、异常无力、软弱。

（2）少见的反应包括：视力模糊或"黄视"（中毒症状）、腹泻、中枢神经系统反应如精神抑郁或错乱。

（3）罕见的反应包括：嗜睡、头痛及皮疹、荨麻疹（过敏反应）。

（4）在洋地黄中毒的表现中，心律失常最重要，最常见者为室性早搏，约占心脏反应的 33%。其次为房室传导阻滞，阵发性或加速性交界性心动过速，阵发性房性心动过速伴房室传导阻滞，室性心动过速、窦性停搏、心室颤动等。儿童心律失常比其他反应多见，但

室性心律失常比成人少见。新生儿可有 P-R 间期延长。

【注意事项】

过量时可有恶心、头痛、黄视、室性期前收缩、室性心动过速及传导阻滞等。当出现室性心动过速时，如存在低钾血症应积极补充，如无低钾，则静脉使用利多卡因或苯妥英钠。因可诱发室颤，故不宜使用电复律。如出现室颤可使用小能量电复律。单纯舒张功能不全不宜使用，禁与静脉钙剂合用。

【规格与贮藏】

注射剂，2 mL：0.4 mg。遮光，密闭保存。

（十六）硝普钠

【药理作用】

硝普钠是直接作用于动静脉的强血管扩张剂，其降压作用迅速，维持时间短，一般静脉滴注，调整滴速和剂量，使血压控制在一定水平。血压下降时可反射性加快心率，本品对动脉和静脉均有舒张作用，可降低心脏前后负荷，心输出量无明显改变。无耐受性。

【适应证】

（1）用于高血压急症，如高血压危象、高血压脑病、恶性高血压、嗜铬细胞瘤手术前后阵发性高血压等的紧急降压，也可用于外科麻醉期间控制性降压。

（2）用于急性心力衰竭，包括急性肺水肿。亦用于急性心肌梗死或瓣膜（二尖瓣或主动脉瓣）关闭不全时的急性心力衰竭。

【用法用量】

用前将 50 mg 溶解于 5 mL 5% 葡萄糖注射液中，再稀释于 250 ~ 1000 mL 5% 葡萄糖注射液中，在避光输液瓶中静脉滴注。

（1）成人常用量：静脉滴注，开始按每分钟按体重 0.5 μg/kg。根据治疗反应以每分钟按体重 0.5 μg/kg 递增，逐渐调整剂量，常用剂

量为每分钟按体重 3 μg/kg，极量为每分钟按体重 10 μg/kg。总量为按体重 3.5 mg/kg。

（2）小儿常用量：静脉滴注，开始每分钟按体重 1.4 μg/kg，再根据效应逐渐调整用量。

【不良反应】

短期应用适量不致发生不良反应。

（1）本品毒性反应来自其代谢产物氰化物和硫氰酸盐。氰化物是中间代谢物，硫氰酸盐为最终代谢产物，如氰化物不能正常转换为硫氰酸盐，则造成氰化物血浓度升高，此时硫氰酸盐血浓度虽正常也可发生中毒。

（2）麻醉中控制性降压时若突然停用本品，尤其血药浓度较高而突然停药，可能发生反跳性血压升高。

（3）以下四种情况出现不良反应。

①血压降低过快过剧，出现眩晕、大汗、头痛、肌肉颤搐、神经紧张或焦虑，烦躁、胃痛、反射性心动过速或心律不齐，症状的发生与静脉给药速度有关，与总量关系不大。减量给药或停止给药可好转。

②硫氰酸盐中毒或超量时，可出现运动失调、视力模糊、谵妄、眩晕、头痛、意识丧失、恶心、呕吐、耳鸣、气短。停止给药可好转。

③氰化物中毒或超量时，可出现反射消失、昏迷、心音遥远、低血压、脉搏消失、皮肤粉红色、呼吸浅、瞳孔散大。应停止给药并对症治疗（参见下方【药物过量】）。

④皮肤：光敏感与疗程及剂量有关，皮肤石板蓝样色素沉着，停药后经较长时间（1～2年）才渐退。其他过敏性皮疹，停药后消退较快。

【药物过量】

血压过低时减慢滴速或暂停本品即可纠正。如有氰化物中毒征象，吸入亚硝酸异戊酯或静滴亚硝酸钠或硫代硫酸钠均有助于将氰化物转为硫氰酸盐而降低氰化物血药浓度。

【注意事项】

（1）本品对光敏感，溶液稳定性较差，滴注溶液应新鲜配制并迅速将输液瓶用黑纸或铝箔包裹避光。新配溶液为淡棕色，如变为暗棕色、橙色或蓝色，应弃去。溶液的保存与应用不应超过 24 小时。溶液内不宜加入其他药品。

（2）配制溶液只可静脉慢速点滴，切不可直接推注。最好使用微量输液泵，这样可以精确控制给药速度，从而减少不良反应发生率。

（3）对诊断的干扰：用本品时血二氧化碳分压（PCO_2）、pH 值、碳酸氢盐浓度可能降低；血浆氰化物、硫氰酸盐浓度可能因本品代谢后产生而增高，本品超量时动脉血乳酸盐浓度可增高，提示代谢性酸中毒。

（4）下列情况慎用。

①脑血管或冠状动脉供血不足时，对低血压的耐受性降低。

②麻醉中控制性降压时，如有贫血或低血容量应先予纠正再给药。

③脑病或其他颅内压增高时，扩张脑血管可进一步增高颅内压。

④肝、肾功能损害时，本品可能加重肝、肾损害。

⑤甲状腺功能过低时，本品的代谢产物硫氰酸盐可抑制碘的摄取和结合，因而可能加重病情。

⑥肺功能不全时，本品可能加重低氧血症。

⑦维生素 B12 缺乏时使用本品，可能使病情加重。

（5）使用本品过程中，应经常测血压，最好在监护室内进行；肾功能不全而本品应用超过 48～72 小时者，每天须测定血浆中氰化物或硫氰酸盐，保持硫氰酸盐不超过 100 μg/mL；氰化物不超过 3 μmol/mL，急性心肌梗死患者使用本品时须测定肺动脉舒张压或嵌压。

（6）药液有局部刺激性，谨防外渗，推荐自中心静脉给药。

（7）青壮年男性患者麻醉期间用本品作控制性降压时，需要用大量，甚至接近极量。

（8）如静滴已达每分钟 10 μg/kg，经 10 分钟而降压仍不满意，应考虑停用本品，改用或加用其他降压药。

（9）左心衰竭时应用本品可恢复心脏的泵血功能，但伴有低血压时，须同时加用正性肌力药，如多巴胺或多巴酚丁胺。

（10）用本品过程中，偶可出现明显耐药性，此应视为氰化物中毒的先兆征象，此时减慢滴速，即可消失。

【规格与贮藏】

粉针剂，50 mg。遮光，密闭保存。

（十七）地塞米松

【药理作用】

肾上腺皮质激素类药，其抗炎、抗过敏、抗休克作用比泼尼松更显著，而对水钠潴留和促进排钾作用很轻，对垂体 - 肾上腺抑制作用较强。

（1）抗炎作用：本产品可减轻和防止组织对炎症的反应，从而减轻炎症的表现。激素抑制炎症细胞，包括巨噬细胞和白细胞在炎症部位的集聚，并抑制吞噬作用、溶酶体酶的释放及炎症化学介质的合成和释放。

（2）免疫抑制作用：包括防止或抑制细胞介导的免疫反应、延迟性的过敏反应，减少 T 淋巴细胞、单核细胞、嗜酸性细胞的数目，降低免疫球蛋白与细胞表面受体的结合能力，并抑制白介素的合成与释放，从而降低 T 淋巴细胞向淋巴母细胞转化，并减轻原发免疫反应的扩展。可降低免疫复合物通过基底膜，并能减少补体成分和降低免疫球蛋白的浓度。

【适应证】

（1）主要用于过敏性与自身免疫性炎症性疾病。多用于结缔组织病、活动性风湿病、类风湿性关节炎、红斑狼疮、严重支气管哮喘、严重皮炎、溃疡性结肠炎、急性白血病等，也用于某些严重感染及中毒、恶性淋巴瘤的综合治疗。

（2）本品贴片用于非感染性口腔黏膜溃疡。

（3）本品软膏主要用于过敏性和自身免疫性炎症性疾病。如局限性瘙痒症、神经性皮炎、接触性皮炎、脂溢性皮炎、慢性湿疹等。

（4）用于预防和治疗急性高山病和高原脑水肿。

（5）本品混悬滴眼液用于化学、辐射、热烧伤或异物穿入引起的角膜损伤；滴眼液用于虹膜睫状体炎、虹膜炎、角膜炎、过敏性结膜炎、眼睑炎、泪囊炎等。

【用法用量】

（1）口服：成人开始剂量为一次 0.75 ～ 3 mg（1 ～ 4 片），一日 2 ～ 4 次。维持量约一日 0.75 mg（1 片），视病情而定。

（2）静脉给药：静脉注射地塞米松磷酸钠注射液每次 2 ～ 20 mg；静脉滴注时，应以 5% 葡萄糖注射液稀释，可 2 ～ 6 小时重复给药至病情稳定，但大剂量连续给药一般不超过 72 小时。

（3）肌内注射：地塞米松磷酸钠注射液一次 1 ～ 8 mg，一日一次。

（4）鞘内注射每次 5 mg，间隔 1 ～ 3 周注射一次；关节腔内注射一般每次 0.8 ～ 4 mg，按关节腔大小而定。

（5）口腔贴片：贴于患处。一次 0.3 mg，一日总量不超过 0.9 mg，连用不得超过 1 周。洗净手指后蘸少许唾液黏起黄色面，将白色层贴于患处，并轻压 10 ～ 15 秒，使其黏牢，无须取出，直至全部溶化。

（6）软膏外用给药：涂患处，一日 2～3 次。

（7）治疗高原脑水肿：口服给药起始剂量 8 mg，维持剂量 4 mg，每 6 小时一次，直至症状缓解。

（8）经眼给药：一日 3～4 次，用前摇匀。

【不良反应】

糖皮质激素在应用生理剂量替代治疗时无明显不良反应，不良反应多发生在应用药理剂量时，而且与疗程、剂量、用药种类、用法及给药途径等有密切关系。常见不良反应有以下几类。

（1）长期使用可引起以下副作用：医源性库欣综合征面容和体态、体重增加、下肢浮肿、紫纹、易出血倾向、创口愈合不良、痤疮、月经紊乱、肱或股骨头缺血性坏死、骨质疏松及骨折（包括脊椎压缩性骨折、长骨病理性骨折）、肌无力、肌萎缩、低血钾综合征、胃肠道刺激（恶心、呕吐）、胰腺炎、消化性溃疡或穿孔，青光眼、白内障、良性颅内压升高综合征、糖耐量减退和糖尿病加重。

（2）患者可出现精神症状：欣快感、激动、谵妄、不安、定向力障碍，也可表现为抑制。精神症状尤易发生于患慢性消耗性疾病的人及以往有过精神不正常者。

（3）并发感染为肾上腺皮质激素的主要不良反应。以真菌、结核菌、葡萄球菌、变形杆菌、绿脓杆菌和各种疱疹病毒为主。

（4）糖皮质激素停药综合征。有时患者在停药后出现头晕、昏厥倾向、腹痛或背痛、低热、食欲减退、恶心、呕吐、肌肉或关节疼痛、头疼、乏力、软弱，经仔细检查如能排除肾上腺皮质功能减退和原来疾病的复燃，则可考虑为对糖皮质激素的依赖综合征。

（5）经眼给药长期频繁用药可引起青光眼、白内障，诱发真菌性眼睑炎。

【注意事项】

（1）结核病、急性细菌性或病毒性感染患者应用时，必须给予适当的抗感染治疗。

（2）长期服药后，停药时应逐渐减量。

（3）糖尿病、骨质疏松症、肝硬化、肾功能不良、甲状腺功能低下患者慎用。

（4）有溃疡病、血栓性静脉炎、活动性肺结核、肠吻合术后患者忌用或慎用。

（5）真菌性或病毒性皮肤病禁用本品软膏剂，对本药及其他皮质类固醇过敏者禁用，并发细菌及病毒感染时应与抗菌药物合用，外用软膏剂不能长期大面积应用。

（6）眼部细菌性或病毒性感染时应与抗生素药物合用。青光眼慎用，长期使用应定期检查眼压和有无真菌、病毒感染早期症状。

【制剂规格与贮藏】

片剂：0.75 mg；遮光，密封保存。注射液：2 mg/mL，5 mg/mL；遮光，密闭保存。口腔贴片：0.3 mg/ 片；遮光，阴凉干燥处保存。软膏剂：2 mg，2.5 mg，5 mg；密闭，在凉处保存。滴眼剂：1.25 mg/5 mL；密闭，在凉暗处保存。

（十八）凝血酶冻干粉

【药理作用】

促使纤维蛋白原转化为纤维蛋白，应用于创口，使血液凝固而止血。

【用法用量】

（1）局部止血用灭菌氯化钠注射液溶解成 50～200 单位 /mL 的溶液喷雾或用本品干粉喷于创面。

（2）消化道止血用生理盐水或温开水（不超 37℃）溶解成 10～100 单位 /mL 的溶液，口服或局部灌注，也可根据出血部位及程度增减浓度、次数。

【注意事项】

（1）本品严禁注射，如误入血管可导致

血栓形成、局部坏死危及生命。

（2）本品必须直接与创面接触，才能起止血作用。

（3）本品应现用现配。

【制剂与规格】

本品为白色或类白色的冻干块状物或粉末。1 mL 中含 500 单位的 0.9% 氯化钠溶液可微显浑浊。500 单位 / 瓶。

二、抗微生物药

（一）注射用青霉素钠

【药理作用】

青霉素对溶血性链球菌等链球菌属、肺炎链球菌和不产青霉素酶的葡萄球菌具有良好抗菌作用。对肠球菌有中等度抗菌作用。淋病奈瑟菌、脑膜炎奈瑟菌、白喉棒状杆菌、炭疽芽孢杆菌、牛型放线菌、念珠状链杆菌、李斯特菌、钩端螺旋体和梅毒螺旋体对本品敏感。本品对流感嗜血杆菌和百日咳鲍特氏菌亦具一定抗菌活性，其他革兰阴性需氧或兼性厌氧菌对本品敏感性差。本品对梭状芽孢杆菌属、消化链球菌厌氧菌及产黑色素拟杆菌等具良好抗菌作用，对脆弱拟杆菌的抗菌作用差。青霉素通过抑制细菌细胞壁合成而发挥杀菌作用。

【适应证】

青霉素适用于敏感细菌所致各种感染，如脓肿、菌血症、肺炎和心内膜炎等。其中青霉素为以下感染的首选药物。①溶血性链球菌感染，如咽炎、扁桃体炎、猩红热、丹毒、蜂窝织炎和产褥热等。②肺炎链球菌感染如肺炎、中耳炎、脑膜炎和菌血症等。③不产青霉素酶葡萄球菌感染。④炭疽。⑤破伤风、气性坏疽等梭状芽孢杆菌感染。⑥梅毒（包括先天性梅毒）。⑦钩端螺旋体病。⑧回归热。⑨白喉。

⑩青霉素与氨基糖苷类药物联合用于治疗草绿色链球菌心内膜炎。

青霉素亦可用于治疗：流行性脑脊髓膜炎、放线菌病、淋病、樊尚咽峡炎、莱姆病、鼠咬热、李斯特菌感染和除脆弱拟杆菌以外的许多厌氧菌感染。风湿性心脏病或先天性心脏病患者进行口腔、牙科、胃肠道或泌尿生殖道手术和操作前，可用青霉素预防感染性心内膜炎发生。

【用法用量】

青霉素由肌内注射或静脉滴注给药。

（1）成人：肌内注射，一日 80 万～200 万单位，分 3～4 次给药；静脉滴注，一日 200 万～2000 万单位，分 2～4 次给药。

（2）小儿：肌内注射，按体重 2.5 万单位/kg，每 12 小时给药 1 次；静脉滴注，每日按体重 5 万～20 万单位 /kg，分 2～4 次给药。

（3）新生儿（足月产）：每次按体重 5 万单位 /kg，肌内注射或静脉滴注给药；出生第一周每 12 小时 1 次，一周以上者每 8 小时 1 次，严重感染每 6 小时 1 次。

（4）早产儿：每次按体重 3 万单位 /kg，出生第一周每 12 小时 1 次，2～4 周者每 8 小时 1 次，以后每 6 小时 1 次。

（5）肾功能减退患者：轻、中度肾功能损害者使用常规剂量，不须减量，严重肾功能损害者应延长给药间隔或调整剂量。当内生肌酐清除率为 10～50 mL/min 时，给药间期自 8 小时延长至 8～12 小时或给药间期不变、剂量减少 25%；内生肌酐清除率小于 10 mL/min 时，给药间期延长至 12～18 小时或每次剂量减至正常剂量的 25%～50% 而给药间期不变。

（6）肌内注射时，每 50 万单位青霉素钾溶解于 1 mL 灭菌注射用水，超过 50 万单位则须加灭菌注射用水 2 mL，不应以氯化钠注射液为溶剂；静脉滴注时给药速度不能超过每分钟 50 万单位，以免发生中枢神经系统毒性反应。

【不良反应】

（1）过敏反应：青霉素过敏反应较常见，包括荨麻疹等各类皮疹、白细胞减少、间质性肾炎、哮喘发作等和血清病型反应；过敏性休克偶见，一旦发生，必须就地抢救，予以保持气道畅通、吸氧及使用肾上腺素、糖皮质激素等治疗措施。

（2）毒性反应：少见，但静脉滴注大剂量本品或鞘内给药时，可因脑脊液药物浓度过高出现抽搐、肌阵挛、昏迷及严重精神症状等（青霉素脑病）。此种反应多见于婴儿、老年人和肾功能不全患者。

（3）赫氏反应和治疗矛盾：用青霉素治疗梅毒、钩端螺旋体病等疾病时可由于病原体死亡出现症状加剧情况，称为赫氏反应；治疗矛盾也见于梅毒患者，系治疗后梅毒病灶消失过快，而组织修补相对较慢或病灶部位纤维组织收缩，妨碍器官功能所致。

（4）二重感染：可出现耐青霉素金葡菌、革兰阴性杆菌或念珠菌等二重感染。

（5）应用大剂量青霉素钠可因摄入大量钠盐而导致心力衰竭。

【注意事项】

（1）应用本品前须详细询问药物过敏史并进行青霉素皮肤试验，皮试液为 1 mL 含 500 单位青霉素，皮内注射 0.05～0.1 mL，经 20 分钟后，观察皮试结果，呈阳性反应者禁用。必须使用者脱敏后应用，应随时做好过敏反应的急救准备。

（2）对一种青霉素过敏者可能对其他青霉素类药物、青霉胺过敏，有哮喘、湿疹、花粉症、荨麻疹等过敏性疾病患者应慎用本品。

（3）青霉素水溶液在室温时不稳定，20 单位 /mL 青霉素溶液 30 ℃放置 24 小时效价下降 56%，青霉烯酸含量增加 200 倍，因此应用本品须新鲜配制。

（4）大剂量使用本品时应定期检测电解质。

（5）对诊断的干扰：①应用青霉素期间，以硫酸铜法测定尿糖时可能出现假阳性，而用葡萄糖酶法则不受影响；②静脉滴注本品可出现血钠测定值增高；③本品可使血清丙氨酸氨基转移酶或门冬氨酸氨基转移酶升高。

【规格与贮藏】

本品为白色结晶性粉末。0.48 g：80 万单位；0.6 g：100 万单位；0.96 g：160 万单位；2.4 g：400 万单位。密闭，在干燥处保存。

（二）阿莫西林/克拉维酸钾片

【药理作用】

本品由阿莫西林与克拉维酸钾以 7：1 配比组成的复方制剂，其中阿莫西林与氨苄西林的抗敏感微生物作用类似，主要作用在微生物的繁殖阶段，通过抑制细胞壁黏多肽的生物合成而起作用；克拉维酸钾具有与青霉素类似的 β-内酰胺酶的活性部位，使大部分细菌所产生的这些酶失活，尤其对临床重要的、通过质粒介导的 β-内酰胺酶（这些酶通常与青霉素和头孢菌素的抗药性改变有关）作用更好。体外试验和临床使用结果均表明，本复方制剂对革兰氏阳性需氧微生物；如金黄色葡萄球菌；革兰氏阴性需氧微生物；如大肠杆菌、流感嗜血杆菌、克雷伯菌属、卡他莫拉克氏菌均有效。

【适应证】

本品适用于怀疑由产 β-内酰胺酶的耐阿莫西林的细菌造成的感染的短期治疗，其他情况下应考虑单独使用阿莫西林。

（1）上呼吸道感染：鼻窦炎、中耳炎等。

（2）下呼吸道感染：慢性支气管炎急性发作（特别是严重者）及支气管肺炎。

（3）生殖泌尿道及腹腔感染：膀胱炎、流产感染、盆腔炎或产后脓血症、腹腔脓毒症。

（4）皮肤及软组织感染：蜂窝组织炎、

动物咬伤、严重的齿龈脓肿合并蜂窝组织炎。

上述疾病的致病菌属中某些菌株产生 β-内酰胺酶，使之对单独使用阿莫西林不敏感。本品可用于治疗阿莫西林敏感菌及产 β-内酰胺酶的阿莫西林敏感菌引起的混合感染。这些感染无须增加其他抗 β-内酰胺酶的抗生素。

【用法用量】

（1）治疗感染用量。

成人和 12 岁以上儿童：严重感染（包括慢性及反复发作的泌尿道感染、下呼吸道感染）患者，每日两次，每次 1 片。治疗可从给予注射剂开始，然后继续用口服制剂治疗。根据症状调整疗程，未经重新检查，本品治疗不得超过 14 天。

老年患者：无须调整剂量，但有显著肾功能不全患者除外（见下方的"肾功能损害患者的用量"部分）。

肾功能损害患者：对于肾小球滤过率高于 30 mL/min 的患者，无须调整剂量。对于肾功能轻度损害（肌酐清除率高于 30 mL/min）的患者，无须调整剂量。

肝功能损害患者：谨慎用药，定期检测肝功能。目前尚无足够数据支持肝功能损害患者使用推荐剂量。

（2）用法。

口服用药：药片应完整吞下，不可咀嚼。如需要，可掰成两半后吞服。开始用餐时服用，可减少胃肠道的不适，并可得到最佳吸收。

【不良反应】

本品不良反应不常见，而且多数程度较轻，呈一过性。偶有腹泻、消化不良、恶心、呕吐等胃肠道反应，罕见生殖泌尿系统、肝脏不良反应。偶尔出现皮疹等过敏反应。如有上述病症出现，应立即停药。

【规格与贮藏】

每片含阿莫西林（按 $C_{16}H_{19}N_3O_5S$ 计）和克拉维酸钾（按 $C_8H_9NO_5$ 计）分别为 0.875 g 和 0.125 g。密封，在凉暗干燥处（避光不超过 20 ℃）保存。

（三）硫酸庆大霉素注射液

【药理作用】

本品为氨基糖苷类抗生素。对各种革兰阴性细菌及革兰阳性细菌都有良好抗菌作用，对各种肠杆菌科细菌如大肠埃希菌、克雷伯菌属、变形杆菌属、沙门菌属、志贺菌属、肠杆菌属、沙雷菌属及铜绿假单胞菌等有良好抗菌作用。奈瑟菌属和流感嗜血杆菌对本品中度敏感。对布鲁菌属、鼠疫杆菌、不动杆菌属、胎儿弯曲菌也有一定作用。对葡萄球菌属（包括金黄色葡萄球菌和凝固酶阴性葡萄球菌）中甲氧西林敏感菌株的约 80% 有良好抗菌作用，但甲氧西林耐药株则对本品多数耐药。对链球菌属和肺炎链球菌的作用较差，肠球菌属则对本品大多耐药。本品与 β-内酰胺类合用时，多数可获得协同抗菌作用。本品的作用机制是与细菌核糖体 30 S 亚单位结合，抑制细菌蛋白质的合成。近年来革兰阴性杆菌对庆大霉素耐药株显著增多。

【适应证】

（1）适用于治疗敏感革兰阴性杆菌，如大肠埃希菌、克雷伯菌属、肠杆菌属、变形杆菌属、沙雷菌属、铜绿假单胞菌及葡萄球菌甲氧西林敏感株所致的严重感染，如败血症、下呼吸道感染、肠道感染、盆腔感染、腹腔感染、皮肤软组织感染、复杂性尿路感染等。治疗腹腔感染及盆腔感染时应与抗厌氧菌药物合用，临床上多采用庆大霉素与其他抗菌药联合应用。与青霉素（或氨苄西林）合用可治疗肠球菌属感染。

（2）用于敏感细菌所致中枢神经系统感染，如脑膜炎、脑室炎时，可同时用本品鞘内注射作为辅助治疗。

【用法用量】

（1）成人：肌内注射或稀释后静脉滴注，一次 80 mg（8 万单位），或按体重一次 1 ～ 1.7 mg/kg，每 8 小时 1 次；或一次 5 mg/kg，每 24 小时 1 次，疗程为 7 ～ 14 日。静滴时将一次剂量加入 50 ～ 200 mL 的 0.9% 氯化钠注射液或 5% 葡萄糖注射液中，一日 1 次静滴时加入的液体量应不少于 300 mL，使药液浓度不超过 0.1%，该溶液应在 30 ～ 60 分钟内缓慢滴入，以免发生神经肌肉阻滞作用。

（2）小儿：肌内注射或稀释后静脉滴注，一次 2.5 mg/kg，每 12 小时 1 次；或一次 1.7 mg/kg，每 8 小时 1 次。疗程为 7 ～ 14 日，期间应尽可能监测血药浓度，尤其新生儿或婴儿。

（3）鞘内及脑室内给药：剂量为成人一次 4 ～ 8 mg，小儿（3 个月以上）一次 1 ～ 2 mg，每 2 ～ 3 日 1 次。注射时将药液稀释至不超过 0.2% 的浓度，抽入 5 mL 或 10 mL 的无菌针筒内，进行腰椎穿刺后先使相当量的脑脊液流入针筒内，边抽边推，将全部药液于 3 ～ 5 分钟内缓缓注入。

（4）肾功能减退患者的用量：按肾功能正常者每 8 小时 1 次，一次的正常剂量为 1 ～ 1.7 mg/kg，肌酐清除率为 10 ～ 50 mL/min 时，每 12 小时 1 次，一次为正常剂量的 30% ～ 70%；肌酐清除率＜ 10 mL/min 时，每 24 ～ 48 小时给予正常剂量的 20% ～ 30%。

（5）血液透析后可按感染严重程度，成人按体重一次补给剂量 1 ～ 1.7 mg/kg，小儿（3 个月以上）一次补给 2 ～ 2.5 mg/kg。

【不良反应】

（1）用药过程中可能引起听力减退、耳鸣或耳部饱满感等耳毒性反应，影响前庭功能时可发生步履不稳、眩晕。也可能发生血尿、排尿次数显著减少或尿量减少、食欲减退、极度口渴等肾毒性反应。发生率较低者有因神经肌肉阻滞或肾毒性引起的呼吸困难、嗜睡、软弱无力等。偶有皮疹、恶心、呕吐、肝功能减退、白细胞减少、粒细胞减少、贫血、低血压等。

（2）少数患者停药后可发生听力减退、耳鸣或耳部饱满感等耳毒性症状，应予以注意。

（3）全身给药合并鞘内注射可能引起腿部抽搐、皮疹、发热和全身痉挛等。

【注意事项】

（1）下列情况应慎用本品：失水、第八对脑神经损害、重症肌无力或帕金森病及肾功能损害患者。

（2）交叉过敏，对一种氨基糖苷类抗生素如链霉素、阿米卡星过敏的患者，可能对本品过敏。

（3）在用药前、用药过程中应定期进行尿常规和肾功能测定，以防止出现严重肾毒性反应。必要时作听力检查或电测听尤其高频听力测定及温度刺激试验，以检测前庭毒性。

（4）有条件时疗程中应监测血药浓度，并据以调整剂量，尤其对新生儿、老年和肾功能减退患者。每 8 小时 1 次给药者有效血药浓度应保持在 4 ～ 10 μg/mL，避免峰浓度超过 12 μg/mL，谷浓度保持在 1 ～ 2 μg/mL；每 24 小时 1 次给药者血药峰浓度应保持在 16 ～ 24 μg/mL，谷浓度应小于 1 μg/mL。接受鞘内注射者应同时监测脑脊液内药物浓度。

（5）不能测定血药浓度时，应根据测得的肌酐清除率调整剂量。

（6）给予首次饱和剂量（1 ～ 2 mg/kg）后，有肾功能不全、前庭功能或听力减退的患者所用维持量应酌减。

（7）应给予患者足够的水分，以减少对肾小管的损害。

（8）长期应用可能导致耐药菌过度生长。

（9）不宜用于皮下注射。

（10）本品有抑制呼吸作用，不得静脉推注。

（11）对诊断的干扰：本品可使丙氨酸氨基转移酶（ALT）、门冬氨酸氨基转移酶（AST）、血清胆红素浓度及乳酸脱氢酶浓度的测定值增高；血清钙、镁、钾、钠浓度的测定值可能降低。

【规格与贮藏】

注射剂，1 mL：4万单位；2 mL：8万单位。密闭，在凉暗处（避光并不超过20 ℃）保存。

（四）左氧氟沙星

【药理作用】

本品为氧氟沙星的左旋体，其体外抗菌活性约为氧氟沙星的两倍。其主要作用机制是通过抑制细菌的DNA旋转酶（细菌拓扑异构酶Ⅱ）的活性，阻止细菌DNA的复制。具有抗菌谱广、抗菌作用强的特点，对多数肠杆菌科细菌，如大肠埃希菌、克雷伯菌属、变形杆菌属、志贺菌属、沙门菌属和流感嗜血杆菌、嗜肺军团菌、淋病奈瑟菌等革兰阴性菌有较强的抗菌活性。对金黄色葡萄球菌、肺炎链球菌、化脓性链球菌等革兰阳性菌和肺炎支原体、肺炎衣原体也有抗菌作用，但对厌氧菌和肠球菌的作用较差。

【适应证】

适用于敏感细菌所引起的下列轻、中度感染。

（1）呼吸系统感染：急性支气管炎、慢性支气管炎、慢性支气管炎急性发作、弥漫性细支气管炎、支气管扩张合并感染、肺炎、咽喉炎、扁桃体炎（扁桃体周围脓肿）。

（2）泌尿系统感染：肾盂肾炎、复杂性尿路感染等。

（3）生殖系统感染：前列腺炎、附睾炎、宫腔感染、子宫附件炎、盆腔炎（疑有厌氧菌感染时可合用甲硝唑）。

（4）皮肤软组织感染：传染性脓疱病、蜂窝组织炎、淋巴管（结）炎、皮下脓肿、肛周脓肿等。

（5）肠道感染：细菌性痢疾、感染性肠炎、沙门菌属肠炎、伤寒及副伤寒等。

（6）其他感染：外伤、烧伤及手术后伤口感染、腹腔感染（必要时合用甲硝唑）、乳腺炎、胆囊炎、胆管炎、骨与关节感染及五官科感染等。

【用法用量】

支气管感染、肺部感染：一次0.3～0.4 g，一日1次，疗程7～14日。

急性单纯性下尿路感染：一次0.2 g，一日1次，疗程5～7日。

复杂性尿路感染：一次0.3～0.4 g，一日1次，疗程为10～14日。

细菌性前列腺炎：一次0.4 g，一日1次，疗程为6周。

成人常用量为一日0.3～0.4 g，如感染较重或感染病原体敏感性较差者，如铜绿假单胞菌等假单胞菌属细菌感染的治疗剂量也可增至一日0.6 g。

【不良反应】

胃肠道反应：腹部不适或疼痛、腹泻、恶心或呕吐。中枢神经系统反应可有头昏、头痛、嗜睡或失眠。过敏反应：皮疹、皮肤瘙痒，偶可发生渗出性多形性红斑及血管神经性水肿。光敏反应较少见。

偶可发生：癫痫发作、精神异常、烦躁不安、意识混乱、幻觉、震颤；血尿、发热、皮疹等间质性肾炎表现；静脉炎；结晶尿，多见于高剂量应用时；关节疼痛。

少数患者可发生血清氨基转移酶升高、血尿素氮增高及周围血象白细胞降低，多属轻度，并呈一过性。

【注意事项】

由于目前大肠埃希菌对氟喹诺酮类药物耐药者多见，应在给前留取尿培养标本，参考细菌药敏结果调整用药。

本品大剂量应用或尿 pH 值在 7 以上时可发生结晶尿。为避免结晶尿的发生，宜多饮水，保持 24 小时排尿量在 1200 mL 以上。

肾功能减退者，须根据肾功能调整给药剂量。

应用本品时应避免重度露于阳光，如发生光敏反应或其他过敏症状须停药。

肝功能减退时，如属重度（肝硬化腹水）可减少药物清除，使血药浓度增高，肝、肾功能均减退者尤为明显，均须权衡利弊后应用，并调整剂量。

原有中枢神经系统疾患者，例如癫痫及癫痫病史者均应避免应用，有指征时须仔细权衡利弊后应用。

偶有用药后跟腱炎或跟腱断裂的报告，如有上述症状发生，须立即停药，直至症状消失。

【规格与贮藏】

0.1 g/ 粒。遮光，密封保存。

（五）利巴韦林片

【药理作用】

广谱抗病毒药。体外具有抑制呼吸道合胞病毒、流感病毒、甲肝病毒、腺病毒等多种病毒生长的作用，其机制不全清楚。本品并不改变病毒吸附、侵入和脱壳，也不诱导干扰素的产生。药物进入被病毒感染的细胞后迅速磷酸化，其产物作为病毒合成酶的竞争性抑制剂，抑制肌苷单磷酸脱氢酶、流感病毒 RNA 多聚酶和 mRNA 鸟苷转移酶，从而引起细胞内鸟苷三磷酸的减少，损害病毒 RNA 和蛋白合成，使病毒的复制与传播受抑。对呼吸道合胞病毒也可能具免疫作用及中和抗体作用。

【适应证】

适用于呼吸道合胞病毒引起的病毒性肺炎与支气管炎，皮肤疱疹病毒感染。

【用法用量】

口服。①病毒性呼吸道感染：成人一次 0.15 g（1½ 片），一日 3 次，疗程 7 天。②皮肤疱疹病毒感染：成人一次 0.3 g（3 片），一日 3 次，疗程 7 天。③小儿每日按体重 10 mg/kg，分 4 次服用，疗程 7 天。6 岁以下小儿口服剂量未定。

【不良反应】

常见的不良反应有贫血、乏力等，停药后即消失。较少见的不良反应有疲倦、头痛、失眠、食欲减退、恶心、呕吐、轻度腹泻、便秘等，并可致红细胞、白细胞及血红蛋白下降。

【注意事项】

（1）有严重贫血、肝功能异常者慎用。

（2）对诊断的干扰：口服本品后引起血胆红素增高者可高达 25%。大剂量可引起血红蛋白量下降。

（3）尽早用药。呼吸道合胞病毒性肺炎病初 3 日内给药一般有效。本品不宜用于未经实验室确诊为呼吸道合胞病毒感染的患者。

（4）长期或大剂量服用对肝功能、血象有不良反应。

【规格与贮藏】

片剂，100 mg/ 片。密封保存。

（六）甲硝唑

【药理作用】

甲硝唑对厌氧微生物有杀灭作用，它在人体中还原时生成的代谢物也具有抗厌氧菌作用，抑制细菌的脱氧核糖核酸合成，从而干扰细菌生长、繁殖，最终致细菌死亡。本品有强大的杀灭滴虫作用，其机理未明。

【适应证】

用于治疗肠道和肠道外阿米巴病（如阿米巴肝脓肿、胸膜阿米巴病等）。还可用于治疗阴道滴虫病、小袋虫病和皮肤利什曼病、麦地那龙线虫感染等。目前还广泛用于厌氧菌感染的治疗。

【用法用量】

（1）肠道阿米巴病，一次 0.4～0.6 g，一日 3 次，疗程 7 日；肠道外阿米巴病，一次 0.6～0.8 g，一日 3 次，疗程 20 日。

（2）贾第虫病，一次 0.4 g，一日 3 次，疗程 5～10 日。

（3）麦地那龙线虫病，一次 0.2 g，每日 3 次，疗程 7 日。

（4）小袋虫病，一次 0.2 g，一日 2 次，疗程 5 日。

（5）皮肤利什曼病，一次 0.2 g，一日 4 次，疗程 10 日。间隔 10 日后重复一疗程。

（6）滴虫病，一次 0.2 g，一日 4 次，疗程 7 日；可同时用栓剂，每晚 0.5 g 置入阴道内，连用 7～10 日。

（7）厌氧菌感染，口服每日 0.6～1.2 g，分 3 次服，7～10 日为一疗程。

【不良反应】

15%～30% 病例出现不良反应，消化道反应最为常见，包括恶心、呕吐、食欲不振、腹部绞痛，一般不影响治疗；神经系统症状有头痛、眩晕，偶有感觉异常、肢体麻木、共济失调、多发性神经炎等，大剂量可致抽搐。少数病例发生荨麻疹、潮红、瘙痒、膀胱炎、排尿困难、口中金属味及白细胞减少等，均属可逆性，停药后自行恢复。

【注意事项】

（1）有活动性中枢神经系统疾患和血液病者禁用。

（2）原有肝脏疾病患者剂量应减少。出现运动失调或其他中枢神经系统症状时应停药。重复一个疗程之前，应做白细胞计数。厌氧菌感染合并肾功能衰竭者，给药间隔时间应由 8 小时延长至 12 小时。

（3）本品可抑制酒精代谢，用药期间应戒酒，饮酒后可能出现腹痛、呕吐、头痛等症状。

（4）对诊断的干扰：本品的代谢产物可使尿液呈深红色。

【规格与贮藏】

0.1 g/片。遮光，密封保存。

（七）磷酸奥司他韦

【药理作用】

（1）磷酸奥司他韦是其活性代谢产物的药物前体，其活性代谢产物（奥司他韦羧酸盐）是强效的选择性的流感病毒神经氨酸酶抑制剂。神经氨酸酶是病毒表面的一种糖蛋白酶，其活性对新形成的病毒颗粒从被感染细胞中释放和感染性病毒在人体内进一步播散至关重要。

（2）磷酸奥司他韦的活性代谢产物能够抑制甲型和乙型流感病毒的神经氨酸酶活性。在体外对病毒神经氨酸酶活性的半数抑制浓度低至纳克水平。在体外观察到活性代谢产物抑制流感病毒生长，在体内也观察到其抑制流感病毒的复制和致病性。

（3）本品通过抑制病毒从被感染的细胞中释放，减少甲型或乙型流感病毒的播散。

【适应证】

用于成人和 13 岁及 13 岁以上青少年的甲型和乙型流感的治疗与预防。患者应在首次出现症状 48 小时以内使用。

【用法用量】

（1）治疗：在流感症状开始的第一天或第二天（理想状态为 36 小时内）就应开始治疗。推荐口服剂量是每次 75 mg，每日 2 次，共 5 天。

（2）预防：用于与流感患者密切接触后流感预防时的，推荐口服剂量为 75 mg，每日 1 次，至少 7 天。同样应在密切接触后 2 天内开始用药。磷酸奥司他韦用于流感季节时预防流感的，推荐剂量为 75 mg，每日 1 次。服药期间一直具有预防作用。

【不良反应】

最常报告的不良事件为恶心和呕吐。出现的这些事件一般为轻度至中度事件，且通常出现在用药的前 2 天。其余不良反应包括以下现象。

（1）脸部或舌部肿胀、变态反应、过敏反应 / 过敏样反应、体温过低。

（2）皮肤：皮疹、皮炎、荨麻疹、湿疹、中毒性表皮坏死松解症、史 - 约综合征、多形性红斑。

（3）消化系统：肝炎、肝功能检查异常。

（4）心脏：心律失常。

（5）胃肠道：胃肠道出血、出血性结肠炎。

（6）神经：癫痫发作。

（7）代谢：糖尿病恶化。

（8）精神：行为异常、谵妄，包括以下症状，如幻觉、易激动、意识水平改变、意识模糊、梦魇、妄想。

【注意事项】

磷酸奥司他韦不能取代流感疫苗。磷酸奥司他韦的使用不应影响每年接种流感疫苗。磷酸奥司他韦对流感的预防作用仅在用药时才具有。只有在可靠的流行病学资料显示社区出现了流感病毒感染后才考虑使用磷酸奥司他韦治疗和预防流感。

【规格与贮藏】

75 mg/ 粒。贮存于 25 ℃以下。

三、消化系统常用药

（一）马来酸曲美布汀片

【药理作用】

（1）对消化道运动的作用：①胃运动调节作用；②对消化系统推进性运动诱发作用；③对胃排空功能的改善；④肠运动调节作用；⑤食管下端括约肌压（LESP）的调节作用；⑥对消化道平滑肌的直接作用。

（2）末梢性镇吐作用：对狗的实验发现虽对阿扑吗啡诱发的呕吐其抑制作用较弱，但对由硫酸铜诱发的呕吐，在静脉注射 3 mg/kg 或口服 60 mg/kg 后，可以明显延长诱发呕吐所需时间。

【适应证】

（1）胃肠道运动功能紊乱引起的食欲不振、恶心、呕吐、嗳气、腹胀、腹鸣、腹痛、腹泻、便秘等症状的改善。

（2）肠道易激惹综合征。

【用法用量】

成人口服，每次 0.1 ～ 0.2 g（1 ～ 2 片），一日 3 次。根据年龄、症状适当增减剂量，或遵医嘱。

【不良反应】

（1）严重不良反应：肝功能损伤（不足 0.1%）、黄疸（发生率不详），若出现过伴谷草转氨酶（GOT）、谷丙转氨酶（GPT）、碱性磷酸酶（ALP）、乳酸脱氢酶（LDH）、γ - 谷氨酰转肽酶（γ -GTP）升高等的肝功能损伤、黄疸，需要充分观察，发现异常时停药，并作适当处置。

（2）一般不良反应：偶有口渴、口内麻木、腹泻、腹鸣、便秘和心动过速、困倦、眩晕、头痛、皮疹等，发生率约为 0.4%。

【注意事项】

对本品过敏者禁用；出现不良反应应立即

停药，并作适当处置。

【规格与贮藏】

片剂，0.1 g/ 片。密封，干燥处保存。

（二）盖胃平片

【药理作用】

本品能中和胃酸，并能保护胃黏膜，作用时间长。

【适应证】

用于缓解胃酸过多引起的胃痛、胃灼热感（烧心）、反酸，也可用于慢性胃炎。

【用法用量】

口服。成人一次 3～6 片，一日 3 次，饭后、睡前或发病时嚼碎服用。

【不良反应】

（1）长期服用本品，偶见发生肾硅酸盐结石。

（2）肾功能不全患者长期大剂量服用时可出现眩晕、昏厥、心律失常或精神症状，以及异常疲乏无力（高镁血症或其他电解质失调）。

【注意事项】

（1）本品连续使用不得超过 7 天，症状未缓解，请咨询医师或药师。

（2）对本品过敏者禁用。

（3）儿童用量请咨询医师或药师。

（4）严重肾功能不全、阑尾炎、急腹症或肠梗阻、溃疡性结肠炎、慢性腹泻者禁用。

（5）因本品能妨碍磷的吸收，故不宜长期大剂量使用。低磷血症（如吸收不良综合征）患者慎用。

（6）妊娠期头三个月慎用。

（7）如服用过量或出现严重不良反应，应立即就医。

（8）本品性状发生改变时禁止使用。

（9）儿童必须在成人监护下使用。

（10）请将此药品放在儿童接触不到的地方。

【规格与贮藏】

片剂。每片含三硅酸镁 8.3 mg、氢氧化铝 33.3 mg、海藻酸 0.167 g。密封保存。

（三）蒙脱石散

【药理作用】

本品具有层纹状结构及非均匀性电荷分布，对消化道内的病毒、病菌及其产生的毒素有固定、抑制作用；对消化道黏膜有覆盖能力，并通过与黏液糖蛋白相互结合，从质和量两方面修复、提高黏膜屏障对攻击因子的防御功能。

【适应证】

成人及儿童急、慢性腹泻。

用于食道、胃、十二指肠疾病引起的相关疼痛症状的辅助治疗，但本品不作解痉剂使用。

【用法用量】

将本品（1 袋）倒入 50 mL 温水中，搅匀后服用。儿童：1 岁以下，每日 1 袋；1～2 岁，每日 1～2 袋；2 岁以上，每日 2～3 袋，均分三次服用。或遵医嘱。成人：一次 1 袋，一日 3 次。对急性腹泻服用本品治疗时，首次剂量加倍。

【不良反应】

偶见便秘，大便干结。

【注意事项】

治疗急性腹泻，应注意纠正脱水。

【规格与贮藏】

本品为灰白色粉末或微黄色细粉，味香甜。密封，在干燥处保存。

（四）健胃消食片

【适应证】

健胃消食。用于脾胃虚弱所致的食积，症见不思饮食、嗳腐酸臭、脘腹胀满；消化不良见上述证候者。

【用法用量】

口服，可以咀嚼，一次 3 片，一日 3 次。小儿酌减。

【注意事项】

（1）饮食宜清淡，忌酒及辛辣、生冷、油腻食物。

（2）高血压、心脏病、肝病、糖尿病、肾病等慢性病严重者应在医师指导下服用。

（3）儿童、孕妇、哺乳期妇女、年老体弱者应在医师指导下服用。

（4）服药 3 天症状无缓解，应去医院就诊。

（5）对本品过敏者禁用，过敏体质者慎用。

（6）本品性状发生改变时禁止使用。

（7）儿童必须在成人监护下使用。

（8）请将本品放在儿童接触不到的地方。

（9）如正在使用其他药品，使用本品前请咨询医师或药师。

【规格与贮藏】

本品为浅棕黄色的薄膜衣异形片，除去包衣后显浅棕黄色；气微香，味微甜、酸。密封，在干燥处保存。

（五）奥美拉唑肠溶片

【药理作用】

质子泵抑制剂。本品为脂溶性弱碱性药物，易浓集于酸性环境中，因此口服后可特异地分布于胃黏膜壁细胞的分泌小管中，并在此高酸环境下转化为亚磺酰胺的活性形式，然后通过二硫键与壁细胞分泌膜中的 H^+-K^+-ATP 酶（又称质子泵）的巯基呈不可逆性结合，生成亚磺酰胺与质子泵的复合物，从而抑制该酶活性，阻断胃酸分泌的最后步骤，因此本品对各种原因引起的胃酸分泌具有强而持久的抑制作用。

【适应证】

适用于胃溃疡、十二指肠溃疡、应激性溃疡、反流性食管炎和卓 - 艾综合征（胃泌素瘤）。

【用法用量】

口服，不可咀嚼。

（1）消化性溃疡：一次 20 mg（1 片），一日 1 ～ 2 次。每日晨起吞服或早晚各一次，胃溃疡疗程通常为 4 ～ 8 周，十二指肠溃疡疗程通常 2 ～ 4 周。

（2）反流性食管炎：一次 20 ～ 60 mg（1 ～ 3 片），一日 1 ～ 2 次。晨起吞服或早晚各一次，疗程通常为 4 ～ 8 周。

（3）卓 - 艾综合征：一次 60 mg（3 片），一日 1 次，以后每日总剂量可根据病情调整为 20 ～ 120 mg（1 ～ 6 片），若一日总剂量须超过 80 mg（4 片），应分两次服用。

【不良反应】

本品耐受性良好，常见不良反应是腹泻、头痛、恶心、腹痛、胃肠胀气及便秘，偶见血清氨基转移酶（ALT、AST）增高、皮疹、眩晕、嗜睡、失眠等，这些不良反应通常是轻微的，可自动消失，与剂量无关。长期治疗未见严重的不良反应，但在有些病例中可发生胃黏膜细胞增生和萎缩性胃炎。

【注意事项】

（1）治疗胃溃疡时，应首先排除溃疡型胃癌的可能，因用本品治疗可减轻其症状，从而延误治疗。

（2）肝肾功能不全者慎用。

（3）本品为肠溶片，服用时请注意不要嚼碎，以防止药物颗粒过早在胃内释放而影响疗效。

（4）本品抑制胃酸分泌的作用强，时间长，为防止抑酸过度，在一般消化性溃疡等病时，不建议大剂量长期应用（卓 - 艾氏综合征时例外）。

【规格与贮藏】

本品为肠溶包衣片，除去肠溶衣后呈类白

色。遮光，密封，在阴凉（不超过 20 ℃）干燥处保存。

（六）多潘立酮片

【药理作用】

本品为外周多巴胺受体阻滞剂，直接作用于胃肠壁，可增加食道下部括约肌张力，防止胃食道反流，增强胃蠕动，促进胃排空，协调胃与十二指肠运动，抑制恶心、呕吐，并能有效地防止胆汁反流，不影响胃液分泌。

本品不易透过血脑屏障。动物试验结果表明，多潘立酮在脑内的浓度很低，同时显示出多潘立酮对外周多巴胺受体有极强的作用。在使用者（尤其成人）中罕见锥体外系反应，但多潘立酮会促进脑垂体催乳素的释放。其抗催吐作用主要是由于其对外周多巴胺受体及血脑屏障外的化学感受器触发区多巴胺受体的双重阻滞作用。

【适应证】

（1）由胃排空延缓、胃食道反流、食道炎引起的消化不良症。上腹部胀闷感、腹胀、上腹疼痛；嗳气、胃肠胀气；恶心、呕吐；口中带有或不带有反流胃内容物的胃烧灼感。

（2）功能性、器质性、感染性、饮食性、放射性治疗或化疗所引起的恶心、呕吐。用多巴胺受体激动剂（如左旋多巴、溴隐亭等）治疗帕金森病所引起的恶心和呕吐，为本品的特效适应证。

【用法用量】

口服。成人：每日 3 ～ 4 次，每次 1 片，必要时剂量可加倍或遵医嘱。儿童（12 岁以上及 35 kg 以上）：每日 3 ～ 4 次，每次每千克体重 0.3 mg。本品应在饭前 15 ～ 30 分钟服用，若在饭后服用，吸收会有所延迟。本品日最高剂量为 80 mg。

【不良反应】

（1）偶见轻度腹部痉挛、口干、皮疹、头痛、腹泻、神经过敏、倦怠、嗜睡、头晕等。

（2）有时导致血清泌乳素水平升高、溢乳、男子乳房女性化等，但停药后即可恢复正常。

【注意事项】

本品含有乳糖，可能不适用于乳糖不耐受、半乳糖血症或葡萄糖/半乳糖吸收障碍的患者。当抗酸剂或抑制胃酸分泌药物与本品合用时，前两类药不能在饭前服用，应于饭后服用，即不宜与本品同时服用。由于多潘立酮主要在肝脏代谢，故肝功能损害的患者慎用。

严重肾功能不全（血清肌酐数值 > 6 mg/100 mL 即 > 0.6 mmol/L）患者多潘立酮的消除半衰期由 7.4 小时增加到 20.8 小时，但其血药浓度低于健康志愿者。经肾脏排泄的原型药物极少，因此肾功能不全的患者单次服药可能不须调整剂量，但须重复给药时，应根据肾功能损害的严重程度将服药频率减为每日 1 ～ 2 次，同时剂量酌减，此类患者长期用药时须定期检查。

【规格与贮藏】

本品为白色片。遮光，密闭保存。

四、心血管系统常用药

（一）硝酸甘油片

【药理作用】

主要药理作用是松弛血管平滑肌。硝酸甘油释放一氧化氮，激活鸟苷酸环化酶，使平滑肌和其他组织内的环鸟苷酸增多，导致肌球蛋白轻链去磷酸化，调节平滑肌收缩状态，引起血管扩张。硝酸甘油扩张动静脉血管床，以扩张静脉为主，其作用强度呈剂量相关性。外周静脉扩张，使血液潴留在外周，回心血量减少，左室舒张末压（前负荷）降低。扩张动脉使外周阻力（后负荷）降低。动静脉扩张使心肌耗氧量减少，缓解心绞痛。对心外膜冠状动脉分支也有扩张作用。治疗剂量可降低收缩压、舒张压和平均动脉压，常能维持有效冠状动脉灌注压，但血压过度降低或心率增快使舒张期充盈时间缩短时，有效冠状动脉灌注压则降低。使增高的中心静脉压与肺毛细血管楔嵌压、肺血管阻力与体循环血管阻力降低。心率通常稍增快，估计是血压下降的反射性作用。心脏指数可增加、降低或不变。左室充盈压和外周阻力增高伴心脏指数低的患者，心脏指数可能会有增高。

【适应证】

用于冠心病心绞痛的治疗及预防，也可用于降低血压或治疗充血性心力衰竭。

【用法用量】

成人一次用 0.25 ～ 0.5 mg（半片～ 1 片）舌下含服。每 5 分钟可重复 1 片，直至疼痛缓解。如果 15 分钟内总量达 3 片后疼痛持续存在，应立即就医。在活动或大便之前 5 ～ 10 分钟预防性使用，可避免诱发心绞痛。

【不良反应】

（1）头痛：可于用药后立即发生，可为剧痛和呈持续性。

（2）偶可发生眩晕、虚弱、心悸和其他体位性低血压的表现，尤其直立、制动的患者。

（3）治疗剂量可发生低血压反应，表现为恶心、呕吐、虚弱、出汗、苍白和虚脱。

（4）晕厥、面红、药疹和剥脱性皮炎均有报告。

（5）逾量时的临床表现，按发生率的多少，依次为：口唇指甲青紫、眩晕欲倒、头胀、气短、高度乏力、心跳快而弱、发热甚至抽搐。

【注意事项】

（1）应使用能有效缓解急性心绞痛的最小剂量，过量可能导致耐受现象。

（2）可能发生严重低血压，尤其在直立位时。

（3）应慎用于血容量不足或收缩压低的患者。

（4）发生低血压时可合并心动过缓，加重心绞痛。

（5）加重肥厚梗阻型心肌病引起的心绞痛。

（6）易出现药物耐受性。

（7）如果出现视力模糊或口干，应停药。

（8）剂量过大可引起剧烈头痛。

【规格与贮藏】

0.5 mg/ 片。遮光，密封，在阴凉（不超过 20 ℃）处保存。

（二）硝苯地平片

【药理作用】

硝苯地平为二氢砒啶类钙拮抗剂，可选择性抑制钙离子进入心肌细胞和平滑肌细胞的跨膜转运，并抑制钙离子从细胞内释放，而不改变血浆钙离子的浓度。①本品能同时舒张正常供血区和缺血区的冠状动脉，拮抗自发的或麦角新碱诱发的冠状动脉痉挛，增加冠状动脉痉挛患者心肌氧的递送，解除和预防冠状动脉痉挛。②本品可抑制心肌收缩，降低新陈代谢，减少心肌耗氧量。③本品能舒张外周阻力血管，降低外周阻力，可使收缩压和舒张压降低，减轻心脏后负荷。④本品可延缓离体心脏的窦房结功能和房室传导；整体动物和人的电生理研究未发现本品有延缓房室传导、延长窦房结恢复时间和减慢窦房结率的作用。

【适应证】

（1）心绞痛：变异型心绞痛；不稳定型心绞痛；慢性稳定型心绞痛。

（2）高血压（单独或与其他降压药合用）。

【用法用量】

（1）硝苯地平的剂量应视患者的耐受性和对心绞痛的控制情况逐渐调整。过量服用硝苯地平可导致低血压。

（2）从小剂量开始服用，一般起始剂量为口服 10 mg/ 次，一日 3 次；常用的维持剂量为口服 10 ～ 20 mg/ 次，一日 3 次。部分有明显冠脉痉挛的患者，可用至 20 ～ 30 mg/ 次，一日 3 ～ 4 次。最大剂量不宜超过 120 mg/ 日。如果病情紧急，可嚼碎服或舌下含服 10 mg/ 次，根据患者对药物的反应，决定再次给药。

（3）通常调整剂量需 7 ～ 14 天。如果患者症状明显，病情紧急，剂量调整期可缩短。根据患者对药物的反应、发作的频率和舌下含化硝酸甘油的剂量，可在 3 天内将硝苯地平的用量从 10 ～ 20 mg 调至 30 mg/ 次，一日 3 次。

（4）在严格监测下的住院患者，可根据心绞痛或缺血性心律失常的控制情况，每隔 4 ～ 6 小时增加 1 次，每次 10 mg。

【不良反应】

（1）常见服药后出现外周水肿（外周水肿与剂量相关，每日服用 60 mg 时的发生率为 4%，每日服用 120 mg 则为 12.5%）、头晕、头痛、恶心、乏力和面部潮红（10%）。一过性低血压（5%），多不需要停药（一过性低血压与剂量相关，在每日剂量少于 60 mg 时的发生率为 2%，而每日 120 mg 的发生率为 5%）。个别患者发生心绞痛，可能与低血压反应有关。还可见心悸、鼻塞、胸闷、气短、便秘、腹泻、胃肠痉挛、腹胀、骨骼肌发炎、关节僵硬、肌肉痉挛、精神紧张、颤抖、神经过敏、睡眠紊乱、视力模糊、平衡失调等（2%）和晕厥（0.5%），减量或与其他抗心绞痛药合用则不再发生。

（2）少见贫血、白细胞减少、血小板减少、紫癜、过敏性肝炎、齿龈增生、抑郁、偏执、血药浓度峰值时瞬间失明、红斑性肢痛、抗核抗体阳性关节炎等（< 0.5%）。

（3）可能产生的严重不良反应：心肌梗死和充血性心力衰竭发生率 4%、肺水肿的发生率 2%、心律失常和传导阻滞的发生率各小于 0.5%。

（4）本品过敏者可出现过敏性肝炎、皮疹，甚至剥脱性皮炎等。

【注意事项】

（1）低血压。绝大多数患者服用硝苯地平后仅有轻度低血压反应，个别患者出现严重的低血压症状。这种反应常发生在剂量调整期或加量时，特别是合用 β 受体阻滞剂时。在此期间须监测血压，尤其是合用其他降压药时。

（2）芬太尼麻醉接受冠脉旁路血管移植术（或者其他手术）的患者，单独服用硝苯地平或与 β 受体阻滞剂合用可导致严重的低血压，如条件许可应至少停药 36 小时。

（3）心绞痛和 / 或心肌梗死。极少数患者，特别是严重冠脉狭窄患者，单独服用硝苯地平或与 β 受体阻滞剂合用可导致严重的低血压，如条件许可应至少停药 36 小时。

（4）外周水肿。10% 的患者发生轻中度外周水肿，与动脉扩张有关。水肿多初发于下肢末端，可用利尿剂治疗。对于伴充血性心力衰竭的患者，须分辨水肿是否由于左室功能进一步恶化所致。

（5）β 受体阻滞剂"反跳"症状。突然停用 β 受体阻滞剂而启用硝苯地平，偶可加重心绞痛。须逐步递减前者用量。

（6）充血性心力衰竭。少数接受 β 受体阻滞剂的患者开始服用硝苯地平后可发生心力衰竭，严重主动脉狭窄患者危险更大。

（7）对诊断的干扰。应用本品时偶可有碱性磷酸酶、肌酸磷酸激酶、乳酸脱氢酶、门冬氨酸氨基转移酶和丙氨酸氨基转移酶升高，一般无临床症状，但曾有报道胆汁淤积和黄疸、血小板聚集度降低、出血时间延长、直接 Coombs 实验阳性伴 / 不伴溶血性贫血。

（8）肝肾功能不全、正在服用 β 受体阻滞剂者应慎用，宜从小剂量开始，以防诱发或加重低血压，使心绞痛、心力衰竭甚至心肌梗死的发生率增高。慢性肾衰患者应用本品时偶有可逆性血尿素氮和肌酐升高，与硝苯地平的关系不够明确。

（9）长期给药不宜骤停，以避免发生停药综合征而出现反跳现象。

【规格与贮藏】

每片 5 mg。遮光，密封保存。

（三）卡托普利片

【药理作用】

竞争性血管紧张素转换酶抑制剂，使血管紧张素 I 不能转化为血管紧张素 II，从而降低外周血管阻力，并通过抑制醛固酮分泌，减少水钠潴留。本品还可通过干扰缓激肽的降解扩张外周血管。对心力衰竭患者，本品也可降低肺毛细血管楔压及肺血管阻力，增加心输出量及运动耐受时间。

【适应证】

①高血压症；②心力衰竭。

【用法用量】

成人常用量：①高血压，口服，1 次 12.5 mg，每日 2～3 次，按需要 1～2 周内增至 50 mg，每日 2～3 次，疗效不满意可加用其他降压药；②心力衰竭，开始 1 次口服 12.5 mg，每日 2～3 次，必要时逐渐增至 50 mg，每日 2～3 次，若需要进一步加量，宜观察疗效 2 周再考虑；对近期大量服用利尿剂，处于低钠 / 低血容量，而血压正常或偏低患者，初始剂量 6.25 mg，每日 3 次，以后通过测试逐步增加至常用量。

【不良反应】

（1）较常见的有：①皮疹，可能伴有瘙痒和发热，常发生于治疗开始后 4 周内，呈斑丘疹或荨麻疹，减量、停药或给抗组胺药后消失，7%～10% 伴嗜酸性细胞增多或抗核抗体阳性；②心悸、心动过速、胸痛；③咳嗽；④味觉迟钝。

（2）较少见的有：①蛋白尿，常发生于治疗开始后 8 个月内，其中 1/4 出现肾病综合征，但蛋白尿在 6 个月内渐减少，疗程不受影响；②眩晕、头痛、昏厥，由低血压引起，尤其在缺钠或血容量不足时；③血管性水肿，见于面部及四肢，也可引起舌、声门或喉血管性水肿，应予警惕；④心率快而不齐；⑤面部潮红或苍白。

（3）少见的有：白细胞与粒细胞减少，有发热、寒战，白细胞减少与剂量相关，治疗开始后 3～12 周出现，以 10～30 天最显著，停药后持续 2 周。伴有肾衰者，应加强警惕，同服别嘌呤醇可增加此风险。

【注意事项】

（1）胃中食物可使本品吸收减少 30%～40%，故宜在餐前 1 小时服药。

（2）本品可使血尿素氮、肌酐浓度增高，常为暂时性，在有肾病或长期严重高血压而血压迅速下降后易出现，偶有血清肝脏酶增高；可能增高血钾，与保钾利尿剂合用时尤应注意检查血钾。

（3）下列情况慎用本品：①自身免疫性疾病如严重系统性红斑狼疮，此时白细胞或粒细胞减少的机会增多；②骨髓抑制；③脑动脉或冠状动脉供血不足，可因血压降低而缺血加剧；④血钾过高；⑤肾功能障碍而致血钾增高、白细胞及粒细胞减少，并使本品潴留；⑥主动脉瓣狭窄，此时可能使冠状动脉灌注减少；⑦严格饮食限制钠盐或进行透析者，首剂时可能发生突然而严重的低血压。

（4）用本品期间随访检查：①白细胞计数及分类计数，最初 3 个月每 2 周一次，此后定期检查，有感染迹象时随即检查；②尿蛋白检查每月一次。

（5）肾功能差者应采用小剂量或减少给药次数，缓慢递增；若须同时用利尿药，建议用呋塞米而不用噻嗪类，血尿素氮和肌酐增高时，将本品减量或同时停用利尿剂。

（6）用本品时蛋白尿若渐增多，暂停本品或减少用量。

（7）用本品时若白细胞计数过低，暂停用本品，可以恢复。

（8）用本品时出现血管神经性水肿，应停用本品，迅速皮下注射 1 ：1000 肾上腺素 0.3 ～ 0.5 mL。

（9）本品可引起尿丙酮检查假阳性。

【规格与贮藏】

12.5 mg/ 片。遮光，密封保存。

（四）酒石酸美托洛尔片

【药理作用】

（1）其主要成分美托洛尔是一种选择性的 β_1 受体阻滞剂，其对心脏 β_1 受体产生作用所需剂量低于其对外周血管和支气管上的 β_2 受体产生作用所需剂量。随剂量增加，β_1 受体选择性可能降低。

（2）美托洛尔无 β 受体激动作用，几乎无膜激活作用。β 受体阻滞剂有负性变力和变时作用。

（3）美托洛尔的治疗可减弱与生理和心理负荷有关的儿茶酚胺作用，降低心率、心排出量及血压。在应激状态下，肾上腺分泌的肾上腺素增加，美托洛尔不会妨碍正常的生理性血管扩张。在治疗剂量，美托洛尔对支气管平滑肌的收缩作用弱于非选择性的 β 受体阻滞剂，

该特性使之能与 β_2 受体激动剂合用，治疗合并有支气管哮喘或其他明显的阻塞性肺病的患者。美托洛尔对胰岛素释放及糖代谢的影响小于非选择性 β 受体阻滞剂，因而可用于糖尿病患者。与非选择性 β 受体阻滞剂相比，美托洛尔对低血糖的心血管反应如心动过速的影响较小，血糖回升至正常水平的速度较快。

（4）对于高血压患者，本品可明显降低直立位、平卧位及运动时的血压，作用持续 24 小时以上。美托洛尔治疗开始时可观察到外周血管阻力的增加，然而，长期治疗获得的血压下降可能是由于外周血管阻力下降而心排出量不变。对于男性中、重度高血压患者，美托洛尔可降低心血管病死亡的危险。美托洛尔不会引起电解质紊乱。

（5）对快速型心律失常的患者，本品可阻断交感神经活性增加的作用，使心率减慢。这主要通过降低起搏细胞的自律性及延长室上性传导时间来实现。

（6）本品显示了快速有效地缓解甲状腺毒症的症状。高剂量的美托洛尔可降低升高的 T3 值。T4 水平不受影响。

（7）美托洛尔可减少再次心肌梗死的危险，减少心源性死亡特别是心肌梗死后猝死的风险。

【适应证】

用于治疗高血压、心绞痛、心肌梗死、肥厚型心肌病、主动脉夹层、心律失常、甲状腺功能亢进、心脏神经官能症等。近年来尚用于心力衰竭的治疗，此时应在有经验的医师指导下使用。

【用法用量】

口服。剂量应个体化，以避免心动过缓的发生。应空腹服药，进餐时服药可使美托洛尔的生物利用度增加 40%。

（1）治疗高血压：一次 100 ～ 200 mg，

分 1 至 2 次服用。

（2）急性心肌梗死：主张在早期，即最初的几小时内使用，因为即刻使用在未能溶栓的患者中可减小梗死范围、降低短期（15 天）死亡率（此作用在用药后 24 小时即出现）。在已经溶栓的患者中可降低再梗死率与再缺血率，若在 2 小时内用药还可以降低死亡率。一般用法：可先静脉注射美托洛尔一次 2.5 ～ 5 mg（2 分钟内），每 5 分钟一次，共 3 次，总剂量为 10 ～ 15 mg。之后 15 分钟开始口服 25 ～ 50 mg，每 6 ～ 12 小时 1 次，共 24 ～ 48 小时，然后口服一次 50 ～ 100 mg，一日 2 次。

（3）不稳定性心绞痛：也主张早期使用，用法与用量可参照急性心肌梗死。

（4）急性心肌梗死发生心房颤动时若无禁忌可静脉使用美托洛尔，其方法同上。

（5）心肌梗死后若无禁忌应长期使用，因为已经证明这样做可以降低心源性死亡率，包括猝死。一般一次 50 ～ 100 mg，一日 2 次。

（6）在治疗高血压、心绞痛、心律失常、肥厚型心肌病、甲状腺功能亢进等时一般一次 25 ～ 50 mg，一日 2 ～ 3 次，或一次 100 mg，一日 2 次。

（7）心力衰竭：应在使用洋地黄和（或）利尿剂等抗心力衰竭的治疗基础上使用本药。起初一次 6.25 mg，一日 2 ～ 3 次，以后视临床情况每数日至一周一次增加 6.25 ～ 12.5 mg，一日 2 ～ 3 次，最大剂量可用至一次 50 ～ 100 mg，一日 2 次。

最大剂量一日不应超过 300 mg ～ 400 mg。

【不良反应】

不良反应的发生率约为 10%，通常与剂量有关。

（1）常见（＞1/100）一般副作用：疲劳、头痛、头晕；循环系统方面，肢端发冷、心动过缓、心悸；胃肠系统方面，腹痛、恶心、呕吐、腹泻和便秘。

（2）少见的一般副作用：胸痛，体重增加；循环系统方面，心力衰竭暂时恶化；神经系统方面，睡眠障碍，感觉异常；呼吸系统方面，气急，支气管哮喘或有气喘症状者可发生支气管痉挛。

（3）罕见（＜1/1000）的一般副作用：多汗，脱发，味觉改变，可逆性性功能异常；血液系统方面，血小板减少；循环系统方面，房室传导时间延长，心律失常，水肿，晕厥；神经系统方面，梦魇，抑郁，记忆力损害，精神错乱，神经质，焦虑，出现幻觉；皮肤方面，皮肤过敏反应，银屑病加重，光过敏；肝方面，转氨酶升高；眼方面，视觉损害，眼干和 / 或眼刺激；耳方面，耳鸣。

偶有关节痛、肝炎、肌肉疼痛性痉挛、口干、结膜炎样症状、鼻炎和注意力损害及在伴有血管疾病的患者中出现坏疽的病例报道。

【禁忌】

心源性休克，病态窦房结综合征，Ⅱ、Ⅲ度房室传导阻滞，不稳定的、失代偿性心力衰竭（肺水肿、低灌注或低血压），持续地或间歇地接受 β 受体激动剂正变力性治疗的患者。还有有症状的心动过缓或低血压患者。本品不可给予心率低于 45 次 / 分、P-Q 间期大于 0.24 秒或收缩压低于 100 mmHg 的怀疑急性心肌梗死的患者，伴有坏疽危险的严重外周血管疾病患者，对本品中任何成分或其他 β 受体阻滞剂过敏者。

【注意事项】

（1）肾功能损害：肾功能对本品清除率无明显影响，因此肾功能损害患者无须调整剂量。

（2）肝功能损害：通常肝硬化患者所用美托洛尔的剂量与肝功能正常者相同。仅在肝功能损害非常严重（如旁路手术患者）时才需要考虑减少剂量。

（3）接受β受体阻滞剂治疗的患者不可静脉给予维拉帕米。

（4）美托洛尔可能使外周血管循环障碍疾病的症状如间歇性跛行加重。对严重的肾功能损害、伴代谢性酸中毒的严重急症，及合用洋地黄时，必须慎重。

（5）在没有伴随治疗的情况下，本品不可用于潜在的或有症状的心功能不全的患者。患变异型（Prinzmetal 氏）心绞痛的患者，在使用β受体阻滞剂后可能会因α受体介导的冠状血管收缩导致心绞痛发作的频度和程度加重。因此，非选择性β受体阻滞剂不能用于此类患者。选择性 β_1 受体阻滞剂在使用时也必须慎重。

（6）对支气管哮喘或其他慢性阻塞性肺病患者，应同时给予足够的扩支气管治疗，β_2 受体激动剂的剂量可能需要增加。

（7）美托洛尔的治疗对糖代谢的影响或掩盖低血糖的危险低于非选择性β受体阻滞剂。

（8）在罕见的情况下，原有的中度房室传导异常可能加重（可能导致房室阻滞）。

（9）β受体阻滞剂的治疗可能会妨碍对过敏反应的治疗，常规剂量的肾上腺素治疗并不总能达到预期的疗效。嗜铬细胞瘤患者若使用本品，应考虑合并使用α受体阻滞剂。

（10）本品应尽可能逐步撤药，整个撤药过程至少用 2 周时间，剂量逐渐减低，直至最后减至 25 mg（50 mg 片的半片）。在此期间，特别是对于已知伴有缺血性心脏病的患者应进行密切监测。在撤除β受体阻滞剂期间，可能会使冠状动脉事件包括心脏猝死的风险增加。

（11）在手术前应告知麻醉医师患者正在服用本品。对接受手术的患者，不推荐停用β受体阻滞剂。

（12）对驾驶汽车和操作机械的影响。在用本品治疗过程中可能会发生眩晕和疲劳，因此在需要集中注意力时，如驾驶和操作机械时应慎用。运动员慎用。

【规格与贮藏】

25 mg；50 mg。遮光，密封保存。

（五）速效救心丸

【功能主治】

行气活血，祛瘀止痛，增加冠脉血流量，缓解心绞痛。用于气滞血瘀型冠心病，心绞痛。

【用法用量】

含服，一次 4 ～ 6 粒，一日 3 次；急性发作时，一次 10 ～ 15 粒。

【不良反应】

尚不明确。

【注意事项】

孕妇禁用。寒凝血瘀，阴虚血瘀，胸痹心痛不宜单用。有过敏史者慎用。伴有中重度心力衰竭的心肌缺血者慎用。在治疗期间，心绞痛持续发作，宜加用硝酸酯类药。

【规格与贮藏】

本品为棕黄色的滴丸；气凉，味微苦。每粒重 40 mg。密封，置阴凉干燥处（不超过 20 ℃）。

五、呼吸系统常用药

（一）多索茶碱

【药理毒理】

多索茶碱是甲基黄嘌呤的衍生物，它是一种支气管扩张剂，可直接作用于支气管，松弛支气管平滑肌。通过抑制平滑肌细胞内的磷酸二酯酶等作用，松弛平滑肌，从而达到抑制哮喘的作用。

【适应证】

支气管哮喘、喘息性慢性支气管炎及其他

支气管痉挛引起的呼吸困难。

【用法用量】

成人常规剂量：

（1）静脉注射：一次 200 mg，每 12 小时一次，5 ～ 10 日为一疗程。

（2）静脉滴注：一次 300 mg，一日一次，5 ～ 10 日为一疗程。

【不良反应】

使用黄嘌呤衍生物可能引起恶心、呕吐、上腹部疼痛、头痛、失眠、易怒、心动过速、期前收缩、呼吸急促、高血糖、蛋白尿。如过量使用还会出现严重心律失常、阵发性痉挛等。此表现为初期中毒症状，此时应暂停用药，请医生诊断，监测血药浓度。但在上述中毒迹象和症状完全消失后仍可继续使用。

【注意事项】

（1）茶碱类药物个体差异较大，多索茶碱剂量亦要视个体病情变化选择最佳剂量和用药方法，并监测血药物浓度。

（2）患有甲亢、窦性心动过速、心律失常者，请遵医嘱用药。

（3）严重心、肺、肝、肾功能异常者及活动性胃、十二指肠溃疡患者慎用。

（4）本品不得与其他黄嘌呤类药物同时服用，建议不要同时饮用含咖啡因的饮料或食品。

（5）静脉滴注速度不宜过快，一般应在45 分钟以上。

（6）本品在低温放置时会有析出现象，使用前应认真检查。如发现药液浑浊，切勿使用。

（7）在外界温度较低时，使用本品前应将其放置到温室使用。

【规格与贮藏】

本品有多种剂型，用量以多索茶碱含量计算。密闭保存。

（二）盐酸氨溴索

【药理作用】

本品为黏液溶解剂，能增加呼吸道黏膜浆液腺的分泌，减少黏液腺分泌，从而降低痰液黏度，促进肺表面活性物质的分泌，增加支气管纤毛运动，使痰液易于咳出。

【适应证】

适用于痰液黏稠而不易咳出者。

【用法用量】

慢速静脉注射：每天 2 ～ 3 次，每次15 mg，严重病例可以增至每次 30 mg。

口服：一次 30 ～ 60 mg，一日 3 次，饭后服。

【不良反应】

本品通常能很好耐受。轻微的上消化道不良反应（主要为胃部灼热、消化不良和偶尔出现的恶心、呕吐等）曾有报道。过敏反应极少出现，主要为皮疹。

【注意事项】

（1）应避免与中枢性镇咳药（如右美沙芬等）同时使用，以免稀化的痰液堵塞气道。

（2）本品为一种黏液调节剂，仅对咳痰症状有一定作用，在使用时应注意咳嗽、咳痰的原因，如使用 7 日后未见好转，应及时就医。

（3）如服用过量或出现严重不良反应，应立即就医。

（4）对本品过敏者禁用，过敏体质者慎用。

（5）本品性状发生改变时禁止使用。

【规格与贮藏】

片剂：0.3 g/ 片，遮光，密封保存。注射剂：15 mg/ 支，30 ℃以下密闭保存。

（三）磷酸可待因片

【药理毒理】

对延髓的咳嗽中枢有选择性地抑制，镇咳作用强而迅速。也有镇痛作用，其镇痛作用约为吗啡的 1/12 ～ 1/7，但强于一般解热镇痛药。

能抑制支气管腺体的分泌，可使痰液黏稠，难以咳出，故不宜用于多痰黏稠的患者。

【适应证】

（1）镇咳，用于较剧烈的频繁干咳，如痰液量较多宜并用祛痰药。

（2）镇痛，用于中度以上的疼痛。

（3）镇静，用于局麻或全麻时。

【用法用量】

成人常用量：口服，一次 1～2 片，一日 2～6 片；极量：口服，一次 6 片，一日 16 片。

【不良反应】

（1）较多见的不良反应有：①心理变态或幻想；②呼吸微弱、缓慢或不规则；心率或快或慢、异常。

（2）少见的不良反应：①惊厥、耳鸣、震颤或不能自控的肌肉运动等；②荨麻疹，以及瘙痒、皮疹或脸肿等过敏反应；③精神抑郁和肌肉强直等。

（3）长期应用可引起依赖性。常用量引起依赖性的倾向较其他吗啡类药微弱。典型症状为：鸡皮疙瘩、食欲减退、腹泻、牙痛、恶心、呕吐、流涕、寒战、打喷嚏、打呵欠、睡眠障碍、胃痉挛、多汗、衰弱无力、心率增速、情绪激动或原因不明的发热。

【注意事项】

下列情况应慎用：支气管哮喘；急腹症，在诊断未明确时，可能因掩盖真相造成误诊；胆结石，可引起胆管痉挛；原因不明的腹泻，可使肠道蠕动减弱、减轻腹泻症状而误诊；颅脑外伤或颅内病变，本品可引起瞳孔变小；前列腺肥大，因本品易引起尿潴留而加重病情；重复给药可产生耐药性，久用有成瘾性。禁用于已知为 CYP2D6 超快代谢者。可待因超快代谢患者存在遗传变异，与其他人相比，这类患者能够更快、更完全地将可待因转化为吗啡。血液中高于正常浓度的吗啡可能产生危及生命

或致死性呼吸抑制，有的患者会出现药物过量的体征，如极度嗜睡、意识混乱或呼吸变浅，目前有与可待因超快代谢为吗啡相关的死亡不良事件报道。在扁桃体切除术和 / 或腺样体切除术后接受可待因治疗，存在使用可待因在 CYP2D6 超快代谢的儿童中发生过呼吸抑制和死亡的证据。请将本品放在儿童接触不到的地方。服药期间不得驾驶机、车、船、从事高空作业或机械作业及操作精密仪器。

【规格与贮藏】

15 mg/ 片。避光，密封保存。

（四）孟鲁司特钠片

【药理作用】

本品是一种能显著改善哮喘炎症指标的强效口服制剂，对 I 型半胱氨酰白三烯受体有高度的亲和性和选择性。孟鲁司特能有效地抑制半胱氨酰白三烯（LTC4、LTD4 和 LTE4）与 CysLT1 受体结合所产生的生理效应而无任何受体激动活性。

【适应证】

成人哮喘的预防和长期治疗，包括预防白天和夜间的哮喘症状，治疗对阿司匹林敏感的哮喘患者及预防运动诱发的支气管收缩。也适用于减轻性过敏性鼻炎引起的症状。

【用法用量】

每日一次，每次一片（10 mg）。哮喘患者应在睡前服用。过敏性鼻炎患者可根据自身的情况在需要时服药。同时患有哮喘和季节性过敏性鼻炎的患者应每晚用药一次。

患有哮喘和 / 或过敏性鼻炎的成人患者每日一次，每次 10 mg。

【不良反应】

感染和传染：上呼吸道感染。

血压和淋巴系统紊乱：出血倾向增加。

免疫系统紊乱：包括过敏反应的超敏反应、

罕见的肝脏嗜酸性粒细胞浸润。

精神系统紊乱：包括攻击性行为或敌对性的兴奋、焦虑、抑郁、夜梦异常、幻觉、失眠、易激惹、烦躁不安、梦游、自杀的想法和行为（自杀）、震颤。

神经系统紊乱：眩晕、嗜睡、感觉异常/触觉减退及罕见的癫痫发作。

心脏紊乱：心悸。

呼吸，胸腔和纵膈系统紊乱：鼻衄。

胃肠道紊乱：腹泻、消化不良、恶心、呕吐。

肝胆紊乱：ALT 和 AST 升高、非常罕见的肝炎（包括胆汁淤积性、肝细胞和混合型肝损害）。

皮肤和皮下组织紊乱：血管性水肿、挫伤、结节性红斑、瘙痒、皮疹、荨麻疹。

肌肉骨骼和结缔组织紊乱：关节痛、包括肌肉痉挛的肌痛。

其他紊乱和给药部位情况：水肿、发热。

【注意事项】

口服本品治疗急性哮喘发作的疗效尚未确定。因此，不应用于治疗急性哮喘发作。应告知患者准备适当的抢救用药。

【规格与贮藏】

10 mg/ 片。15 ～ 30 ℃室温保存，防潮和遮光。

（五）布地奈德福莫特罗粉吸入剂

【药理作用】

布地奈德是糖皮质激素，可减轻哮喘症状，阻缓病情加重。吸入布地奈德的严重不良反应比全身性应用少。

福莫特罗是一种选择性 β_2 肾上腺素受体激动剂，具有舒张支气管平滑肌，缓解支气管痉挛的作用。支气管扩张作用与剂量相关，1 ～ 3 分钟内起效，单剂量至少可维持 12 小时。

【适应证】

（1）哮喘：适用于需要联合应用吸入皮质激素和长效 β_2 受体激动剂的哮喘患者的常规治疗，吸入皮质激素和"按需"使用短效 β_2 受体激动剂不能很好地控制症状的患者，或应用吸入皮质激素和长效 β_2 受体激动剂，症状已得到良好控制的患者。

（2）慢性阻塞性肺病（COPD）：针对患有慢性阻塞性肺病（FEV1 ≤预计正常值的 50％）和伴有病情反复发作恶化的患者进行对症治疗，这些患者尽管长期规范地使用长效支气管扩张剂进行治疗，仍会出现明显的临床症状。

【用法用量】

（1）哮喘：作为常规维持治疗，另配快速起效的支气管扩张剂作为缓解药。建议患者任何时候均随身携带另配的快速支气管扩张剂。成年人 1 ～ 2 吸 / 次，一日 2 次。有些患者可能需要使用量达到 4 吸 / 次，一日 2 次。在有症状出现的情况下，额外吸入 1 吸。如果在使用几分钟后，症状仍然没有得到缓解，须再另加 1 吸。任何一次加重情况下，（使用本品缓解治疗）都不能超过 6 吸。每日总剂量通常不需要超过 8 吸，但可暂时使用到 12 吸。如果患者使用了适当的维持剂量并增加了按需用药 3 天后仍不能控制症状，强烈建议患者就诊。

（2）慢性阻塞性肺病（COPD）：2 吸 / 次，一日 2 次。

【不良反应】

常见的不良反应包括：头痛、心悸、震颤、口咽部念珠菌感染、咽部轻度刺激、咽痛、声嘶。

【注意事项】

运动员慎用。在停用本品时需要逐渐减少剂量，不能突然停止使用。一旦哮喘症状得到控制，要考虑逐步减少剂量。不能在哮喘急性发作或症状明显加重或急性恶化的时候用该药开始治疗。

在吸入药品后喘鸣立刻加重。出现这种情况时，应停止使用本品，重新评价治疗方案，必要时使用其他疗法。

皮质激素可能的全身作用包括：肾上腺功能抑制、骨密度下降、白内障和青光眼。

在每次维持治疗用药后用水漱口。糖尿病患者需要增加对血糖的控制。

本品含有乳糖（＜1 mg/吸）。此剂量对乳糖不耐受患者通常不会有问题。辅料乳糖含有少量的牛乳蛋白质，可导致过敏反应。

【规格与贮藏】

贮藏温度应低于30 ℃。密闭保存。

（六）硫酸沙丁胺醇气雾剂

【药理作用】

沙丁胺醇是一选择性的 β_2 肾上腺素受体激动剂，在治疗剂量下，治疗可逆性气道阻塞疾病，5分钟内快速起效，药效持续4～6小时，其主要作用于支气管平滑肌上的 β_2 肾上腺素能受体。

【适应证】

本品主要用于缓解哮喘或慢性阻塞性肺部疾患（可逆性气道阻塞疾病）患者的支气管痉挛，及急性预防运动诱发的哮喘，或其他过敏原诱发的支气管痉挛。

【用法用量】

缓解哮喘急性发作，包括支气管痉挛：以1揿100 μg 作为最小起始剂量，如有必要可增至2揿。用于预防过敏原或运动引发的症状：运动前或接触过敏原前10～15分钟给药。长期治疗，最大剂量为每日给药4次，每次2揿。

若需要增加给药频率或突然增加用药量才能缓解症状，表明患者病情恶化或对哮喘控制不当。过量的药物会导致不良反应，因此，只有在医生的指导下，才可增加剂量或用药次数。

【不良反应】

常见的不良反应有：震颤、头痛、心动过速。

【注意事项】

哮喘的控制应常规按照阶梯治疗原则进行，并通过临床和肺功能试验监测患者的治疗反应。支气管扩张剂不应该作为患有严重哮喘及不稳定性哮喘患者的唯一的或主要的治疗药物。在哮喘控制中出现突然的和进行性的恶化提示有生命危险的可能时，应考虑使用或增加激素用量，被认为有危险的患者应监测其每日峰流速。医生应该考虑给这些患者使用最大推荐剂量的吸入皮质激素和/或给予口服皮质激素进行治疗。若需要更大剂量的短效支气管扩张药，特别是短效吸入型 β_2 受体激动剂以缓解症状，表明哮喘恶化。应告诫患者，如发现使用短效支气管扩张剂疗效下降或需要使用比平时更大剂量，应去咨询医生。在这种情况下，应重新评估患者的病情，并考虑加强抗感染治疗（如加大吸入皮质激素的剂量或口服一个疗程皮质激素），必须采取常规的方式治疗严重恶化的哮喘。若认为患者病情危险，则应改为监测每日晨起峰流速。不能排除长期使用这类药物治疗引起心肌损害发生的可能性。应关注那些接受大剂量沙丁胺醇或其他拟交感神经药物的患者及高血压、甲状腺功能亢进、心肌功能不全或糖尿病的患者。硫酸沙丁胺醇气雾剂所含抛射剂为无氟利昂配方的氟氢烷。动物实验表明，该抛射剂没有明显的药理作用，即便在出现昏迷和对儿茶酚胺的心律失常作用的敏感性减弱的非常高暴露浓度下，其对心脏的致敏性作用仍弱于一氟三氯甲烷（CFC-11）。甲状腺毒症患者服用沙丁胺醇应慎重。过量使用将诱发耐受状态并导致低血氧的恶化。经肠道外或雾化吸入 β_2 受体激动剂会有引起严重低钾血症发生的潜在可能性。严重的急性哮喘患者须特别警惕，因为同时服用黄嘌呤衍生物、类固醇激素、利尿剂，以及缺氧会增加低钾血症出现的可能，上述情况下，建议对患者的血钾水平进行监测。牢记沙丁胺醇有诱发低血钾而造成心律不齐的可能性，特别是洋地黄化患者注射沙丁胺醇后。与其他吸入疗法一样，用药后可能会产生异常性支气管痉挛致喘息症状即刻加重。发生时应立即停用该药，采用其他给药方法或吸入另一种速效支气管扩张剂。

应对患者吸药方式加以指导，确保吸药与吸气同步进行，以使药物最大程度达到肺部。应告知患者可能在吸药时会发现本品的味道与其他以前使用过的气雾剂有所不同。只有在医师指导下，方可增加用药剂量或用药频率。如果在先前有效的剂量下，症状缓解时间维持不足 3 小时，建议患者寻求医师的帮助，以增加其他任何必要的治疗措施。尚无对驾驶和机械操纵的影响的报道。运动员慎用。

【规格与贮藏】

每罐有 200 揿，每揿中含有 100 µg 沙丁胺醇。30 ℃下避光保存，避免受冻和阳光直射。当罐受冻后，可能降低药品的疗效。不论空否，药罐不得弄破、刺穿或火烤。

（七）新康泰克片

【药理作用】

本品中对乙酰氨基酚能抑制前列腺素合成，具有解热镇痛作用；盐酸伪麻黄碱能选择性收缩上呼吸道血管，消除鼻黏膜充血，减轻鼻塞、流涕、打喷嚏等症状；氢溴酸右美沙芬能抑制咳嗽中枢而产生镇咳作用；马来酸氯苯那敏为抗组胺药，可消除或减轻因感冒引起的流泪、流涕、喷嚏等过敏症状。

【适应证】

用于普通感冒或流行性感冒引起的发热、头痛、四肢酸痛、打喷嚏、流鼻涕、鼻塞、咳嗽、咽痛等症状。

【用法用量】

口服，12 岁以上儿童及成人，一次 1 片，每 6 小时服 1 次，24 小时内不超过 4 次。

【不良反应】

主要有困倦，有时有轻度头晕、乏力、恶心、上腹不适、口干、食欲缺乏和皮疹等，可自行恢复。

【注意事项】

（1）用药 3～7 天，症状未缓解，请咨询医师或药师。

（2）服用本品期间不得饮酒或含有酒精的饮料。

（3）不能同时服用含有与本品成分相似的其他抗感冒药。

（4）心脏病、高血压、甲状腺疾病、糖尿病、前列腺肥大、青光眼、抑郁症、哮喘等患者及老年人应在医师指导下使用。

（5）肝、肾功能不全者慎用。

（6）运动员慎用。

（7）服药期间不得驾驶机、车、船、从事高空作业和机械作业及操作精密仪器。

（8）对本品过敏者禁用，过敏体质者慎用。

（9）本品性状发生改变时禁止使用。

（10）如正在使用其他药品，使用本品前请咨询医师或药师。

【制剂与规格】

片剂。每片含有主要成分对乙酰氨基酚 500 mg、氢溴酸右美沙芬 15 mg、盐酸伪麻黄碱 30 mg 和马来酸氯苯那敏 2 mg。

六、抗变态反应药物

（一）马来酸氯苯那敏片

【药理作用】

作为组织胺 H_1 受体拮抗剂，本品能对抗过敏反应所致的毛细血管扩张，降低毛细血管的通透性，缓解支气管平滑肌收缩所致的喘息，本品抗组胺作用较持久，也具有明显的中枢抑制作用，能增强麻醉药、镇痛药、催眠药和局麻药的作用。本品主要在肝脏代谢。

【适应证】

本品适用于皮肤过敏症：荨麻疹、湿疹、皮炎、药疹、皮肤瘙痒症、神经性皮炎、虫咬症、日光性皮炎。也可用于过敏性鼻炎、血管舒缩性鼻炎、药物及食物过敏。

【用法用量】

口服。成人一次1片，一日3次。

【不良反应】

主要不良反应为嗜睡、口渴、多尿、咽喉痛、困倦、虚弱感、心悸、皮肤瘀斑、出血倾向。

【注意事项】

（1）老年患者应在医师指导下使用。

（2）服药期间不得驾驶机、车、船、从事高空作业、机械作业及操作精密仪器。

（3）膀胱颈梗阻、幽门十二指肠梗阻、甲状腺功能亢进、青光眼、消化性溃疡、高血压和前列腺肥大者慎用。

（4）如服用过量或出现严重不良反应，应立即就医。

（5）对本品过敏者禁用，过敏体质者慎用。

（6）本品性状发生改变时禁止使用。

（7）如正在使用其他药品，使用本品前请咨询医师或药师。

【规格与贮藏】

4 mg/片。遮光，密封保存。

（二）苯海拉明

【药理毒理】

为乙醇胺的衍生物，抗组胺效应不及异丙嗪，作用持续时间也较短，镇静作用两药一致，有局麻、镇吐和抗M胆碱样作用。①抗组胺作用，可与组织中释放出来的组胺竞争效应细胞上的 H_1 受体，从而制止过敏反应；②抑制中枢神经活动，起镇静催眠作用；③加强镇咳药的作用；④也有抗眩晕，抗震颤麻痹作用。

【适应证】

（1）用于皮肤黏膜过敏反应（如荨麻疹、皮肤瘙痒、药疹）、过敏性鼻炎，对虫咬症和接触性皮炎亦有效。

（2）用于预防和治疗晕动病。

（3）用于以下情形：急性重症过敏反应，可减轻输血或血浆所致的过敏反应；手术后药物引起的恶心呕吐；帕金森病和锥体外系症状；牙科局麻，当患者对常用的局麻药高度过敏时，1%苯海拉明液可作为牙科用局麻药；其他过敏反应症状，不宜口服用药者。

【用法用量】

常规剂量，一般用法如下。

（1）口服给药：一次25 mg，一日2～3次。

（2）肌内注射：深部肌内注射，一次20 mg，一日1～2次。

肾功能不全时，给药间隔应延长。

用于防治晕动病时，宜于旅行前1～2小时（至少30分钟）使用本药。

【不良反应】

（1）常见的有：中枢神经抑制作用、共济失调、恶心、呕吐、食欲不振等。

（2）少见的有：气急、胸闷、咳嗽、肌张力障碍等。有报道给药后可发生牙关紧闭并伴喉痉挛。

（3）偶可引起皮疹、粒细胞减少、贫血及心律失常。

【禁忌】

重症肌无力、闭角型青光眼、前列腺肥大者禁用。对本品及赋形剂过敏者禁用。新生儿、早产儿禁用。本品含苯甲醇，禁止用于儿童肌内注射。

【注意事项】

（1）幽门十二指肠梗阻、消化性溃疡所致幽门狭窄、膀胱颈狭窄、甲状腺功能亢进、心血管病、高血压及下呼吸道感染（包括哮喘）者不宜用本品。

（2）对其他乙醇胺类高度过敏者，对本品也可能过敏。

（3）应用本药后避免驾驶车辆、高空作业或操作机器。

（4）肾功能衰竭时，给药的间隔时间应延长。

（5）本品的镇吐作用可给某些疾病的诊断造成困难。

【规格与贮藏】

片剂 20 mg；胶囊 25 mg，50 mg；注射剂 1 mL：20 mg。

片剂密封保存，胶囊遮光、于 10 ～ 30 ℃ 密封保存，注射液遮光、密封保存。

（三）氯雷他定片

【药理作用】

本品为高效、作用持久的三环类抗组胺药，为选择性外周 H_1 受体拮抗剂。可缓解过敏反应引起的各种症状。

【适应证】

用于缓解过敏性鼻炎有关的症状，如喷嚏、流涕、鼻痒、鼻塞及眼部痒及烧灼感。口服药物后，鼻和眼部症状及体征得以迅速缓解。亦适用于缓解慢性荨麻疹、瘙痒性皮肤病及其他过敏性皮肤病的症状及体征。

【用法用量】

成人及 12 岁以上儿童：一日 1 次，一次 1 片（10 mg）。

【不良反应】

（1）在每天 10 mg 的推荐剂量下，本品未见明显的镇静作用。其发生率与安慰剂相似。

（2）常见不良反应有乏力、头痛、嗜睡、口干、胃肠道不适（包括恶心、胃炎）及皮疹等。

（3）罕见不良反应有脱发、过敏反应、肝功能异常、心动过速及心悸等。

【注意事项】

（1）严重肝功能不全的患者请在医生指导下使用。

（2）在作皮试前的 48 小时左右应中止使用本品，因抗组胺药能阻止或降低皮试的阳性反应发生。

（3）对本品过敏者禁用，过敏体质者慎用。

（4）本品性状发生改变时禁止使用。

（5）如正在使用其他药品，使用本品前请咨询医师或药师。

（6）如服用过量，请立即向医务人员求助。

（7）当与酒精同时服用时，精神运动试验研究表明氯雷他定无药效协同作用。

【规格与贮藏】

10 mg/ 片；遮光，密闭保存。

（四）依巴斯汀片

【药理毒理】

具有迅速而长效的组织胺抑制作用，并且具有对组胺 H_1 受体的超强亲和力。口服给药，依巴斯汀及其代谢产物均不能穿过血脑屏障。这解释了在试验过程中观察到依巴斯汀对于中枢神经系统的轻微镇静作用。

试验数据表明，依巴斯汀是一种强效、长效、高选择性的组胺 H_1 受体阻断剂，并且对中枢神经系统的胆碱能受体没有拮抗作用。

临床安全数据显示，在常规药理安全性试验结果中未发现依巴斯汀具有毒性作用。重复剂量试验未发现其具有毒性、生殖毒性、潜在致癌性，以及对生殖功能具有副作用。

【适应证】

适用于伴有或不伴有过敏性结膜炎的过敏

性鼻炎（季节性和常年性）。还适用于慢性特发性荨麻疹的对症治疗。

【用法用量】

成人及 12 岁以上儿童：一日一片，或二片一次口服。对于老年及肝肾功能不全患者，无需作剂量调整。对于严重肝功能衰竭患者，每日用量严禁超过 10 mg/d。

【不良反应】

国外文献报道称，12 岁以上患者中出现的大于 1% 的不良反应为：头疼（7.9%）、嗜睡（3%）、口干（2.1%）。

【注意事项】

（1）对已知具有心脏病风险因素，例如 QT 间期延长综合征、低钾血症患者，以及正在服用具有延长 QT 间期或 CYP3A4 酶抑制剂，如吡咯类抗真菌药物和大环内酯类抗生素的患者服用时须注意。

（2）由于依巴斯汀在服用后 1 至 3 小时内起作用，所以不适用于急性过敏的单药紧急治疗。

（3）对驾驶和机械操作的影响：深入的研究表明，在建议治疗剂量下对人精神运动系统无影响。一项研究依巴斯汀对驾驶能力影响的试验表明，30 mg 以下的依巴斯汀对驾驶能力无任何不良影响。以上结论表明依巴斯汀在治疗剂量下对驾驶或使用机械的能力没有影响。

【规格与贮藏】

10 mg/ 片；30 ℃以下干燥避光保存。

（五）地塞米松

内容详见"常用急救药品"部分。

（六）注射用甲泼尼龙琥珀酸钠

【药理作用】

甲泼尼龙为人工合成的糖皮质激素。糖皮质激素扩散透过细胞膜，并与胞质内特异的受体结合。此结合物随后进入细胞核内与 DNA（染色体）结合，启动 mRNA 的转录，继而合成各种酶蛋白，据认为全身给药的糖皮质激素最终通过这些酶发挥多种作用。糖皮质激素不仅对炎症和免疫过程有重要影响，而且影响碳水化合物、蛋白质和脂肪代谢，同时对心血管系统、骨骼和肌肉系统及中枢神经系统也有作用。

4.4 mg 醋酸甲泼尼龙（4 mg 甲泼尼龙）的糖皮质激素样作用（抗炎作用）与 20 mg 氢化可的松相同。甲泼尼龙仅有很低的盐皮质激素样作用。

【适应证】

①抗感染治疗：风湿性疾病；结缔组织疾病；皮肤疾病；过敏状态；季节性或全年性过敏性鼻炎；眼部带状疱疹，虹膜炎、虹膜睫状体炎等。②免疫抑制治疗：器官移植。③治疗血液疾病及肿瘤。④治疗休克：肾上腺皮质机能不全诱发的休克。⑤其他治疗：神经系统，预防癌症化疗引起的恶心、呕吐。⑥治疗内分泌失调：原发性或继发性肾上腺皮质机能不全、急性肾上腺皮质机能不全、已知患有或可能患有肾上腺皮质机能不全的患者，在手术前和发生严重创伤或疾病时给药。还可治疗先天性肾上腺增生、非化脓性甲状腺炎及癌症引起的高钙血症。

【用法用量】

（1）作为对生命构成威胁的情况的辅助药物时，推荐剂量为 30 mg/kg，静脉注射应至少 30 分钟。根据临床需要，此剂量可在医院内于 48 小时内每隔 4 ～ 6 小时重复一次。

冲击疗法，用于疾病严重恶化和 / 或对常规治疗（如非甾体类抗炎药、金盐及青霉胺）无反应的疾病。

（2）急性脊髓损伤：治疗应在损伤后 8 小时内开始。对于在损伤 3 小时内接受治疗的患者：初始剂量为每千克体重 30 mg 甲泼尼龙，在持续的医疗监护下，以 15 分钟静脉注射。大剂量注射后应暂停 45 分钟，随后以每小时 5.4 mg/kg 的速度持续静脉滴注 23 小时。应选择与大剂量注射不同的注射部位安置输液泵。

对于在损伤 3～8 小时内接受治疗的患者：初始计量为每千克 30 mg 甲波尼龙，在持续的医疗监护下，以 15 分钟静脉注射。大剂量注射后应暂停 45 分钟，随后以每小时 5.4 mg/kg 的速度持续静脉滴注 47 小时。

仅此适应证能以此速度进行大剂量注射，并且应在心电监护并能提供除颤器的情况下进行。短时间内静脉注射大剂量甲泼尼龙（以不到 10 分钟的时间给予大于 500 mg 的甲泼尼龙）可能引起心律失常、循环性虚脱及心脏停搏。

（3）其他适应证：初始剂量从 10 mg 到 500 mg 不等，依临床疾病而变化。大剂量甲泼尼龙可用于短期内控制某些急性重症疾病，如支气管哮喘、血清病、荨麻疹样输血反应及多发性硬化症急性恶化期。小于等于 250 mg 的初始剂量应至少静脉注射 5 分钟；大于 250 mg 的初始剂量应至少静脉注射 30 分钟。根据患者的反应及临床需要，间隔一段时间后可静脉注射或肌内注射下 1 剂量。皮质类固醇只可辅助，不可替代常规疗法。

【不良反应】

（1）感染和侵袭：掩盖感染（的症状）、潜在感染发作、机会性感染、腹膜炎。

（2）免疫系统异常：药物过敏（包括类似严重过敏反应或严重过敏反应，伴或不伴有循环虚脱、心脏停搏、支气管痉挛）。

（3）内分泌异常：出现类库欣状态、垂体功能减退症、类固醇停药综合征。

（4）代谢和营养异常：代谢性酸中毒、钠潴留、液体潴留、低钾性碱中毒、葡萄糖耐量下降、糖尿病患者对胰岛素或口服降糖药的

需求增加、血脂异常、食欲增加（可能会导致体重增加）。限钠、补钾的饮食可能是必要的。还包括硬膜外脂肪过多症、脂肪过多症。

（5）血液和淋巴系统异常：白细胞增多。

（6）精神异常：情感障碍、精神病性异常、意识模糊状态、精神障碍、焦虑、人格改变、情绪波动、行为异常、失眠、易激惹。

（7）神经系统异常：颅内压增高、惊厥、健忘、认知障碍、眩晕、头痛。

（8）眼部异常：眼球突出、后囊下白内障、脉络膜视网膜病变、视物模糊。长期应用糖皮质激素可引起青光眼，并增加眼部继发真菌或病毒感染的机会。

（9）心脏异常：易感人群中的充血性心力衰竭、心肌梗死后心肌破裂、心律失常。

（10）血管异常：高血压、低血压、瘀点、血栓性事件。

（11）呼吸系统、胸和纵隔异常：较大剂量糖皮质激素给药时伴发的持续性呃逆。

（12）耳和迷路异常：眩晕。

（13）胃肠道异常：胃出血、肠穿孔、消化道溃疡、胰腺炎、腹膜炎、溃疡性食管炎、食管炎、腹痛、腹胀、腹泻、消化不良、恶心、呕吐。

（14）肝胆疾病：肝炎、肝酶升高。

（15）皮肤和皮下组织异常：血管性水肿、瘀斑、瘀点、皮肤萎缩、条纹状皮肤、皮肤色素减退、多毛、皮疹、红斑、瘙痒、荨麻疹、痤疮、多汗症、皮肤薄脆、反复局部皮下注射可能引起局部皮肤萎缩。

（16）肌肉骨骼和结缔组织异常：骨坏死、病理性骨折、发育迟缓、肌肉萎缩、肌病、骨质疏松症、神经病性关节病、关节痛、肌肉痛、肌无力、类固醇肌病、无菌性坏死。

（17）生殖系统和乳房异常：月经失调。

（18）全身异常和给药部位情况：外周水

肿、愈合不良、注射部位反应、疲劳感、不适、抑制儿童生长。

（19）检查：碱性磷酸酶水平升高但未伴随任何临床症状、眼内压升高、糖耐量降低、血钾降低、尿钙增加、血尿素氮升高、皮试反应抑制、因蛋白质分解造成的负氮平衡。

（20）损伤、中毒和手术并发症：肌腱断裂（特别是跟腱）、脊椎压缩性骨折、病理性骨折。

【注意事项】

（1）免疫抑制剂作用/感染易感性增高，禁止对正在接受皮质类固醇免疫抑制剂量治疗的患者使用活疫苗或减毒活疫苗。

（2）免疫系统影响：可能会发生过敏反应。

（3）内分泌影响：接受皮质类固醇治疗的患者经受不寻常的应激时，在应激情况发生前、发生时和发生后需要迅速增加皮质类固醇的剂量。皮质类固醇在对甲状腺功能减退症的患者效应具有增强效果。

（4）疗程及停用：长期给予药理剂量的皮质类固醇药物可能会导致下丘脑-垂体-肾上腺（HPA）抑制（继发性肾上腺皮质功能不全）。肾上腺皮质机能不全最重要的症状为无力、体位性低血压及抑郁。隔日治疗和逐渐减少剂量可能会减少这一反应。这种相对功能不全在治疗停止后可能会持续数月。因此，在此期间出现任何应激情况，都应重新恢复激素治疗。通常情况下应尽量缩短疗程，长期治疗则建议在医疗监护下进行。长期治疗后停药也应在医疗监护下进行（逐量递减，评估肾上腺皮质的功能）。

（5）因为糖皮质激素能引发或加重库欣综合征，所以应避免对库欣病患者使用糖皮质激素。

（6）代谢和营养：包括甲泼尼龙在内的皮质类固醇，能使血糖增加，使原有糖尿病恶化，使那些长期接受皮质类固醇治疗的患者易患糖尿病。

（7）精神影响：服用皮质类固醇时，可能会出现精神紊乱，表现为欣快、失眠、情绪波动、人格改变及重度抑郁直至明显的精神病表现。此外，皮质类固醇可能会加剧原有的情绪不稳或精神倾向。全身性类固醇治疗时可能会发生潜在的严重精神不良反应。尽管可能需要针对性的治疗，大多数反应在减少剂量或停药后恢复。如果患者出现心理症状，应鼓励患者/看护者马上就医。

（8）神经系统影响：皮质类固醇应谨慎用于癫痫患者、重症肌无力患者。

（9）眼部影响：可能会引起角膜穿孔，谨慎用于眼部单纯疱疹患者；长期使用可能会引发后囊下白内障和核性白内障、眼球突出或者眼内压增高，可能会导致可能损害视神经的青光眼、继发性真菌和病毒感染。

（10）心脏影响：糖皮质激素对心血管系统具有不良反应，高剂量且长期使用可能会使原有心血管危险因素的患者易于发生心血管不良反应。低剂量和隔日疗程法可能会减少皮质类固醇治疗的并发症发生率。谨慎用于充血性心脏衰竭病患者、高血压患者、血栓栓塞疾病患者。

（11）胃肠道影响：高剂量的皮质类固醇可能引发急性胰腺炎。糖皮质激素治疗可能掩盖腹膜炎或与胃肠系统疾病有关的其他体征或症状，例如穿孔、梗阻或胰腺炎。与非甾体抗炎药联合用药时，发生胃肠道溃疡的风险升高。非特异溃疡性结肠炎患者，如果有即将穿孔、脓肿或其他化脓性感染、憩室炎、新近肠吻合术，或者活跃的或潜在的消化性溃疡的可能，应谨慎使用皮质类固醇。

（12）肝胆影响：周期性脉冲式静脉注射甲泼尼龙（通常初始剂量≥1 g/d）可能导致包

括急性肝炎或肝酶升高在内的药物性肝损伤。

（13）肌肉骨骼影响：高剂量使用会引发急性肌肉病，常见于神经肌肉传递障碍（如重症肌无力）或使用抗胆碱能药物如神经肌肉阻断药治疗的患者。皮质类固醇停药后的临床改善或恢复可能需要几周到几年时间。骨质疏松症与长期大剂量糖皮质激素有关。骨质疏松症慎用糖皮质激素。

（14）皮质类固醇应谨慎用于肾功能不全的患者。

（15）氢化可的松或可的松的平均剂量和大剂量能够引起血压升高、盐和水潴留及增加钾的排泄。除非大剂量使用，合成的衍生物较少发生这些作用。限制盐的摄入量和补充钾可能是必要的。所有皮质类固醇都会增加钙的排泄。

（16）避免在三角肌注射，此部位皮下萎缩发生率高。

（17）牛乳过敏：注射用甲泼尼龙琥珀酸钠（40 mg 规格）含有牛源性乳糖作为辅料，因此可能含有微量的牛乳蛋白（牛乳过敏原）。已知或疑似对牛乳过敏的患者不得使用注射用甲泼尼龙琥珀酸钠（40 mg 规格）。

（18）对驾驶和使用机器能力的影响：使用皮质类固醇治疗后可能出现不良反应，例如头晕、眩晕、视觉障碍和疲劳感。患者如果受到影响，则不应驾车或操作机器。

【规格及贮藏】

粉针剂：① 40 mg（以甲泼尼龙计）；② 125 mg（以甲泼尼龙计）；③ 500 mg（以甲泼尼龙计）。未溶解的药品，密闭，15 ～ 25 ℃保存。双室瓶包装用所附稀释液溶解所得的溶液可在室温（15 ～ 25 ℃）下贮藏12 小时。小瓶包装产品重组后立即使用。

七、皮肤外用药物

（一）莫匹罗星软膏

【药理作用】

本品对与皮肤感染有关的各种革兰阳性球菌有很强的抗菌活性，对耐药金黄色葡萄球菌也有效。对某些革兰阴性菌有一定的抗菌作用。与其他抗生素无交叉耐药性。

【适应证】

本品为局部外用抗生素，适用于革兰阳性球菌引起的皮肤感染，例如脓疱病、疖肿、毛囊炎等原发性皮肤感染及湿疹合并感染、不超过 10 cm×10 cm 面积的浅表性创伤合并感染等继发性皮肤感染。

【用法用量】

本品应外用，局部涂于患处，必要时，患处可用敷料包扎或敷盖，每日 3 次，5 天一疗程。必要时可重复一疗程。

【不良反应】

局部应用本品一般无不良反应，偶见局部烧灼感、蜇刺感及瘙痒等，一般不需要停药。偶见对莫匹罗星或其软膏基质产生皮肤过敏反应，如皮疹、肿胀（有时出现在面部或口腔，严重者可引起呼吸困难）或虚脱。已有报告显示莫匹罗星软膏引起全身性过敏反应，但罕见。如出现上述不良反应，应去医院就医。

【禁忌】

对莫匹罗星或其他含聚乙二醇软膏过敏者禁用。

【注意事项】

（1）如使用一疗程后症状无好转或加重，应立即去医院就医。

（2）感染面积较大者，应就医。

（3）本品辅料为聚乙二醇，大量聚乙二醇可能引起肾损害，因此皮肤大面积破损，特别是合并肾脏疾病的患者，应避免使用本品，并去医院就诊。

（4）本品仅供皮肤给药，请勿用于眼、鼻、口等黏膜部位。

（5）本品请勿用于身体插管处附近的皮肤。

（6）误入眼内时用水冲洗即可。

（7）有中度或重度肾损害者慎用。

（8）使用本品前、后应洗手。使用本品过多时，应将多余软膏擦去。如果不慎吞入本品，应咨询医师或药师。

（9）本品应按用法用量足疗程使用，在感染未被完全治愈前，不要在症状消失时过早停止治疗。

（10）对本品过敏者禁用,过敏体质者慎用。

（11）本品性状发生改变时禁止使用。

（12）如正在使用其他药品，使用本品前请咨询医师或药师。

【性状与成分】

本品为类白色亲水性软膏，每克含主要成分莫匹罗星 20 mg。辅料为：聚乙二醇 400 和聚乙二醇 3350。

（二）丁酸氢化可的松乳膏

【药理毒理】

本品为糖皮质激素类药物，外用具有抗炎、抗过敏、止痒及减少渗出作用。

【适应证】

用于过敏性皮炎、脂溢性皮炎、过敏性湿疹及苔藓样瘙痒症等。

【用法用量】

局部外用。取适量本品涂于患处，一日2次。

【不良反应】

长期使用可致皮肤萎缩、毛细血管扩张、色素沉着及继发感染。偶见过敏反应。

【注意事项】

（1）不得用于皮肤破溃处，感染性皮肤病禁用。

（2）避免接触眼睛和其他黏膜（如口、鼻等）。

（3）用药部位如有烧灼感、红肿等情况应停药，并将局部药物洗净，必要时向医师咨询。

（4）不宜大面积、长期使用；若用药1周后症状未缓解，请咨询医师。

（5）对本品过敏者禁用，过敏体质者慎用。

（6）本品性状发生改变时禁止使用。

【规格与贮藏】

本品为白色乳膏，0.1%（5 g：5 mg；10 g：10 mg）。避光，密闭，在阴凉（不超过20 ℃）处保存。

（三）炉甘石洗剂

【药理毒理】

本品所含炉甘石和氧化锌具有收敛、保护作用，也有较弱的防腐作用。

【适应证】

用于急性瘙痒性皮肤病，如湿疹和痱子。

【用法用量】

局部外用，用时摇匀，取适量涂于患处，每日 2～3 次。

【注意事项】

（1）避免接触眼睛和其他黏膜（如口、鼻等）。

（2）用药部位如有烧灼感、红肿等情况应停药，并将局部药物洗净，必要时向医师咨询。

（3）本品不宜用于有渗出液的皮肤。

（4）用时摇匀。

（5）对本品过敏者禁用,过敏体质者慎用。

（6）本品性状发生改变时禁止使用。

【规格与贮藏】

本品为淡粉红色混悬液，放置后能沉淀，但经振摇后，仍应成为均匀的混悬液。1000 mL 溶液中含炉甘石 150 g、氧化锌 50 g、甘油 50 mL，辅料为纯化水。密闭保存。

（四）地塞米松软膏

内容详见"地塞米松"。

（五）云南白药气雾剂

【功能主治】

活血散瘀，消肿止痛。用于跌打损伤、瘀血肿痛、肌肉酸痛及风湿疼痛。

【用法用量】

外用，喷于伤患处。使用云南白药气雾剂，一日 3 ～ 5 次。凡遇较重闭合性跌打损伤者，先喷云南白药气雾剂保险液，若剧烈疼痛仍不缓解，可间隔 1 ～ 2 分钟重复给药，一天使用不得超过 3 次。喷云南白药气雾剂保险液间隔 3 分钟后，再喷云南白药气雾剂。

【注意事项】

（1）本品只限于外用，切勿喷入口、眼、鼻。

（2）皮肤过敏者停用。

（3）使用云南白药气雾剂保险液时先振摇，喷嘴离皮肤 5 ～ 10 cm，喷射时间应限制在 3 ～ 5 秒钟，以防止局部冻伤。

（4）皮肤受损者勿用。

（5）使用时勿近明火，切勿受热，应置于阴凉处保存。

（6）对酒精及本品过敏者禁用，过敏体质者慎用。

（7）本品性状发生改变时禁止使用。

（8）如正在使用其他药品，使用本品前请咨询医师或药师。

【包装规格与贮藏】

铝管包装，云南白药气雾剂 1 瓶；云南白药气雾剂保险液 1 瓶。云南白药气雾剂每瓶重 50 g；云南白药气雾剂保险液每瓶重 60 g。

（六）伤湿止痛膏

【功能主治】

祛风湿，活血止痛。用于风湿性关节炎、肌肉疼痛、关节肿痛。

【用法用量】

外用，贴于患处。

【注意事项】

本品为外用药；忌生冷、油腻食物；皮肤破溃或感染处禁用；青光眼、前列腺肥大患者应在医师指导下使用；本品为局部疼痛的对症用药，治疗风湿性关节炎应去医院就诊；本品不宜长期或大面积使用，用药后皮肤过敏如出现瘙痒、皮疹等现象，应停止使用，症状严重者应去医院就诊；若用药 3 天症状无缓解，应去医院就诊；对本品过敏者禁用，过敏体质者慎用；本品性状发生改变时禁止使用；如正在使用其他药品，使用本品前请咨询医师或药师。

【规格及贮藏】

本品为淡黄绿色至淡黄色的片状橡胶膏。密封，置阴凉（不超过 20 ℃）干燥处保存。

八、电解质、酸碱平衡和血液系统用药

（一）羟乙基淀粉130/0.4氯化钠注射液

【药理作用】

本品为血液容量扩充剂，其容量扩充效应和血液稀释效应，取决于分子量大小、取代度、取代方式和药物浓度，以及给药剂量和输注速度。

给健康志愿者在 30 分钟内输注本品 500 mL 后，其容量扩充效应为本品输注体积的 100%，该 100% 容量效应可稳定维持 4 ～ 6 小时。用本品进行等容血液置换，可维持血容量至少 6 个小时。

【适应证】

用于治疗和预防血容量不足，以及急性等容血液稀释（ANH）。

【用法用量】

用于静脉输注。初始的 10 ~ 20 mL，应缓慢输入，并密切观察患者（防止可能发生的过敏样反应）。每日剂量及输注速度应根据患者失血量、血流动力学参数的维持或恢复及稀释效果确定。没有心血管或肺功能危险的患者使用胶体扩容剂时，红细胞压积应不低于30%。每日最大剂量按体重每千克 50 mL。根据患者的需要，本品在数日内可持续使用，治疗持续时间取决于低血容量持续的时间和程度，以及血流动力学参数和稀释效果。

【不良反应】

极个别患者在使用含羟乙基淀粉的药品时，可能发生过敏样反应（类似中度流感的症状，心动过缓，心动过速，支气管痉挛，非心源性肺水肿）。在输液过程中，如患者发生不可耐受的反应，应立即终止给药，并给予适当的治疗处理。给予羟乙基淀粉时，患者血淀粉酶浓度将升高，可能干扰胰腺炎的诊断。长期大剂量使用羟乙基淀粉，患者会出现皮肤瘙痒。大剂量使用时，由于稀释效应，可能引起血液成分如凝血因子、血浆蛋白的稀释，以及红细胞压积的下降。使用羟乙基淀粉时，可能发生与剂量相关的血液凝结异常。

【注意事项】

避免过量使用引起液体负荷过重，特别是对心功能不全和严重肾功能不全的患者，液体负荷过重的危险性增加，应调整剂量。为防止重度脱水，使用本品前应先给予晶体溶液。严重肝脏疾病或严重凝血功能紊乱的患者应慎用，如严重 Willebrand 病患者。应补充充足的液体，定期监测肾功能和液体平衡。应密切监测血清电解质水平。应避免与其他药物混合。如果在特殊情况下需要与其他药物混合，要注意相容性（无絮状或沉淀）无菌及均匀混合。瓶或袋开启后，应立即使用，只有在溶液澄清

及容器未损坏时使用。使用本品期间，如出现任何不良事件和 / 或不良反应，应咨询医生。同时使用其他药品，请告知医生。运动员慎用。

【禁忌】

液体负荷过重（水分过多），包括肺水肿；少尿或无尿的肾功能衰竭；接受透析治疗患者；颅内出血；严重高钠或高氯血症；已知对羟乙基淀粉和 / 或本品中其他成分过敏。

【规格与贮藏】

本品为无色或淡黄色略带黏性的澄明液体。① 250 mL：15 g 羟乙基淀粉 130/0.4 与 2.25 g 氯化钠。② 500 mL：30 g 羟乙基淀粉 130/0.4 与 4.5 g 氯化钠。密闭保存，不得冷冻。

（二）复方电解质葡萄糖 mg3 注射液

【药理作用】

本品以补充体内所需水分和电解质为目的，为维持输液配有 10% 葡萄糖，其电解质组成，是根据正常人体对水分和电解质的平均需要量计算而得到的。

【适应证】

（1）用于经口服摄取水分和电解质发生困难时，可以补充热量和水分、电解质。用于低钾血症的高渗性脱水症。

（2）外科手术前及术后的水分和电解质补充。

【用法用量】

成人静脉滴注一次 500 ~ 1000 mL，给药速度按年龄、体重及症状的不同可适量增减。

【不良反应】

急速给药时，可能出现肺水肿、脑水肿、肢体水肿、水中毒、高钾血症；可能偶然出现血栓静脉炎。

【注意事项】

不伴有高钾血症的肾功能不全、心功能不全、重症肝功能障碍、因闭塞性尿路疾患而尿

量减少者与糖尿病患者慎用。最好患者的尿量为每日 500 mL 或每小时 20 mL 以上时使用本品。

【规格与贮藏】

500 mL/ 袋。密闭保存。

（三）钠钾镁钙葡萄糖注射液

【药理作用】

（1）对血液循环稳态的维持作用。

（2）对血清镁稳态的维持作用。

（3）维持血糖及抑制肝糖原降低的作用（与 1% 葡萄糖配合应用）。

【适应证】

电解质（钠、钾、镁、钙离子）补充剂。用于补充水分与维持体内电解质平衡。

【用法用量】

静脉滴注，输入速度通常为每小时 15 mL/kg 以下。通常成人一次 500 ～ 1000 mL。根据年龄、症状和体重不同适当增减。

【不良反应】

据报道，总计 201 例患者中发现 2 例不良反应，不良反应发生率为 1.0%。主要为心电图 ST 段降低，心律不齐。大量或快速输液时，可引起脑水肿、肺水肿、末梢水肿。

【注意事项】

（1）本品不以补充能量为目的，如患者循环达稳态，应停止输注本品。

（2）下列情况慎用：①肾功能不全者，因水、电解质调节机能低下，慎用本品。②心功能不全患者，输注本品可引起循环血容量增多，心脏负担加重，可能会使症状加重。③高渗性脱水患者，由于本品含多种电解质，用后可能使症状加重。④阻塞性尿路疾患、尿量减少患者，因水、电解质负荷过量，用后可能会使症状加重。

（3）给药前注意防止感染（患者皮肤和

器具要消毒），寒冷期间本品应加热至体温水平使用，开封后一次性使用，残留液体不得留作下次使用。

（4）输液时要观察血液循环状态和尿量，必要时输液速度要作适当调整。

【规格与贮藏】

本品为无色至淡黄色澄明液体。两种规格：250 mL/ 袋；500 mL/ 袋。密闭保存。

（四）维生素C

【药理作用】

本品参与机体内抗体及胶原形成，组织修补（包括某些氧化还原作用），苯丙氨酸、酪氨酸、叶酸的代谢，铁、碳水化合物的利用，脂肪、蛋白质的合成，以及维持免疫功能，羟化 5- 羟色胺，保持血管完整，并促进非血红素铁的吸收。

【适应证】

（1）用于防治坏血病，也可用于各种急慢性传染性疾病及紫癜等辅助治疗。

（2）慢性铁中毒的治疗：维生素 C 促进去铁胺对铁的整合，使铁排出加速。

（3）特发性高铁血红蛋白血症的治疗。

（4）克山病患者发生心源性休克时，可用大剂量本品治疗。

（5）下列情况对维生素 C 的需要量增加：患者接受慢性血液透析、胃肠道疾病（长期腹泻、胃或回肠切除术后）、艾滋病、结核病、癌症、溃疡病、甲状腺功能亢进、发热、感染、创伤、烧伤、手术后等；因严格控制或选择饮食，接受肠道外营养的患者，营养不良，体重骤降；应用巴比妥类、四环素类、水杨酸类，或以维生素 C 作为泌尿系统酸化药时。

【用法用量】

口服用于补充维生素 C：成人一日 1 片；口服用于治疗维生素 C 缺乏：成人一次 1 ～ 2

片，一日 3 次。静脉注射，一次 0.5～1.0 g（0.5 支～1 支），或遵医嘱；临用时用 5% 或 10% 葡萄糖注射液稀释后滴注。

【不良反应】

（1）长期应用每日 2～3 g 可引起停药后坏血病，故宜逐渐减量至停药。

（2）长期应用大量维生素 C 可引起尿酸盐、半胱氨酸盐或草酸盐结石。

（3）过量服用（每日用量 1 g 以上）可引起腹泻、皮肤红而亮、头痛、尿频（每日用量 600 mg 以上）、恶心、呕吐、胃痉挛。

（4）快速静脉注射可引起头晕、晕厥。

【注意事项】

（1）不宜长期过量服用本品，否则，突然停药有可能出现坏血病症状。

（2）下列情况应慎用：半胱氨酸尿症、痛风、高草酸盐尿症、草酸盐沉积症、尿酸盐性肾结石、葡萄糖-6-磷酸脱氢酶缺乏症、血色病、铁粒幼细胞性贫血或地中海贫血、镰形红细胞贫血、糖尿病（因维生素 C 干扰血糖定量）。

（3）如服用过量或出现严重不良反应，应立即就医。

（4）对本品过敏者禁用，过敏体质者慎用。

（5）本品性状发生改变时禁止使用。

（6）如正在使用其他药品，使用本品前请咨询医师或药师。

【规格与贮藏】

片剂，0.1 g/ 片，遮光，密闭保存。注射剂，2.5 mL：1 g/ 支，遮光，密闭保存。

（五）维生素 B1

【药理作用】

维生素 B1 在体内与焦磷酸结合成辅酸酶。参与糖代谢中丙酮酸和 α- 酮戊二酸的氧化脱羧反应，是糖类代谢所必需。缺乏时，氧化受阻形成丙酮酸，乳酸堆积，并影响机体能量供应。其症状主要表现在神经和心血管系统，表现为感觉异常，神经痛，四肢无力，以及肌肉酸痛和萎缩，心肌代谢失调，出现心悸，急促，胸闷，心脏肥大，肝肺充血和周围水肿等心脏功能不全的症状。消化道方面表现为食欲下降导致衰弱和体重下降等。

【适应证】

适用于维生素 B1 缺乏所致的脚气病、周围神经炎、消化不良等的辅助治疗。

【用法用量】

维生素 B1 缺乏症：口服给药，5～10 mg，一日 3 次。

重型脚气病：肌内注射，50～100 mg，一日 3 次。

【不良反应】

大剂量肌内注射本药可引起过敏反应，表现为吞咽困难、皮肤瘙痒、水肿（面部、唇部、眼睑）、喘鸣。

【注意事项】

（1）注射时偶见过敏反应，个别可发生过敏性休克，故除急需补充的情况外，很少采用注射。且注射前，应用其 10 倍稀释液 0.1 mL 作皮试，以防止过敏反应。不宜静注。

（2）大剂量应用时，测定血清茶碱浓度可受干扰；测定尿酸浓度可呈假性增高；尿胆原可呈假阳性。

（3）片剂不宜与含鞣质的中药和食物合用。

【规格与贮藏】

片剂：10 mg/ 片，遮光，密封（10～30 ℃）保存。注射剂：2 mL：100 mg/ 支，遮光，密闭保存。

（六）氯化钾

【药理作用】

氯化钾是一种电解质补充药物。

【适应证】

（1）治疗低钾血症：各种原因引起的低钾血症，如进食不足、呕吐、严重腹泻、应用排钾性利尿药、家族性低血钾性周期性麻痹、长期应用糖皮质激素和补充高渗葡萄糖等。

（2）预防低钾血症：当患者存在失钾情况，尤其是如果发生低钾血症对患者危害较大时（如使用洋地黄药物的患者），须预防性补充钾盐，如进食很少、严重或慢性腹泻、长期服用肾上腺皮质激素、失钾性肾病、巴特综合征等。

（3）洋地黄中毒引起频发性、多源性期前收缩或快速性心律失常。

【用法用量】

口服钾盐用于治疗轻型低钾血症或预防性用药。常规剂量成人每次 0.5～1 g（6.7～13.4 mmol），每日 2～4 次，饭后服用，并按病情调整剂量。一般成人每日最大剂量为 6 g（80 mmol）。

严重低钾血症或不能口服者。一般用法将 10% 氯化钾注射液 10～15 mL 加入 5% 葡萄糖注射液 500 mL 中滴注。钾浓度不超过 3.4 g/L（45 mmol/L），补钾速度不超过 0.75 g/h（10 mmol/h），每日补钾量为 3～4.5 g（40～60 mmol）。在体内缺钾引起严重快速室性异位心律失常时，如尖端扭转型室性心动过速、短阵、反复发作多形性室性心动过速、心室扑动等威胁生命的严重心律失常，钾盐浓度要高（0.5%，甚至 1%），滴速要快，1.5 g/h（20 mmol/h），补钾量可达每日 10 g 或 10 g 以上。如病情危急，补钾浓度和速度可超过上述规定。但须严密动态观察血钾及心电图等，防止高钾血症发生。

【不良反应】

（1）口服可有胃肠道刺激症状，如恶心、呕吐、咽部不适、胸痛（食道刺激）、腹痛、腹泻，甚至消化性溃疡及出血。在空腹、剂量较大及原有胃肠道疾病者使用时更易发生。

（2）静脉滴注浓度较高，速度较快或静脉较细时，易刺激静脉内膜引起疼痛，甚至发生静脉炎。

（3）高钾血症。应用过量、滴注速度较快或原有肾功能损害时易发生。

【注意事项】

（1）不得直接静脉注射，未经稀释不得进行静脉滴注。

（2）下列情况慎用：代谢性酸中毒伴有少尿时；肾上腺皮质功能减弱者；急慢性肾功能衰竭；急性脱水，因严重时可致尿量减少，尿 K^+ 排泄减少；家族性周期性麻痹，低血钾性麻痹应给予补钾，但须鉴别高血钾性或正常血钾性周期性麻痹；慢性或严重腹泻可致低钾血症，但同时可致脱水和低钠血症，引起肾前性少尿；胃肠道梗阻、慢性胃炎、溃疡病、食道狭窄、憩室、肠张力缺乏、溃疡性肠炎者，不宜口服补钾，因为此时钾对胃肠道的刺激增加，可加重病情；传导阻滞性心律失常，尤其当应用洋地黄类药物时；大面积烧伤、肌肉创伤、严重感染、大手术后 24 小时和严重溶血，上述情况本身可引起高钾血症；肾上腺性征异常综合征伴盐皮质激素分泌不足。

用药期间须作以下随访检查：血钾、心电图，血镁、钠、钙，酸碱平衡指标，肾功能和尿量。

（3）服用普通片剂及糖衣片时，对胃肠道有强烈的刺激作用，所以最好溶解成溶液后服用。

【规格与贮藏】

片剂，0.25 g/片；注射剂，1.0 g/支，密闭保存。

（七）甘露醇

【药理作用】

（1）脱水作用：20% 甘露醇为高渗溶液，静脉注射入血后不易从毛细血管透入组织，能迅速提高血浆渗透压，使组织间液的水分向血浆转移，产生组织脱水作用。适用于脑水肿和青光眼患者的治疗。

（2）利尿作用：本品以原形从肾排出，又不被肾小管重吸收，所以起渗透性利尿作用。主要用于防治急性肾功能衰竭。

【适应证】

（1）组织脱水药：用于治疗各种原因引起的脑水肿，降低颅内压，防止脑疝。

（2）降低眼内压。

（3）渗透性利尿药：用于鉴别肾前性因素或急性肾功能衰竭引起的少尿，亦可用于预防各种原因引起的急性肾小管坏死。

（4）作为辅助性利尿措施治疗肾病综合征、肝硬化腹水，尤其是伴有低蛋白血症时。

（5）对某些药物逾量或毒物中毒（如巴比妥类药物、锂、水杨酸盐和溴化物等），本药可促进上述物质的排泄，并防止肾毒性。

（6）作为冲洗剂，应用于经尿道内作前列腺切除术。

（7）术前肠道准备。

【用法用量】

（1）利尿：常用量为按体重每千克 1～2 g，一般用 20% 溶液 250 mL 静脉滴注，并调整剂量使尿量维持在每小时 30～50 mL。

（2）治疗脑水肿、颅内高压和青光眼：按体重每千克 0.25～2 g，配制为 15%～25% 浓度于 30～60 分钟内静脉滴注。当患者衰弱时，剂量应减少至每千克 0.5 g。严密随访肾功能。

（3）鉴别肾前性少尿和肾性少尿。按体重每千克 0.2 g，以 20% 浓度于 3～5 分钟内静脉滴注，如用药 2～3 小时以后每小时尿量仍低于 30～50 mL，最多再试用一次，如仍无反应则应停药。已有心功能减退或心力衰竭者慎用或不宜使用。

（4）预防急性肾小管坏死。先给予 12.5～25 g，10 分钟内静脉滴注，若无特殊情况，再给 50 g，1 小时内静脉滴注，若尿量能维持在每小时 50 mL 以上，则可继续应用 5% 溶液静滴；若无效则立即停药。

（5）治疗药物、毒物中毒。50 g 以 20% 溶液静滴，调整剂量使尿量维持在每小时 100～500 mL。

（6）肠道准备：术前 4～8 小时，10% 溶液 1000 mL 于 30 分钟内口服完毕。

【不良反应】

（1）水和电解质紊乱最为常见。

（2）寒战、发热。

（3）排尿困难。

（4）血栓性静脉炎。

（5）甘露醇外渗可致组织水肿、皮肤坏死。

（6）过敏引起皮疹、荨麻疹、呼吸困难、过敏性休克。

（7）头晕、视力模糊。

（8）高渗引起口渴。

（9）渗透性肾病（或称甘露醇肾病），主要见于大剂量快速静脉滴注时。

【注意事项】

（1）除作肠道准备用，均应静脉内给药。

（2）应一次性使用，用药不得与输血同时进行。当甘露醇浓度高于 15% 时，应使用有过滤器的输液器。

（3）根据病情选择合适的浓度，避免不必要地使用高浓度和大剂量。

（4）使用低浓度和含氯化钠溶液的甘露醇能减少过度脱水和电解质紊乱的发生机会。

（5）用于治疗水杨酸盐或巴比妥类药物中毒时，应合用碳酸氢钠以碱化尿液。

（6）下列情况慎用：①明显心肺功能损害者，因本药所致的突然血容量增多，可引起充血性心力衰竭；②高钾血症或低钠血症；③低血容量，应用后可因利尿而加重病情，或使原来低血容量情况被暂时性扩容所掩盖；④严重肾功能衰竭而排泄减少使本药在体内积聚，引起血容量明显增加，加重心脏负荷，诱发或加重心力衰竭；⑤对甘露醇不能耐受者。

（7）给大剂量甘露醇不出现利尿反应，可使血浆渗透浓度显著升高，故应警惕血液高渗发生。

【规格与贮藏】

注射剂 20 g/100 mL，遮光，密闭保存。遇冷易结晶，故应用前应仔细检查，如有结晶，可置热水中或用力振荡待结晶完全溶解后再使用。

（八）呋塞米

【药理作用】

（1）对水和电解质排泄的作用。能增加水、钠、氯、钾、钙、镁、磷等的排泄。与噻嗪类利尿药不同，呋塞米等袢利尿药存在明显的剂量 - 效应关系。随着剂量加大，利尿效果明显增强，且药物剂量范围较大。另外，呋塞米可能还有抑制近端小管和远端小管对 Na^+、Cl^- 的重吸收，促进远端小管分泌 K^+ 的作用。呋塞米通过抑制亨氏袢对 Ca^{2+}、Mg^{2+} 的重吸收而增加 Ca^{2+}、Mg^{2+} 排泄。短期用药能增加尿酸排泄，而长期用药则可引起高尿酸血症。

（2）对血流动力学的影响。呋塞米能抑制前列腺素分解酶的活性，使前列腺素 E_2 含量升高，从而具有扩张血管作用。

【适应证】

（1）水肿性疾病：包括充血性心力衰竭、肝硬化、肾脏疾病（肾炎、肾病及各种原因所致的急、慢性肾功能衰竭），尤其是应用其他利尿药效果不佳时，应用本类药物仍可能有效。与其他药物合用治疗急性肺水肿和急性脑水肿等。

（2）高血压：在高血压的阶梯疗法中，不作为治疗原发性高血压的首选药物，但当噻嗪类药物疗效不佳，尤其当伴有肾功能不全或出现高血压危象时，本类药物尤为适用。

（3）预防急性肾功能衰竭：用于各种原因导致的肾脏血流灌注不足，例如失水、休克、中毒、麻醉意外及循环功能不全等，在纠正血容量不足的同时及时应用，可减少急性肾小管坏死的机会。

（4）高钾血症及高钙血症。

（5）稀释性低钠血症，尤其是当血钠浓度低于 120 mmol/L 时。

（6）抗利尿激素分泌失调综合征（SIADH）。

（7）急性药物毒物中毒：如巴比妥类药物中毒等。

【用法用量】

（1）治疗水肿性疾病。紧急情况或不能口服者，可静脉注射，开始 20 ～ 40 mg，必要时每 2 小时追加剂量，直至出现满意疗效。维持用药阶段可分次给药。治疗急性左心衰竭时，起始 40 mg 静脉注射，必要时每小时追加 80 mg，直至出现满意疗效。治疗急性肾功能衰竭时，可用 200 ～ 400 mg 加于氯化钠注射液 100 mL 内静脉滴注，滴注速度每分钟不超过 4 mg。有效者可按原剂量重复应用或酌情调整剂量，每日总剂量不超过 1 g。利尿效果差时不宜再增加剂量，以免出现肾毒性，对急性肾衰功能恢复不利。治疗慢性肾功能不全时，一般每日剂量 40 ～ 120 mg。

（2）治疗高血压危象时，起始 40 ～ 80 mg 静注，伴急性左心衰竭或急性肾功能衰竭时，可酌情增加剂量。

（3）治疗高钙血症时，可静脉注射，一次 20 ～ 80 mg。

【不良反应】

（1）本品可引起电解质紊乱，如低血钾、低血钠等，故晚期肝硬化患者慎用。

（2）消化道症状：长期应用可致恶心、呕吐、腹痛等。

（3）听力损伤：静注过量可致急性听力下降或暂时性耳聋。禁止与氨基糖苷类药物（如链霉素等）合用，以免加重耳毒性反应。

【注意事项】

（1）交叉过敏。对磺胺药和噻嗪类利尿药物过敏者，对本药可能亦过敏。

（2）对诊断的干扰：可致血糖升高、尿糖阳性，尤其是糖尿病或糖尿病前期患者。过度脱水可使血尿酸和尿素氮水平暂时性升高。血 Na^+、Cl^-、K^+、Ca^{2+} 和 Mg^{2+} 浓度下降。

（3）下列情况慎用：①无尿或严重肾功能损害者，后者因需加大剂量，故用药间隔时间应延长，以免出现耳毒性等副作用；②糖尿病；③高尿酸血症或有痛风病史者；④严重肝功能损害者，因水电解质紊乱，可诱发肝昏迷；⑤急性心肌梗死，因过度利尿可促发休克；⑥胰腺炎或有此病史者；⑦有低钾血症倾向者，尤其是应用洋地黄类药物或有室性心律失常者；⑧红斑狼疮，本药可加重病情或诱发活动；⑨前列腺肥大。

（4）随访检查：①血电解质，尤其是合用洋地黄药物或皮质激素类药物、肝肾功能损害者；②血压，尤其是用于降压，大剂量应用或用于老年人；③肾功能；④肝功能；⑤血糖；⑥血尿酸；⑦酸碱平衡情况；⑧听力。

（5）药物剂量应从最小有效剂量开始，然后根据利尿反应调整剂量，以减少水、电解质紊乱等副作用的发生。

（6）肠道外用药宜静脉给药、不主张肌

内注射。常规剂量静脉注射时间应超过 1 ～ 2 分钟，大剂量静脉注射时每分钟不超过 4 mg。静脉用药剂量的 1/2 时即可达到同样疗效。

（7）本药为加碱制成的钠盐注射液，碱性较高，故静脉注射时宜用氯化钠注射稀释，而不宜用葡萄糖注射液稀释。

（8）存在低钾血症或低钾血症倾向时，应注意补充钾盐。

（9）与降压药合用时，后者剂量应酌情调整。

（10）少尿或无尿患者应用最大剂量后 24 小时仍无效时应停药。

（11）运动员慎用。

【规格与贮藏】

注射剂，20 mg：2 mL。遮光，密封保存。

（九）右旋糖酐40氯化钠注射液

【药理作用】

本品为血容量扩充剂，静注后能提高血浆胶体渗透压，吸收血管外水分进入体循环而增加血容量，升高和维持血压。其扩充血容量作用比右旋糖酐 70 弱且短暂，但改善微循环的作用比右旋糖酐 70 强。它可使已经聚集的红细胞和血小板解聚，降低血液黏滞性，改善微循环，防止血栓形成。此外，还具有渗透性利尿作用。

本品具有强抗原性。鉴于正常肠道中有产生本品的细菌，即使初次注射本品，部分患者也有过敏反应发生。主要为皮肤、黏膜过敏反应。

【适应证】

（1）休克：用于失血、创伤、烧伤等各种原因引起的休克和中毒性休克。

（2）预防手术后静脉血栓形成：用于肢体再植和血管外科手术等预防术后血栓形成。

（3）血管栓塞性疾病：用于心绞痛、脑

血栓形成、脑供血不足、血栓闭塞性脉管炎等。

（4）体外循环时，代替部分血液，预充人工心肺机，既节省血液又可改善循环。

【用法用量】

（1）静脉滴注，用量视病情而定，成人常用量一次 250 ～ 500 mL，24 小时内不超过 1000 ～ 1500 mL。

（2）休克病例：用量可较大，速度可快，滴注速度为 20 ～ 40 mL/min，第一天最大剂量可用至按体重每千克 20 mL，在使用前必须纠正脱水。

（3）预防术后血栓形成：术中或术后给予 500 mL，通常术后第一、二日每日 500 mL，以 2 ～ 4 小时的速度静滴，高危患者，疗程可用至 10 天。

（4）血管栓塞性疾病：应缓慢静滴，一般每次 250 ～ 500 mL，每日或隔日一次，7 ～ 10 次为一疗程。

【不良反应】

（1）过敏反应：少数患者可出现过敏反应，表现为皮肤瘙痒、荨麻疹、恶心、呕吐、哮喘，重者口唇发绀、虚脱、血压剧降、支气管痉挛，个别患者甚至出现过敏性休克，直至死亡。过敏反应的发生率 0.03% ～ 4.7%。过敏体质者用前应做皮试。

（2）偶见发热、寒战、淋巴结肿大、关节炎等。

（3）出血倾向：可引起凝血障碍，使出血时间延长，该反应常与剂量有关。

【禁忌及注意事项】

（1）充血性心力衰竭及其他血容量过多的患者禁用；血小板严重减少，有凝血障碍等出血患者禁用；心、肝、肾功能不良患者慎用；少尿或无尿者禁用；活动性肺结核患者慎用；有过敏史者慎用。

（2）首次输用本品，开始几毫升应缓慢静滴，并在注射开始后严密观察 5 ～ 10 分钟，出现不正常征象（寒战、皮疹）应马上停药。

（3）对严重的肾功能不全，尿量减少患者，因本品可从肾脏快速排泄，增加尿黏度，可能导致少尿或肾功能衰竭，因此，本品禁用于少尿患者。一旦使用中出现少尿或无尿应停用。

（4）避免用量过大，尤其是补液不足者。

（5）重度休克时，如大量输注右旋糖酐，应同时给予一定数量的全血，以维持血液携氧功能。如未同时输血，由于血液在短时间内过度稀释，则携氧功能降低，组织供氧不足，而且影响血液凝固，出现低蛋白血症。

（6）某些手术创面渗血较多的患者，不应过多使用本品，以免增加渗血。

（7）伴有急性脉管炎者，不宜使用本品，以免炎症扩散。

（8）对于脱水患者，应同时纠正水电解质素乱情况。

（9）每日用量不宜超过 1500 mL，否则易引起出血倾向和低蛋白血症。

（10）本品不应与维生素 C、维生素 B12、维生素 K、双嘧达莫及促皮质素，氢化可的松，琥珀酸钠在同一溶液中混合给药。

（11）本品能吸附于细胞表面，与红细胞形成假凝集，对血型鉴定和血交叉配血试验结果有一定干扰。输血患者的血型检查，交叉配血试验应在使用右旋糖酐前进行，以确保输血安全。

【规格与贮藏】

注射液，250 mL：15 g 右旋糖酐 40 与 2.25 g 氯化钠；500 mL：30 g 右旋糖酐 40 与 4.5 g 氯化钠。在 25 ℃以下保存。

（十）酚磺乙胺注射液

【药理作用】

本品能使血管收缩，降低毛细血管通透性，

也能增强血小板聚集性和黏附性，促进血小板释放凝血活性物质，缩短凝血时间，达到止血效果。

【适应证】

用于防治各种手术前后的出血，也可用于血小板功能不良、血管脆性增加而引起的出血。

【用法用量】

（1）肌肉或静脉注射：一次 0.25 ～ 0.5 g，一日 0.5 ～ 1.5 g。静脉滴注：一次 0.25 ～ 0.75 g，一日 2 ～ 3 次，稀释后滴注。

（2）预防手术后出血：术前 15 ～ 30 分钟静滴或肌注 0.25 ～ 0.5 g，必要时 2 小时后再注射 0.25 g。

【不良反应】

毒性低，无严重不良反应，偶见过敏反应。

【注意事项】

本品可与维生素 K 注射液混合使用，但不可与氨基己酸注射液混合使用。右旋糖酐抑制血小板聚集，延长出血及凝血时间，理论上与本品呈拮抗作用。

【规格与贮藏】

注射剂，0.25 g：2 mL/ 支。遮光，密闭保存。

（十一）注射用氨甲环酸

【药理作用】

纤溶现象与机体在生理或病理状态下的纤维蛋白分解增加、血管通透性增高等有关，也与纤溶引起的机体反应、各种出血症状及变态反应等的发生发展和治愈相关联。本品可抑制这种纤溶酶的作用，而显示止血、抗变态反应、消炎效果。①抗纤维蛋白溶酶的作用。②止血作用。③抗变态反应、消炎作用。

【适应证】

本品主要用于急性或慢性、局限性或全身性原发性纤维蛋白溶解亢进所致的各种出血。

弥散性血管内凝血所致的继发性高纤溶状态，在未肝素化前，一般不用本品。本品尚适用于：①前列腺、尿道、肺、脑、子宫、肾上腺、甲状腺等富有纤溶酶原激活物脏器的外伤或手术出血。②用作组织型纤溶酶原激活物（t-PA）、链激酶及尿激酶的拮抗物。③眼前房出血及严重鼻出血。④中枢动脉瘤破裂所致的轻度出血，如蛛网膜下腔出血和颅内动脉瘤出血，应用本品止血效果优于其他抗纤溶药，但必须注意并发脑水肿或脑梗死的危险性，至于重症有手术指征患者，本品仅可作辅助用药。⑤治疗遗传性血管神经性水肿，可减少其发作次数和降低严重程度。⑥溶栓过量所致的严重出血。

【用法用量】

静脉滴注：一般成人一次 0.25 ～ 0.5 g，必要时可每日 1 ～ 2 g，分 1 ～ 2 次给药。根据年龄和症状可适当增减剂量，或遵医嘱。为防止手术前后出血，可参考上述剂量。治疗原发性纤维蛋白溶解所致出血。剂量可酌情加大。

【不良反应】

偶有药物过量所致颅内血栓形成和出血；尚有腹泻、恶心及呕吐。由于本品可进入脑脊液，注射后可有视力模糊、头痛、头晕、疲乏等中枢神经系统症状，特别与注射速度有关，但很少见。必须持续应用本品较久者，应作眼科检查监护（例如视力测验、视觉、视野和眼底）。严重不良反应：有出现休克的报道，因此，应密切观察，一旦出现，应立即停药，给予对症处置。

【注意事项】

（1）应用本品患者要监护血栓形成并发症状的可能性，对于有血栓形成倾向者（如急性心肌梗死），宜慎用。

（2）本品可致继发性肾盂肾炎和输尿管凝血块阻塞，故血友病或肾盂实质病变发生大量血尿时要慎用。

（3）与其他凝血因子（如因子 IX）等合用时，应警惕血栓形成。一般认为在使用凝血因子 8 小时后再用本品较为妥当。

（4）本品一般不单独用于弥散性血管内凝血所致的继发性纤溶性出血，以防进一步血栓形成，影响脏器功能，特别是急性肾功能衰竭时。如有必要，应在肝素化的基础上才应用本品。

（5）慢性肾功能不全时，用量应酌减，因给药后尿液中药物浓度常较高。

（6）治疗前列腺手术出血时，本品用量也应减少。

【规格与贮藏】

注射剂，0.25 g/ 支；0.5 g/ 支。密闭，凉暗处保存。

（十二）依诺肝素钠注射液

【药理作用】

抗血栓形成药。其主要成分依诺肝素是一种低分子肝素，将标准肝素的抗血栓和抗凝活性分开。有抗凝血因子 IIa 即抗凝血酶活性，还有更高的抗 Xa 活性。对于依诺肝素，这两种活性比值是 3.6。预防剂量，其不会明显影响 aPTT。治疗剂量，在活性峰值时，其可以将 aPTT 时间比对照时间延长 1.5 到 2.2 倍。aPTT 时间延长反映了残留的抗凝血酶活性。

【适应证】

2000 Axa IU 和 4000 Axa IU 注射液：预防静脉血栓栓塞性疾病（预防静脉内血栓形成），特别是与骨科或普外手术有关的血栓形成。6000 Axa IU、8000 Axa IU 和 10000 Axa IU 注射液：治疗已形成的深静脉栓塞，伴或不伴有肺栓塞。治疗不稳定性心绞痛及无 Q 波心肌梗死，与阿司匹林同用。用于血液透析体外循环中，防止血栓形成。

【用法用量】

预防静脉血栓栓塞性疾病，治疗深静脉栓塞，治疗不稳定性心绞痛及无 Q 波心肌梗死时应采用深部皮下注射给予依诺肝素。

本品为成人用药，禁止肌肉注射。每毫升注射液含 10000 Axa IU，相当于 100 mg 低分子肝素钠。每毫克（0.01 mL）低分子肝素钠约等于 100 Axa IU。

依诺肝素钠可用于皮下每日一次注射 150 Axa IU/kg 或每日两次 100 Axa IU/kg。当患者合并栓塞性疾病时，推荐每日两次给药 100 Axa IU/kg。对于体重 100 kg 的患者，依诺肝素的疗效可能轻微降低。对于体重低于 40 kg 的患者，出血的风险可能增加。对于这些患者必须进行特殊的临床监测。

深静脉血栓治疗期间：除非有禁忌，依诺肝素钠应尽早替换为口服抗凝药治疗。依诺肝素治疗应该不超过 10 天，包括达到口服抗凝药治疗效果所需时间，除非不能达到目的。因此应尽早使用口服抗凝药治疗。

【不良反应】

（1）血肿、注射部位之外的瘀斑、伤口血肿、血尿、鼻出血和胃肠道出血。在手术患者中，出血栓塞性并发症被认为是严重的；如果出血导致了显著的临床事件，或如果合并出现血红蛋白下降或输注 2 个单位或以上的血液制品。腹膜后出血和颅内出血一直被认为是最严重的出血。

（2）血小板减少症和血小板增多症。

（3）其他临床相关不良反应：注射部位水肿、出血、超敏反应、炎症、肿块、疼痛或反应；肝酶升高；皮肤血管炎、皮肤坏死通常出现在注射部位（这些现象之前通常会发生紫癜或红斑、浸润和疼痛）。还有注射部位结节（炎性结节，非依诺肝素的囊性包裹）。

【注意事项】

（1）下述情况慎用：止血障碍、肝肾功能不全患者，有消化道溃疡史，或有出血倾向的器官损伤史，近期出血性脑卒中，难以控制的严重高血压，糖尿病性视网膜病变；近期接受神经或眼科手术和蛛网膜下腔/硬膜外麻醉。与所有抗凝药合用时，将发生出血，应立即查明出血原因并给予适当干预。

（2）肾功能不全患者：因用依诺肝泰纳的暴露量增加导致出血危险性增大，严重肾功能不全患者须调整用药剂量。推荐剂量：预防剂量为每日一次 2000 Axa IU，治疗剂量为每日一次 100 Axa IU/kg。中度及轻度肾功能不全患者：建议治疗时严密监测。

（3）低体重患者（女性体重＜ 45 kg，男性体重＜ 57 kg）应用预防剂量的低分子肝素时的暴露量增加导致出血危险性增大，应严密监测血小板。

（4）以下情况须进行治疗监测：肝功能不全；胃肠道溃疡时或任何其他器官可能出血的损伤；脉络视网膜血管疾病；大脑或脊髓手术后；腰椎穿刺，主要是考虑可能有脊髓出血风险，因此尽可能延期；影响凝血的药物合用。

（5）在所有病例中都应严格遵守医嘱。特殊警告：禁止肌内给药。

【规格与贮藏】

注射液：0.4 mL：4000 Axa IU/ 支。25 ℃以下保存。

九、镇痛、镇静、解热镇痛药

（一）盐酸吗啡注射液

【药理作用】

（1）镇痛作用：作用强大而持久，一次用药可维持 4 ～ 6 小时。对持续性钝痛的效力大于间断性锐痛，如果血压正常，可用吗啡止痛；用于胆绞痛和肾绞痛时，应与阿托品合用。

（2）镇咳作用：吗啡对咳嗽中枢有较强的抑制作用。

（3）抑制呼吸作用。

（4）镇静作用和扩张外周血管作用。

（5）止泻作用：吗啡能兴奋内脏平滑肌，使其紧张度增加，甚至引起痉挛，因而胃肠蠕动减慢，肠道水分大量被吸收，而起止泻作用。不适合脱水过多引起低血容量时的腹泻。

【适应证】

本品为强效镇痛药，适用于其他镇痛药无效的急性锐痛，如严重创伤、战伤、烧伤、晚期癌症等疼痛。心肌梗死而血压尚正常者，应用本品可使患者镇静，并减轻心脏负担。应用于心源性哮喘可使肺水肿症状暂时有所缓解。麻醉和手术前给药可保持患者宁静进入嗜睡。因本品对平滑肌的兴奋作用较强，故不能单独用于内脏绞痛（如胆绞痛等），而应与阿托品等有效的解痉药合用。

【用法用量】

（1）皮下注射。成人常用量：一次 5 ～ 15 mg，一日 15 ～ 40 mg；极量：一次 20 mg，一日 60 mg。

（2）静脉注射。成人镇痛时常用量为 5 ～ 10 mg；用作静脉全麻时按体重不得超过 1 mg/kg，不够时加用作用时效短的本类镇痛药，以免苏醒迟延，术后发生血压下降和长时间呼吸抑制。

（3）手术后镇痛注入硬膜外间隙，成人自腰脊部位注入，一次极限 5 mg，胸脊部位应减为 2 ～ 3 mg，按一定的间隔可重复给药多次。注入蛛网膜下腔，一次 0.1 ～ 0.3 mg。原则上不再重复给药。

【不良反应】

治疗量吗啡可引起恶心、呕吐、便秘、排

尿困难、嗜睡和呼吸抑制等；连续反复用药易成瘾；剂量过大可致急性中毒，患者出现昏迷、呼吸深度抑制、瞳孔极度缩小、血压下降等。

【注意事项】

对诊断不明的急腹症、支气管哮喘、颅内压升高、颅脑损伤（因吗啡可扩张脑血管）及肝功能减退者，禁用。

【规格与贮藏】

1 mL：10 mg ／ 支。遮光，密闭保存。

（二）盐酸哌替啶注射液

【药理作用】

本品为阿片受体激动剂，是目前最常用的人工合成强效镇痛药。其作用类似吗啡，效力约为吗啡的 1/10 ～ 1/8，与吗啡在等效剂量下可产生同样的镇痛、镇静及呼吸抑制作用，但后者维持时间较短，无吗啡的镇咳作用。与吗啡相似，本品为中枢神经系统的 μ 及 κ 受体激动剂而产生镇痛、镇静作用。肌内注射后 10 分钟出现镇痛作用，持续 2 ～ 4 小时。能短时间提高胃肠道括约肌及平滑肌的张力，减少胃肠蠕动，但引起便秘及尿潴留发生率低于吗啡。对胆道括约肌的兴奋作用使胆道压力升高，但亦较吗啡弱。本品有轻微的阿托品样作用，可引起心搏增快。

【适应证】

本品为强效镇痛药，适用于各种剧痛，如创伤性疼痛、手术后疼痛、麻醉前用药，或局麻与静吸复合麻醉辅助用药等。对内脏绞痛应与阿托品配伍应用。用于分娩止痛时，须监护本品对新生儿的抑制呼吸作用。麻醉前给药、人工冬眠时，常与氯丙嗪、异丙嗪组成人工冬眠合剂应用。用于心源性哮喘，有利于肺水肿的消除。慢性重度疼痛的晚期癌症患者不宜长期使用本品。

【用法用量】

（1）镇痛：注射，成人肌内注射常用量为一次 25 ～ 100 mg，一日 100 ～ 400 mg；极量为一次 150 mg，一日 600 mg。静脉注射成人一次按体重以 0.3 mg/kg 为限。

（2）麻醉前用药：30 ～ 60 分钟前按体重每千克肌内注射 1.0 ～ 2.0 mg。麻醉维持中，按体重每千克 1.2 mg 计算 60 ～ 90 分钟总量，配成稀释液，成人一般每分钟静滴 1 mg。

（3）手术后镇痛：硬膜外间隙注药，24 小时总用量按体重以 2.1 ～ 2.5 mg/kg 为限。

【不良反应】

（1）本品的耐受性和成瘾性程度介于吗啡与可待因之间，一般不应连续使用。

（2）治疗剂量时可出现轻度的眩晕、出汗、口干、恶心、呕吐、心动过速及直立性低血压等。

【注意事项】

（1）未明确诊断的疼痛，尽可能不用本品，以免掩盖病情贻误诊治。

（2）肝功能损伤、甲状腺功能不全者慎用。

（3）静脉注射后可出现外周血管扩张，血压下降，尤其与吩噻嗪类药物（如氯丙嗪等）及中枢抑制药并用时。

（4）本品务必在单胺氧化酶抑制药（如呋喃唑酮、丙卡巴肼等）停用 14 天以上方可给药，而且应先试用小剂量（1/4 常用量），否则会发生难以预料的、严重的并发症，临床表现为多汗、肌肉僵直、血压先升高后剧降、呼吸抑制、发绀、昏迷、高热、惊厥，终致循环虚脱而死亡。

（5）注意勿将药液注射到外周神经干附近，否则产生局麻或神经阻滞。

（6）不宜用于 PDA，特别不能做皮下 PDA。

（7）运动员慎用。

【规格与贮藏】

注射剂，100 mg：2 mL。密闭保存。

（三）地西泮注射液（安定）

【药理作用】

本品为长效苯二氮䓬类药。苯二氮䓬类为中枢神经系统抑制药，可引起中枢神经系统不同部位的抑制，随着用量的加大，临床表现可自轻度的镇静到催眠甚至昏迷。①抗焦虑、镇静催眠作用。通过刺激上行性网状激活系统内的 GABA 受体，提高 GABA 对中枢神经系统的抑制，增强脑干网状结构受刺激后的皮层和边缘性觉醒反应的抑制和阻断。分子药理学研究提示，减少或拮抗 GABA 的合成，本类药的镇静催眠作用降低，如增加其浓度则能加强苯二氮䓬类药的催眠作用。②遗忘作用。地西泮在治疗剂量时可以干扰记忆通路的建立，从而影响近事记忆。③抗惊厥作用。可能由于增强突触前抑制，抑制皮质 - 丘脑和边缘系统的致痫灶引起癫痫活动的扩散，但不能清除病灶的异常活动。④骨骼肌松弛作用。主要抑制脊髓多突触传出通路和单突触传出通路。地西泮由于具有抑制性神经递质或阻断兴奋性突触传递而抑制多突触和单突触反射。苯二氮䓬类药也可能直接抑制运动神经和肌肉功能。

【适应证】

①可用于抗癫痫和抗惊厥，静脉注射为治疗癫痫持续状态的首选药，对破伤风轻度阵发性惊厥也有效；②静注可用于全麻的诱导和麻醉前给药。

【用法用量】

成人常用量：基础麻醉或静脉全麻，10 ～ 30 mg。镇静、催眠或急性酒精戒断，开始 10 mg，以后按需每隔 3 ～ 4 小时加 5 ～ 10 mg。24 小时总量以 40 ～ 50 mg 为限。癫痫持续状态和严重频发性癫痫，开始静注 10 mg，每隔 10 ～ 15 分钟可按需增加甚至达最大限用量。破伤风可能需要较大剂量。静注宜缓慢，每分钟 2 ～ 5 mg。

【不良反应】

（1）常见的不良反应，有嗜睡、头昏、乏力等，大剂量可有共济失调、震颤。

（2）罕见的有皮疹，白细胞减少。

（3）个别患者发生兴奋，多语，睡眠障碍，甚至幻觉。停药后，上述症状很快消失。

（4）长期连续用药可产生依赖性和成瘾性，停药可能发生撤药症状，表现为激动或忧郁。

【注意事项】

（1）对苯二氮䓬类药物过敏者，可能对本药过敏。

（2）肝肾功能损害者能延长本药清除半衰期。

（3）癫痫患者突然停药可引起癫痫持续状态。

（4）严重的精神抑郁可使病情加重，甚至产生自杀倾向，应采取预防措施。

（5）避免长期大量使用而成瘾，如长期使用应逐渐减量，不宜骤停。

（6）对本类药耐受量小的患者初用量宜小，逐渐增加剂量。

（7）以下情况慎用：①严重的急性乙醇中毒，可加重中枢神经系统抑制作用。②重度重症肌无力，病情可能被加重。③急性或隐性发生闭角型青光眼可因本品的抗胆碱能效应而使病情加重。④低蛋白血症时，可导致易嗜睡难醒。⑤多动症者可有反常反应。⑥严重慢性阻塞性肺部病变，可加重呼吸衰竭。⑦外科或长期卧床患者，咳嗽反射可受到抑制。⑧有药物滥用和成瘾史者。

【规格与贮藏】

注射剂，2 mL：10 mg。避光，密闭保存。

（四）盐酸氯胺酮注射液

【药理毒理】

本品主要是选择性地抑制丘脑的内侧核，阻滞脊髓至网状结构的上行传导，兴奋边缘系统，并对中枢神经和脊髓中的阿片受体有亲和力。产生麻醉作用，主要是抑制兴奋性神经递质（乙酰胆碱、L-谷氨酸）及 N-甲基-D-天（门）冬氨酸受体的结果；镇痛作用主要由于阻滞脊髓至网状结构对痛觉传入的信号及与阿片受体的结合，而对脊髓丘脑传导无影响，故对内脏疼痛改善有限。静脉注射 1～2 mg/kg 或肌注 4～6 mg/kg，分别于 30 秒钟及 3～5 分钟意识消失。麻醉后出现睁眼凝视及眼球震颤，肢体肌力增强，呈木僵状态；眼泪、唾液分泌增多，术前用抗胆碱药可避免或减少发生。对交感神经和循环系统有兴奋作用，表现在血压升高、心率加快、眼内压和颅内压均升高、肺动脉压及心排出量皆高。但它对心肌有直接抑制作用，对循环衰竭患者更为突出。大剂量应用时，可出现呼吸抑制和呼吸暂停。对肝肾功能无明显影响。在麻醉恢复期常有恶心、呕吐发生。可使儿茶酚胺增高、血糖上升、内分泌亢进。不影响子宫收缩，但在剖宫产时，应用本品，因血压升高而致出血量较多。

【适应证】

本品适用于各种表浅、短小手术麻醉，不合作小儿的诊断性检查麻醉及全身复合麻醉。

【用法用量】

（1）全麻诱导：成人按体重静注 1～2 mg/kg，维持可采用连续静滴，每分钟不超过 1～2 mg，即按体重 10～30 μg/kg，加用苯二氮䓬类药，可减少其用量。

（2）镇痛：成人先按体重静注 0.2～0.75 mg/kg，2～3 分钟注完，而后连续静滴每分钟按体重 5～2 μg/kg。

（3）基础麻醉：临床个体间差异大，小儿肌注按体重 4～5 mg/kg，必要时追加 1/2～1/3 量。

【不良反应】

（1）麻醉恢复期可出现幻觉、躁动不安、噩梦及谵语等，且青壮年多发且严重。

（2）术中常有泪液、唾液分泌增多，血压、颅内压及眼内压升高。不能自控的肌肉收缩偶见。

（3）偶有呼吸抑制或暂停、喉痉挛及气管痉挛，多半是在用量较大、分泌物增多时发生。

【注意事项】

（1）颅内压增高、脑出血、青光眼患者不宜单独使用。

（2）静脉注射切忌过快，否则易致一过性呼吸暂停。

（3）苏醒期间可出现噩梦幻觉，预先应用镇静药，如苯二氮䓬类，可减少此反应。

（4）完全清醒后心理恢复正常需要一定时间，24 小时内不得驾车和操作精密性工作。

（5）休克失代偿期的患者或心功能不全患者可引起血压剧降，甚至心搏骤停。

【禁忌】

顽固、难治性高血压，严重的心血管疾病及甲亢患者禁用。

【规格与贮藏】

无色澄明液体，2 mL：0.1 g/支。密闭保存。

（五）盐酸异丙嗪注射液

【药理毒理】

异丙嗪是吩噻嗪类抗组胺药，也可用于镇吐、抗晕动及镇静催眠。①抗组胺作用：与组织释放的组胺竞争 H_1 受体，能拮抗组胺对胃肠道、气管、支气管或细支气管平滑肌的收缩或挛缩，解除组胺对支气管平滑肌的致痉和充血作用。②止吐作用：可能与抑制了延髓的催吐化学感受区有关。③抗晕动症：可能通过中枢性抗胆碱性能，作用于前庭和呕吐中枢及中脑髓质感受器，主要是阻断前庭核区胆碱能突触迷路冲动的兴奋。④镇静催眠作用：可能由于间接降低了脑干网状上行激活系统的应激性。

【适应证】

①皮肤黏膜的过敏：适用于长期的、季节性的过敏性鼻炎，血管运动性鼻炎，过敏性结膜炎，荨麻疹，血管神经性水肿，对血液或血浆制品的过敏反应，皮肤划痕症。②晕动病：防治晕车、晕船、晕飞机。③用于麻醉和手术前后的辅助治疗，包括镇静、催眠、镇痛、止吐。④用于防治放射病性或药源性恶心、呕吐。

【用法用量】

肌内注射，成人用量如下。

（1）过敏，一次 25 mg，必要时 2 小时后重复；严重过敏时可用肌注 25 ～ 50 mg，最高量不得超过 100 mg。

（2）在特殊紧急情况下，可用灭菌注射用水稀释至 0.25%，缓慢静脉注射。

（3）止吐，12.5 ～ 25 mg，必要时每 4 小时重复一次。

（4）镇静催眠，一次 25 ～ 50 mg。

【不良反应】

异丙嗪属吩噻嗪类衍生物，小剂量时无明显副作用，但大量和长时间应用时可出现吩噻嗪类常见的副作用。

（1）较常见的有嗜睡；较少见的有视力模糊或色盲（轻度），头晕目眩、口鼻咽干燥、耳鸣、皮疹、胃痛或胃部不适感、反应迟钝（儿童多见）、晕倒感（低血压）、恶心或呕吐（进行外科手术和 / 或并用其他药物时），甚至出现黄疸。

（2）增加皮肤对光的敏感性，多噩梦，易兴奋，易激动，幻觉，中毒性谵妄，儿童易发生锥体外系反应。上述反应发生率不高。

（3）心血管的不良反应很少见，可见血压增高，偶见血压轻度降低。白细胞减少、粒细胞减少症及再生不良性贫血则属少见。

【注意事项】

（1）已知对吩噻嗪类药高度过敏的人，也对本品过敏。

（2）下列情况应慎用：急性哮喘，膀胱颈部梗阻，骨髓抑制，心血管疾病，昏迷，闭角型青光眼，肝功能不全，高血压，胃溃疡，前列腺肥大症状明显者，幽门或十二指肠梗阻，呼吸系统疾病（尤其是儿童，服用本品后痰液黏稠，影响排痰，并可抑制咳嗽反射），癫痫患者（注射给药时可增加抽搐的严重程度），黄疸，各种肝病及肾功能衰竭，瑞氏综合征（异丙嗪所致的锥体外系症状易与瑞氏综合征混淆）。应用异丙嗪时，应特别注意有无肠梗阻，或药物的过量、中毒等问题，因其症状体征可被异丙嗪的镇吐作用所掩盖。

【规格与贮藏】

无色澄明液体，2 mL：50 mg/ 支。遮光，密闭保存。

（六）对乙酰氨基酚片

【药理毒理】

本品能抑制前列腺素的合成，具有解热、镇痛作用。

【适应证】

用于普通感冒或流行性感冒引起的发热，也用于缓解轻至中度疼痛如头痛、偏头痛、牙痛、痛经、关节痛、肌肉痛、神经痛。

【用法用量】

口服。12 岁以上儿童及成人一次 1 片，可间隔 4 ～ 6 小时重复用药一次，24 小时内不得超过 4 次。

【不良反应】

偶见皮疹、荨麻疹、药热、血小板减少症及白细胞减少症（如粒细胞减少）。长期大量用药会导致肝肾功能异常。

【禁忌】

严重肝肾功能不全者禁用。

【注意事项】

（1）本品为对症治疗药。自我用药疗程：用于解热连续使用不超过 3 天，用于止痛不超过 5 天，症状未缓解请咨询医师或药师。

（2）对阿司匹林过敏者慎用。

（3）不能同时服用其他含有解热镇痛药的药品（如某些复方抗感冒药）。

（4）肝肾功能不全者慎用。

（5）服用本品期间不得饮酒或含有酒精的饮料。

（6）对本品过敏者禁用，过敏体质者慎用。

（7）本品性状发生改变时禁止使用。

（8）如正在使用其他药品，使用本品前请咨询医师或药师。

（9）勿过量服药，如服药过量或有严重不良反应时应立即就医。

【药物相互作用】

（1）应用巴比妥类（如苯巴比妥）或解痉药（如颠茄）的患者，长期应用本品可致肝损害。

（2）本品与氯霉素同服，可增强后者的毒性。

（3）如与其他药物同时使用可能会发生药物相互作用，详情请咨询医师或药师。

（4）长期规律地每日服用对乙酰氨基酚可增强华法林和其他香豆素类的抗凝作用，因而可增加出血风险；偶尔服用无显著影响。

【规格与贮藏】

0.5 g/ 片。密封保存。

（七）布洛芬缓释胶囊

【药理毒理】

本品能抑制前列腺素的合成，具有镇痛、解热和抗炎的作用。且为缓释剂型，可使药物在体内逐渐释放。每服用一次，可持续 12 小时止痛。

【适应证】

用于缓解轻至中度疼痛如头痛、关节痛、偏头痛、牙痛、肌肉痛、神经痛、痛经。也用于普通感冒或流行性感冒引起的发热。

【用法用量】

口服。成人，一次 1 粒，一日 2 次（早晚各一次）。

【不良反应】

（1）少数患者可出现恶心、呕吐、腹痛、腹泻、便秘、肠胃气胀、胃烧灼感或轻度消化不良、胃肠道溃疡及出血、转氨酶升高、头痛、头晕、耳鸣、视力模糊、精神紧张、嗜睡、下肢水肿或体重骤增。

（2）罕见皮疹、荨麻疹、瘙痒。极罕见严重皮肤过敏反应，剥脱性皮炎、史－约综合征或大疱性皮肤病，如多形（性）红斑和表皮坏死松解症。

（3）罕见过敏性肾炎、膀胱炎、肾病综合征、肾乳头坏死或肾功能衰竭，尤其注意在长期使用时，通常伴有血清尿素水平升高和水肿。罕见支气管痉挛和哮喘加重。

（4）有肠道疾病，如溃疡性结肠炎和克隆氏病既往史者，有可能加重病情。

（5）极罕见造血障碍（贫血、白细胞减少症、血小板减少症、全血细胞减少症、粒细胞缺乏症，初始症状为：发热、咽喉痛、浅表性口腔溃疡、流感样症状、重度疲劳、出现原因不明的瘀伤或出血）或肝病，肝功能衰竭，肝炎。

（6）极罕见严重过敏反应，症状包括：面部、舌和咽喉水肿，呼吸困难，心动过速，低血压（过敏反应、血管性水肿或休克）。

（7）用非甾体抗炎药治疗，有出现水肿、

高血压、液体潴留和心力衰竭的报道。

（8）在自身免疫性疾病（如系统性红斑狼疮、混合性结缔组织病）患者中，布洛芬治疗期间有发生无菌性脑膜炎症状的个别案例，如颈强直、头痛、恶心、呕吐、发热或意识混乱。

【禁忌及注意事项】

对其他非甾体抗炎药过敏者禁用；对阿司匹林过敏的哮喘患者禁用；严重肝肾功能不全者或严重心力衰竭者禁用；正在服用其他含有布洛芬或其他非甾体抗炎药，包括服用已知是特异性环氧化酶-2抑制剂药物的患者禁用；既往有与使用非甾体类抗炎药治疗相关的上消化道出血或穿孔史者禁用；活动性或既往有消化性溃疡史，胃肠道出血或穿孔的患者禁用。

（1）本品为对症治疗药，自我用药不宜长期或大量使用，用于止痛不得超过5天，用于解热不得超过3天，如症状不缓解，请咨询医师或药师。

（2）本品最好在餐中或餐后服用。

（3）对本品及其他解热、镇痛抗炎药物过敏者禁用。过敏体质者慎用。

（4）第一次使用本品如出现皮疹、黏膜损伤或过敏症状，应停药并咨询医师。

（5）必须整粒吞服，不得打开或溶解后服用。

（6）不得咀嚼或吮吸缓释胶囊，因为这样会破坏其缓释作用。

（7）不能同时服用其他含有解热镇痛药的药品（如某些复方抗感冒药）。

（8）服用本品期间不得饮酒或含有酒精的饮料。

（9）肠胃病患者使用前请咨询医师或药师。

（10）如出现胃肠道出血或溃疡、肝和肾功能损害、尿液混浊或尿中带血、背部疼痛、视力或听力障碍、血象异常、胸痛、气短、无力、言语含糊等情况，应停药并咨询医师。

（11）与其他非甾体抗炎药相同，长期服用布洛芬会导致肾乳头坏死和其他肾病理变化。

（12）本布洛芬胶囊制剂适用于成人。

（13）勿过量服药，如服用过量或出现严重不良反应，应立即就医。

【规格与贮藏】

0.3 g/粒。密封保存。

（八）阿司匹林泡腾片

【药理作用】

本品能抑制前列腺素合成，具有解热、镇痛和抗炎作用。

【适应证】

用于普通感冒或流行性感冒引起的发热，也用于缓解轻至中度疼痛，如头痛、牙痛、神经痛、肌肉痛、痛经及关节痛等。

【用法用量】

用温开水充分溶解后，口服。16岁及成人一次1片；若持续发热或疼痛，可间隔4～6小时重复用药一次，24小时不超过4片。

【不良反应】

（1）较常见的有恶心、呕吐、上腹部不适或疼痛等胃肠道反应。

（2）较少见或罕见的有：①胃肠道出血或溃疡，表现为血性或柏油样便，胃部剧痛或呕吐血性或咖啡样物，多见于大剂量服药患者；②支气管痉挛性过敏反应，表现为呼吸困难或哮喘；③皮肤过敏反应，表现为皮疹、荨麻疹、皮肤瘙痒等；④血尿、眩晕和肝脏损害。

【注意事项】

（1）本品为对症治疗药，用于解热连续应用不得超过3天，用于止痛不得超过5天，症状不缓解请咨询医师或药师。

（2）不能同时服用其他含有解热镇痛药的药品（如某些复方抗感冒药）。

（3）对本品过敏者禁用，过敏体质者禁用。

（4）服用本品期间禁止饮酒或含有酒精的饮料。

（5）痛风、肝肾功能减退、心功能不全、鼻出血、月经过多等患者，以及有溶血性贫血史者慎用。

（6）如服用过量，或有严重不良反应者请立即就医。

【规格及贮藏】

0.5 g/ 片。密封，在干燥处保存。

十、其他常用药物

（一）破伤风抗毒素

【药理作用】

本品含特异性抗体，具有中和破伤风毒素的作用，可用于破伤风梭菌感染的预防和治疗。

【适应证】

用于预防和治疗破伤风。已出现破伤风或其可疑症状时，应在进行外科处理及其他疗法的同时，及时使用抗毒素治疗。开放性外伤（特别是创口深、污染严重者）有感染破伤风的危险时，应及时进行预防。凡已接受过破伤风类毒素免疫注射者，应在受伤后再注射一针类毒素加强免疫，不必注射抗毒素；未接受过类毒素免疫或免疫史不清者，须注射抗毒素预防，但也应同时开始类毒素预防注射，以获得持久免疫。

【用法用量】

接种部位：皮下或肌肉。接种途径：皮下注射应在上臂三角肌附着处。肌内注射应在上臂三角肌中部或臀大肌外上部。剂量：一次皮下或肌内注射 1500 ～ 3000 IU；伤势严重者可增加用量 1 ～ 2 倍。经 5 ～ 6 日，如破伤风感染危险未消除，应重复注射。

【不良反应】

（1）过敏休克：可在注射中或注射后数分钟至数十分钟内突然发生。患者突然表现沉郁或烦躁、脸色苍白或潮红、胸闷或气喘、出冷汗、恶心或腹痛、脉搏细速、血压下降，重者神志昏迷虚脱，如不及时抢救可以迅速死亡。轻者注射肾上腺素后即可缓解；重者需要输液输氧，使用升压药维持血压，并使用抗过敏药物及肾上腺皮质激素等进行抢救。

（2）血清病：主要症状为荨麻疹、发热、淋巴结肿大、局部浮肿，偶有蛋白尿、呕吐、关节痛，注射部位可出现红斑、瘙痒及水肿。一般在注射后 7 ～ 14 天发病，称为延缓型。亦有在注射后 2 ～ 4 天发病，称为加速型。对血清病应采用对症疗法，可使用钙剂或抗组胺药物，一般数日至十数日即可痊愈。

【注意事项】

（1）本品为液体制品。制品混浊，有摇不散的沉淀、异物或安瓿有裂纹，标签不清，过期失效者均不能使用。安瓿打开后应一次用完。

（2）每次注射须保存详细记录，包括姓名、性别、年龄、住址、注射次数、上次注射后的反应情况、本次过敏试验结果及注射后反应情况、所用抗毒素的生产单位名称及批号等。

（3）注射用具及注射部位应严格消毒。注射器宜专用，如不能专用，用后应彻底洗净处理，最好干烤或高压蒸汽灭菌。同时注射类毒素时，注射器须分开。

（4）使用抗毒素须特别注意防止过敏反应。注射前必须先做过敏试验并详细询问既往过敏史。凡本人及其直系亲属曾有支气管哮喘、花粉症、湿疹或血管神经性水肿等病史，或对某种物质过敏，或本人过去曾注射马血清制剂者，均须特别提防过敏反应的发生。①过敏试验：用氯化钠注射液将抗毒素稀释 10 倍

（0.1 mL 抗毒素加 0.9 mL 氯化钠注射液），在前掌侧皮内注射 0.05 mL，观察 30 分钟。注射部位无明显反应者，即为阴性，可在严密观察下直接注射抗毒素。如注射部位出现皮丘增大、红肿、浸润，特别是形似伪足或有痒感者，为阳性反应，必须用脱敏法进行注射。如注射局部反应特别严重或伴有全身症状，如荨麻疹、鼻咽刺痒、喷嚏等，则为强阳性反应，应避免使用抗毒素。如必须使用，则应采用脱敏注射，并做好抢救准备，一旦发生过敏性休克，立即抢救。无过敏史者或过敏反应阴性者，也并非没有发生过敏性休克的可能。为慎重起见，可先注射小量于皮下进行试验，观察 30 分钟，无异常反应，再将全量注射于皮下或肌内。②脱敏注射法：在一般情况下，可用氯化钠注射液将抗毒素稀释 10 倍，分小量数次作皮下注射，每次注射后观察 30 分钟。第 1 次可注射 10 倍稀释的抗毒素 0.2 mL，观察无发绀、气喘或显著呼吸短促、脉搏加速时，即可注射第 2 次 0.4 mL，如仍无反应则可注射第 3 次 0.8 mL，如仍无反应即可将安瓿中未稀释的抗毒素全量作皮下或肌内注射。有过敏史或过敏试验强阳性者，应将第 1 次注射量和以后的递增量适当减少，分多次注射，以免发生剧烈反应。

（5）注射后，须观察 30 分钟后才可离开。

【规格与贮藏】

注射剂，0.75 mL，1500 IU/ 支。2 ～ 8 ℃ 避光保存和运输。

（二）云南白药

【药理作用】

（1）止血：明显促进大鼠及家兔的血小板聚集，提高血小板的活化百分率及增强血小板表面糖蛋白的表达。能缩短大鼠及家兔的血液凝血时间、伤口出血时间及凝血酶原时间，对家兔动脉血管有明显的收缩作用。

（2）活血化瘀：抑制大鼠静脉血栓形成，缓解高分子右旋糖酐造成大鼠微循环障碍，降低大鼠全血黏度，改善血液的血流状态，加快小鼠耳郭微循环血流速度。有一定的对抗大鼠毛细血管急性血栓形成的作用，不会出现血管内异常凝血。

（3）抗炎：对佐剂、卡拉胶、异性蛋白、化学致炎剂及棉球肉芽肿等致炎因子造成的动物炎症模型均有明显的对抗作用。

（4）愈伤：可明显促进小鼠碱性成纤维细胞生长因子（bFGF）和血管内皮生长因子（VEGF）的生成，还可显著促进大鼠手术区 bFGF 的表达和肉芽组织的增生。bFGF 与 VEGF 可促进成纤维细胞与血管内皮细胞生成，因此可以加速血管的生长及结缔组织增生，达到促进伤口愈合的作用。

【功能主治】

化瘀止血，活血止痛，解毒消肿。用于跌打损伤，瘀血肿痛，吐血、咯血、便血、痔血、崩漏下血，手术出血，疮疡肿毒及软组织挫伤，闭合性骨折，支气管扩张及肺结核咯血，溃疡病出血，以及皮肤感染性疾病。

【注意事项】

（1）服药一日内，忌食蚕豆、鱼类及酸冷食物。

（2）外用前务必清洁创面。

（3）临床上确需大剂量给药，一定要在医师的安全监控下应用。

（4）用药后若出现过敏反应，应立即停用，视症状轻重给予抗过敏治疗，若外用可先清除药物。

（5）运动员慎用。

（6）包装所附药勺为分剂量的用具。使用时先盛满药粉，沿瓶壁压紧，用瓶口刮平，每平勺约 0.25 g。

（7）本品所含草乌（制）为炮制后的乌

头属类药材，通过独特的炮制、生产工艺，其毒性成分可基本清除，在安全范围内。

【用法用量】

刀、枪、跌打诸伤，无论轻重，出血者用温开水送服；瘀血肿痛与未流血者用酒送服；妇科各症，用酒送服；但月经过多、红崩，用温开水送服。毒疮初起，服 0.25 g，另取药粉用酒调匀，敷患处，如已化脓，只需要内服。其他内出血各症均可内服。口服，一次 0.25～0.5 g，一日 4 次（2 至 5 岁按 1/4 剂量服用；6 至 12 岁按 1/2 剂量服用）。凡遇较重的跌打损伤可先服保险子 1 粒，轻伤及其他病症不必服。

【规格与贮藏】

玻璃瓶装，每瓶装 4 g、保险子 1 粒。

（三）连花清瘟胶囊

【成分】

连翘、金银花、炙麻黄、炒苦杏仁、石膏、板蓝根、绵马贯众、鱼腥草、广藿香、大黄、红景天、薄荷脑、甘草。辅料为：淀粉。

【功能主治】

清瘟解毒，宣肺泄热。用于治疗流行性感冒属热毒袭肺证，症见：发热或高热，恶寒，肌肉酸痛，鼻塞流涕，咳嗽，头痛，咽干咽痛，舌偏红，苔黄或黄腻等。

【用法用量】

口服。一次 4 粒，一日 3 次。

【注意事项】

（1）忌烟、酒及辛辣、生冷、油腻食物。

（2）不宜在服药期间同时服用滋补性中药。

（3）风寒感冒者不适用。

（4）高血压、心脏病患者慎用。有肝病、糖尿病、肾病等慢性病严重者应在医师指导下服用。

（5）运动员慎用。

（6）严格按用法用量服用，本品不宜长期服用。

（7）若服药 3 天症状无缓解，应去医院就诊。

（8）对本品过敏者禁用，过敏体质者慎用。

（9）本品性状发生改变时禁止使用。

（10）如正在使用其他药品，使用本品前请咨询医师或药师。

（11）打开防潮袋后，请注意防潮。

【规格与贮藏】

0.35 g/ 粒。密封，置阴凉（不超过 20 ℃）干燥处。

（四）牛黄解毒片

【成分】

人工牛黄、雄黄、石膏、大黄、黄芩、桔梗、冰片、甘草。

【功能主治】

清热解毒。用于火热内盛，咽喉肿痛，牙龈肿痛，口舌生疮，目赤肿痛。

【用法用量】

口服。一次 3 片，一日 2～3 次。

【不良反应】

（1）消化系统：腹泻、腹痛、恶心、呕吐、口干、胃不适等；有肝生化指标异常、消化道出血的个案报告。

（2）皮肤及其附件：皮疹、瘙痒、面部水肿等，有重症药疹的个案报告（如史－约综合征、大疱性表皮坏死松解型药疹）。过量或长期使用可能出现皮肤粗糙、增厚、色素沉着等砷中毒表现。

（3）精神神经系统：头晕、头痛、嗜睡、失眠等。

（4）免疫系统：过敏样反应、过敏性休克等。

（5）心血管系统：心悸等。

（6）呼吸系统：呼吸困难、胸闷等。

（7）泌尿系统：有血尿、急性肾损伤等个案报告。

（8）此外，有长期使用导致砷中毒的个案报告。

【注意事项】

本品不宜久服。

【规格与贮藏】

片芯重 0.27 g。密封保存。

（五）肿痛安胶囊

【成分】

三七、天麻、僵蚕、白附子（制）、防风、羌活、天南星（制）、白芷。

【药理作用】

祛风化痰，行瘀散结，消肿止痛。用于风痰瘀阻引起的牙痛、咽喉肿痛、口腔溃疡，以及风痰瘀血阻络引起的痹病，症见关节肿胀疼痛、筋脉拘挛、屈伸不利；用于破伤风的辅助治疗。

【用法用量】

口服一次 2 粒，一日 3 次。外用，用盐水清洁创面，将胶囊内的药粉撒于患处，或用香油调敷。

【规格与贮藏】

0.28 g/ 粒。密封贮藏。

第六节　心理疾病

一、基础篇

1. 执行救援任务中可能出现的应激反应有哪些?

应激是指个体觉察到威胁或挑战必须作出应对时的一种身心紧张状态,或叫作一种特殊的压力状态。在应激状态下,个体会调动各种潜能应对威胁和挑战,同时也会产生各种各样的不良的身心反应。长期处于应激状态会造成身心功能的失调,甚至会产生各种疾病。

在执行救援任务时,惨烈场面的冲击、救援任务的危险性和艰难繁重等因素都可能致使救援人员处于应激状态,产生各种各样的应激反应。主要包括以下反应。

(1)生理反应:体能下降、容易疲劳,难以入睡、睡眠表浅、易惊醒或噩梦,食欲下降、恶心、呕吐、腹痛、腹泻,心悸、头晕、眼花、发抖或痉挛,呼吸困难、喉咙或胸部感觉梗塞,肌肉疼痛等。

(2)心理反应:头脑中反复回闪救援中经历的有关场景,集中注意能力下降,记不住东西,内疚自责、觉得自己做得不够、怀疑自己是否尽力,软弱或无力感;烦躁忧郁、紧张恐惧、易受惊吓、感到愤怒易激惹;不愿说话、退缩回避等。

以上这些在救援中可能出现的应激反应,可以理解为是面对不寻常情境的正常反应,是暂时的,绝大多数人会通过正确认识这些反应、恰当的心理调节及随着任务的完成和压力的解除会恢复常态。如果这些反应持续时间过长并严重影响了工作和生活,则需要专业的心理干预。

2. 降低救援中的应激反应,我们可以做什么?

救援人员在救援任务中产生应激反应是不可避免的,但我们可以通过以下措施降低应激反应,预防应激相关心理障碍的发生。

执行救援任务前的预防性措施如下。

(1)进行心理应激常识教育。讲解在执行任务中可能遇到的应激情景及可能出现的躯体、情绪和行为等应激反应,并传授一些应激管理和调节方法。

(2)对所执行任务进行说明,使救援人员了解任务的特点和要求,以增加对任务的理解和控制感。

(3)进行使命感、责任感、不怕牺牲、团结协作等教育,以激发战斗精神。

执行任务中的干预措施如下。

(1)通过增强团队积极向上、团结互助的氛围,提高安全感、归属感和被支持感,提高团队士气和凝聚力。

(2)加强后勤保障。如保障饮食、合理休息及睡眠,防止过度疲劳,使救援人员具有较好的体力和心理状态。

(3)充分发挥随队心理医生及心理骨干的作用,鼓励救援人员表达内心的感受,及时宣泄不良情绪,对出现心理问题的人员进行及时的有针对性的心理辅导。

3. 如何识别创伤后应激障碍(PTSD)?

创伤后应激障碍是一种与严重应激有关的心理障碍,简称PTSD。由创伤性事件(如灾害、战争、生命受到威胁、目睹他人惨死等)引起,其症状通常在创伤性事件发生后1个月内出现并在之后仍然持续有症状存在。PTSD主要表现为反复体验创伤性经历、持续的警觉性增高、回避和情感麻木等三大症状群。

（1）反复体验创伤性经历：表现为不由自主地回想创伤性经历、反复出现有创伤性内容的噩梦、反复出现触景生情的精神痛苦。

（2）持续的警觉性增高：表现为过分地担惊害怕、注意力难以集中、容易激惹、入睡困难或睡眠不深等。

（3）回避和情感麻木：极力不想有关创伤性经历的人或事、避免参加能引起痛苦回忆的活动、不愿与人交往、对亲人朋友变得冷淡、对未来的生活失去希望和信心。

以上症状持续 1 个月以上才可以诊断为 PTSD。PTSD 患者需要进行专业干预和治疗。

4. 对抗焦虑的好方法——身体放松法

人的生理和心理状态是互相影响的，放松的身体里不会存在一颗焦虑的心，因为躯体的放松会降低我们的紧张焦虑，带来心理上的放松。所以可以采用躯体放松技术来缓解紧张焦虑的情绪。下面简单介绍两种躯体放松技术：腹式呼吸法和渐进式肌肉放松法。

（1）腹式呼吸法。

呼吸调节是运用特殊的呼吸方法，调节控制呼吸的频率和深度，提高吸氧的水平，改善大脑的供氧状况，达到身心放松的效果。

腹式呼吸法是呼吸调节的一种。平时我们成年人都是用胸式呼吸，就是通过胸廓的扩张与收缩来进行呼吸。腹式呼吸就是让胸部保持不动，让腹部的收缩与扩张来带动膈肌的升降，从而支持我们的呼吸。它要求呼吸保持深而慢，吸气时横膈肌下移，腹部明显隆起；呼气时腹部凹下。与胸式呼吸相比，腹式呼吸充分利用了肺底部的空间并使其得到锻炼，而且腹式呼吸过程中，膈肌的升降会对腹腔内的脏器起到按摩作用。

我们可以通过逐步练习学会腹式呼吸。找一个舒服的姿势，躺或坐均可。首先吸气，膈肌下降，小腹慢慢鼓起，再慢慢地呼气，小腹缓缓落下。呼吸时要轻松、舒缓、深长、均匀、平静。当我们焦虑紧张时，可以尝试通过腹式呼吸来缓解情绪。

（2）渐进式肌肉放松法。

渐进式肌肉放松法是通过一系列步骤，系统地收缩和放松身体的每个肌肉群，对比和感受肌肉收缩和放松的不同状态，以达到整个身体深度放松的目的。

基本步骤和要领如下。

①最好的姿势是舒适地仰卧，双臂舒适地放在身体两侧。

②从头部开始到脚，依次收缩和放松身体的每个肌肉群。包括头部、面部、下颌、颈部、肩部、胸部、前臂和手、腹部、背部、臀部、大腿、小腿、脚。每次肌肉收缩要保持 5 ～ 10 秒，相应的放松时间大约 30 秒。

③呼吸：收缩肌肉的时候吸气，放松肌肉时呼气。

④注意感受肌肉收缩和放松的状态。

⑤完整的渐进式肌肉放松，须渐进放松全身的所有肌肉群，大概需要 30 分钟。但也可以作为一种简单的肌肉放松方法，哪部分肌肉紧张就收缩和放松哪部分肌肉，在方便的时候随时利用几分钟的时间就可以让肌肉得到放松休息。

5. 换角度看问题——情绪调节的 ABC

如果用 A 表示诱发事件，B 表示个体对这一事件的想法和解释，C 表示这一事件后个体的情绪反应和行为结果，我们通常会觉得是 A 直接引起了 C，即客观发生的事情决定了我们的情绪，其实这是一个误解。认知心理学观点认为，事件发生时，个体在头脑中会产生对事件的解释和看法，是这种解释和看法引发了相应的情绪和行为。例如，我们体验到的诸如内疚、忧郁、焦虑、挫败和愤怒等负性情绪，实际上不是由我们遇到的事件直接引起的，而是由我们对这些事件的不合理的看法引起的。所以可以说人不是被事情本身所困扰，而是被其对事情的看法所困扰。既然是对事情的想法决定着我们的情绪，那么我们就可以通过改变想法来调节我们的负性情绪。

在我们的头脑中存在着一些不合理的观念，诸如非黑即白的绝对化观念、以偏概全的过度概括化观念及糟糕至极的过分悲观化观念等，正是这些不合理观念造成了我们的负性情绪困扰。所以广大救援人员在执行救援任务的过程中，当产生了不良情绪时，不要把自己的不良情绪完全归因于客观事件，而是要学会识别和分析脑中的不合理观念，并尝试用诸如接受不确定性、灵活变通、自我接纳、宽容等合理的思维方式代替不合理的观念，从而调节和掌控自己的情绪。

6. 一步步脱去恐惧——系统脱敏法

系统脱敏法是一种治疗焦虑恐惧等情绪的心理方法。它的原理是：身体的松弛对心理上的焦虑和恐惧具有对抗作用；我们可以将引起个体焦虑恐惧的事情和情境按照引起最小的恐惧到引起最大的恐惧排序，先将个体反复暴露在引起最小恐惧的情境中，用身体的松弛对抗恐惧，从而使这一情境逐渐失去引起个体恐惧的作用，然后同理实施上一级的刺激情境，循序渐进，一步一步脱去恐惧情绪，直到引起最大恐惧的情境失去作用。

实施这种方法的基本步骤如下。

第一步，学会身体放松方法。以达到用身体放松对抗焦虑的目的。

第二步，建构焦虑等级。说出和明确引起焦虑恐惧的事件和情境，并对这些事件和情境排序，从引起最小的恐惧到最大的恐惧，形成一个循序渐进的序列层次。

第三步，系统脱敏。按照建构的焦虑等级由低到高依次逐级脱敏。首先想象最低等级的刺激事件或情境，当自己确实感到有些焦虑恐惧时，停止想象，开始全身放松，待平静后重复上述过程，直到如此想象不再感到焦虑时为止。此时算最低等级的脱敏，然后再按照同样流程进行高一等级的脱敏，如此逐级而上，直到最后对最高等级的事件和情境脱敏。这些行为还需要在现实生活中不断练习以巩固效果。

7. 手拉手互助减压——危机事件压力小组晤谈

危机事件压力小组晤谈，是一种为共同执行某一任务而产生相同或相似心理压力的人员提供小组减压心理帮助方法。该方法通过以小组为单位相互交谈的形式，在小组内公开讨论危机事件及各自的真实感受，帮助小组成员从认知和情绪上减轻危机事件的创伤体验，在小组互动中获得心理支持和心理安慰，充分利用小组成员内在和外在的各种资源应对压力，顺利度过心理危机。注意，危机事件压力小组晤谈需要由一名心理危机干预专业人员作为指导者主持进行。另外，处于极度悲伤抑郁等负性情绪中不愿交谈的人员最好不要要求其参加该小组晤谈，以免造成再度创伤。

采用这种方法需要按照以下六步进行。

第一步，相互介绍。小组成员间相互介绍，增进彼此之间的信任感。

第二步，讲述事实。每一名成员自由讲述他所看到的危机事件的过程及自己在发生过程的所作所为和感受体验。这让成员之间感受到，由于每个人在危机事件中的位置不同，因而所观察到和感受到的东西也不尽相同。

第三步，交流感受。小组成员说出自己在事件发生中的感受，通过这种方式宣泄内心压抑的情感，是一个心理减压的过程。

第四步，面对自己的症状。让成员澄清和

面对自己的应激症状，如烦躁，焦虑、食欲不振等。

第五步，提供指导，由指导者为成员介绍心理危机的相关知识，促进成员从科学的角度认识自己产生的各种应激反应，减少对症状的焦虑和困惑，调整心态，积极适应。

第六步，重新安排。指导者对整个晤谈进行总结。帮助成员树立度过危机的信心，积极实施自我调整的计划，达成小组成员互相帮助及主动求助专业人员的共识。

二、自助篇

（一）认知问题

1. 为什么会感觉有人在废墟上徘徊？

救援人员小潘，在某次清理地震废墟中发现一具尸体，当准备挖掘时，尸体由于高度腐烂，全身浮肿，形象非常恐怖。小潘当时就感觉呼吸、心跳都停止了，受到了极大的惊吓，久久不能平静。随后的多个晚上，小潘总是在恍惚中看见似乎有人在废墟上徘徊，早上再仔细看时，只有一根未倒塌的房柱子。小潘非常恐惧，甚至怀疑是不是撞鬼了，情绪非常紧张。

小潘的经历，其实是由于受到惊吓，情绪处于高度紧张状态下出现错觉。当出现类似情况时，我们需要学会一些处理紧张情绪的办法来自我消除紧张状态。

第一，进行松弛训练，可以选择腹式呼吸法和渐进式肌肉放松法（具体方法见第4个问题的相关内容）；

第二，可以听一些旋律优美、舒缓的音乐或歌曲，如果能跟着音乐的节奏跳上几步，效果会更好；

第三，充分利用短暂的休息时间，躺下休息一会儿，并尽可能舒展身体，回忆一些美好

的往事；

第四，与朋友多交流，在沟通中舒缓紧张的心情；

第五，如果条件允许，尽可能洗个热水澡，不仅可以消除紧张情绪，还有消除疲劳的功效。

第六，如果实在无法解除自己的症状，就应该寻求专业心理工作人员的帮助。

2. 为什么总是听见有人哭泣？

救援人员小宋，年龄较小，在抗震救援时被灾害现场的惨状所惊吓，同时，周围有不少群众因失去亲人而哭泣。在随后的几天里，精神恍惚的小宋总是听到哭泣的声音，可四下寻找却并未发现有人在哭，自己感觉非常害怕。

小宋之所以会出现这种情况，也是因为情绪高度紧张，再加上特殊刺激所导致的恐惧而出现幻听。如果出现了幻听，甚至是幻视的症状（看见别人看不到的东西或人），首先，不要惊慌，因为在高度紧张的状态下，正常人也可以出现类似的幻觉；其次，要明确自己之所以会出现这些症状，主要是因为情绪过于紧张，所以需要如上例那样去缓解自己紧张的情绪；另外，对于某些特定事物的恐惧心理，还可以尝试系统脱敏疗法，简单说来，就是将自己的恐惧感受由低到高排序，从最低开始，一步步利用放松去适应自己所恐惧的事物，最后达到对原本非常恐惧的东西不再感受到无法忍受的害怕为止。最后，如果实在无法解除自己的症状，就应该寻求专业心理工作人员的帮助。

3. 为什么眼前总是出现当时的情景？

救援人员小豪，在地震救援中负责将队员清理出来的尸体装入黑色尸体袋中。救援结束后，小豪总感觉莫名害怕，特别是当看到黑色的袋子时，恐惧感更加强烈，脑海中总是浮现那些黑色的尸体袋，感觉异常恐怖。

小豪出现的这种令人害怕的记忆或画面不断在脑海中重现，好像就发生在刚才使其经常

处于惊恐和痛苦之中不能自拔的现象，被称为"闪回"。闪回现象是应激性反应的典型症状之一，之所以会出现，是因为强烈的外界刺激，会在人的大脑中留下很深的记忆，这种记忆在短时间内不能很快遗忘，一遇到类似的情景、相关的因素，大脑就自然产生联想，记忆深处的东西就会浮现在眼前、历历在目，属于应激反应产生的一种正常心理现象。

一般情况下，随着时间的推移，不良记忆会呈现出一个逐渐衰减的过程。同时，随着时间的流逝和我们注意力的转移，特别是随着一些好事情不停地刺激我们的大脑，快乐、美好、开心的感觉就会慢慢地把以前留在大脑中的记忆痕迹冲淡，恐惧、不安等感受会离我们越来越远。但是，如果脑海中闪现恐怖情景过于频繁，往往会造成恐惧、后怕、压抑等心理反应，这就需要采取一些积极方法加以克服。

首先，自我心理调整。当脑海中闪现惨烈恐怖情景和画面时，可以对自己说："自然灾害无法避免，遇难者不能死而复生，我能做的就是尽最大努力减少地震给灾区人民造成的危害，帮助群众重建幸福美好家园。"

其次，向亲朋好友寻求帮助，把内心的感受讲给家人和朋友们听，既可以减轻痛苦，还可以得到他人的安慰和支持。

再次，充实个人生活，做一些有意义的事情，比如集中精力做好工作，或者听听舒缓的音乐、散散步，分散一下注意力，尽量避开对恐惧场景和事件的回忆等。

最后，如果实在无法解除自己的症状，就应该寻求专业心理工作人员的帮助。

4. 为什么我不能看到别人痛哭？

救援人员小王，在救援中经常看到失去亲人的群众失声痛哭，感觉心揪得很痛。结束救援后，小王发现自己不能看见有人哭泣，否则就感觉心跳加速，喘不上来气，严重的时候甚至会出现面色苍白，大汗淋漓，险些跌倒，感觉自己控制不了自己的身体，十分苦恼。

当有事件刺激时出现心跳突然加速的反应是正常的，上述小王的情况是因为在灾害的刺激下所产生的恐惧及焦虑情绪，导致了身体上的不适，这些症状都是正常生理上的反应，会随着时间的推移而减轻。此时要做的不是逃避这些症状问题，而是积极地去面对。

第一，尽可能地在可以休息的时间充分休息，注意休息时尽量避开受害者和幸存者，保证每天必须要有自己独处泄压的时间。

第二，把自己心中所想的告诉自己的亲友，寻找有效的社会支持。

第三，找个合适的机会彻底宣泄自己，如大哭一场、大叫一番等，把自己心中的不适彻底排解出来，也可以把心中所想的一切用记日记的方式记下来，再把写出来的文字烧掉，这也是一种宣泄的方式。

上述的几种方法其实都是要我们放松自己的心情。若相关的那些躯体症状仍然存在，或是加重，建议寻求专业帮助。

5. 为什么我会感觉脑子一片空白？

救援人员小沈，在一次救援行动中和队友进入一处废墟，在清理过程中发现多具残缺不全的尸体，小沈感到非常害怕，突然感到自己脑子里一片空白，愣在原地，不知道自己该干些什么，在队友多次呼唤下才勉强清醒。

小沈这种情况属于压力反应的一种，是指亲身体验、目睹或遭遇灾害事件后在很短的时间就发生的关于情绪及身体上的强烈反应。这是正常现象，随着时间的推移会逐渐消退，大多不会超过四周。现在需要做的就是尽量放松自己的心情，如听轻音乐、散步、队友之间相互按摩等，找队友或领导倾诉，把自己的感受尽量用合适的方式表达出来，切忌独处自闭。如果再过一段时间还是觉得恐惧，应该寻求专业帮助。

6. 为什么我总记不住事情?

救援人员小王,在经历了十多天高强度的抢险救灾后,感到身心疲惫,而且发觉自己的记忆开始变得不好起来,总是记不住东西,经常出现领导刚交代他去办一件事,转眼自己就忘得干干净净,直到领导问起才突然回忆起来,为此耽误了不少正事,自己感到很苦恼,也很疑惑,为什么自己的记忆力下降了?

小王出现的这种在疲惫状态下记忆力下降的现象,也是属于压力反应的一种类型,属于在特殊条件下的正常现象,往往是由于长期睡眠不足、缺少新鲜空气、烟酒过量等,这是生理上的原因。长期过分焦虑、抑郁、心理压力过大等,也可以使记忆力减退,这是心理上的原因。这种记忆障碍是大脑过度疲劳导致的功能失调,不存在大脑组织结构的损害改变,所以是功能性的、暂时性的、可逆的,当脱离压力环境或疲劳缓解后会逐渐恢复。

在救援过程中,当出现类似现象时,首先是要放松心情,利用好自己的休息时间,保证尽可能多地睡眠;同时,俗话说"好记性不如烂笔头",如果能随手就将需要记住的事情写在准备好的记事本上,即便记忆出现了断层,也有迹可循;最后,就是重复、重复、再重复,因为重复本身就是一种对记忆的加强,不想忘记东西,不妨多重复几遍。

7. 为什么我总是不能集中精神?

救援队员小梁,在救援过程中目睹惨烈的灾害现场,感到自己的注意力难以集中,脑海中总是充斥着各种杂乱无章的场景,感觉很混乱,不能集中精神去执行任务,自己感到很痛苦。

小梁出现的这种注意力难以集中的现象,同样属于压力反应的一种,是由于大脑长期处于高度紧张状态,得不到适当的休息,大脑神经兴奋水平降低所造成的功能失调,是功能性的、暂时性的、可逆的,当脱离压力环境或疲劳缓解后会逐渐恢复。

要应对这种现象,首先是要有信心,能不能使注意力集中,自信心是关键,要经常对自己说:"我能够集中注意力,能够很好地完成任务!";其次疲劳是集中注意力的大敌,一定要注意劳逸结合,保持精力充沛的生理状态,就能提高注意力集中的水平;再次,心情愉快有利于注意力集中,因此在感到注意力下降的时候,多回忆一些美好的事情,让自己的心情好起来,注意力自然就容易集中了;最后,可以采用一些辅助放松的办法让自己平静下来,有助于个人控制自己的心理状态,使我们能够集中精力,锁定目标。

8. 为什么我总是控制不住去胡思乱想?

救援人员小李,在地震救援中目睹大量人员伤亡和废墟的场景,并在连续救援多天后感觉身体十分疲惫,脑子里也开始控制不住地想些乱七八糟的事情,或者是反复回忆那些惨烈的救援现场的情景,而且经常不停地思考某件不重要的生活琐事是做还是不做,反复多次也决定不了,犹豫不决。自己也觉得所想的事情毫无意义,不切实际,可越想控制越控制不住,脑子很乱,根本得不到放松,注意力也越来越难以集中,自己感觉很苦恼,不知道该怎么办。

小李出现的这种控制不住的胡思乱想,属于强迫性思维。这种思维的特点是个人在思维上完全能够意识到某些想法是不必要的,或者是荒谬的,并力图把这些想法从脑海中驱赶出去,但对这种想法并不能自由地加以干涉或控制,因此常有"控制不住"的体验,强迫性思维同时伴有烦躁焦虑的情绪体验。

当出现这种情况时,我们首先要做的就是淡化对强迫性思维的恐惧。对自己的强迫性思维的症状适当淡化,顺其自然,虽然有强迫性感受，但还是要该干什么就干什么，正常生活和工作，在这种过程中强迫性感受会逐渐减轻；其次，可以合理宣泄，多与亲人、队友沟通，说出自己的感受和忧虑，寻找有效的社会支持和帮助来消除精神紧张，还可以探讨各种合理的解决方法；最后，如果自己实在无法调节好状态，就应该寻求专业的心理学帮助。

（二）情绪问题

1. 面对灾害现场，我总是很恐惧，怎么办？

某救援人员，在灾害救援现场，看见血淋淋的尸体，心里就会特别紧张、害怕，出汗，手脚发抖，并且无法控制，他如何才能克服自己的恐惧呢？

恐惧心理是一种情绪体验。一线救援人员在现场目睹了惨烈震撼的场面，精神上受到了极大的冲击，出现了生理和心理上的急性应激性反应。适度的恐惧情绪可以提高人的警觉水平，引起人的紧迫感，实现预期目的。但是，恐惧持续时间过长或强度过高，都会严重影响人的精神状态，干扰执行任务，不利于保持持久的战斗力。

（1）首先我们要做的就是要直面恐惧，接纳自己在救援过程中出现的情绪反应，不要刻意去控制，这样往往比盲目认为自己很强大更有效。

（2）可以试着重复告诉自己"大难已过"，让自己接受正面的心理暗示。

（3）可以做呼吸运动，例如，先深深地吸一口气，再慢慢吐气，重复做几次，可以让自己渐渐平静下来。也可以按腹式呼吸、渐进式肌肉放松等方法进行放松训练。

2. 总是想哭，我是不是患上抑郁症了？

某救援人员，看着那些因为地震而丧失亲人的孩子们的无助眼神感觉特别悲伤。从此以后心情就始终很低落，总是想哭，对什么都提不起兴趣，怀疑自己是不是患上抑郁症了。

抑郁情绪的主要表现是持续的抑郁或易激惹心境。压抑、沮丧、悲伤、无价值感或内疚、无望感，有时甚至有自杀的想法，但是抑郁情绪不一定就是抑郁症，因为抑郁症的诊断还需要符合医学诊断的标准。

一般情况下，这种情感反应可以通过自我修复或适应系统逐步减弱，直至恢复常态水平。针对这类问题，经常用到的方法为不良情绪宣泄和认知矫正。

（1）首先，要学会不要刻意隐藏自己的感觉，你有权悲伤和哭泣，试着把内心的悲伤宣泄出来，哭泣是疏通、减轻悲伤的好方法。

（2）要学会自我照顾，确保获得足够的锻炼、营养、放松。并且能识别自己的饥饿、生气、孤独或疲劳。

（3）选用一些适应性的行为，来减轻抑郁情绪，如"看幽默故事书，运动，听音乐，保持正常的进食、睡眠和工作习惯，放松训练"等。

（4）若是自觉抑郁症状较重，持续时间较长，则可求助心理医师，进行心理辅导。

3. 我总是处于紧张不安状态不能自拔，怎么办？

某救援人员，经历过多次抢险救灾后，总担心灾害会再次发生，害怕会有人牺牲，担心自己和队友的安危。这样的担心该怎样缓解呢？

经历过一次或多次灾害救援后，救援人员心里难免会留下创伤，内心的不安全因素也会增加，表现为为他人和自身的安全过度担忧。

（1）为了减轻担忧带来的困扰，我们需要了解有关的灾害性质和预防知识，如"了解地震的前兆"，通过提前预警，来增强人们对抗地震的能力。人们如果对某件事情不了解，就会有很多的不确定感，从而产生不安全感，这样容易导致恐慌。如果认识了它的发展规律，知道"人是可能幸存于地震中的"，安全感就会增强，担忧的程度就会降低。

（2）需要我们对自己的身份有正确的认知，要明确自己的职责和任务。

（3）给自己提供一些正面的暗示，例如"我正在从事一份神圣的工作"，这样潜意识里的东西就会受到一些影响，那担忧的程度可能会降低。

（4）找人倾诉，把自己的紧张和担心说出来。如积极参加随队心理医生组织的手拉手互助减压-危机事件压力小组晤谈等团体活动。

4. 面对灾害现场，我感觉很绝望，怎么办？

某救援人员，在一次泥石流救援活动中，看着那些鲜活的生命转眼间死去，觉得人们在大自然面前不堪一击，觉得很无助，甚至很绝望，不知道未来该怎么办？

灾害夺去了人的生命、房屋和安全感，因为在突发的自然灾害面前感到束手无策，所以对未来完全没有了期望，经常会产生绝望感，并做出一些非理智的举动。如何应对绝望感呢？

（1）首先，在灾害来临时，要对灾害有个清楚的认识，要认识到灾害的发生是在我们意料之外的，并不是我们所能够控制的。

（2）要看到灾害发生后所产生的积极效应，例如，救援人员都被积极地团结和调动起来，充分发挥奉献精神；我们获得了一定的应对突发灾害的实战经验。

（3）要注意休息，保持身心的平稳与协调。

（4）合理表达和宣泄自己的负性情绪。

5. 我对受灾者的惨痛遭遇越来越麻木，是不是变得冷酷无情了？

某救援人员，参加救援一段时间后，面对受灾者的惨痛遭遇感觉越来越麻木，反应也变得迟钝，对什么事都提不起兴趣，事后他经常会责怪自己为什么这么冷酷无情，没有人情味。

心理麻木是一种心理防卫机制，在短期内这种反应可以降低救援者直接面对灾害事件的心理痛苦与身心冲击。这不是得了什么病，也不是变得冷酷无情了。随着时间的推移这种麻木感会渐渐消失。但若长期以否认压抑的方式面对灾害事件，可能会造成更大的心理困扰或心理不健康状态，产生敌对、紧张等情绪。如果你遇到类似情况，可以按以下方式进行调试：

（1）告诉自己现在的感觉是正常的，坦然面对和承认自己的心理感受，适时将这些感觉与其他队友交流。

（2）与家人和朋友保持联系，巩固和完善自身的社会支持系统。

（3）找到能使自己兴奋的事情，转移自己的情绪。

（4）主动宣泄内心蓄积的负性情绪。不要压抑自己的痛苦感情，可以找一个合适的地方大哭一场，也可以用记日记的方式把内心的痛苦表达出来。

6. 亲眼看见伤者未能得到及时的救治而死亡，陷入自责无法自拔怎么办？

某救援人员，在一次救援过程中搜救到一个被压在废墟下的幸存者，但由于救援难度大，耗费时间长，他目睹幸存者的生命在自己眼前消逝，此后一直为此深感自责，闷闷不乐，无法自拔。

产生这种自责心理，是高度责任感的体现，是对灾区群众真挚的感情流露。这种自责心理，从心理学角度讲，如果控制在适度范围内，是积极的、值得肯定的，能够激励自己更好地完成救援任务。但是如果这种自责超过了一定的限度，把无法抗拒的因素都归结于自身的原因，陷入自责无法自拔，则会损害自身身心健康。这种情况下可按以下方式进行自我调节。

（1）建立正确的认知方式：反复告诉自己群众的伤亡是自然灾害造成的，自己已经尽力而为了，不必为此感觉自责、内疚。

（2）想想自己在救灾过程中的每一个微小成就，让自己时时有成就感，强化自己的价值认同感，让心情好起来。

（3）化自责为动力。要认识到自责于事无补，只有更加努力、更加扎实地做好救援工作，才是对灾区群众最好的帮助。

（4）宽容自己在救援过程中的失败。认识到灾害并非人为能控制的，救援人员也并非是万能的，不要把过多的责任压在自己身上。

（5）肯定自己的这些心理反应都是正常的，每个救援人员都会在心理上有不同程度的不良感受，自己的感受别人也同样存在。

（6）不要与其他救援人员进行比较。救援的结果是技术与运气的结合，当别的救援者某天比自己多救出了一个幸存者时，不要为此而自责，告诫自己这不是自己的过错。

7. 面对残酷的场面、繁重的任务，我感觉自己撑不下去了，怎么办？

某救援人员，参加泥石流救援几天后，面对惨烈的灾害场面和繁重的救援任务，感觉自己越来越支持不住，撑不下去了，感觉被击垮了。

参加救援的人员，面对繁重的救灾任务和惨痛的现场，工作强度大、时间长，往往得不到充分休息，身体和心理都超出了负荷，所以有的人会感觉撑不下去了。这是人们面对强大的工作压力的正常身体心理反应。面对这种情况，你可以按以下方式进行自我调节。

（1）首先要明白这是一种正常反应，要认识到自己能力有限，允许自己有一些负面情绪。

（2）要认识到只有照顾好自己才能更好地工作，因此要尽可能地抓紧时间休息，保证

必要的营养。

（3）多和队友分享成功的经验，互相鼓舞。

（4）和家人、朋友保持联系，维持良好的社会支持系统。

（5）找到能让自己感动的、可以带给自己温暖和力量的画面，同时体验与之相联系的正向情感，调节自己的心情。

8. 我总是想逃避与灾害有关的一切，我是不是有了心理问题？

某救援人员，在参加完抗震救灾工作后，总是极力想逃避有关地震的经历，甚至听到"地震""死亡"等词语，都会觉得十分痛苦。不敢去回想救灾场面，越想心跳就会越快。

在面临灾害的时候，你有这样的感觉很正常，但是这不表示你有心理问题，每个有类似经历的人都可能会有这样的反应，大部分反应随着时间的推移，都会渐渐减弱，一般在一个月以后，就可以重新回到正常的生活。

（1）在此阶段，我们应该学会放松自己，不要给自己施加太多的心理压力。可通过深呼吸放松肌肉，想象一些美好的事物来减轻和消除症状。

（2）通过幽默、宣泄和转移注意力等方式，以积极的态度来对待已经发生的问题。

（3）可通过系统脱敏治疗，循序渐进地接触敏感事物，以克服心理障碍。

9. 我总是想发火，怎么办？

某救援人员，在救援行动中，看见那么多老百姓正在焦急地等待救助，总认为是自己的救援进度太慢，因此心里莫名着急，有火气，抑制不住愤怒，恨不得通过自己的力量把所有人都救出来。他该怎么样才能抑制自己的愤怒呢？

愤怒是指当愿望不能实现或行动受到挫折时所引起的一种紧张而不愉快的情绪。在救援行动中，不仅在体力上极度消耗，而且在心理

上也很容易造成心身疲惫和心情压抑,很容易因不满而产生愤怒情绪。

(1)为了控制愤怒情绪,要尽量避免批评自己或其他队友,多给予自己或周围的其他队友鼓励,彼此相互打气,加油。当我们暂时无法接受眼前的一切时,我们更需要对自己耐心和宽容,对自己和队友保持宽容和友善。在困境中,我们是集体,我们需要和我们的队友并肩作战。

(2)愤怒情绪还与休息不好、睡眠障碍有关。可尝试通过多休息、多放松、提高睡眠质量来减少愤怒情绪。

(3)最后还可以尝试用健康的途径来发泄愤怒,这样能避免无谓的伤害,例如试图通过打枕头、大叫、出去跑两圈或者写日记等方式来宣泄自己的愤怒情绪。

(三)行为问题

1. 为什么他会无精打采,什么都不想干了呢?

救援人员小李在执行一次救援任务中看到惨烈的伤亡场面后,一直没有精神,成天待在帐篷里,什么事也不想干,甚至想到结束任务后就不想待在救援队伍了。

这是面对灾害,特别是重大人员伤亡时出现的行为性应激反应,这些表现叫退缩。

一般情况下,这种反应可以随着时间推移或自我调节逐步减弱。在严峻艰苦的环境中,在争分夺秒、连续奋战的氛围中,个人的体验感受无法释放,就会影响到自己的身心状态甚至影响团队的整体战斗力。

针对这种情况,可以试着自我调节。

(1)如果是因为害怕而退缩,就要弄明白这个道理,行为越退缩,情绪上越恐惧害怕;反过来,对自己的恐惧的事物,不退缩,坚持面对,恐惧情绪会消退下去。因此要坚持面对

才是克服恐惧的最好方法。

(2)若是因为情绪抑郁,就要鼓励自己将不良情绪倾诉出来,减轻内心的压力。要寻求社会支持。不要封闭自己,保持与家人、朋友的联系,和队友交流经历和体验。在需要的时候寻求帮助,不要默默承受。凡事循序渐进,将大事分割成小块,一次只做一件,不妨将每天要做的事列出计划,有了行动的念头,就有可能促使自己做下去。把时间排满,会使自己变得充实。

2. 他怎么变得非常依赖别人?

救援队员小张在执行一次救援任务后,经常会哭泣,很害怕一个人独处,干任何事总感觉需要人陪,很依赖自己的队友,这是怎么回事?

这些反应都是常见的,是属于应激反应的行为反应一种,叫依赖。

面对如此大的灾害,有这样的感觉很正常,很多人都会如此,个人在巨大的自然灾害面前会显得无力,自然就会寻求别人的帮助。

如果感受到自己变得依赖别人了,要明白这是面对灾害场面的应激反应,可以试着自我调节。

(1)重新调整对外界的认识,区分现实和幻想,改变现在认识事物的方式,忽略灾害应激有关的信息,以达到重新组织心中痛苦的经历的目的。

(2)向别人倾诉。将心中的害怕、担忧坦率地说出来,能使自己慢慢地感到踏实。向那些愿意倾听并且真心实意帮助我们的人吐露心中的秘密,是行之有效的方法。如果羞于启齿,不妨写信或者写日记。

(3)借助放松方法缓解内心焦虑紧张。

过一阵你就会发现,事情不会总是这样的,它会好起来的,而你也会好起来的,虽然战友没有经历过你的不幸和悲伤,但是他们会陪伴

着你，和你一起共渡难关！

3. 他为什么看谁都不顺眼？

救援队员小王在前几天执行搜救任务后，变得容易发脾气了，三两句不对就冲队友发火，好像看谁都不顺眼，上次还跟别人打了一架，队友都说他"惹不起"。这是怎么一回事？

首先，这是一种行为性应激反应。人在心理应激时，可能会出现敌对和攻击行为，这其实反映了内心的心理压力。

若出现了这类反应，可以试着自我调节。

（1）要正确认识，并不一定是自己的性格变化了，也不是队友故意找茬，要知道这是很多人都可能出现的反应。

（2）大多数人一般程度的应激反应都会随着时间的推移而逐渐缓解、消除，不意味着就有了心理问题，用不着慌乱。

（3）可以适当用些调节方法，比如宣泄，可以对着空旷的地方大喊，也可捶打枕头或人体模型等物品，这样，能化解攻击别人的冲动，避免出现攻击伤人行为，破坏战友关系。

（4）另外，也可运用转移注意力的方法，强迫自己有事可干，也能起到发泄情绪，减少攻击的目的。

4. 他怎么变得越来越"内向"了？

救援人员小张一直很开朗，但在执行救援任务后好像变得不爱说话了，队友的玩笑也引不起他的兴趣，是有了心理问题了吗？

与人交流、说话是一种活动，灾害经历的压力会让人对这种活动的兴趣减退，有的人甚至一天到晚不说一句话，给人以发呆、冷漠的感觉，关系好的朋友之间似乎也没有多少说的，这其实也是行为性应激反应。

出现这种情况，一定要知道下列知识。

（1）不想说话、懒得理人的状态一般会自行缓解好转，会恢复到灾害前自己的人际交往习惯。告诉自己目前的情况只是暂时的，随

着时间的推移和任务的转换，自己依然能够像以前那样重新变得自如和谐地与人沟通交流。

（2）做一点简单的事来减轻因为与人沟通少带来的孤独感，如写日记、整理内务等。

（3）主动寻求社会支持，如向自己的亲人倾诉自己的感受，宣泄压力。

（4）如果这种情况一直没有改善，甚至越来越孤僻，就需要向专业的心理咨询人员求助，获得更为专业规范的帮助。

5. 不敢面对有些人或有些东西怎么办？

某救援人员在灾害发生时，自己也有亲人逝去，产生了主动远离、逃避能勾起对灾害记忆的物件、人物或场所，该怎么解决？

这种情况属于行为性应激反应的一种，叫逃避或回避。

人常常会不太愿意或不敢面对引起自己亲人离去的场景、物品，会不自觉地选择逃避，来减轻和缓解亲人离去带来的悲痛，但这对长期心理健康却有不利的影响，可以试着自我调节。

（1）接受已经发生的事情，死者已去，生者还要继续生活，树立对未来的信心。

（2）不要压抑自己的悲痛，正确地释放，向亲人或朋友倾诉自己的感受，寻求安慰。

（3）如果感到紧张，可以运用放松技术缓解。具体方法见本节"一、基础篇"第4条"对抗焦虑的好方法——身体放松法"相关内容。

（4）求助专业心理咨询人员，运用系统脱敏方法，逐步改变逃避行为。

6. 突然变得对烟酒上瘾怎么办？

有的救援人员以前只是偶尔抽烟、喝酒，但在执行救援任务后突然变得频繁，可又控制不住，该怎么办？

突然变得对烟、酒等物质上瘾的情况其实也属于行为性应激反应的一种，叫物质滥用，物质滥用形成的原因基本都是用这些物质带来

的生理快感来排解自己的压力，继而依赖、上瘾，无法摆脱。

有的救援人员本来只是偶尔抽烟、喝酒，但因为执行任务感受到巨大的压力，又不能及时有效地排解，便借抽烟、喝酒带来的快感暂时忘记烦恼，如果这些东西又特别容易得到，就更容易选用这些方式来排解压力了。

烟、酒等物质长期上瘾对身体是有害的，要及早戒除。可以采取每天一小步的方法来逐渐戒除。

（1）最初几天，逐步减量，每天少抽一支烟，少喝一杯酒。

（2）当特别想抽烟想喝酒的时候，用其他的行为来转移注意力，或者用铅笔等物品来代替习惯动作，也可以使用无糖口香糖来暂时替代。

（3）如果出现很难忍受的身体症状，就应该寻求专业人士的帮助，使用辅助药物来缓解症状，或者是专业的心理治疗。

7. 救援期间他为什么会噩梦缠身？

救援人员小沈执行救援任务期间几乎没睡一个好觉，总做噩梦，梦里经常出现白天任务中见过的那些废墟、尸体，这该怎么办？

这种睡眠不好的情况也是应激常见的反应。可以试着自我调节改善这种情况。

（1）告诉自己："我也是普通人，也需要休息。"休息是为了更好地投入第二天的工作。有些救援人员甚至认为睡觉都是占用救援的时间，这种想法是不正确的。只有保证充足的睡眠，才能有足够的精力参加后续的救援工作。

（2）找到适合自己放松的办法，如腹式呼吸法和渐进式肌肉放松法。

（3）参加积极的活动来分散注意力。如果回想起白天灾区现场的环境，可寻求同伴的帮助，可以将回忆到的画面感受告诉队友，让

对方给自己鼓励，相互激励。

（4）保持正确的睡眠姿势，不要用手压住胸部。

（5）保证基本的饮食。仍然无法摆脱睡眠障碍时，可以暂时使用助眠药物。药物只能在睡眠状况很差时，在医生的同意下服用，而且只能偶尔使用，不能对此产生依赖。

8. 他为什么变得拖拖拉拉？

某救援人员发现自己最近做事总是很拖沓，上级布置任务总是完成不了，这是怎么了？

当一个人内心有压力，出现应激时，有可能做什么事都慢，效率没有以前高了，似乎积极不起来，这属于常见的应激反应。

救援人员在执行灾害救援任务时，遇到的很多场景都会引起这样的应激反应，这并不能说明救援人员不积极、怕脏、怕累，而恰恰说明他们内心正承受着巨大的压力，压力使得注意力不能集中，反应变慢，提不起干劲儿，活动效率下降。遇到这种情况，可以试着自我调节。

（1）首先告诉自己这是常见的应激反应，许多人都会有，会随着时间的流逝自行好转。

（2）向队友、朋友、家人倾诉，诉说自己的感受，正确地排解压力。

（3）与队友交流感受，互相鼓励，积极合作，增强信心，共同完成任务。

（4）运用身体放松法缓解自身焦虑紧张的情绪。

9. 救援期间总觉得吃不下饭怎么办？

有些救援人员在执行任务期间，觉得胃口变差了，腹部总有种不舒服或胃疼的感觉，但检查后没有发现明显疾病，为什么出现这种情况呢？

有的人遇到压力时，自己心理上并无太大波动，但总感觉浑身上下哪都不舒服，如头痛头昏、心口憋闷、腹内隐痛、胃口不好等，一

检查，又没发现这些器官有什么疾病。实际上，这是应激引起的生理反应，这位救援人员的表现就是因为救援任务中的场面引起了生理性应激反应。遇到这种情况，可以试着自我调节。

（1）告诉自己这是内心的压力引起的躯体表现，会慢慢好起来的。

（2）正确地宣泄压力，如倾诉，不要压抑自己的感受。

（3）运用放松方法缓解紧张焦虑情绪。

（4）如果确实有严重的症状，可以求助医生，辅助药物，缓解症状。

三、助人篇

1. 与废墟中恐惧的被救者交谈时，我要注意什么?

废墟中被救者被突如其来的灾害惊吓，可能极度恐惧，焦虑甚至崩溃，他们的行为可能是非理智的，呼喊、哭叫、不当或无效挣扎甚至有害的行为都有可能发生，承受着肉体和精神的折磨。

救援人员需要做的是使被救者能够安定、配合以争取最佳救援时间，并且随时做好应对继发危险的准备来完成救援。如何能使被救者情绪安定下来、配合你的救援呢？原则是你一定要能感受被救者的情绪，理解被救者的想法，这样才能说出有效的话语。

可以用这样的安慰语言："别怕，我们和你在一起！"因为你现在真真实实地和他在一起，分担他的孤独，救助他的生命。这会让他感觉到生命的希望和支持的力量。他能安心。或者说："你现在安全了！"（如果这个人的确是安全的。）也可以说："事情正在好起来！我们已经做了所有能做的事，而且事态正向着我们预想的方向发展。"

避免说这样的话语："不会有事的，一切都没问题。"因为明明是大难当头，生命受到威胁，你却说不会有事的，一切都没问题。几近哄骗，无法让被救者相信。

2. 我该如何安慰失去亲人的幸存者呢?

对于幸存者来说，从灾害中逃生的幸运带来的并不是喜悦，而是要面对生离死别、满目疮痍的痛苦。灾害夺走的不仅仅是一条条鲜活的生命，更是一个个幸福的家庭，幸存者心灵上受到的伤害是久久难以痊愈的。

要帮助他们，首先要设身处地体会他们的心情和感受：当白发人送黑发人时，丧失了生活希望的无助感常常使老人们希望死的人是自己；当儿子面对父母的离去时，他会恨自己没有能力救出他们，觉得愧疚和悔恨；当年轻的妈妈抱着僵硬了的孩子时，她体会的是精神支柱瞬间崩塌的痛苦，她会沉浸在对上天不公的哭诉中痛不欲生……人们都在不断地期待奇迹出现，却又一再失望。

我们在帮助这些遇难者家属、给予他们心理支持时应注意如下问题。

（1）尽量使用陪伴、聆听这样非言语的支持，不要探究他的感受。这是因为任何询问和探究都会让他们重新体验一次失去亲人的痛苦，而静静的陪伴、无声的聆听能帮助敏感、脆弱的他们抵抗孤独和无助。

（2）在共情的基础上表达自己的关心和理解。在适当时候用简单的语言让幸存者体会到自己的感情被理解，是对他们最大的支持和安慰。

（3）保障他们的安全。幸存者被失去亲人的痛苦折磨，会觉得死亡是一种解脱，因此要注意保障他们的人身安全。

（4）在他描述一些内心创伤的感觉和回忆时，不要抑制他的情绪，要促进他的表达，并给予心理上的支持。交谈是情绪的宣泄方式，有助于幸存者在与人交流中重新找到自我。

3.面对群众的愤怒，我该怎么办?

灾害性事件的幸存者，不但身体上受到伤害，心理上更是承受着沉重的打击。失去家园的物质损失，失去亲人朋友的悲痛，使他们一方面希望更多的人获救，不愿再面对生死离别，另一方面，无助感、不安全感，会使他们表现出过多的自卑感和过于敏感。愤怒是最直接、最简单的自我防御情绪，是身心经历巨大创伤时，容易对外界刺激普遍产生的情绪反应，他们的埋怨并不是故意针对我们，是内心巨大痛苦的变相表达。

对于这些人，我们应给予更多的援助和关注，对他们的遭遇，给予最大程度的关心和同情，当他们情绪激动难以自抑，哭喊尖叫、怨天尤人甚至摔东西时，我们都应该尽量包容理解，只要不会对自己和周围人造成伤害，可以让他们适当发泄内心的愤怒。不要试图用批评或责骂来帮助他们坚强。他们情绪不稳定易激惹，任何言辞都可能被他们悲观地理解，起不到帮助的效果。

4.在灾害救援中,我该如何帮助老年人呢?

老年人人生阅历丰富，有些人参加过战斗、救援等事件，因此在一些灾害中，他们表现得沉着冷静，应对比较自如。但毕竟因为年龄原因，他们无论是体力还是反应能力都不能和年轻人相比，而且，老年人的悲伤情绪的表达不同于年轻人的直接发泄，常常转换为另一些形式，如方向知觉丧失、记忆遗忘和注意力难以集中等，容易被忽略，因此更多情况下，老年人更容易受到伤害。

同时，老年人也更容易被牺牲，当家庭和社区面临较大的压力时，老年人的特定需求往往不会被优先考虑。有些老年人在灾害中失去了全部的生活，包括他们的孩子、家园等，但是他们已经垂暮，没有足够长的时间来使心情恢复。这些老年人或许更类似于身体残疾的人。

在营救中，我们除了要注意老年人的身体创伤，还要了解他们情绪低落，容易波动的特征，跟老年人对话时，应保持尊重的态度、缓和的语气，声音尽量大一些，语速不要太快。当老年人反复叙述自己的痛苦和无助时，耐心倾听，不要随意打断。条件允许时，尽快帮助老人协调多方可以利用的资源，在灾害过后，亲友的陪伴能给老年人的心理带来温暖，让老人感觉到老有所养，减轻他对未来生活压力的担忧。

5.怎样应对儿童的救援工作?

儿童在灾害中遭受了严重的创伤，除了需要应对外伤、饥饿、寒冷等他们不熟悉的情况外，也经历着心理创伤。由于儿童比成人脆弱，所以更需要保护。

需要留意孩子的如下反应。

（1）情绪反应：感到恐惧、害怕，哭泣，感到紧张、担忧、迷茫、无助；有的逃生出来的孩子会因为同学、老师的伤亡产生自责；警觉性增高，如难以入睡、浅睡多梦易惊醒，出现头痛、头晕、腹痛、腹泻、哮喘等症状，这可能是紧张焦虑的情绪造成的。

（2）行为反应：发脾气，有攻击行为；过于害怕离开父母或亲人，怕独处；有些长大的孩子好像又变小了，出现退行性行为，如遗尿、吮手指、要求喂饭和帮助穿衣等幼稚行为；有些儿童会注意力不集中、容易与其他人发生矛盾等。

在保证儿童安全、预防潜在的危险方面，需要注意以下几个方面。

（1）优先保证儿童的安全，对于受伤儿童立即给予医疗救护。

（2）优先给儿童提供清洁的饮用水、安全食品及夜间保暖。

（3）尽量把儿童安置在远离灾害现场和嘈杂混乱的场所，避免孩子走失或因环境拥挤不能入睡。

（4）要指导孩子观看新闻报道，因为低年龄儿童可能会对电视画面中重现的镜头感到害怕和恐惧。

在心理保护方面，需要注重以下几个方面。

（1）促进表达：鼓励并倾听儿童说话，允许他们哭泣，尽量不唠叨孩子，告诉孩子担心害怕都是正常的，条件允许的情况下鼓励孩子玩游戏，不要强求儿童表现勇敢或镇静。

（2）不要批评，多做解释：不要批评那些出现幼稚行为的孩子，这些暂时出现的"长大了又变小的行为"是儿童常见的应对突发灾害的心理反应。对孩子不理解不明白的事情要用他们能够理解的方式解释。

（3）成年人应尽量不要在儿童面前表现出过度恐惧、焦虑等情绪和行为，及时处理自己的压力和调整情绪。成年人稳定的情绪、坚强的信心、积极的生活态度会使儿童产生安全感。

（4）如果儿童因为受灾引起的心理问题持续存在，应该及时到医院精神科或心理门诊就诊。

6. 我如何帮助战友缓解救援应激带来的不良反应？

在灾害现场，尸体、废墟，场面异常惨烈，对人的心理冲击很大，有些队友会出现恶心、呕吐、做噩梦等应激反应，出现焦虑、抑郁或恐惧等不良情绪，这会影响他们的健康和救援工作的完成。

为了帮助他们缓解此类应激不良反应，你可以做如下事情。

（1）倾听他们诉说，帮助他们通过向你倾诉宣泄情绪。在倾听时注意要听明白对方的想法，体验对方的情绪，把你的体验和对对方想法的归纳告诉对方，让他感到你是能读懂他的人，是他的支持者，这会对解除他的痛苦和悲观情绪有想不到的作用。

（2）适当照顾他们的生活，提示他们工作要适时暂停，保持卫生，喝大量的水，吃新鲜的食物，保存体力和精力。没有工作时抓紧时间休息（特别是放松你的双脚），同时通过聊天、听歌等方式放松心情。时间允许的话，组织团队集会，相互支持鼓励。

（3）还要做两方面的工作。一方面帮他们做好自我防护，工作时穿戴防护手套和工作服，尽可能避免或减少不戴手套与尸体直接接触。另一方面还要鼓励他们面对灾害场景，不要逃避，在面对的过程中消除恐惧。

7. 如何帮助海上救援人员减轻由精神负荷加重引起的心理生理反应？

舰海上救援人员在执勤时需要严密观察可能出现的信号，并及时作出判断和处置，故精神往往高度紧张。长期的紧张可伴有心理和生理的综合变化。其主要表现为兴奋性增高或出现抑制性反应，引起行为紊乱。如平日熟练的技能受到抑制，对外界刺激的反应不准确，工作能力下降，注意力不易集中，记忆力减退，错误动作增多，或出现冲动性行为等。脉搏、呼吸有时显著加快，动脉压升高，手震颤加重，外周血液中嗜酸性细胞含量减少。从历史上海船事故分析，精神紧张是事故率增高的原因之一。

（1）预防措施：合理训练提高海上救援人员的情绪稳定性；情绪稳定性作为挑选舰员条件之一；加强人员团结，树立集体观念；丰富海上救援人员的业余生活。

（2）海上救援人员的心理援助：加强海上救援人员的心理援助，对于缓解救援人员各种心理应激反应，防止发生精神变态和各种事故，提高海上救援、劳动效率和舰船人员的身心健康水平，更好地适应海上环境，具有重要意义。

（3）关注长期海上救援人员精神维护：情绪问题是由精神因素引起的最常见的问题。年轻海上救援人员发生率高并呈增强趋势，焦虑居海上救援人员异常精神状态首位。相关因素：①长时间精神紧张、生活单调、思念家人和朋友；②工作、家庭、环境引起的情绪矛盾；③生活不规律、睡眠不足、过度疲劳、气候变化等。除了焦虑情绪，还可能出现抑郁症躯体化，甚至癔症和强迫症。这些问题逐渐发展，可形成精神疾病。治疗包括心理咨询、增加运动、有规律地安排生活，必要时辅助药物。正确对待和处理各种矛盾，妥善安排工作、学习和生活，注意劳逸结合。

第 4 章

海上危机应对措施

第一节　执行海上救护任务时的防范措施

（一）佩戴防护救生用品

佩戴防护救生用品：救生衣、救生圈、绳索若干，各种漂浮物等。

（二）平时做好海上救护训练

平时做好海上救护训练，为完成救护任务打下坚实的基础。

（1）进行海上万米长游、立定踩水、漂浮暴晒、睁眼闭气和抗眩晕等训练，在提高技能的同时增强体力、耐力、毅力和勇气。

（2）提防暗流、暗礁、漩涡和海蜇的袭击；冬季救援要抵抗寒冷、疲劳、晕眩、呛水和腿抽筋等现象。

（3）海上游泳训练时，可将一根绳子的一头拴在腰间，一头拴在救护船上，确保安全。

（4）陆地辅助训练也很重要，可练长跑、俯卧撑等。同时进行一些特别的训练，例如将脸盆盛满水，在盆底放上一枚硬币，把头扎进水里练"水中憋气"和"水中看物"，只有刻苦磨砺，练就关键时刻"拉得出、救得下"的一身硬功夫，才能确保救援任务的完成和自身的安全。

（三）海上救援遇到台风时的危急应对

（1）船舶在航行中遭遇台风袭击时，应主动采取应急措施。

（2）必须与海岸电台联系，弄清船只与台风的相对位置。与地面联系不上时，可以用以下方法来测定台风中心的大致位置与距离：船舶在北半球时，人背风而立，台风中心应该在船的左边。若船上测到的气压比正常值低 500 帕，则台风中心离船一般不超过 300 千米；若测到的风力已经达到 8 级，则台风中心离船一般在 150 千米左右。做完这些判断后，立即果断开船远离台风，并立即执行救援任务。

（3）必要时出海船舶要及时回港、固锚，船上的人员必须上岸避风。

（4）海上执勤时遇到危急情况应掌握以下原则。

①跳水逃生自救原则。

a. 跳水前尽可能向水面抛投漂浮物，如空木箱、木板、大块泡沫塑料等，跳水后将其用作漂浮工具。

b. 不要从 5 米以上的高度直接跳入水中，尽可能利用绳梯、绳索、消防皮龙等滑入水中。

c.跳水逃生前要多穿厚实保暖的服装，系好衣领、袖口等处，以更好地防寒。

d.如有可能，跳水前穿上救生衣。

e.跳水时，两肘夹紧身体两侧，一手捂鼻，一手向下拉紧救生衣，深呼吸，闭口，两腿伸直，直立式跳入水中。

f.跳水后要尽快游离遇难船只，防止被沉船卷入漩涡。

g.跳水后如发现四周有油火，应该脱掉救生衣，潜水向上风处游去；到水面上换气时，要用双手将头顶上的油和火拨开后再抬头呼吸。

②水中求生原则。

a.入水后不要将厚衣服脱掉，人员要尽可能集中在漂浮物附近，出现获救机会前尽量少游泳，以减少体力和身体热量的消耗。

b.两人以上跳水逃生，应尽可能拥抱在一起，如此可以减少热量散失，同时也便于互相鼓励，还可增大目标，便于搜救者发现。

c.跳水后如没有救生衣，应尽可能以最小的运动幅度使身体漂浮。会游泳者可采取仰泳姿势，仰卧水面手脚轻划，以维持较长时间漂浮，耐心等待营救。

③遇险求救原则。

a.跳水前尽可能发出遇险求救信号。请牢记海上搜救中心的报警电话：区号＋12395。

b.当有救助船只或过路船只接近时，应利用救生哨等呼叫，设法引起对方注意，争取尽早获救。

一、水上救援方法及急救方法步骤

（一）间接赴救

间接赴救也叫池岸赴救，是指在岸边利用水域现有的救生器材（如救生圈、救生杆、

绳子等），对较清醒的溺水者施救的一种救生技术。

（1）救生圈：常用的救生器材之一。在救助距离池岸较远的溺水者时，救生圈上可系一条绳子。事先应整理好绳子，将救生圈扔向溺水者时，应用手握紧或用脚踩住绳子的另一端。待溺水者抓住救生圈后，将其拖至池边救起。（如在自然水域，应注意观察风向和水流的流向，将救生圈抛到溺水者的上游。）

（2）其他救生物：在情况紧急，没有上述救生物品的情况下，也可以根据情况利用一些其他物品，如长棍、绳子、球等，但应以抓紧时间、不伤害溺水者为前提。

（二）直接赴救

直接赴救也叫水中赴救，是在没有或无法利用救生器具拯救溺水者，或溺水者已经处于昏迷状态无法使用救生器具时采用的赴救技术。水中赴救的技术比较复杂，对施救者也有一定的危险性。因此，在条件允许时，应尽可能利用救生器材实施间接赴救，以保护施救者自身的安全。直接赴救可分为：入水前观察、入水、接近、解脱、拖带、上岸等过程。

（1）入水前观察是指当发现溺水者时，迅速扫视水域，判断溺水者与自己的距离。在自然水域还要注意水流方向、水面宽窄、水底性质等因素。本着尽快接近溺水者的原则，迅速选择好入水地点。

（2）入水：如果在自己熟悉的游泳池或水域、确定下水地点水较深时，可以采用头先入水的动作，这种入水动作速度比较快。如果在不熟悉的水域，为保证施救者自身安全，应采用脚入水的方式，如跨步式入水或蛙腿式入水等入水方式。

（3）接近施救者：入水后应尽快接近靠拢溺水者，并做好控制和拖带溺水者的准备。

游近溺水者时一般采用抬头爬泳技术或抬头蛙泳技术，以便观察溺水者的情况。在接近时，施救者应与溺水者保持一定的安全距离，并在接近后尽可能从溺水者的背后做动作，以确保自身安全。

①背面接近：一般情况下都应该采用背面接近。施救者在溺水者后面 1 米处停住，一手托腋下，使溺水者口鼻露出水面，另一手夹胸做好拖带准备。

②侧面接近：当溺水者尚未下沉，特别是两手在水面上挥舞挣扎，或在水质混沌的水域时，施救者可有意地从正面转向溺水者的侧面，迅速抓住溺水者的近侧手腕，边向胸前拉，边夹胸拖带腋下控制溺水者。

③正面接近：入水后游到距离溺水者 3 米处急停，下潜到溺水者髋部以下，双手托溺水者髋部，将溺水者转动 180°，一手托腋下，另一手夹胸托腋下拖带。

（4）解脱：由于在水中挣扎的溺水者只要抓住任何东西就不会轻易松手，施救者为保证自身和溺水者的安全，就要采用相应的解脱术，解脱溺水者的抓抱。

水中解脱法：①虎口反抓解脱法；②托肘解脱法；③推扭解脱法；④扳指解脱法；⑤外撑解脱法。解的主要方法是转手腕、扳手指、反（扭）关节、推击等。以溺水者从后面将施救者颈部抱住为例，施救者应下沉，双手上推溺水者的双肘，同时头部向下抽，趁势抓住溺水者一手腕，将溺水者转至背贴施救者前胸，夹胸控制住溺水者。

在接近溺水者时，施救者就应该观察判断溺水者的位置和情况，尽量不被溺水者抓抱。如果被溺水者抓抱住，施救者不要惊慌，当溺水者神志清醒时可告知自己是来施救的，让溺水者尽量放松与配合。如果溺水者神志不清醒，就要根据不同情况采用不同的解脱方法，将溺

水者控制住。

（5）拖带：拖带是施救者将溺水者拖到岸边的过程。拖带时一般采用侧泳或反蛙泳姿势，一般分为夹胸拖带、托双腋拖带、托枕（后脑）拖带、双手托颌拖带等。

如果有两人同时施救，还可以双人拖带。

（6）上岸：待溺水者被施救拖带后，迅速靠近浅水区或岸边，根据溺水者情况判断是否需要进行现场急救。对于意识发生障碍、呼吸和循环机能明显下降或停止，甚至濒临死亡者，采用心肺复苏术急救和打 120 急救。

（三）急救方法

1. 初步处理

（1）将溺水的人从水里救出后，边上的人要用纸或者当时能够拿到的清理物品，清理出溺水者鼻腔及口腔里的泥土和其他异物。

（2）清理鼻腔、口腔后，对于有领口、腰带的溺水者要松解领口和腰带（对于女性的溺水者还要松解紧裹的内衣及胸罩）。

（3）排水，救助者一腿跪地一腿屈膝，将溺水者腹部置于屈膝的大腿上，使其头部下垂，然后拍其背部使口咽部及气管内的水排出。（排水处理应尽可能缩短时间，动作要敏捷，如果排出的水不多，绝不可为此多耽误时间而影响其他抢救措施。）对于体重较轻的还可以用肩顶其肚子的方法将水倒出。

（4）将水排出后溺水者还没有清醒，就要对其进行心肺复苏了，这个急救的步骤需要经过专业培训的人操作，如果周围的人都不懂心肺复苏的方法就立即送医院。（这个过程应火速完成。）

2. 心肺复苏

溺水急救，关键在一个"早"字。溺水后，呼吸道被水分阻塞，支气管痉挛，肺部无法进行气体交换，使身体严重缺氧。也可因冷水或

吸入性刺激引起喉头痉挛，声门关闭，呼吸、心搏骤停。人体内的氧储备极少，呼吸完全停止后只能维持机体6分钟的代谢。如不及时恢复呼吸，心跳就会停止，脑细胞死亡。因此，溺水人员被救上岸，首先要做的不是匆忙找医生或送医院，而是争分夺秒通气、复苏。

3. 基础生命支持

又称初步急救或现场急救，目的是在心脏骤停后，立即以徒手方法争分夺秒地进行复苏抢救，以使心搏骤停患者心、脑及全身重要器官获得最低限度的紧急供氧（通常按正规训练的手法可提供正常血供的25%～30%）。它包括突发心脏骤停的识别、紧急反应系统的启动、早期心肺复苏、迅速使用自动体外除颤仪除颤。基础生命支持步骤如下。

（1）评估和现场安全：急救人员在确认现场安全的情况下轻拍患者的肩膀，并大声呼喊"你还好吗？"检查患者是否有呼吸。如果没有呼吸或者没有正常呼吸（即只有喘息），立刻启动应急反应系统。

（2）启动紧急医疗服务：

①如发现患者无反应无呼吸，急救者应启动紧急医疗服务体系（拨打120），如有条件取来自动体外除颤仪（AED），对患者实施心肺复苏，当需要时立即进行除颤；

②如有多名急救者在现场，其中一名急救者按步骤进行心肺复苏，另一名启动紧急医疗服务体系（拨打120），取来自动体外除颤仪；

③在救助淹溺或窒息性心脏骤停患者时，急救者应先进行5个周期（2分钟）心肺复苏，同时拨打120、启动自动体外除颤仪系统。

（3）脉搏检查：对于非专业急救人员，不再强调训练其检查脉搏，只要发现无反应的患者没有自主呼吸就应按心搏骤停处理。对于医务人员，一般以一手食指和中指触摸患者颈动脉以感觉有无搏动（搏动触点在甲状软骨旁胸锁乳突肌沟内）。检查脉搏的时间一般不能超过10秒，如10秒内仍不能确定有无脉搏，应立即实施胸外按压。

（4）胸外按压：确保患者仰卧于平地上或用胸外按压板垫于其肩背下，急救者可采用跪式或踏脚凳等不同体位，将一只手的掌根放在患者胸部双乳头连线的中央，胸骨下半部上，将另一只手的掌根置于第一只手上。手指不接触胸壁。

按压时双肘须伸直，垂直向下用力按压，成人按压频率为至少100～120次每分钟，下压深度约5 cm，每次按压之后应让胸廓完全回弹。按压时间与放松时间各占50%左右，放松时掌根部不能离开胸壁，以免按压点移位（图4-1）。

对于儿童患者，用单手或双手于乳头连线水平按压胸骨；对于婴儿，两手指紧贴乳头连线下放水平按压胸骨。为了尽量减少因通气而中断胸外按压，对于未建立人工气道的成人，2010年国际心肺复苏指南推荐的按压-通气比率为30：2。对于婴儿和儿童，双人心肺复苏时可采用15：2的比率。如双人或多人施救，应每2分钟或5个周期心肺复苏（每个周期包括30次按压和2次人工呼吸）更换按压者，并在5秒钟内完成转换，因为研究表明，在按

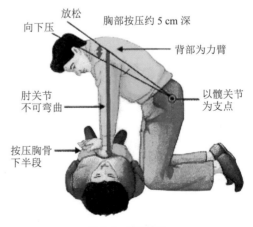

图4-1 胸外按压

压开始 1 ～ 2 分钟后，操作者按压的质量就开始下降（表现为频率和幅度及胸壁复位情况均不理想）。

（5）开放气道：在通气前就要开始胸外按压。胸外按压能产生血流，在整个复苏过程中，都应该尽量减少延迟和中断胸外按压。而调整头部位置，实现密封以进行口对口呼吸，拿取球囊面罩进行人工呼吸等都要花费时间。采用 30：2 的按压通气比开始心肺复苏能使首次按压延迟的时间缩短。

有两种方法可以开放气道提供人工呼吸：抬头举颏法和抬举下颌法。后者仅在怀疑头部或颈部损伤时使用，因为此法可以减少颈部和脊椎的移动。

遵循以下步骤实施抬头举颏：将一只手置于患者的前额，然后用手掌推动，使其头部后仰；将另一只手的手指置于颏骨附近的下颌下方；提起下颌，使颏骨上抬（图 4-2）。注意在开放气道的同时应该用手指掏出患者口中异物或呕吐物，有假牙者应取出假牙。

（6）人工呼吸：给予人工呼吸前，正常吸气即可，无须深吸气；所有人工呼吸（无论是口对口、口对面罩、球囊 - 面罩或球囊对高级气道）均应该持续吹气 1 秒以上，保证有足够量的气体进入，以保障机体氧气的供给和二氧化碳的排除。

如第一次人工呼吸未能使胸廓起伏，可再次用抬头举颏法开放气道，给予第二次通气；过度通气（多次吹气或吹入气量过大）可能有害，应避免。

实施口对口人工呼吸是借助急救者吹气的力量，使气体被动吹入肺泡，通过肺的间歇性膨胀，以达到维持肺泡通气和氧合作用，从而减轻组织缺氧和二氧化碳潴留。

方法为将受害者仰卧置于稳定的硬板上，用手指清洁其口腔，以解除气道异物，托住颈

部并使头后仰，急救者以右手拇指和食指捏紧患者的鼻孔，用自己的双唇把患者的口完全包绕，然后吹气 1 秒以上，使胸廓扩张；吹气毕，施救者松开捏鼻孔的手，让患者的胸廓及肺依靠其弹性自主回缩呼气，同时均匀吸气，以上步骤再重复一次。

对婴儿及年幼儿童复苏，可将婴儿的头部稍后仰，把口唇封住患儿的嘴和鼻子，轻微吹气入患儿肺部。如患者面部受伤则可妨碍进行口对口人工呼吸，可进行口对鼻通气。深呼吸一次并将嘴封住患者的鼻子，抬高患者的下巴并封住口唇，对患者的鼻子深吹一口气，移开救护者的嘴并用手将受伤者的嘴敞开，这样气体可以出来。

在建立了高级气道后，每 6 ～ 8 秒进行一次通气，而不必在两次按压间才同步进行（即呼吸频率 8 ～ 10 次每分钟）。在通气时不需要停止胸外按压。

（7）自动体外除颤仪除颤：室颤是成人心脏骤停的最初发生的较为常见而且是较容易治疗的心律。对于心室颤动患者，如果能在意识丧失的 3 ～ 5 分钟内立即实施心肺复苏及除颤，存活率是最高的。

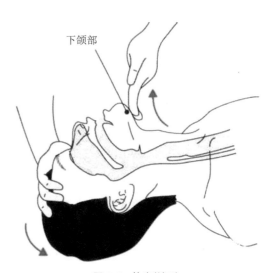

下颌部

图 4-2 抬头举颏法

二、海难事故中的应急救援措施

（一）诊断要点

（1）遭遇海难事故时：海上航行、作业、自然灾害、意外事故造成人员遇难或落水、淹溺、外伤、疾病、中毒等。

（2）伤害特点：①海水淹溺；②低温海水冷冻伤；③机械损伤或创伤；④海洋生物致伤；⑤中毒；⑥一般疾病急性发作。

（3）临床特点：①溺水和外伤最为常见；②伤病情况不可确定；③危重伤患者员现场抢救刻不容缓，但难度大。

（二）海水溺水

因海水吸入呼吸道和肺泡引起的窒息或严重缺氧。主要症状是脸部青紫，双眼充血，鼻腔、口腔和气管可充满泡沫，肢体冰冷，昏迷，严重者呼吸、心跳停止。与淡水溺水对人体影响有较大区别，在救护时应予注意（表4-1）。

表4-1　海水溺水与淡水溺水的区别

指标	海水	淡水
血容量	减少、浓缩	增多、稀释
血细胞容积	增高	降低
血钠、氯、钙	增高	降低
血浆蛋白浓度	含量减少	降低
红细胞	无溶血	溶血
心脏改变	心跳停止无纤颤	先心室纤颤后心跳停止
肺水肿	吸入海水后立即发生	肺水肿

（三）急救措施

1. 自救互救

（1）船舶海上失事，全体船员应奋力抢救，包括灭火、防爆、堵漏、排水等。如船一侧有严重破损，人员应从另一侧离船，以免被破损吸入。

（2）船舶倾覆沉没前，人员应尽可能从迎风侧或船身高的一侧下水。

（3）船舶周围全是浮油并燃火，落入水中后尽可能潜游至远处，不得已浮出水面时，要用手保护五官，背风向，用上肢在水面上扑打，使溅起的水将油火推开，深吸气后再潜入水中，如此反复，直至远离火区。

（4）海难发生后，除少数人能进行自救外，大部分伤员需要他人帮助包扎、止血、固定和急救，同时要做好护理和转送的准备。

2. 救治原则

（1）对落水人员救援的原则

先发现先救，后发现后救；先救单人，后救集体；先救无救生器材者，后救有救生器材者；先近后远、主次兼顾；先救伤病员，再救无伤者，最后打捞死亡者。

（2）低体温的处理

人在海水中体温散失很快，随着时间的延长，体温不断降低，当降至30 ℃以下时，可能出现意识丧失，降至26 ℃以下可导致死亡。落水者被救上船后，应立即安置在温度不低于22～25 ℃舱内。快速"水浴复温"方法如下。

①脱去患者衣服，浸在35～45 ℃的水中。可用温度计测定水温，维持恒定温度。

②无浸泡复温条件时，可在较高室温的舱室，以躯干为主，裸体冲洗加温。还可以在较高室温下，患者全身裹以毛巾，每隔几分钟向全身倾倒40 ℃左右的热水进行热敷。

水浴复温注意事项如下。

①遇难者被捞上船后，有时虽然神志清楚，但体温可能继续下降，应迅速测定体温，如有下降，立即采取复温措施。

②快速复温时应连续测定肛温，以利及时掌握体温恢复情况，并采取相应措施。

③禁止用电炉烤及用热水袋直接接触皮肤等错误的方法加温。

④快速复温后，患者多在 30 分钟内体温接近或恢复正常，待体温恢复 10 分钟且意识清醒后，即可停止浸泡，擦干体表，盖以被褥，卧床休息。

⑤复温后可少量、多次给予热饮料（温度在 40～50℃），宜高糖、高维生素，特别是维生素 C 要丰富。

⑥救治过程中措施实施要快、方法要准确。

（3）肢体僵硬、痉挛的处理

①局部升温处理，即在升高室温的情况下，应对关节及肢体行温热敷，并盖以烘热的被褥和给予少量热饮料（40～50℃）。

②病情好转后可给予少量酒或施以针灸和局部按摩以促使痉挛缓解。注意观察体温，10～15 分钟测一次。如发现温度不断下降，应快速复温和对症处理。

（4）脱水的处理

人员落水后因缺少饮水而发生脱水、电解质平衡紊乱、血液浓缩，有唇干、口渴、不安等脱水症状。可给予温茶水和静脉输入等渗葡萄糖液等治疗。

（5）伤口和疾病的处理

长时间浸泡在海水中的伤口，出水后应先用消毒干敷料包扎，并在全身情况好转后，尽早进行清创术。

落水后，由于寒冷及其他不利因素的影响，容易加重和诱发疾病，故出水后应详细询问和检查，并给予必要处理。在伤员抢救中要坚持快抢、快救和快运的原则。

（6）其他对症救治措施

①危重伤员应及时施行紧急外科处理，包括血管结扎、气管切开、导尿或膀胱穿刺。

②开放性气胸要进行包扎、封闭；对张力性气胸做穿刺排气等。

③积极防治休克，如纠正低体温、止痛、止血、输血、输液等。

④正确包扎、固定，必要时更换敷料。

⑤条件许可时，做清创术。

⑥有严重循环障碍的肢体挤压伤，做筋膜切开减压。

⑦应用抗生素，注射破伤风类毒素或抗毒血清。

3. 影响救援因素

（1）海难发生的性质，与船舶损坏程度密切相关。

（2）海难发生的海域海况、天气气候状况。

（3）海难发生后救援是否及时，落水者及伤员在海水中浸泡时间过长，可受到海水水温及海洋生物的伤害。

（4）外伤救治时机，在伤后 6～8 h 为外科手术处理的有利时机。超过这个时间，感染率增高，影响救治效果。可见，及早地救生是医疗救援成功的关键。

（四）救援措施

1. 伤病员海上换乘

海上换乘是海上医疗运送的重要环节，易受海况、气象条件的限制。风浪影响船舶靠拢，易发生船舶碰撞；船舶类型很难一致，船舷差距可能悬殊，使现场救援不确定因素增大，给人员换乘增加很大困难。

（1）基本原则："安全、迅速、同心、力争。"其安全系数大，工作效率高。有时生命就在最后一秒钟的努力中。

（2）必须密切协同，伤病员换乘是由运送船和医院船双方医务人员、换乘人员及搬运人员共同完成的。如果没有统一的指挥和密切的协同就会各行其是，不仅会延误时间，影响救援质量，甚至还会发生意外。

（3）可供选择的换乘方法。

①舷递法。两船相靠，伤病员担架通过船间传递。此方法简单易行，安全迅速，应在风浪较小的情况下，船舷紧靠的条件下进行。

②舷桥法。在两舷间搭上桥板，桥下系安全网，担架及轻伤病员直接在桥上通过。由于桥板的延伸，可减少舷差造成的坡度，适用于风浪较小的情况下换乘。

③舷吊法。将伤病员置于吊篮内，由船上吊杆起吊。适应于风浪大、两船舷差过大的条件下换乘。

④系缆法：在风浪较大，运送船不能舷靠时采用。医院船在上风向，船体起到"挡风墙"作用，使下风向的风浪相对减小，运送船就可以在医院船的下风向船舷靠拢换乘。

⑤密封担架换乘。将伤病员固定在担架上，再把担架固定在用密封拉链封闭的橡皮囊中，然后将其投放水中，用绳索拉到医院船上去。

⑥直升机换乘。此法是比较常用的先进方法，适于海上或船载应急使用。

⑦吊篮式充气救生艇换乘。此法是用吊篮状带有动力的充气救生艇进行换乘。

以上几种方法，可根据舰船设施及海情选择使用。

2. 海难伤病员的医疗运送

（1）医疗运送的目的，是使伤病员迅速脱离海难现场及受损的舰船，使其得到相应的救治，减少致残和死亡。但是单纯的运送是不能完成伤病员救治的，因此必须做到分级救治和医疗运送相结合，运送中要有医疗救援条件，在有医疗保障的同时实施运送。

（2）实施大规模的海上医疗运送必须有一个较完整的体系。目前国内除了主要依靠医疗运送体系外，部分沿海省和城市的大型急救中心也已具备了完备的海上急救体系。

海上救援体系，包括海上医疗救援力量（医院船、代医院船、医疗救援艇等）→急救基地→医疗救援船只、直升机→国内各大型综合医院或专科医院（部队医院），共同组成一个综合完整的医疗急救系统。

（3）海难发生后所使用的交通工具以船舶为主，亦可充分利用返航舰船、卫生船舶、专门承担伤病员运送任务的船只、基地派出执行前接任务的船只，以及其他一切可以利用的舰船。条件允许时，可由上级派出水上飞机、直升机等运送。

（4）伤病员运送工作必须统一领导，应掌握好运送指征，原则上宜"先重后轻，先急后缓，先近后远，先上船后送院、送治结合"。航程较远时，应按现代急救规则由医护人员随同护送，并携带必要的药材及抢救器材设备。

（5）参与海上医疗救援的船只，基本上具有综合性措施，又能编队医疗运送，因任何单一措施往往不能完成任务，所以应视各种条件和情况灵活地采取各种方法进行转送，为伤患者员进一步救治创造条件。通常小型舰艇送往大中型舰船救援所；医院船或其他卫生舰船，运输船或水上飞机运送至急救基地；直升机可直接运送到急救基地或医院。

三、海上医疗救治救护措施

（一）海上受伤人员换乘工具

海上受伤人员换乘工具是伤病员在海上实施转送工具之间换乘时使用的装置，如下。①传送装置。舰船接舷（并靠）时，主要是舷侧的起吊设备；舰船航行对接，包括舷侧对接和艏艉对接时，主要是索道和它的配套设备；直升机悬停舰船上空时，主要是吊车和它的配套设备。②伤病员载运装置。主要有吊椅、吊架、吊兜、吊带、吊篮、海上救援担架和充气橡皮艇等，可根据不同情况选择使用。

（二）受伤人员吊运

受伤人员吊运是采用悬吊操作转移伤员的方法。在机舱深部或其他担架难以展开的部位，采用吊兜、吊带，也可用吊床、保险带等，实施伤员转移。两舰船并靠，干舷差较大时，可将伤员置于担架或吊篮中，通过人工或机械方法实施伤员转移。

（三）海上手术

海上手术是外科手术在舰船上的实践。基本特点：船体颠簸摇晃，导致乘员体位变化和设备器械的移动；环境条件差，舱室狭小，无规范的手术室，并受噪声、振动、高温和高湿的影响，淡水消耗受限；医疗力量有限，难以构成外科手术人员的组合，且海上卫生支援较困难。手术操作基本要求：固定手术床和器械盘，固定伤病员，固定医务人员，使三者随船体同步运动，达到相对稳定；手术者坐姿，两肘依托手术床或病员身上，在晃动中伺机下刀，用力适度。海上手术装备有专用手术床和手术灯，并选择合适的麻醉。

（四）海上防险救生

海上防险救生，预防或消除海上险情和援救海上已遇险舰船、飞机及其人员的措施。包括清除航道、打捞港湾的沉船和危险物；供应防险救生器材；检查指导防险救生工作；组织防险救生部门援救失事舰船、飞机及其人员等。

（五）落水人员捞救

落水人员捞救，对因故落入水中人员的打捞和救护活动。对舰船上偶然落入水中的个别人员，由舰艇按救生部署负责救捞和医疗救护；对因舰船失事、舰艇伤沉、飞机水上迫降、飞行员海上跳伞，或因其他意外事故导致较多人员落水时，救捞工作主要由防险救生部门负责，

卫生部门派出医务人员进行医疗救护。

（六）落水人员被救率

落水人员被救率，是衡量对落水人员救捞和医治水平的一项指标。指每百名落水者中被救捞和医疗救护成功人数。可用下式计算：

$$落水人员被救率 = \frac{被成功救护的人数}{落水人数} \times 100\%$$

（七）海上舰船救护

海上舰船救护，是指组织舰船对海上失事船只、飞机进行的援救工作。分寻找、搜救落水人员及打捞失事船或飞机三步进行。由国家捞救部门负责。相应的医疗救护工作由医疗部门与卫生机构组织实施。

（八）海上搜索救护

海上搜索救护，是指对海上失事舰船或飞机及其落水人员采取寻找和营救措施。分海上舰船救护和海上飞机救护两种方法。通常由防险救生部门组织舰船、飞机实施寻找、救捞落水人员，由卫生部门负责医疗处置。

（九）海上飞机救护

海上飞机救护，是指使用飞机对海上失事船只、飞机及其人员进行的援救工作。通常由直升机或水上飞机（亦有专门制造的救护飞机）承担，机内经适当改装，有特定的医疗布局，并装备专门的急救药品和器材。主要对失事海区进行侦察，搜寻、援救海上落水人员，及时进行现场急救，并迅速医疗转送。

第 5 章

海上卫生防疫技术

第一节 卫生防疫

一、自然灾害易引起疫情的原因

灾害引起的生态环境破坏，往往超越了环境所能承受的程度，一是水电设施遭到破坏，供水困难，粪便、污物得不到及时清理，造成环境污染；二是大量人畜死亡，尸体清理困难，腐烂发臭，造成蚊蝇滋生；三是卫生机构瘫痪，管理不力，这就为各种传染病暴发流行创造了条件。在实施各类灾害救援中，成千上万的救援人员常常集中于某一地区，又增添了另一系列的危险，诸多因素对救援人员的健康和生命造成直接和间接的威胁。在做好灾区卫生防疫的同时，施救人员本身也要采取积极的预防救治措施，否则，内部会造成疾病的蔓延。在此情况下国家及医学卫生人员，应对受灾民众及救援人员的居住环境、卫生和健康因素进行监测和评价，全面、及时、快速反应灾区疫情情况，提供有关环境与健康知识教育，为灾区控制疾病采取切实可行的预防对策。

二、预防对策

（一）加强饮水卫生管理

灾害可能会造成区域集中供水系统破坏，供水中断；乡镇水井井壁坍塌，井管断裂或错开、淤塞；地表水受粪便、垃圾、污水及腐尸严重污染，供水极为困难。解决灾区卫生供水是防疫工作的首要任务。防疫机构要加强水质检测，保护和开发可利用水源，饮水消毒，解决灾区供水问题。对灾民自挖土井供水，要求在土井口建立井台，加防护盖，清除周围 50 m 内污染源；打水用公用桶；防疫人员定时对井水使用含氯石灰消毒；禁止在井旁洗衣服和喂饮牲畜。对灾民使用水车进行临时供水时，要设专人负责，将含氯石灰加入水箱内进行充分消毒，测余氯在 0.3 ～ 1 mg 时，才可以供灾民使用。对于恢复的自来水供水系统，也要加强卫生监督，定期检测、消毒，防止因水质污染而引起肠道传染病暴发流行。

（二）特殊环境下施救人员饮水卫生处理

个人饮水消毒是一种在施救人员水壶内投放消毒剂的饮水消毒方法。适用于日常饮用水保障，常用方法如下。

（1）复合卤素消毒剂法。消毒剂主要成分是氯溴异氰尿酸。每片含有效氯 1～2 mg、溴 16～18 mg。饮用水壶加 1 片，振摇 1 分钟，放置 5 分钟后可饮用。

（2）漂白粉精片法。每片含有效氯 4 mg，透明的水用半片，稍浑浊的水用 1 片，压碎加入壶内，振摇 2 分钟，30 分钟后可饮用。

（3）碘酒法。在紧急情况下，又没有其他消毒剂时，可在水壶内加 2% 碘酒 3～6 滴，10～20 分钟后可饮用。

（4）接触消毒剂法。用高浓度消毒剂吸附于不溶性载体（如载银树脂、载银活性炭），制成净水管，插入水壶内，直接饮用水壶内经净水管过滤的水。

（三）加强饮食卫生管理

灾害通常会造成饮食业遭到破坏，家庭的厨具、餐具以及主、副食品被压埋在废墟中，灾民主要靠救济食品和挖掘出的部分食品来生活。为此，加强灾区食品卫生管理也是卫生防疫工作的重点。

（1）加强对救济食品的卫生监督。救灾食品必须保证卫生质量符合国家卫生标准规定，食品容器和包装材料也必须符合国家卫生标准要求，禁止用有毒或不洁的容器及包装材料。食品运输设备要专用，食品不得与有毒、不洁物品混装。救济食品到达灾区后，要有专人负责贮存、管理、发放。严防鼠吃虫咬，严防污染、腐烂变质。发放前，防疫人员要进行抽样检查，确保无问题再下发给灾民。

（2）做好挖掘出的食品的检验鉴定工作。对从冷库挖出的肉、蛋类食品，防疫人员要进

行卫生质量检测，对腐烂变质的要挖坑深埋。对轻度腐败、肉体表面黏滑、切割面肌肉暗红或灰暗色、组织失去弹性、已完全解冻、臭味不很强烈的，可以炼制成工业用油。对于未腐败的经高温处理后食用。震灾砸死的牲畜，未经兽医人员检查不得食用。对于厂、库、店震塌后挖出的各种常温食品，也要经过卫生防疫人员检验、鉴定，没有腐烂、霉变，符合食用要求的，方可发给灾民。

（3）做好灾后恢复的饮食机构管理。对于参与灾后恢复工作的食堂、饭店，要建立食品卫生制度；生熟食品分开存放，生熟刀板要分开；要有防蝇和洗手设备。服务人员要身体健康，工作时要着干净工作衣帽；制作和出售食品要用干净的公用工具；就餐人员使用的餐、食具要经过彻底消毒处理。严禁出售腐烂、变质及未加工熟透的食品。

（4）加强食品卫生宣传教育。对灾区所有人员要进行食品卫生宣传，要求人人不喝生水，不吃腐烂、变质及不洁食品，防止病从口入。

（四）加强环境卫生管理

灾害发生后，卫生设施被破坏，灾民住进卫生条件极差的临时避难设施里。卫生防疫人员要对灾民进行卫生防疫知识宣传，要对灾民进行健康教育和卫生宣传，要求做到讲究个人卫生，不随地排尿、排便，不乱倒垃圾、污水，做好水源、食品卫生防护，控制蚊蝇滋生。

（1）粪便处理原则：在灾民集中地区，建立临时厕所，要求做到有棚、有盖，粪池不渗漏，并远离水源及食品加工点；对建立的临时厕所要设专人负责清扫、喷药杀虫、消毒；掏出的粪便要集中堆积，用泥土覆盖洒水抹平，再以塑料薄膜覆盖密封发酵；对散居患者的粪便，要用含氯石灰（粪便与含氯石灰比 5：1）、生石灰充分搅拌后再集中掩埋。

（2）垃圾处理原则：在灾民居住地区，合理设置垃圾收集点，并设专人负责垃圾清扫、运输。垃圾运出居住区，则选地势高、远离水源及食品加工点的地方，进行泥封堆存，用塑料薄膜覆盖，四周挖排水沟，同时用药消毒、杀虫，控制蚊蝇滋生。

（3）尸体处理原则：地震后，暴露散落的人畜尸体很快腐烂，散发尸臭，污染环境，对灾民的健康威胁很大，尽快做好尸体消毒、处理也是卫生防疫工作的紧迫任务。

尸体挖掘、搬运、掩埋作业人员，要戴防毒口罩、穿工作服、扎皮围裙、戴厚橡皮手套、穿高腰胶靴，扎紧裤脚、袖口，防止吸入尸臭中毒和尸液刺激损伤皮肤。作业人员要采取多组轮换作业，防止过度疲劳，缩短接触尸臭时间。

挖埋尸体人员作业完毕，先在距离生活区50 m 左右的消毒站脱下工作服、围裙和胶靴，由消毒人员进行消毒除臭，把橡皮手套放入消毒缸内浸泡消毒。双手用 3%～5% 来苏水浸泡消毒，再用乙醇棉球擦手，最后用肥皂清水洗净。有条件时可淋浴或擦澡。对运尸车和挖埋工具，要停放在消毒站，由消毒人员用高浓度的含氯石灰精、三合二乳剂或除臭剂消毒除臭。挖埋尸体作业人员，应在特设的临时食堂就餐。作业时要由他人把白开水送到作业人员口中，防止污染饮用水和水碗。

尸体的消毒、除臭方法如下。尸体挖埋作业小组要配备消毒人员。消毒人员要紧跟作业人员，边挖边喷洒高浓度的含氯石灰、三合二乳剂或除臭剂。将尸体移开后，对现场要再次喷洒消毒及除臭。将尸体用衣服、被褥包严，装入塑料袋内后再将口扎紧，防止尸臭逸散，并尽快装车运走。在尸体装车前，车厢板上垫一层沙土或垫塑料布，防止尸液污染车厢。尸体少，可组织火化；尸体多，要计划选择远离城镇和水源（5 km 以上）地点，深埋 1.5～2 m。根据尸体多少，可采取公墓式的集中深埋或单个深埋。

（五）加强消毒、杀虫、灭鼠工作管理

灾害发生后，各级卫生防疫机构要在有关行政部门的支持下，组织专业人员和群众相结合的消毒、杀虫、灭鼠（下简称消、杀、灭）工作队，根据分区划片，实施消、杀、灭工作。

1. 灾区消毒、杀虫

灾区由于人员居住拥挤，卫生设施简陋、条件差，环境与空气污染严重，消、杀、灭工作队要每天用 1%～2% 含氯石灰澄清液或 3%～5% 甲酚皂溶液，对居住区内外环境进行一次喷洒，净化环境，减少疾病发生。另外使用杀虫药物对居住区内外环境的蚊蝇滋生地进行喷洒，这样可降低蚊蝇密度。灾区蚊蝇灭杀主要有以下几种方法。

（1）飞机喷药灭杀

用飞机进行超低容量杀虫剂喷洒来灭虫，具有高效、迅速、面广、费用低等优点，是大面积杀蚊、灭蝇的理想方法。当飞机高为 20 m，速度为 44 m/s，在无风或微风的气象条件下喷药，每小时喷雾面积为 1.4 万～1.9 万亩（1 亩约合 666.6 m²）。用马拉硫磷、杀螟松、辛硫磷、害虫敌乳剂或原油，每亩喷药 50～100 mL，蚊子密度可下降 90%～98%，苍蝇密度平均下降 50%，处理得当也能下降 90%。但飞机喷洒杀虫剂受气象、地面建筑及植被条件限制，而且只能喷到地物表面，对室内、倒塌建筑物的空隙及地下道内蚊蝇则喷洒不到，同时有大量药物在到达地面前就随风飘逸，起不到杀虫作用。因此，对飞机喷洒不到的地方和气象条件不适时，必须依靠地面喷洒。

（2）地面喷药灭杀

①室内滞留喷洒：将 5% 奋斗呐可湿性粉剂，配成 0.06% 奋斗呐水悬液，按每平方米

50 mL（每平方米 30 mg 有效成分）的量，用压缩喷雾器（雾化良好的）对四壁或棚顶等蚊蝇经常栖息的地方均匀喷洒；亦可用 2.5% 凯素灵水悬液，用压缩喷雾器均匀喷洒四壁及棚顶等。

②室内速效喷洒：可用各种商品喷射剂、气雾剂。喷射剂用量一般为 0.3 ～ 0.5 mg/m² 或 1.0 mg/m²，气雾剂用量一般是 40 m² 房间喷洒 10 分钟。

③室外速效喷洒：将敌敌畏乳油（80%）加水稀释成 1% 浓度乳剂，用量 1 mL/m²，用压缩喷雾器喷雾；还可用 80% 马拉硫磷乳油 8 份，加 80% 敌敌畏乳油 2 份，混匀后使用 WS-I 型手提式超低容量喷雾机喷洒，一亩地面积用药量为混合药液 50 mL。

④厕所、垃圾场及尸体挖掘掩埋等场所喷洒：用东方红 -18 型喷雾机装入药液喷洒。药物可用 0.1% 美曲磷酯水溶液、25% 敌敌畏乳剂、0.2% 马拉硫磷乳剂、0.1% 倍硫磷乳剂，每平方米喷洒药液 500 mL。

（3）用烟熏杀：对室内、地窖、地下道等空气流通较慢的地方和喷雾器喷洒不到的地方，可用敌敌畏、美曲磷酯、西维因、速灭威等烟剂熏杀蚊蝇。也可用野生植物熏杀。

2. 灭鼠

震后房屋倒塌，除少数家鼠被压死外，大部分鼠类可通过各类缝隙逃逸。另外啮齿动物比较敏感，在地震发生前，有些鼠类感觉到所在环境有异，它们可以成群迁移远离震区或逃到地震边缘地带。

鼠类需要取食，震后正常环境遭到破坏，鼠类会随着人群迁移到人口密集、卫生条件差的临时住处，增加了和人群接触机会，极易导致鼠源性和虫媒性疾病的发生，所以地震后卫生防疫部门也应组织灭鼠。常用的灭鼠药物有磷化锌、杀鼠迷、灭鼠灵、氯敌鼠、溴敌隆、敌鼠钠等。

如果震后鼠密度高，可使用 0.3% ～ 0.5% 磷化锌稻谷（或小麦）毒饵，晚放晨收，投放三晚。也可使用 0.025% 敌鼠钠毒饵连续布 5 ～ 7 天。灭鼠后发现死鼠用火烧掉或深埋。

（六）加强传染病预防工作管理

破坏性地震造成灾区人与其生活环境间生态平衡的破坏，构成了传染病易于流行的条件，因而控制灾区传染病发生，也是抗震救灾中卫生防疫工作的重要内容。

（1）加强疫情监测和疫情报告。震区各级卫生防疫机构，都要根据自己任务和范围，派出专业人员深入灾区基层开展疫情监测工作。尤其要加强对重点区域、重点人群、重点疾病（霍乱、鼠疫、肝炎、痢疾、伤寒、流脑、乙脑、出血热等）的监测，建立一般和重点结合的省、地、县、乡、村级监测点，及时分析疫情发展趋势，制订有针对性的预防措施。

在抗震救灾期间，对重点传染病和食物中毒，要实行疫情每日报告和"零"报告制度。报告由各级卫生防疫机构执行。上报程序：乡镇防疫机构向县（市）防疫机构报告，县（市）卫生防疫机构向省卫生防疫机构报告，省卫生防疫机构向国家卫生防疫机构报告。各级机构在上报同时也要向当地抗震救灾卫生行政领导机构报告。上一级卫生防疫部门接到疫情报告后，应指导、协助下级做好疫情控制和预防工作。

（2）普遍进行预防接种和服药。普遍开展预防接种和服药，是降低地震灾区发病率，控制和消除传染病的有力措施。各级医疗卫生部门要向自己负责区内广大干部、群众宣传预防接种、服药意义，争取广大群众的主动配合。

针对灾区疫情、人群特点可接种流感、流脑、麻疹、百白破三联、乙脑、脊髓灰质炎、霍乱、"伤寒三联""伤寒四联""伤寒五联"、鼠疫等疫苗。在南方疟疾高发区，人群可普服抗疟疾药物，防止疟疾暴发流行。为预防肠道传染病发生和流行，对当地灾民和救灾人群要普服 3～5 天肠道抗生素。对发现的传染病患者，应按照传染病防治预案，做到早发现、早隔离、早治疗，并做好终末消毒，防止续发病例。通过采取以上措施，足以预防相应传染病发生和流行，可消除"大灾之后必有大疫"的现象。

（三）卫生防疫的主要措施

（1）控制传染源：移走污染源、消毒灭菌、隔离和治疗感染者。

（2）阻断传播途径：控制媒介传播、强调个人卫生。

（3）保护易感人群：免疫易感者、药物预防。

（4）预防传染病。

三、灾后卫生防疫的基本原则

（一）防疫基本原则

（1）迅速及时地采取防疫措施。

（2）防疫的全面性。

防疫措施要涵盖传染病发生的各个环节。

防疫措施要在灾区广泛开展。

（3）防疫的长期性

唐山大地震后，防疫队伍于地震三年后的 1979 年才最终撤离。

长期防疫的最好方式，就是教会灾区群众如何自我防护。

（二）疫情传播主要环节

（1）传染源包括患病与携带病原的人与动物。

（2）传播途径包括水、饮食、接触、虫媒等。

（3）易感人群（儿童、年老体弱、免疫力低下者）。

另外，自然因素（如气候、地理、自然灾害）与社会因素（如营养与居住条件、卫生设施与生活环境等）是疫情传播的重要促发因素。

第二节 卫生防护

一、救援队员的自身防护

医疗队员要从以下几个方面做好救援队的自身防护工作。

（1）出队前及执行任务中要了解地震灾区是否有痢疾、出血热和疟疾等传染病的发生，及时通报，做好防疫工作。

（2）要加强救援队驻地的饮食饮水卫生管理。做好卫生防疫知识宣讲，如冬季，要宣传救援队员严防冻伤发生；夏季，要宣传防中暑。

（3）在废墟现场进行搜救时，为防止意外原因对救援队员造成的威胁，队员要做到"三戴加一穿"，即戴口罩、戴头盔、戴手套，穿防护靴。在废墟下作业时，要预留安全员观察余震等意外情况。

（4）救援队医护人员要做到"三喷加一泡"，即喷洒救援队营地，喷洒返回营地车辆，喷洒返回营地队员，队员回到营地要严格使用消毒液泡手。

（5）医疗队通过救援队建立队内医疗点和夜间队内巡诊为救援队宣讲卫生防疫知识和提供医疗保障。

二、呼吸道疾病卫生防护

灾后人群大都露宿于简单的塑料棚或席棚下，以后暂居的简易房环境也十分拥挤，而且灾后物资相对缺乏，衣被单薄，加之昼夜温差，因此，容易发生呼吸道传染病。感冒等上呼吸道感染是灾害期间最常见的经呼吸道感染的疾病。

预防呼吸道疾病应做到：

（1）注意防寒保暖，根据气候的变化随时增减衣物；

（2）感冒发热患者须卧床休息，注意保暖，减少活动；

（3）发热较高时可用冷水擦身或温水擦身。

三、肠道传染病卫生防护

灾害期间常见的肠道传染病，细菌性的有痢疾、伤寒、副伤寒、霍乱、食物中毒等；病毒性的有甲型肝炎等。

（一）肠道传染病的预防

关键：把好"病从口入"关。

重心：注意饮水和饮食卫生。

（二）注意饮水和饮食卫生

（1）注意饮水卫生：做到不喝生水，喝开水；保护水源；做好饮用水的消毒。

（2）注意饮食卫生：不吃腐败变质或受潮霉变的食品；不吃病死和死因不明的畜禽及水产品或有怪味的食品；不捕捉野生动物吃；不用脏水漱口等。

（3）做好环境清理和消毒工作，科学处理污水，消灭苍蝇、蟑螂和老鼠。

四、皮肤病卫生防护

洪灾期间广泛接触到污水，因此常暴发各种皮肤炎症，患者腿部皮肤红肿瘙痒，严重者出现红色丘疹和溃烂。如浸渍性皮炎（"烂脚丫""烂裤裆")、虫咬性皮炎。防治方法是先用清水冲洗患处，然后涂抹皮炎平等药物，或者采用农家土方法，即用艾叶或苍术等煎水后擦洗患处。

五、人畜共患病卫生防护

（1）搞好卫生消毒工作。

（2）搞好保温与通风的工作。

（3）加强营养管理工作。

（4）确定切合实际的免疫程序。

（5）注意及时处理死亡的畜禽。

（6）注意卫生大消毒。

（7）注意预防动物霉饲料中毒。

（8）加强疫病防治。

六、食物中毒防护

（一）加强宣传教育

（1）教育群众不要采摘、食用有毒或毒性不明的野菜、野果，防止误食野生植物中毒死亡。

（2）教育群众不要食用病死及死因不明或腐败变质的畜禽肉，防止细菌性食物中毒。

（3）教育群众科学用水，避免交叉污染，不应将洗涤过食物或餐具后的水，再做他用。

（4）保证餐饮具卫生。

（5）救援食品应尽量采用定型包装食品，如罐头类（包括蔬菜、水果）食品，可有效补充饮水和各种营养物质。

（6）加大灾区食品卫生监督机构的执法力度，杜绝灾区的食品卫生违法行为。

（二）发生食物中毒时应采取的处理措施

（1）按食物中毒诊断标准及技术处理原则，进行诊断与处理。

（2）及时向卫生防疫部门报告食物中毒发生的时间、地域、中毒人数及原因。

（3）发生误食野菜和其他食物中毒患者必须立即送医院进行抢救治疗。

（4）灾区不可食用的食品有：被污水浸泡过的食品不能食用；已死亡的畜禽、水产品，压在地下已腐烂的蔬菜、水果，来源不明的、非专用食品容器包装的、无明确食品标志的食品或无厂名、产地、生产日期、保存期限、配方或主要成分等商品标志的定型包装食品和超过保存期限的食品不得食用。瓜果、蔬菜避免生食，无法烹煮时，可用 0.1％高锰酸钾浸泡 30 分钟，或含氯消毒剂 100 mg/L 作用 30 分钟。

（5）灾区可以吃的食物有：新鲜的或工厂包装的未被洪水污染过的食品；烧熟煮透的现场加工食品；加工后常温下放置时间不超过 4 小时的熟食；新鲜的蔬菜、水果；因洪水造成粮食、水果、蔬菜有少部分霉变或腐烂的，经过适当挑选和处理，如经过清洗、加热或去皮等处理加工后食用。此外，易拉罐或玻璃瓶装、密封性能可靠、无破损、不漏水或漏气变形的标识完整的定期包装食品。

（三）正确加工食品

（1）粮食和食品原料要在干燥、通风处保存，避免受到虫、鼠侵害和受潮发霉，必要时进行晾晒。霉变较轻（发霉率低于30%）的粮食的处理：可采用风扇吹、清水或泥浆水漂浮等方法去霉粒，然后反复用清水搓洗，或用 5% 石灰水浸泡霉变粮食 24 小时，使霉变率降到 4% 左右再食用。

（2）严禁使用腐败变质的食品原料和不符合卫生标准的霉变粮食及已死亡的畜禽、水产品加工制作食品。

（3）食品要现吃现做，做后尽快食用。

分送救灾食品时，尽量采用小包装，少量多次分发。食物入口前煮熟蒸透，可每顿饭一瓣蒜、一口醋。

（4）所有现场加工的食品应烧熟煮透，剩饭菜一定要在食用前单独重新加热，存放时间不明的食物不要直接食用。

（5）瓜果、蔬菜避免生食，无法烹煮时，可用 0.1％高锰酸钾浸泡 30 分钟，或含氯消毒剂 100 mg/L 作用 30 分钟。

（6）避免患有痢疾、伤寒、肝炎及其带毒者和伤口化脓、皮肤感染，以及不明原因的咳嗽、咳痰人员进行食品的加工制作。

（7）不得自行采食野生蘑菇和其他野菜，以防中毒。

（8）避免在简易住处集中做大量食物和集体供餐，避免购买和食用摊贩销售的未包装的熟肉和冷荤菜。

七、心理卫生防护

长期处于灾害后高度应急状态，如果对工作、生活产生了负面影响，可以通过以下方法自我调节：不要隐藏感觉，试着把情绪表达出来，向朋友倾诉，保证充足的睡眠和休息；不要因为不好意思或忌讳而拒绝表达；不要勉强自己去遗忘，伤痛会停留一段时间，这是正常现象，在伤痛过去之后，要尽力使自己的生活作息恢复正常；有任何心理反应，及时与心理专业人员联系。

八、加强灾期的健康教育

（1）深入宣传卫生防疫知识。各地应组织广大干部、医务人员、教师和其他人员深入群众进行宣传指导，要充分利用电视、电台、广播站和报刊等大众媒介，亦可通过张贴宣传画、墙（板）报和开会口头宣传等方式进行广泛的健康教育。

（2）因地制宜、注重实效。针对旱灾的特点，采用通俗易懂、群众喜闻乐见的方法，重点普及饮水卫生、食物中毒的预防、中暑的防治和媒介生物控制等方面的卫生知识。各地可根据不同情况制作宣传品，亦可发放统一制作的宣传品。做到家喻户晓，人人皆知。

（3）加强信息工作，注意反馈意见。各地要及时听取、收集灾区群众对健康教育工作的反馈意见，了解宣传品在抗旱救灾工作中的作用。做到有计划、有检查、有总结。

（4）大量实践证明，一些灾区疾病流行，在很大程度上与人们个人卫生防护工作没有做到位有关。当地医务人员和防疫工作者要深入灾区开展群众性健康教育活动，普及防病知识，让灾区人民提高防病意识，自觉主动地采取防范措施，提高自我防护能力。

第三节　灾后核生化污染的防护

突发自然灾害如强烈地震、海啸、火山爆发、洪涝、潮溪、泥石流、山体滑坡、龙卷风、雷击等都可能造成化工企业、核设施破坏及生物污染等，引起燃烧、爆炸，造成有毒有害物质外泄，所有这些都会影响周围环境及人群的生命安全。就灾后可能造成的核、生、化的危害，在实施救援行动中必须注意以下处置原则及防护方法。

一、核生化污染的危害

核生化污染具有毒性、腐蚀性、放射性、易燃易爆性等特点。

二、急救与救治策略

（一）现场急救

现场救治伤病员最主要的是非传染病。由于施救者处于污染环境，自身也是暴露者，有感染的危险，要做好自我防护。可能成为污染扩散体，因此离开现场时要消毒、卫生整顿。处置中要不受感染、不传染人、不污染环境。

（二）现场处置分区

现场处置分区如图 5-1 所示。

（三）突发核生化事件处置原则、要点

处置原则：

分级负责，快速反应，及时判断；

分类处置，系统防护，综合控制；

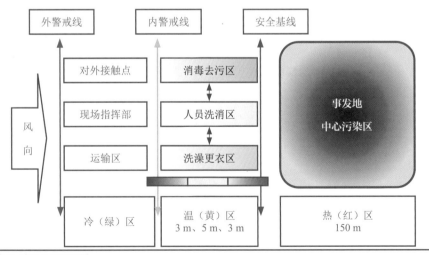

事发地划区及处置部署
摘自：Biological Incident Response & Environmental Sampling - a European Guideline on Principles of Field Investigation, EU Commission, DG Health and Consumer Protection, Health Threats Unit October 2006

图 5-1　现场处置分区

就地就近，减少扩散，积极救治；

宣传教育，维护秩序，消除恐慌；

最大限度地减少和消除危害和影响，维护国家安全、民众健康。

（四）现场救护与救治

（1）现场救护。

使用急救针、皮肤消毒、按照命令服药。运用止血、包扎等救护技术，保持通气。

（2）卫生救护。

止血、包扎、固定、保持通气，呼吸、循环维持。转送，以进行专科治疗。

（3）专科治疗：传染性伤病员隔离治疗。

（4）暴露者：须进行医学观察及采取防治措施。

（五）处置人员及个人防护

（1）防线。

物品防护：口罩、眼镜（罩）、手套、鞋靴套。

防护服（制式、重型，就便简易，甚至外衣）。

注意事项：使用、穿脱要规范，避免受到污染、吸入二次气溶胶。

（2）消毒及污染消除。

手、口、鼻、眼、身清洗或消毒。

（3）疫苗接种、暴露前或暴露后紧急用药。

（六）人员防护装备

人员防护装备如表5-1、图5-2、图5-3所示。

表5-1 人员防护装备

个人防护装备	集体防护装备	医学防护
防护（毒）面具	防护帐篷	疫苗
N95/N99 口罩	方舱	抗血清
防护服 / 生物防护服	防护门	抗生素
防护靴及手套	空气过滤装置	抗病毒药
		负压救治装备

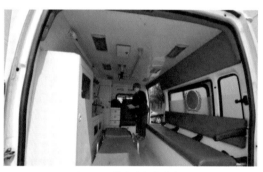

图 5-2 救治装备（兼用）

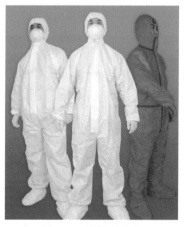

图 5-3 人员防护装备

第四节　灾区疫情信息收集及报告

自然灾害期间和灾后较长时间内，对灾区（灾民或抗灾群体）及其相关地区进行与灾害相关的传染病疫情、非传染性疾病或综合症状发生情况及其因素收集，专题汇总、分析与报告，供各级政府做有关救灾防病决策时参考，并为评价防治措施的效果提供科学依据。

一、疫情信息的收集

（一）强化基层疫情报告制度，及时掌握疫情信息

灾区卫生部门要执行 24 小时疫情值班制度，疾病预防控制机构专业人员要深入灾区一线开展疫情监测工作，尤其要加强对重灾区重点人群的监测。疫情发生地疾病预防控制机构管理：县级以上疾病预防控制机构要设专人负责疫情的收集、整理、分析和报告。

（二）加强主动监测，尽早发现疫情

灾区临时疾病监测点或受灾情影响较小的原有国家级／省级疾病监测点及出血热、疟疾、腹泻病、钩体病、血吸虫病等专业疾病监测点的工作应进一步加强，主动搜索，扩大搜索范围，及时发现疫情上升趋势，迅速采取措施，控制疫情。

灾区监测点应安排专人负责从灾区各临时医疗救护点（站）收集、登记与整理疫情信息。各临时医疗救护点（站）要规范医疗记录卡，以便核查和及时发现疫情，如腹泻患者应记录大便性状、每天次数、是否发热（及热型）、是否有里急后重症状等。

（三）现场流行病学调查

对监测系统报告的可疑疾病暴发或某种综合征的异常增多，应迅速派流行病学专家开展现场调查，核实诊断，控制疫情。

（四）其他信息渠道

主动从政府、非政府组织、社会团体及新闻媒体索取和搜集相关信息，并加以分析利用；有时对一些传闻也要认真对待加以核实，若传闻属实及早向人们提出预警，如是谣言，要及时辟谣，避免危机的发生。

二、疫情报告要求

除常规法定传染病报告系统仍按规定实行旬报，救灾防病特殊时期对所要求报告的疾病实行每日报告，当报告单位没有发现病例时作"零病例"报告。"零"报告使疾病报告系统中的上级部门确定监测系统运转正常。按时将疫情采用国家救灾防病与突发公共卫生事件报告管理信息系统报卫生部、中国疾病预防控制中心和指定部门。

疫情报告应包括：疫情发生地点、单位、时间、发病（中毒）人数和死亡人数、发生原因及所采取的措施、需要解决的问题等。

三、灾区疾病监测资料的分析和应用

各级疾病预防控制中心应及时整理灾区疾病监测数据，合理地分析、解释并评价这些资料，并将分析结果及时向有关人员反馈，指导救灾防病工作。

（1）为决策机构人员制定救灾防病决策提供科学依据。

（2）上级疾病预防控制机构利用掌握的监测信息及时给予下级机构技术指导和建议等信息反馈。

（3）充分利用报纸、电视等大众传媒向公众公布灾情、疫情，宣传防病知识，动员群众积极参与到救灾防病、爱国卫生运动工作中。

四、灾区疾病监测评估

灾区疾病监测的评估是指对灾区疫情报告与监测点工作质量的评估。评估内容首先是疾病监测信息在救灾防病工作中发挥了哪些作用，例如发现了哪些隐患和疫情苗头。此外，还应包括：疫情报告的内容是否完整；报告及时程度；疫情分析与预测的质量；疫情重报、漏报、错报的程度；各级存留的技术档案是否完好；疫情报告是否按照规定的程序进行；疫情信息的反馈与利用程度等。灾区疾病监测评估由卫生行政部门和上级疾病预防控制机构共同组织，在灾情平息后进行。

五、灾区疾病监测的支持体系

灾区疾病监测的支持体系应居安思危，做好如下的准备或储备：①救灾防病预案；②训练有素的现场流行病学专业人员；③实验室的技术支持尤其是现场快速检验设备和技术；④更快捷的通信、交通工具；⑤监督与指导。

六、信息报告原则

（一）基本原则

①依法报告；②统一规范；③属地管理；④准确及时；⑤分级分类。

（二）报告原则

及时报告、快速审核、立即处置。要做到：初次报告要快；进程报告要新；结案报告要全。

第五节　灾区消毒、杀虫、灭鼠措施

在人类历史进程中，自然灾害总是相伴而行，从未停止过，它不但破坏了人们生活、生产的正常秩序，而且引发各种疾病，特别是传染病的暴发或流行。人们习惯地将这种现象概括为"大灾之后必有大疫"。但也有些大灾之后并没有发生大的疫情，经过分析，发现这与行之有效的卫生防疫防病工作是分不开的，特别是对灾区的消毒、杀虫、灭鼠的措施在控制疾病的传播和流行方面有着十分重要的作用。

当自然灾害发生时，疾病预防控制机构的专业人员在接到通知后应尽快赶到灾区，进行流行病学调查，掌握传染病性质及蚊、蝇、鼠、蟑螂的种群分布及密度，制订相应的消毒、杀虫、灭鼠计划。行动上要快速彻底，采取专业队伍与群众运动相结合的方法，实行捕打、焚烧、药物处理、清除滋生地的综合措施，器械上要土洋结合，采取地面和空中超低容量喷洒，同时做好安全防护工作。

一、消毒、杀虫、灭鼠器械

（1）器械：背负式喷雾器、气溶胶喷雾器、担架式机动喷雾器、背负式机动喷雾器、超低容量喷雾器、车载式喷雾器，以及家庭使用的各种小型喷雾器等。

（2）药品：各种包装的消毒剂、杀虫剂、灭鼠剂及解毒药品。

（3）防护用品：工作服、隔离服、防护眼镜、口罩、帽子、手套、长筒胶靴、毛巾、肥皂、刷子、袋子等。

二、消毒

灾区的消毒可分为疫源地消毒和预防性消毒。当发生了传染病疫情时，按《中华人民共和国传染病防治法》规定的病种和时间落实疫源地消毒措施。对疫源地实行随时消毒和终末消毒相结合的方法，控制传染病，防止其流行。另外预防性消毒也是非常重要的。特别是水的消毒对控制疫情的传播有着十分重要的作用。因此要做好灾区饮用水、污水的消毒工作。常用消毒剂及其使用方法见表5-2。

表 5-2　常用消毒剂及其使用方法

消毒剂名称与消毒对象		常用浓度	作用时间/min	使用方法
含氯消毒剂	饮用水	2～4	15～120	投放
	污水	80～100*	15	投放
	纺织品	1200～1800*	15	浸泡
	物体表面（包括地面、墙面）	5000～12 000*	30	喷洒、擦拭、喷雾
	排泄物、呕吐物、分泌物	1000～40 000*	120	搅拌均匀
过氧乙酸		0.2～1.0	10～60	浸泡、擦拭、喷雾
过氧化氢		3.0～10.0	10～30	浸泡、擦拭、喷雾
戊二醛（碱性）		1.0～2.0	30～240	浸泡
碘伏		500～5000*	5～60	浸泡、擦拭
碘酊		2.0～2.5	5～60	浸泡、擦拭
乙醇		70～75	5～60	浸泡、擦拭
煤酚皂溶液		1.0～3.0	30～120	浸泡、擦拭、喷雾
苯扎溴铵		0.1～0.5	10～60	浸泡、擦拭、喷雾
氯己定		0.1～0.5	10～60	浸泡、擦拭、喷雾

注：带 * 的常用浓度单位是 mg/L，其余的常用浓度单位为 %。

消毒效果的微生物学评价：按《消毒技术规范》的规定进行采样、检验和评价，写出评价报告。

三、杀虫

1. 灭蚊

蚊虫是重要的卫生害虫，它不仅刺吸人血，而且是多种疾病的传播媒介。特别是洪涝灾害后许多水体为蚊虫的滋生繁衍提供了有利的条件。因此灾区的灭蚊工作是非常重要的。

（1）杀灭幼虫：除有机磷外，还有氨基甲酸酯类、拟除虫菊酯类、生物杀虫剂等杀虫剂可以用于杀灭幼虫，可根据具体情况和说明书进行使用。常用有机磷杀虫剂用量及残效期见表5-3。

（2）杀灭成蚊：有空间喷洒、室内滞留喷洒、熏杀成蚊、拟除虫菊酯处理蚊帐。其中以空间喷洒为主。①空间喷洒包括常规喷洒、超低容量喷洒、热雾喷洒、气雾剂喷洒。具有快速灭蚊特点。可选择的杀虫剂种类比较多，室外处理可用2.5%或4%马拉硫磷或杀螟松进行超低容量喷洒，室内可用拟除虫菊酯进行超低容量处理。②进行室内滞留喷洒，将一些长效的杀虫剂喷洒在蚊虫栖息的场所，使灭效维

持较长的时间。③用拟除虫菊酯处理蚊帐，做好个人防护，常用种类和剂量为：溴氰菊酯浸泡15～25 mg/m²，喷洒9～12 mg/m²；二氯苯醚菊酯浸泡500 mg/m²；顺式氯氰菊酯浸泡25～40 mg/m²。这样就能有效地控制蚊虫密度。

2. 灭蝇

苍蝇是"四害"之一，它可以传播多种疾病，危害人类健康。特别是灾区，由于存在大量的滋生场所（动物尸体、垃圾、粪便等），苍蝇密度会在短时间大幅度上升。因此灭蝇工作是灾区除害灭病的一项重要工作。

（1）杀灭幼虫：杀虫剂见表5-4。

（2）杀灭成蝇：杀灭成蝇的化学方法很多，常用的有：空间喷洒、滞留喷洒、毒饵、毒蝇绳（索）等。其中在灾区为尽快降低成蝇密度主要还是靠空间喷洒。空间喷洒分为常规空间喷洒和超低容量喷洒，在喷洒方法上室内可用

表5-3　常用有机磷杀虫剂用量及残效期

药物名称	使用剂量（原药）/(mg/L)	残效时间/d	备注
敌百虫	1.0～2.0	7～10	
双硫磷	0.1～0.5	7～10	
	1.0～2.0	10～14	稻田
倍硫磷	0.2～0.5	7～10	
马拉硫磷	1.0	4～7	
杀螟松	1.0～2.0	7～10	

表5-4　防治蝇类幼虫用杀虫剂

杀虫剂	类别	浓度剂型	用量	备注
二嗪农	有机磷	0.05% 乳剂	500 mL/m³	喷洒
敌百虫	有机磷	0.3%～0.5% 水剂	300～500 mL/m³	喷洒
		2.5% 粉剂		撒布
马拉硫磷	有机磷	0.2% 乳剂	50 g/m³	喷洒
杀螟松	有机磷	0.1% 乳剂	500 mL/m³	喷洒
倍硫磷	有机磷	0.1% 乳剂	500 mL/m³	喷洒
苯噁威	氨基甲酸酯	1.0% 粉剂	500 mL/m³	撒布
伏虫脲	昆虫生长调节剂		10～20 g/m³	喷洒
苏脲	如上		1～10 mg/L	喷洒
蝇蛆净	如上	50% 粉剂	250 mL/m³	喷洒
灭幼宝	如上	0.5% 颗粒剂	1～5 mg/L 或 100 mg/m³	撒布

注："如上"代表昆虫生长调节剂。

手动喷雾器、冷性气雾罐，室外较大范围则可用热性气雾发生装备等。特别是超低容量喷洒使用的是高浓度油剂和乳剂，它喷洒面积大、作用快、用量少。甚至可以对安装喷雾器的汽车大面积地杀灭成蝇。常用的杀虫剂见表5-5、表5-6。

3. 灭蟑螂

蟑螂可携带致病的细菌、病毒、原虫、真菌及寄生蠕虫的卵，它的体液和粪便可引起过敏，它咬食和污染许多产品、食物，还能导致通信设备和计算机发生故障。在灾区，环境条件的改变，可能会引起蟑螂大量繁殖，因此灭蟑是一项重要的工作。

（1）杀灭方法：滞留喷洒、毒饵、药笔（膏）、药粉、烟雾剂等。

（2）杀虫剂种类：常用杀虫剂见表5-7。其他如爱克宁、拜虫杀、拜力坦、霹杀高等制剂，对蟑螂也有较好的毒杀作用，请按说明书使用。

表 5-6　室内空间喷洒用杀虫剂

杀虫剂	类别	浓度/(%)	剂型	用量/(mL/m³)	备注
辛硫磷	有机磷	0.3	乳剂	1	常复配使用
仲丁威	氨基甲酸酯	1.0	乳剂	1	常复配使用
残杀威	氨基甲酸酯	1.0	乳剂	1	常复配使用
二氯苯醚菊酯	拟菊酯类	0.4	油剂	1	常与击倒型拟菊酯类杀虫剂混配使用 *
		1.0	气雾剂	0.2	
苯醚菊酯	拟菊酯类	0.15～0.2	气雾剂	0.2	
戊菊酯	拟菊酯类	0.4～1.0	油剂	0.2～0.3	
氰戊菊酯	拟菊酯类	0.5	气雾剂	0.2～0.3	

注：* 如胺菊酯、丙烯菊酯等。

表 5-5　室外空间喷洒用杀虫剂

杀虫剂	类别	浓度/(%)	剂型	用量/(mL/m³)	备注
辛硫磷	有机磷	50	乳油	50～100	超低容量喷雾
杀螟松	有机磷	50	乳油	50～100	超低容量喷雾
马拉硫磷	有机磷	20	油剂	150	超低容量喷雾
敌敌畏	有机磷	1～2	乳剂	100～200	热烟雾
	有机磷	5	轻柴油制剂		热烟雾
苯醚菊酯	拟菊酯类	10	油剂	50～100	热烟雾喷雾 *
	拟菊酯类	5	乳剂	稀释	
氯戊菊酯	拟菊酯类	0.5	乳剂		喷雾
氯氰菊酯	拟菊酯类	0.05	混悬剂乳剂		喷雾

注：* 常与胺菊酯混合用。

表 5-7　灭蟑螂常用杀虫剂

杀虫剂	类别 *	使用方法	使用浓度/(%)	毒性（急性）（大白鼠口服）/(mg/kg)
乙酰甲胺磷	O	喷洒、毒饵	0.75～1.0	866
二嗪磷	O	喷洒、喷粉	0.5，2.0	300～850
马拉硫磷	O	喷洒、喷粉	3.0，5.0	2100
甲基嘧啶磷	O	喷洒、喷粉	2.5，2.0	2050
毒死蜱	O	喷洒	0.5	135
敌百虫	O	毒饵	3.0	560～636
敌敌畏	O	毒饵	1.9	56
杀螟硫磷	O	喷洒	1.0	250～500
残杀威	C	喷洒、毒饵	1.0，2.0	95
顺式氯氰菊酯	P	喷洒	0.003～0.006	79
氯氰菊酯	P	喷洒	0.005	250
溴氰菊酯	P	喷洒	0.003	139
氯菊酯	P	喷洒	0.25～0.5	1200

注：*O 为有机磷；C 为氨基甲酸酯；P 为拟除虫菊酯类。

四、灭鼠

鼠类的危害是巨大的，它不但能传播疾病，而且对工业、农业、建筑业及家庭物品的破坏和造成的损失也非常惊人。灭鼠方法很多，有药物灭鼠、熏蒸灭鼠、生物灭鼠、器械灭鼠（鼠夹、鼠笼、粘鼠板）等。在灾区为了有效降低鼠密度多采用药物灭鼠，根据毒性作用快慢和潜伏期长短可分为急性和慢性灭鼠药物。慢性灭鼠剂中多使用的是抗凝血灭鼠剂，它具有效果好、使用安全的特点，但灭鼠过程时间较长。急性灭鼠剂具有作用快、潜伏期短的特点，但存在对人畜的安全问题。因此使用何种药物灭鼠要根据当地的情况而定，但必须是国家登记准许使用的灭鼠剂。

1. 抗凝血灭鼠剂

华法林（杀鼠灵）、杀鼠迷、敌鼠和敌鼠钠盐、氯敌鼠、溴敌隆、大隆。

2. 急性灭鼠剂

溴甲灵和敌溴灵、磷化锌、灭鼠优、胆骨化醇。

3. 灭鼠剂的应用

配制毒饵，它由诱饵、灭鼠剂和附加剂组成。配制所用的诱饵要尽量新鲜，不要用陈仓的谷物、变质的食物、酸败的植物油等；灭鼠剂要合格，不含影响适口性的杂质；严格按配方要求，浓度太高太低都会影响质量；搅拌要均匀。还可以配制毒水、毒粉、蜡块毒饵等。将配制好的毒饵等投放在鼠类活动和栖息场所即可。

4. 毒饵的配方举例

① 1% 磷化锌毒饵：水泡麦粒 99 份，磷化锌 1 份。② 0.005% 溴敌隆毒饵：大米或小麦 19 份，0.1% 溴敌隆母液 1 份。③ 0.005% 溴敌隆蜡块毒饵：1% 溴敌隆母粉 1 份，细玉米面 92.4 份，食糖 36 份，石蜡 70 份，染料 0.6 份。

五、常用灭鼠剂和杀虫剂中毒急救措施

1. 抗凝血灭鼠剂

用维生素 K1 做保护性治疗，口服量：成年人 15.25 mg，儿童（12 岁以下）5～10 mg；肌内注射：成年人 5～10 mg，儿童 1～5 mg。对敌鼠钠盐和第 2 代抗凝血剂溴敌隆和大隆等毒饵，即使误食量很小，也要住院观察 4～5 天，因为这一类药物的毒理作用尚不完全清楚。

2. 磷化锌

立即催吐。用 1∶5000 高锰酸钾洗胃。尽快送医院治疗。纠正酸中毒，保护肾功能，用镇静剂控制抽搐，必要时用吗啡镇痛。用大量类肾上腺皮质激素和硫酸铜缓解症状。

3. 灭鼠药

发现误食灭鼠药立即催吐、洗胃。烟酰胺和胰岛素是特效解毒剂。烟酰胺成年人和 12 岁以上的儿童立即给药 500 mg，可静脉点滴或肌内注射。随后每 4 小时给药 200～400 mg，共 10～12 次。12 岁或体重 23 kg 以下的儿童剂量减半。必须在中毒 1 小时内给药，否则疗效不佳。胰岛素用量根据患者症状，遵医嘱使用。

4. 溴甲灵和敌溴灵

立即催吐、洗胃。皮下注射地塞米松，剂量每千克体重 0.75 mg，每日 2 次。或用 25% 甘露醇 100 mL 静脉点滴。

5. 毒鼠磷

（1）立即催吐、洗胃。

（2）皮下注射 2～4 mL 硫酸阿托品。患者应绝对休息保持镇静。

（3）出现症状的患者，每隔 10～20 分钟注射硫酸阿托品 1 次，直到患者症状消失或瞳孔扩大、口干、脉搏超过每分钟 120 次为止。但 24 小时的总量不要超过 100 mg。

（4）在中毒 8 h 内，可用碘解磷定（解磷定）治疗。剂量成人 1 g，儿童每千克体重 50 mg。

通常剂量的一半肌内注射，另一半加葡萄糖生理盐水静脉点滴，每 1 ~ 2 小时 1 次，随后每10 ~ 20 小时 1 次，视症状而定。碘解磷定必须缓慢给药，若出现呼吸压抑应考虑机械呼吸。

（5）若出现肺水肿，必须立即对症治疗，包括气管抽吸和机械呼吸。

6. 有机氯杀虫剂

（1）立即服用 1% 硫酸铜溶液，并喝大量水催吐，使体内毒物尽快排出体外。

（2）用温水或生理盐水充分洗胃抽空后，由胃管注入 50% 硫酸镁溶液 60 mL，绝对禁止使用油类溶剂及肾上腺素。

（3）口服或注射巴比妥钠 0.2 ~ 0.4 g，以抑制抽搐。

（4）静脉注射葡萄糖酸钙溶液及口服维生素岛。

（5）皮肤发炎时，用温水加肥皂仔细冲洗，洗去附着在皮肤上的药剂，发炎的部位再涂氧化锌软膏。

（6）药剂浸入眼内者，用水冲洗。

7. 有机磷杀虫剂

（1）立即离开现场到空气新鲜处，脱去药剂污染的衣服，用肥皂洗去皮肤上的药物（敌百虫中毒，要用清水冲洗）。

（2）当毒品经口进入人体时，应立即口服 1% ~ 2% 碳酸氢钠溶液（苏打水）（最好用骨炭做成悬浮液）或用水洗胃。但敌百虫不宜用碳酸氢钠溶液。

（3）注射解毒剂（阿托品或碘解磷定）。

（4）当出现严重呼吸困难时，要进行人工呼吸。

（5）当出现呼吸困难时，用含 5% 二氧化碳的氧气，进行给氧。

（6）静脉滴注 5% 葡萄糖液及 5% 葡萄糖盐水，以保护肝脏和促进毒素的排解。

（7）注射大量的维生素 B1 及维生素 C。

（8）必要时可注射戊四氮（卡地阿唑）、尼可刹米等呼吸兴奋剂。

（9）必要时可注射强心剂，禁止使用肾上腺素，绝对禁止用吗啡等麻醉剂。

8. 氨基甲酸酯类杀虫剂

氨基甲酸酯类杀虫剂中毒与有机磷中毒相似，但症状消失较快，常常不必用阿托品治疗，如意外中毒或有明显症状，可以给硫酸阿托品 1 ~ 2 mg，肌内和静脉注射，注意不要超量，特别是小孩不能用肟类药剂。

9. 拟除虫菊酯类杀虫剂

（1）经口中毒应及时洗胃，并用盐类泻剂导泻，清洗液用碱性的。

（2）对含氰基的拟除虫菊酯中毒，静脉注射硫代硫酸钠（每次 1 ~ 2 g）可能有好处。

（3）对抽搐者，可用巴比妥或地西泮（安定）作肌内或静脉注射，对有流涎、口鼻分泌物增多及肺出现啰音者可用阿托品 2 mg，皮下或肌内注射。

根据全国爱卫会印发《灭鼠、蚊、蝇、蟑螂考核鉴定办法》和《全国疾病预防控制机构工作规范》的有关内容进行效果考核。根据灾区消毒、杀虫、灭鼠措施落实和效果评价写出书面报告报有关部门。

第六节　舰艇卫生防疫与防护

一、舰艇卫生规则

（一）舰员卫生规则

（1）每日洗漱，经常洗脚、刮胡须、剪指甲，勤换勤洗服装及卧具。

（2）通常应每周洗澡一次，每三周理发一次。

（3）每日按规定整理内务，住舱应按规定清扫，经常通风，以保持整洁和空气清新。

（4）饭前便后洗手，不吃腐败不洁食物，瓜果必须洗净方可食用。

（二）医疗卫生规则

（1）住舱应经常消毒、杀虫、灭鼠，必要时进行熏舱。舰艇必须熏舱，熏舱时注意安全。

（2）机电长、卫生负责人应按季节变化拟订通风机、空调和暖气设备开放时间表，经副舰长批准后执行。

（3）新舰员、外来人员或离舰时间较长（休假出差）的舰员登舰时，应由卫生负责人进行医学观察，以便早期发现疫情、及时采取有效防治措施。

（4）发现舰员患传染病时，卫生负责人应及时向副舰长和上级卫生机关报告，并视情转送隔离和进行终末消毒；如舰艇在海上执行任务不能立即转送，则尽力做好隔离和消毒工作，以防蔓延。

（5）严禁传染病患者登舰。远航时，应定期对扶手、把手进行消毒。

（6）舰员患病，卫生负责人可酌情给予全休或半休，视情去外地就医。

（7）舰员按规定进行预防注射，如有禁忌证，须经卫生负责人同意方可免除，每次注射后进行登记，必要时填写注射证。

（8）上级卫生部门每年至少对舰员进行一次体格检查，检查结果须填入健康证，以备下次体检参考，对发现有病的舰员要及时治疗。潜艇舰员除例行体格检查外，还要在远航前进行体格检查。返航后应安排适当休息。

（9）无卫生人员的舰艇，其门诊、医疗和卫生防疫的工作应由上级卫生部门负责。

（三）港口码头卫生

港口码头卫生是对港口码头自然环境（空气、土壤、水）的卫生状况进行监测，指导环境保护、消除污染，以维护舰员健康和保持港口环境整洁的一系列工作。主要内容包括：按照卫生学要求调查研究港口码头范围内自然环境因素与舰员健康的关系；根据国家和当地相关部门的法规、标准和规章制度，对废弃物（废气、废水、废渣）和生活污水向自然环境的排放量进行定期监测、监督；对超过排放量标准者提出改善意见；对废弃物的无害化处理和饮水消毒、检测等的卫生管理进行技术指导，并监督执行；对港口码头的食堂、卫生间的建设提出卫生学要求和技术指导等。

（四）舰艇废弃物处理

舰艇废弃物处理是为减少和避免环境水域污染，对舰艇上污水、废物的排除所采取的措施。污水处理系统分为含油污水（舱底水、油舱压载水等）和生活污水两个系统。含油污水经预滤器处理后，再进入油水分离装置。当分离出的污水符合船舶污染物的排放标准时排出舷外；分离出的污油通过管道排至岸上处理或自动进入舰艇上装备的废物焚烧装置焚烧。生活污水经生化法（或物理化学法、蒸发法）处理设备，除去固体物和悬浮物并经消毒后排放。固体物则进一步浓缩成污泥，适当时机排出舷外或进入废物焚烧装置。废物焚烧装置由焚烧炉、污泥柜、粉碎泵、燃油泵等构成，废油、污泥和其他固体废物经焚烧氧化成二氧化碳、一氧化碳、氮氧化物等烟气排出舰艇外。

二、舰艇防疫

舰艇防疫是预防传染病在船只内部发生，并制止其传播所采取的各项措施。原则：舰艇防疫措施与港口、码头防疫措施相结合；舰艇出海三阶段（出海前、航行中、返航后）防疫措施相结合；综合性措施与重点措施相结合。具体包括：①管理舰艇传染源，见"舰艇传染源管理"；②切断传播途径。搞好舰艇食品、饮水卫生，舱室卫生和个人卫生，实施舰艇消毒与杀虫，加强对船员的卫生教育和卫生管理，防止经食物、饮水、空气飞沫和日常生活接触传播；③保护易感人群。按计划和疫情实施预防接种，并根据传染病特点和部队具体条件，合理应用药物预防。

（一）舰艇传染源管理

对舰艇传染源应采取有效的防治措施。舰艇是一个相对隔离的独立环境，人员集中，接触频繁，一旦有传染源存在，极易引起肠道和呼吸道传染病的传播与流行，故在远航前对传染源的检出和处理极为重要。具体措施：①防止传染源进入舰艇，做好新船员上船前的体检和检疫工作；加强对外出归来船员和临时上船人员的管理；对传染病治愈归队者进行登记、随访和管理；对当地舰艇停靠地、港口、码头和岛屿进行卫生流行病学侦察；②管理舰艇内部传染源。对急性传染病患者，应采取五早措施（早发现、早诊断、早报告、早隔离、早治疗）；对细菌性痢疾、病毒性肝炎、结核病等慢性病患者和病原携带者，应尽快送岸隔离治疗，久治不愈者应调离舰艇；对与传染患者密切接触者，应根据传染病性质进行医学观察、留验或集体检疫；③对舰艇鼠类采取有效防治措施。参见"舰艇灭鼠"。

（二）留舰隔离

留舰隔离是指舰艇航行及执行任务中对新发生传染病的患者所采取的防止或限制传染病传播的一种临时应急措施。

留船隔离的要求：①对流感等呼吸道传染病患者，应尽可能采用舱室隔离；对肠道传染病患者，如无隔离舱室，可采用床边隔离；对发热38℃以上而未确诊者，按传染病疑似患者处理，进行隔离观察，观察2日仍未能确诊者，送岸检查、确诊与处理；②作为隔离用的舱室，要求空气较易流通，且与其他住舱和厨房有一定距离；③传染病患者应严格遵守隔离规定。肠道传染病患者应使用专用餐具并每餐消毒，在指定的蹲位使用厕所并随时消毒，便后洗手并浸泡消毒液，最好使用专用水龙头，或对公用水龙头采取消毒措施；呼吸道传染患者应戴口罩；④对患者应及早给予抗生素治疗；⑤返航后应立即将患者送岸隔离治疗，并对全舰进行彻底消毒。

（三）送岸隔离

送岸隔离是将船上传染病患者或病原携带者送往岸上安置于一定场所，避免与健康人接触的分隔措施。目的是合理实施消毒和治疗，防止传染病向外传播。应根据病种和当时当地的收治条件，采取适当的隔离方式：①甲类传染病与肺炭疽患者或疑似患者及霍乱带菌者，应立即送岸，就地组织隔离治疗，禁止转运；②乙类和丙类传染病患者送医院隔离；③乙类传染病大批发生时，经上级卫生主管部门批准，可送岸就地组织隔离，但有并发症患者与重症患者仍应送医院隔离治疗。

三、海港检疫

海港检疫是为预防传染病由国外传入或由国内传出，对进出国境的船舶及其运载的人员和货物，在抵离港口时采取的防疫措施，是国境卫生检疫的组成部分。包括舰艇入境检疫和舰艇出境检疫。

具体措施：①医学检查，对被检对象进行诊察，及时发现传染源，确定染疫人和可疑染疫人；②卫生检查，对舰艇鼠患、虫患、载水、饮食、物品、废水、废物等进行检查，以发现病媒昆虫、啮齿动物和导致传染病传播因素；③卫生处理，对染疫人实施隔离；对可疑染疫人员实施留验或就地诊验；对患有艾滋病、性病、麻风病、精神病、开放性肺结核的外国人，应阻止其入境；对受检疫的舰艇及其所载物品实施消杀灭菌。

（一）舰艇检疫

舰艇检疫是对发病舰艇加以隔离，并对全体船员进行医学观察的一种措施。检疫对象：发生甲类传染病或其他易于传播的传染病，或来自疫区港口的舰艇，均须实施检疫。具体措施：卫生处理（消毒、杀虫、灭鼠）、预防接种、药物预防、实验室检查和卫生教育等。

要求：①船只在航行中发现甲类传染病患者或疑似患者时，应立即向上级卫生机关报告，并与港口卫生检疫机关联系，经上级卫生主管

部门批准，按规定时间在港外检疫锚地接受检疫，未经允许不得进入港内；②检疫期间，全体舰员可在舰内进行日常活动，但不得与外面人员接触，也不准向该舰补充或从该舰外调人员；③检疫期限为该传染病的最长潜伏期。如检疫期间在受检疫人员中发现该种传染病患者时，其余人员应从该患者送岸隔离之日起，再延长一个检疫期。

（二）舰艇入境检疫

舰艇入境检疫是为防止传染病由国外传入，对来自境外的舰艇及其运载的人员和货物，在最先抵达的港口所采取的防疫措施。

具体做法：①应受入境检疫的舰艇，须在到达前尽早向卫生检疫机关通知船名、国籍、预定到达检疫锚地的日期和时间，发航港和最后寄港，船员和旅客人数，以及货物种类；如果在航行中发现检疫传染病、疑似检疫传染病，或有人因非意外伤害而死亡且死因不明时，还须立即向检疫机关报告病名或主要症状、患病和死亡人数及船上有无船医；②应受入境检疫的舰艇，必须悬挂检疫信号，在检疫锚地候检，未经卫生检疫机关许可，不得降下检疫信号，船上人员不准离船，其他人员不准上船，不准装卸行李、货物，其他船舶不准靠近；③卫生检疫人员实施入境检疫查验。对没有染疫的舰艇，应立即发给入境检疫证；对染疫舰艇或染疫可疑舰艇，在规定的卫生处理完毕后，再发给入境检疫证。

（三）舰艇出境检疫

舰艇出境检疫是为防止传染病由国内传出，对开往境外的舰艇及其运载的人员和货物，最后离去的港口所采取的防疫措施。

具体做法：①应受出境检疫的舰艇，须在启航前尽早向卫生检疫机关报告船名、国籍、

预定开航的日期和时间，目的港和最初寄港，船员和旅客名单及货物种类；②根据船长的请求，卫生检疫机关对出境舰艇实施检疫查验。检疫人员可向船长、船医提出有关船员、旅客健康状况和船上卫生情况的询问，并查阅除鼠证书和其他有关检疫证件。查验完毕，检疫人员应按检疫结果签发出境检疫证，或经必要的卫生处理后再发给出境检疫证。

四、舰艇消毒与灭鼠

舰艇消毒是指杀灭或清除舰艇环境中病原体的措施。包括：①预防性消毒，在未发现传染源时，对餐具、扶梯、把手和厕所等进行经常性消毒；②随时消毒，发生传染病时，对患者受污染物品进行彻底消毒。

原则和要求：①合理有效、安全、不损坏物品；②根据不同传播途径，正确选择消毒对象；③根据传染病种类、病原体抵抗力、被消毒物品的性质和舰艇环境特点，选择适当的消毒方法和处理方式；④消毒器械要小巧，便于在狭小的舱室内开展工作；⑤供水受限时，选择耗水量小的消毒方法；⑥选择广谱、高效、无毒、无刺激性、无腐蚀性、不燃、不爆的消毒剂。

（一）舰艇表面消毒

舰艇员手消毒是指舰艇表面消毒是指杀灭或清除舰艇甲板、扶梯、把手、地面、仪器、武器装备、床铺和公用桌椅等表面的病原体的措施。常用 0.2% ~ 0.5% 过氧乙酸或二氯异氰尿酸钠作喷洒或擦拭消毒，但对金属有一定腐蚀作用，故金属制品消毒后应再用清水擦洗；精密仪器表面可用 2% 碱性戊二醛或 0.5% 氯己定乙醇溶液擦拭消毒。

（二）舰艇员手消毒

舰艇员手消毒是指杀灭或清除舰员手上病原体的措施。用以防止病原体通过日常生活接触传播。供水充足时，应贯彻饭前便后流水洗手制度；供水受限时，可用少量消毒液（如 0.2% 过氧乙酸或 0.5% 氯己定乙醇溶液）擦拭消毒；手上油污较多时，可先用海水肥皂或海水洗洁精在海水中洗去油污，再用药液消毒。

（三）舰艇员餐具消毒

舰艇员餐具消毒是指用物理或化学方法清除或杀灭舰艇员餐具上病原体的措施。原则：餐具消毒前先刮净食物残渣，用热水（最好加少量碱）洗去油腻，再根据舰艇条件选用适当的消毒方法。

方法：①对大、中型水面舰艇的餐具，可采用煮沸、流通蒸汽消毒；②对小型舰艇的餐具，可选用 0.5% 过氧乙酸或食具消毒去污剂浸泡消毒；③对案板、菜墩、菜盆、大铲等大型炊具，可用过氧乙酸或食具消毒去污剂擦拭消毒。

（四）舱室空气消毒

舱室空气消毒是指用物理或化学方法清除或杀灭舱室空气中病原体的措施。用以防止空气飞沫传播。

方法：①加强舱室自然通风和机械通风；②药物消毒，在舰员能离开舱室时，可用 2% 过氧乙酸或 3% 漂白粉澄清液喷雾消毒，或用乳酸加热熏蒸消毒；在舰员不能离开舱室时，可用 0.1% 氯己定水溶液每天喷雾数次；③紫外线消毒，须装反光罩使紫外线不直接照射人体。

（五）舰艇灭鼠

舰艇灭鼠是指对侵入舰艇的鼠类采取的杀

灭措施。借以预防鼠源性疾病，保障舰艇器材装备的良好性能。灭鼠方法有器械法、毒饵法和熏杀法。其中以毒饵法最为常用。根据鼠情，可选用急性灭鼠剂（如灭鼠宁、磷化锌、灭鼠优等）或慢性抗凝血灭鼠剂（如敌鼠钠、杀鼠灵、溴敌隆、大隆等）。熏杀法一般仅在发生鼠疫或鼠害特别严重而其他灭鼠方法又不能奏效时使用。

要求：①每次灭鼠前要进行鼠情调查，用粉迹法测定鼠密度；②首先选用慢性灭鼠剂，慎用急性灭鼠剂，鼠密度高时，先用毒饵法，后用器械法；或先用急性灭鼠剂，后改用慢性灭鼠剂，以消灭残存鼠；③根据鼠类食性和舰艇条件，选择新鲜食物作诱饵；④使用急性灭鼠剂要投放前饵；⑤毒饵灭鼠时要断绝鼠粮和水源；⑥及时收集鼠尸；⑦在使用急性灭鼠剂投毒2周后或慢性灭鼠剂投毒3周后，应测定鼠密度，以考核灭鼠效果。

五、航海病的预防与控制

航海病是在航海过程中发生并与航海职业有关的疾病的总称。20世纪50年代舰员的主要传染病是疟疾、菌痢、肺结核和阿米巴痢疾。60～80年代以菌痢、流感、疟疾和肝炎居前4位。近年来疾病谱已由传染病转移到普通疾病。调查资料显示，我国舰员发生的前10种疾病依次是：普通感冒、腰腿痛、急性肠炎、胃炎、口腔病、外伤、肺炎、皮肤病、流感和菌痢。主要致病因素：①环境因素，舰艇短期内可经历各种气候带，急速的气候变化可影响舰员健康；舰艇范围狭小，居住拥挤，舱室微小，气候不良，工作中产生有害气体，以及高温、高湿、光照度弱等；噪声振动增加舰员心理负担，影响休息、睡眠，不利于体力恢复；舰艇运动引起晕船；②社会心理因素，长期生活在船上、海上，与社会接触少，生活单调，易导致心理障碍而引起身心疾病；③其他因素。

舰员工作处于非正常生理状态，体力消耗大；长期饮食不规律，饮食成分失调及嗜烟、酒、茶、咖啡、冷饮等有害健康。防治原则：①消除和避免各种致病因素；②重视心理保健，增强对环境影响的抵抗力；③加强经常性的医疗卫生保健，做好常见病的防治工作。

六、舰艇远航的卫生防疫工作

（一）舰艇远航卫生防疫工作的特点

（1）独立性：舰艇执行远航任务时，虽然往往是组队进行，但由于任务需要和远离岸基卫生力量保障，其卫生防疫工作主要依靠单舰艇卫生力量和组队自身防疫力量组织实施。

（2）复杂性：舰艇生活环境相对封闭，人员分布密集，生理机能和抵抗疾病能力下降及气候变化等综合因素，致使昼夜发病率升高，再加上执行任务的高强度和长时间，经历各种海况和不同时区及季节转变，多种因素导致卫生防疫工作的复杂性。

（3）不可预见性：远航到达地域或者被访问国家地区疫情各异，但相对疫情信息获取不及时，可能会受自然疫源性疾病或地方性传染病的威胁。

（二）舰艇远航卫生防疫工作的难点

（1）卫生防疫制度落实困难：由于执行任务时间长和舰艇自身条件限制，在宣传督导、饮食卫生、疾病控制、疫情处理和心理防病能力方面，各项规章制度和措施无法一一落到实处。

（2）处置公共突发性卫生事件能力不足：虽然建立了突发性公共卫生事件预案，但由于舰艇空间设置和传染病处置要求矛盾、转送和转诊难等原因，突发性公共卫生事件一直是舰艇防疫工作的难点。

（3）卫生防疫力量投入不足：卫生防疫人员大多数由卫生负责人兼职，专业人才缺乏和技术力量薄弱造成了目前机动防疫力量能力有限的现状。

（三）舰艇远航卫生防疫工作的做法

舰艇远航任务的卫生防疫工作，主要分为出航前、远航中、返航后 3 个阶段。

（1）出航前准备工作。①在出航准备阶段，应建立健全各种卫生防疫机制，健全各种工作预案和方案。根据舰艇远航的任务、性质、海域特点、时间、季节，预计可能出现的问题和卫生减员。制定卫生防疫处置预案。②做好舰员健康鉴定。远航前做好舰员全面体检并进行免疫接种，分析舰员健康状况。凡患有传染病和不宜出海的病员，必须建议离舰治疗。③搞好卫生整顿工作。根据备航等级、按舰艇条令部署监督全舰卫生整顿和个人卫生整顿，对全舰人员进行卫生教育，提出航中卫生防疫要求。根据任务特点酌情进行熏舱、灭鼠、灭蟑、检测水质、食品检疫等工作，做好航前卫生防疫。④有针对性地进行健康教育。利用多种形式介绍海上卫生防疫的医学常识，督促船员养成良好的卫生习惯，提高自我防病意识。

（2）远航中卫生防疫工作。①加大卫生监督力度。首先要做好舰上水源的安全工作，包括卫生学检测、储存水的消毒、补给水的检验等。②坚持饮食卫生监督。做好食品储存和加工、餐具消毒、食品留验等工作，尤其是在炎热地区。③加强环境卫生整治，做好垃圾污物处理，组织"消杀灭"，控制蚊蝇鼠蟑的密度，避免虫媒疾病的发生和流行。④巩固出航阶段的卫生防疫知识，通过讲座、广播、座谈

等多种形式持续开展健康教育。⑤注意船员的心理健康和心理疏导。⑥做好登记，积累资料，为总结卫生防疫工作提供依据。

（3）返航后的卫生防疫工作。①做好舰艇检疫工作。②进行卫生整顿，组织全舰清洁扫除和个人卫生整顿。③组织全体船员全面体检，评估健康状况，组织疗养，调整身体和心理状态。④做好卫生防疫总结。根据海上卫生防疫计划和实施情况，结合舰艇卫生工作日志等登记、统计资料，及时总结经验，提出改进意见。

（四）舰艇远航卫生防疫工作应把握的原则

（1）要本着"预防为主"的原则：通过加强宣传教育、督促日常生活养成、落实各项卫生防疫的措施、加强体育锻炼、开展各种文娱活动等方式，保持船员健康的体魄。

（2）要本着"宁多勿缺"的原则：根据任务的特点，结合舰艇远航的防疫要求和可能出现的情况，制定详细周密的卫生防疫预案。并将所需的药品、耗材、装备进行分类定位，确保从容应对各种突发事件。

（3）要本着"尽早尽快"的原则：舰艇舱内环境的特性，决定了卫生防疫工作一定要比平时更有前瞻性。对可能的疫情严加防范，对已经发现的疫情要尽早治疗、尽快转送，尽量减少感染和传播的机会。

（4）要本着"落实到位"的原则：对于饮用水安全、饮食健康、食品留样、消毒检测、健康巡诊、体育锻炼、心理疏导等工作要严格执行，落实到位。

（五）舰艇远航卫生防疫工作的建议

（1）加强海上机动卫生防疫力量的训练：根据不同的性质任务，抽调组合专业卫生防疫人员，预计舰艇远航面临的卫生防疫任务，强

化装备使用能力、检水检毒能力、核化生防护能力、饮食卫生监督能力等业务技能。

（2）加强专业人才队伍建设：通过引进急需人才途径，着力解决防疫技术人才缺乏问题，通过进修和分级培训方式，全面提高专业防疫人员业务水平。

（3）加快防疫信息化建设进程：尽快建立国内外流行病动态数据库，会同国家疾病监测部门，重点采取收录海上通道和舰艇主要活动海域相关国家的流行病信息，并做好维护更新，为舰艇远航和海外补给卫生检疫提供依据。

（4）扩充大型辅助舰艇和各种卫生船舶的防疫功能：目前大型辅助舰艇和卫生船舶主要担负的任务是为舰艇提供医疗保障，卫生防疫功能的发挥受限。建议增加卫生防疫单元，确保为舰艇和组队提供应有的卫生防疫保障。

七、舰艇救生水卫生要求

（一）目的意义及适用范围

《舰艇救生水卫生要求》的目的是使舰艇失事后的遇险舰员，即失事舰艇舰员乘坐救生艇筏和潜艇艇员在潜水救生钟或着脱险装具漂浮在海上等待救援时，得到维持人体生命最低限量所需的饮用水，提高遇险者的生存能力。此标准适用于舰艇救生艇筏、救生钟和深潜救生艇内配备的救生水，它是舰艇正规化、标准化的需要。

（二）主要技术参数

（1）水量。在舰艇配备的救生艇和救生筏内，应分别按额定乘员每人配置 3 L 和 1.5 L

非密封式或密封式救生水。在救生艇和深潜救生艇内，应按照舰员在内最大生存时间 72 小时计，每人配置 1.5 L 密封式救生水。

（2）水质。①密封式救生水：以符合 GB 5749—85[1] 要求的水为水源，采用蒸馏法生产密封式救生水，密封装于规格为 100 mL 和 500 mL 的容器中。能在 −30 ～ +65 ℃的气温范围内保质存放 3 年以上。水质应符合表 5-8 的规定。②非密封式救生水：舰艇出海或在海

表 5-8　密封式救生水的水质标准

项目	标准
色度，度	≤ 5，不得呈现其他异色
浊度，NTU	≤ 1
臭和味	无异臭、异味
肉眼可见物	不得检出
pH 值	5.0 ～ 7.5
高锰酸钾消耗量（以 O_2 计），mg/L	≤ 1.0
氯化物（以 CL^- 计），mg/L	≤ 6.0
铅（以 Pb 计），mg/L	≤ 0.01
砷，mg/L	≤ 0.01
氰化物（以 CN^- 计），mg/L	≤ 0.002
挥发酚类（以苯酚计），mg/L	≤ 0.002
三氯甲烷，mg/L	≤ 0.02
四氯化碳，mg/L	≤ 0.001
亚硝酸盐（以 NO_2^- 计），mg/L	≤ 0.002
细菌总数，cfu/mL	≤ 20
总大肠菌群，个 /L	≤ 3
霉菌、酵母菌，cfu/mL	不得检出

---

[1]《舰艇救生水卫生要求》在 2000 年 4 月批准发布，其中涉及的个别标准滞后，建议采用最新规范。此处参照 GB 5749—2022。

上使用救生艇时，将码头或舰艇的淡水按水量规定灌装于水柜或 10 ～ 15 L 的聚乙烯桶内。

（3）水质检验。①密封式救生水的检验：色度、浊度、臭和味、肉眼可见物、高锰酸钾消耗量按 GB/T 8538—2008 规定的方法测定。pH 值、氯化物、铅、砷、氰化物、挥发酚类、三氯甲烷、四氯化碳、亚硝酸盐按照 GB 5750—1985[1] 规定的方法测定。细菌总数按 GB 4789.2 规定的方法测定。总大肠菌群按 GB 4789.3 规定的方法测定。霉菌、酵母菌按 GB 4789.15 规定的方法测定。救生艇筏内密封式救生水在例检时，如发现容器破损或将在 3 个月内超过保质期的应更换。②非密封性救生水的检验：非密封式救生水应在舰艇出海前灌装。在海上作业时间较长时应定期更换，使水量、水质符合本标准的规定。码头灌装非密封式救生水质检验按 GB 5750—1985[2] 的规定进行。

（三）技术参数确定的依据

（1）水量的确定：海上救生从目的来看，国内外舰艇救生水大多以每人每天 500 mL 甚至低至 250 mL 来计算供给量。我国舰艇按照不同吨位，装备不同数量的救生艇筏，其救生水的配置原则是救生艇按照额定乘员每人配置 3000 mL，救生筏按额定乘员每人配置 1500 mL。本标准按潜艇艇员弃艇脱险至救生钟内最大生存时间 72 小时计算，要求在潜水救生钟内每人配置 1.5 L 密封式救生水。

（2）水质标准：饮用水的基本标准是安全卫生可靠，尤其在海上救生的特殊环境下，饮用水水质更应严格要求，否则将会使遇险者饮用后雪上加霜，失去生存的可能。非密封式救生水为聚乙烯桶装或者水柜装。仅用于敞开

式救生艇，通常是在舰艇出海或在救生艇使用时临时灌装备用。但在海上时间较长时，这些水的水质将随着气温的高低变化而变化，影响储存时间。舰艇上如果备有水的防腐药剂可定期投加，保证水质稳定。密封式救生水为袋装或者瓶装。符合国家生活饮用水卫生标准，采用蒸馏法或者其他适当的加工方法制得后密封于瓶中。本标准要求保质期不能少于 3 年。

（3）检验要求：水质检验是执行水质标准、发现水质优劣、评价水质、保证救生水质量的重要手段。密封瓶装救生水产品的水质与有效期检验，通常是由生产厂家所在地的质量技术监督部门会同卫生防疫部门按有关规定进行。只有合格产品，有关部门才可以订购装配。

舰艇的有关管理部门与救生艇筏维修部门，在每年一次例行维修救生艇筏时，其配置的救生水等救生属具是必检项目。发现破损或过期的应更换，确保密封式救生水质量。

非密封式聚乙烯桶或水柜灌装的救生水，应定期更换，虽然没有具体规定时间，但是我国海岸线较长，南北温差及季节温差大，气温变化将会影响保质期，因此舰艇要根据当时所处的气温而作出更换计划，一般由舰艇卫生负责人或机电部门执行。

（四）标准的贯彻原则

（1）积极宣传，认真贯彻：舰艇安全保障和有关卫生部门应该认真学习，广泛宣传本标准，使广大舰艇艇员不断增强法律意识，并且使舰艇救生水卫生工作更加规范化。

（2）加强管理，确保救生水安全可靠：救生水生产时不仅要严格执行卫生规定进行生产、包装、储存和运输，而且在每年例行检查

---

[1] 参见 GB/T 5750—2023。

[2] 同上。

救生属具时应亦按照本标准有关储存期的要求，更换到期或包装破损的救生水，以确保救生水安全可靠。

（3）加大投入，保证需求：救生水和其他救生属具一样，未在救生时仅为储备，因此有些部门在经费投入上不够重视。一旦发生海难，救生水将发挥巨大作用。建议航海安全保证部门加大监督力度，保证救生属具维修、检验的需求。

图片来源

图1-1　http://www.todayifoundout.com/index.php/2014/11/shockingly-old-history-fax-machine/

图1-2　https://zhuanlan.zhihu.com/p/154179353?utm_id=0

图1-3　https://wenwen.sogou.com/z/q173724908.htm

图1-4　https://www.163.com/dy/article/HGLJUP7I0553TT6Y.html

图1-5　http://wiki.ciwong.com/question/details/631907519751274543

图1-6　http://www.yoger.com.cn/info-11216.html

图2-1　http://www.daychina.net/home/coptic/details/id/174.html

图2-2　https://weibo.com/ttarticle/p/show?id=2309404590056349237682#_ginLayer_1686213654829

图2-3　https://www.sohu.com/a/119910328_529026

图2-4　https://www.sohu.com/a/316088218_100218216

图2-5　https://www.yaopinnet.com/zhaoshang/y24/yy308924.htm

　　　　https://www.163.com/dy/article/E3TL35QP0514TE1K.html

图2-6　https://www.sohu.com/a/432241314_100232137

　　　　https://www.163.com/dy/article/FV74JOTN0514TE1K.html

图2-7　http://www.360doc.com/content/21/1002/06/44154524_997931723.shtml

图2-8　http://www.360doc.com/content/21/1002/06/44154524_997931723.shtml

图2-9　https://www.wendangwang.com/doc/2f4fe6dd6e5055ff5b13737f/3

图2-10 a　https://www.douban.com/note/771578927/?_i=6212411drHy6Uk

图2-10 c　http://roadlady.com/Article/baike/shenghuov2/2021/1103/1657097.html

图2-10 d　http://www.gzredcross.com/informationus.asp?id=195

图2-10 e　http://www.guayunfan.com/lilun/770993.html

图2-10 f　http://www.gzredcross.com/informationus.asp?id=195

图2-10 g　http://www.gzredcross.com/informationus.asp?id=195

图2-10 h　http://www.gzredcross.com/informationus.asp?id=195

图2-10 i　https://www.sohu.com/a/362880085_100209000

图2-10 j　https://graph.baidu.com/pcpage/similar?carousel=503&entrance=general&image=http%3A%
　　　　2F%2Fmms1.baidu.com%2Fit%2Fu%3D2727666164,2029474872%26fm%3D253%26app
　　　　%3D138%26f%3DJPEG%3Fw%3D328%26h%3D211&index=0&inspire=general&limit=30
　　　　&originSign=121bead187668900d82d801686213550&page=1&session_id=1085046548470
　　　　9008440&shituToken=382d51&sign=121bead187668900d82d801686213550&srcp=crs_pc_
　　　　similar&tn=pc&tpl_from=pc

图2-11a 左图　https://baike.baidu.com/item/%E6%AD%A2%E8%A1%80%E5%B8%A6%E7%9A%84
　　　　　　%E4%BD%BF%E7%94%A8%E6%96%B9%E6%B3%95/15662223

图2-11a 右图　https://www.51wendang.com/doc/228ed998de06178fa06b7b1d/16

图3-8   https://www.youlai.cn/dise/imagedetail/2050_26032.html

图3-9   https://graph.baidu.com/pcpage/similar?carousel=503&entrance=general&image=http%3A%2F
        %2Fmms1.baidu.com%2Fit%2Fu%3D1295132582,989129835%26fm%3D253%26app%3D138
        %26f%3DJPEG%3Fw%3D667%26h%3D500&index=0&inspire=general&limit=30&originSign
        =121db27373d5ce3e4167c01686270871&page=1&pageFrom=graph_upload_pcshitu&session_
        id=1143035104414662529&shituToken=0b966d&sids=1092817_1096854_1096882_1106423&
        sign=121db27373d5ce3e4167c01686270871&srcp=crs_pc_similar&tn=pc&tpl_from=pc

图3-10   http://www.dashangu.com/postimg_10734980_5.html

图3-11   https://tieba.baidu.com/p/6368386319?red_tag=2850400264

图3-12   https://www.zhihu.com/question/37644718/answer/1619851195

图3-13   https://zhuanlan.zhihu.com/p/450032347

图3-14   https://jbk.39.net/bya/

图3-15   https://m.weibo.cn/status/4531969897795875

图3-16   https://mbd.baidu.com/newspage/data/dtlandingwise?nid=dt_4714915476801137113&sourceFr
        om=homepage

图3-17   https://roll.sohu.com/a/528431681_121334901

图3-18   https://www.sohu.com/a/433589738_99911912

图3-19   https://jingyan.baidu.com/article/00a07f3855502482d028dcf0.html

图3-20   https://baike.baidu.com/item/%E9%BA%BB%E7%96%B9%E7%97%85%E6%AF%92/4802300

图3-21a https://www.sohu.com/a/275172483_718258

图3-21b https://www.sohu.com/a/552445892_114607

图3-22   https://m.weibo.cn/status/4640694146958709

图3-23   https://new.qq.com/rain/a/20210112A0D5HE00?no-redirect=1
        https://baike.so.com/doc/2139898-2264148.html

图3-24   https://www.sohu.com/a/364264472_100008345

图3-25   https://zhidao.baidu.com/question/1889099183643455788.html

图3-26   https://m.haodf.com/neirong/wenzhang/9122889112.html

图3-29   http://www.360doc.com/content/09/0820/11/45670_5074678.shtml

图3-30b https://www.gpbctv.com/gjxw/202112/443716.html

图3-31   https://jingyan.baidu.com/article/6525d4b11a1f28ac7d2e9431.html?fr=wenda_ala&step=1

图3-32   http://www.wmp169.com/bpy.htm

图3-33   http://ybtct.com/html/bingqingjieshao/qitawanji/2017/1116/57.html

图3-34a https://zhuanlan.zhihu.com/p/344091167

图3-34b https://www.sohu.com/a/406014222_100008345

图3-35   吴世平,刘进先. 双侧带状疱疹1例,皮肤病与性病, 2013 (3)

图3-36   江苏科学技术出版社,临床皮肤病学彩色图谱,2005年

图3-37   Gandhi N, Mendiratta V, Shukla S, Rawat R, Rana S, Chander R - Indian journal of dermatology (2015 Sep-Oct)

图3-38   https://zhuanlan.zhihu.com/p/35361370

图3-39   中国常见皮肤性病彩色图谱

图3-40   https://www.youlai.cn/dise/imagedetail/1506_29330.html

图3-41   中国常见皮肤性病彩色图谱

图3-42   山东科学技术出版社,臂痈,1992

图3-43   皮肤病诊断图谱

图3-44   龙庭凤,何黎,李云霞,李杨,谢琳,沈丽达,皮肤病与性病,2012年05期

图3-45   山东科学技术出版社,皮肤病临床与病理图谱,1984年

图3-46   王文明,晋红中,皮肤科学通报,2020年02期

图3-47   刘春永,暨南大学,2010年,尿酸钠佐剂对BALB/c小鼠体液免疫和细胞免疫应答的影响

图3-48   Chirac A, Brzezinski P, Chiriac AE, Foia L, Pinteala T - Nigerian medical journal : journal of the Nigeria Medical Association (2014)

图3-49   山东科学技术出版社,皮肤病临床与病理图谱,1984年

图3-50   熊晓刚,刘业强,汪莹,等.甲硝唑致泛发性固定性药疹1例[J]. 中国皮肤性病学杂志, 2010 (2): 120-120.

图3-51   江苏科学技术出版社,临床皮肤病学彩色图谱,2005年

图3-52   https://www.youlai.cn/dise/imagedetail/1817_25520.html

图3-53   天津科学技术出版社,临床实用皮肤病性病图谱,2008年

图3-54   山东科学技术出版社,中医外科病诊治彩色图谱,1992年

图3-55   天津科学技术出版社,临床实用皮肤病性病图谱,2008年

图3-56   天津科学技术出版社,临床实用皮肤病性病图谱,2008年

图3-57   山东科学技术出版社,中医外科病诊治彩色图谱,1992年

图3-58   陈社安,孙磊,张蕙,等.蜂蜇致心肌炎1例[J]. 大连医科大学学报, 2020.

图3-59   广维,杨振海,尹新江,等.带状疱疹诱发银屑病同形反应1例[J]. 中国皮肤性病学杂志, 2013, 27(7): 741-741.

图3-60   郭伟.体表皮肤张力通过损伤皮肤屏障功能促进银屑病发生的研究[D].中国人民解放军空军军医大学,2019.

图3-61   http://mms2.baidu.com/it/u=4174030643,290565400&fm=253&app=138&f=JPEG&fmt=auto &q=75?w=640&h=436

图3-62   天津科学技术出版社,临床皮肤病及性病彩色图谱,1999年

图3-63   钱军.醋酸莱普舒肽（KdPT）改善咪喹莫特诱导的BALB/c小鼠银屑病样炎症[D].暨南大学,2020.

图3-64   https://resourced.chunyu.mobi/WT0AAFVOR1ni95EU-d5462caf-44c0-4bf8-959d-
          e70cd2b60231_w800_h450.jpg

图3-65   山东科学技术出版社,皮肤病临床与病理图谱,1984年

图3-66   中国协和医科大学出版社,中国常见皮肤性病彩色图谱,2001年

图3-67   中国协和医科大学出版社,中国常见皮肤性病彩色图谱,2001年

图3-68   中国协和医科大学出版社,中国常见皮肤性病彩色图谱,2001年

图3-69   鲁鑫,谢波.基于职业伤病防治的高职体育教学研究[J].青少年体育,2017,(3):111-112+107.

图3-70   鲁鑫,谢波.基于职业伤病防治的高职体育教学研究[J].青少年体育,2017,(3):111-112+107.

图3-71   鲁鑫,谢波.基于职业伤病防治的高职体育教学研究[J].青少年体育,2017,(3):111-112+107.

图3-73   鲍文.四种推拿手法治疗腰椎间盘突出症的临床疗效观察[D].安徽医科大学,2011.

图4-1   https://m.haodf.com/neirong/wenzhang/9384684878.html

图4-2   https://www.sohu.com/a/535932624_121123745

图5-1   Biological Incident Response and Environmental Sampling (europa.eu)

图5-2   刘男.防控突发性传染病的医疗建筑网络结构研究[D].哈尔滨工业大学,2015.

图5-3   重庆市洁雅清洁股份有限公司-爱心园地 (cqjieya.com)

注：除上述图片外，其他一些图片未能明确图片来源，如图片有版权问题，请与编辑部联系：
heq@hustp.com。

图2-11b https://www.56.com/u81/v_MTM5NTM3OTc0.html

图2-12左图 https://image.baidu.com/search/index?tn=baiduimage&ps=1&ct=201326592&
lm=-1&cl=2&nc=1&ie=utf-8&dyTabStr=MCw2LDQsNSwzLDEsMiw3LDgs
OQ%3D%3D&word=%E5%8E%8B%E7%BC%A9%E6%9B%B2%E7%BA
%BF%E7%BA%B1%E5%B8%83

图2-12右图 https://www.sohu.com/a/304425273_99968209

图2-13 https://www.china.cn/qtanquanfanghusheb/4971530124.html

图2-14 a https://baijiahao.baidu.com/s?id=1737049287380641720&wfr=spider&for=pc

图2-14 b https://tv.sohu.com/v/dXMvNDkxNjMzMTAvMTczNTQ3Nzcuc2h0bWw=.html

图2-14 c https://mp.weixin.qq.com/s?__biz=MzAxNDgwNDc4Mg==&mid=2649939366&idx=2&sn=
4f8da82f310fb5c78e2140ed7819f2b3&chksm=838bcfe7b4fc46f1a374f7941416fc25179fcecf
e5fec885776067455ffe51b6340f1f761e45&scene=27

图2-14 d https://haokan.baidu.com/v?pd=wisenatural&vid=8512065496092584659

图2-14 e https://www.bilibili.com/video/av30450652/

图2-14 g 至图2-14 r https://bbs.8264.com/thread-1135730-2-1.html

图2-15 a 至图2-15 j https://bbs.8264.com/thread-1135730-3-1.html

图2-16 http://wjw.jingmen.gov.cn/art/2020/12/11/art_4707_751671.html

图2-17 https://www.sohu.com/a/235511329_164001

图2-18 https://www.163.com/dy/article/ESB3TCKJ0525DU38.html

图2-19 https://www.163.com/dy/article/ESB3TCKJ0525DU38.html

图2-20 https://www.docin.com/p-1457323424.html

图2-21 a https://www.sohu.com/a/492213304_121124575

图2-21 b https://www.sohu.com/a/235511329_164001

图3-1 http://www.vjvd.com/topic_965_feijiehexingfenzhiganjunbing/

图3-2 https://www.sohu.com/a/611923738_172309

图3-3 https://www.sohu.com/a/495020885_121219677

图3-4 https://www.sohu.com/a/509907250_120099885

图3-5 https://m.sohu.com/a/130722646_695009/?pvid=000115_3w_a&010004_wapwxfzlj

图3-6 https://www.di38.com/liangxing/269853.html

图3-7 https://graph.baidu.com/pcpage/similar?carousel=503&entrance=general&image=http%3A%2F
%2Fmms0.baidu.com%2Fit%2Fu%3D3159261483,4116687065%26fm%3D253%26app%3D13
8%26f%3DJPEG%3Fw%3D200%26h%3D200&index=0&inspire=general&limit=30&originSig
n=121424a71555c8d99ff3101686270813&page=1&pageFrom=graph_upload_pcshitu&session_
id=15389244465447545661&shituToken=22e127&sids=1092817_1096854_1096882_1106423
&sign=121424a71555c8d99ff3101686270813&srcp=crs_pc_similar&tn=pc&tpl_from=pc